早产儿医学

第2版

主　　编　张　巍　童笑梅　王丹华

人民卫生出版社

图书在版编目(CIP)数据

早产儿医学/张巍,童笑梅,王丹华主编.—2版.—北京:
人民卫生出版社,2018

ISBN 978-7-117-26299-6

Ⅰ.①早… Ⅱ.①张…②童…③王… Ⅲ.①早产儿
疾病-儿科学 Ⅳ.①R722.6

中国版本图书馆 CIP 数据核字(2018)第 072164 号

| 人卫智网 | www.ipmph.com | 医学教育、学术、考试、健康,
购书智慧智能综合服务平台 |
| 人卫官网 | www.pmph.com | 人卫官方资讯发布平台 |

早产儿医学

第 2 版

主　　编:张　巍　童笑梅　王丹华

出版发行:人民卫生出版社(中继线 010-59780011)

地　　址:北京市朝阳区潘家园南里 19 号

邮　　编:100021

E-mail:pmph @ pmph.com

购书热线:010-59787592　010-59787584　010-65264830

印　　刷:三河市宏达印刷有限公司(胜利)

经　　销:新华书店

开　　本:787×1092　1/16　印张:31

字　　数:774 千字

版　　次:2008 年 8 月第 1 版　　2018 年 6 月第 2 版
　　　　　2018 年 6 月第 2 版第 1 次印刷(总第 2 次印刷)

标准书号:ISBN 978-7-117-26299-6

定　　价:119.00 元

打击盗版举报电话:**010-59787491**　**E-mail:WQ @ pmph.com**

(凡属印装质量问题请与本社市场营销中心联系退换)

编者名单（按姓氏汉语拼音排列）

崔　红　首都医科大学附属北京友谊医院

丁国芳　中国医学科学院北京协和医院

丁瑛雪　首都医科大学附属北京友谊医院

冯　琪　北京大学第一医院

韩冬韧　首都医科大学附属北京妇产医院

黄丽辉　首都医科大学附属北京同仁医院北京市耳鼻喉科研究所

李　耿　首都医科大学附属北京儿童医院

李月萍　北京美中宜和妇儿医院

蔺　莉　北京大学国际医院

刘　红　首都医科大学附属北京儿童医院

刘　捷　北京大学人民医院

马建荣　首都医科大学附属北京妇产医院

马雅玲　首都医科大学附属北京妇产医院

蒙景雯　北京大学第一医院

米　荣　首都儿科研究所附属儿童医院

齐宇洁　首都医科大学附属北京儿童医院

钱晶京　北京大学第一医院

秦选光　首都医科大学附属北京朝阳医院

茹喜芳　北京大学第一医院

桑　田　北京大学第一医院

孙　静　中国医学科学院北京协和医院

汤泽中　北京大学第一医院

童笑梅　北京大学第三医院

王　瑾　北京大学第一医院

王　颖　北京大学第一医院

王丹华　中国医学科学院北京协和医院

武　玮　首都医科大学附属北京妇产医院

徐　昱　首都医科大学附属北京朝阳医院

徐放生　首都儿科研究所附属儿童医院

徐小静　清华大学第一附属医院

杨　磊　首都医科大学附属北京友谊医院

尹　虹　北京大学人民医院

曾超美　北京大学人民医院

张　巍　首都医科大学附属北京妇产医院

张　欣　北京大学第一医院

张凤仙　首都医科大学附属北京朝阳医院

张晓蕊　北京大学人民医院

张雪峰　中国人民解放军第三〇二医院

赵冬梅　北京东区儿童医院

周丛乐　北京大学第一医院

第2版　前　言

《早产儿医学》第 2 版 9 年后又与大家见面了！这 9 年相关医学领域发生了很大的飞跃，早产儿得到了更多的关注，不同胎龄早产儿的特点越来越被重视，重症监护技术有了新的发展，呼吸支持及营养支持更加精准，特别是超早产儿的迅速增加既是机遇又是挑战。

早产儿是一个很大的群体，注重早产儿医学已经成为全世界的共识。2017 年国家与计划生育委员会颁布了《早产儿保健工作规范》，并在全国推广与实施。本书再版具有非常重要的意义，将为早产儿临床诊治提供支持。

《早产儿医学》第 2 版中不仅增加了近年来早产儿诊治、护理的新理念，而且增加了早产儿院后的营养、追赶生长评估等内容，可供与早产儿相关领域的医师、护士参考。

希望本书的再版对提高我国早产儿的管理、疾病的诊治水平，降低我国早产儿的死亡率，改善早产儿的生存质量继续起到重要推动的作用。

本书出版之际，恳切希望广大读者在阅读过程中不吝赐教，欢迎发送邮件至邮箱 renwei-ifuer@ pmph. com，或扫描封底二维码，关注"人卫儿科"，对我们的工作予以批评指正，以期再版修订时进一步完善，更好地为大家服务。

张巍　童笑梅　王丹华

2018 年 5 月

第1版 序

早产是围产儿发病、死亡及远期致残的主要原因,早产儿是当今围产医学研究的重要内容之一。国外报道早产儿的发生率在4%~9%之间,近年来呈上升趋势。我国早产儿的发生率为5%~10%,2005年中华医学会儿科学分会新生儿学组发表的中国城市早产儿流行病学初步调查报告显示,我国早产儿发生率为7.76%。早产儿由于其解剖生理特点,各系统发育不成熟,生活能力低下,易发生各种并发症,死亡率高。因此,对早产的预防,对早产儿的处理和治疗并提高其生存率及生命质量,已成为围产医学中产科与儿科共同关注的问题。

近年来,我国的新生儿医学在理论研究和临床实践方面都有了长足的发展和进步,对早产儿的管理、早产儿疾病的诊断治疗都取得了很大的进展,我国早产儿的成活率也有了显著提高。为了在引进国外先进理论、先进技术的基础上,总结经验,进一步提高我国早产儿诊治水平,降低我国早产儿的死亡率,由张巍、童笑梅、王丹华三位新生儿专家主编并有25位新生儿专家参加,编写了这本《早产儿医学》。本书包括早产的病因与处理、早产儿的一般管理、早产儿呼吸系统疾病、早产儿循环系统疾病、早产儿神经系统疾病、早产儿营养、早产儿消化系统疾病、早产儿泌尿系统疾病、早产儿营养代谢性疾病、早产儿血液系统疾病、早产儿感染性疾病、早产儿的其他问题、早产儿出院准备与远期管理、早产儿护理技术共14章,全面系统地介绍了早产的病因、早产儿的生理和病理、早产儿的管理以及早产儿各系统疾病的诊断和治疗。本书既介绍了国外的最新研究成果,又融入了国内专家的经验,既有先进性,又突出了实用性,将是我国从事围产工作的产科、儿科医务人员的重要参考书。

衷心地希望本书的出版对提高我国早产儿的管理、疾病的诊治水平,降低我国早产儿的死亡率,改善早产儿的生存质量起到重要推动作用,衷心祝愿本书出版成功!

叶鸿瑁

中华医学会围产医学分会主任委员

北京大学第三医院儿科教授

2008年5月

第1版 前 言

近年来随着我国围产医学事业的迅速发展,新生儿重症监护技术有了令人瞩目的飞跃,不仅形成了系统的学科体系,而且在儿科学的地位也有了显著变化。早产儿医学是新生儿医学中的重要部分,由于早产儿病理生理学特点具有其特殊性,治疗与护理技术与足月新生儿有很大差别,具有相对独立的特点。早产儿救治水平可以充分体现现代新生儿的重症监护水平,早产儿的存活率在一定程度上反映了医学发展的进程。目前我国早产儿的存活胎龄较以往已显著降低,更加凸显了早产儿医学在新生儿医学中的重要性。

早产儿医学发展迅速,迫切需要专业理论与临床技能的更新。现有产科和儿科临床书籍中虽然都涉及了早产儿问题,但较少系统性阐述,对于当前的学科研究热点其涉及深度和广度都难以满足临床实践的需要,早产儿治疗期后的管理、支持关注则更少。早产儿是导致残障儿童的高危人群,随着早产儿存活率的提高,其远期结局尤其值得重视。而早产儿的预后与母体、围生期因素、在 NICU 期间以及出院后的所有治疗和处理都是密切相关的。因此,系统深入地研究早产儿医学不仅对于提高抢救成功率,而且对于改善他们的预后具有重要意义。本书拟订的内容已经首都医科大学、北京大学医学部、北京协和医学院新生儿教授共同探讨,一致认为这方面的临床专著值得推出。读者群不仅面向儿科医生,还包括其他相关科室人员如呼吸治疗师、NICU 护士、营养师、康复师等。我们愿意将《早产儿医学》作为一本视角很新的专著奉献给大家,以期对临床工作有所帮助。

医学是一门不断发展的科学,《早产儿医学》的出版是在医学迅速发展进程中完成的,本书编者核对了各种信息来源,并确信本书内容完全符合出版时的标准。然而,编写过程中难免存在一些问题和遗漏,恳切希望各位专家同道予以指教。

张巍 童笑梅 王丹华

2008 年 5 月

目　　录

第一章

早产的病因与处理

第一节　早产的流行病学及病因学特点

【本节要点】

　　早产占分娩总数的5%～15%，发病率呈上升趋势。早产发生的原因尚不明确，感染是公认的最重要原因。流行病学研究显示辅助生殖技术、产前感染、胎膜早破、双胎及多胎、妊娠期高血压疾病均为早产的危险因素。

　　早产的定义上限全球统一，即妊娠不满37周分娩；而下限设置各国不同，与其新生儿救治水平有关。很多发达国家与地区采用妊娠满20周，也有一些国家与地区采用满24周。我国早产的定义为妊娠满28周至不满37足周（196～258天）或新生儿出生体重≥1000g标准。早产分为自发性早产和治疗性早产，自发性早产包括早产和未足月胎膜早破后早产；治疗性早产为因妊娠并发症或合并症而需要提前终止妊娠者。早产时娩出的新生儿体重1000～2499g称为早产儿，早产占分娩总数的5%～15%。美国的资料表明，约5%的妊娠在孕20～28周前自然终止，12%的早产发生在孕28～31周，13%在孕32～33周，70%在孕34～36周。

　　随着新生儿医疗技术的发展，社会、经济、环境等因素的变化，大部分国家早产儿发生率正处上升趋势。早产儿出生胎龄、出生体重、疾病谱的分布也逐渐发生了变化。我国早产儿发生率正处于逐年上升趋势。2012年上海复旦大学建立全国新生儿协作网-出生新生儿数据库，收集全国23个省市自治区，52家医院的活产早产儿（出生胎龄小于37周）10 498名的研究"出生早产儿流行病学特征的前瞻性多中心调查"结果显示辅助生殖技术、产前感染、胎膜早破、双胎及多胎、妊娠期高血压疾病均为早产的危险因素。呼吸疾病、神经系统疾病、感染性疾病、高胆红素血症为早产儿发病率最高的病症。早产儿出生胎龄、出生体重与住院天数、疾病的发生率、各项治疗措施以及预后密切相关。早产儿窒息复苏较重要，呼吸支持需要率较高，特别是CPAP、机械通气的使用等。早产儿死亡率占新生儿死亡的主要组成部分，死亡时间多集中生后三天内，主要死亡原因为窒息、RDS、感染性肺炎、先天畸形等。

　　由于分娩发动的机制尚未阐明，因此关于早产发生的原因至今尚不清楚。早产的病因学只能从早产的诱因和高危因素上加以阐明。目前公认早产最重要的原因是感染，因30%～40%的早产伴胎膜早破、绒毛膜羊膜炎，由各种微生物造成的绒毛膜羊膜炎可能是难以解释的胎膜早破和（或）早产的原因。感染的病原体常为细菌（需氧菌、厌氧菌）、滴虫、真菌、衣原体、支原体等。传播途径可通过上行感染和血液传播。

（蔺莉　杨磊）

第二节　早产的预测和高危孕妇的确定

> **【本节要点】**
>
> 病史（前次晚期自然流产或早产史）和宫颈长度（妊娠 24 周前超声经阴道测量宫颈长度）作为国内外指南推荐的早产预测指标，用于确定患者是否需要预防性治疗。

目前，有两个早产预测指标被推荐用于确定患者是否需要预防性应用特殊类型的孕酮或者宫颈环扎术。

1. **前次晚期自然流产或早产史**　但不包括治疗性晚期流产或早产。

2. **妊娠 24 周前阴道超声测量子宫颈长度**（cervical length,CL）<25mm　强调标准化测量 CL 的方法：①排空膀胱后经阴道超声检查；②探头置于阴道前穹隆，避免过度用力；③标准矢状面，将图像放大到全屏的 75% 以上，测量宫颈内口至外口的直线距离，连续测量 3 次后取其最短值。宫颈漏斗的发现并不能增加预测敏感性。鉴于我国国情以及尚不清楚对早产低风险人群常规筛查 CL 是否符合卫生经济学原则，故目前不推荐对早产低风险人群常规筛查 CL。

胎儿纤维结合蛋白（fetal fibronectin,fFN）是多种细胞（包括肝细胞、成纤维细胞、内皮细胞、恶性肿瘤细胞和胎儿的羊膜细胞）合成分泌产生的糖蛋白，在妊娠期，fFN 主要存在于母亲的血液中及羊水中。在正常情况下，在胎儿足月以后才能在宫颈黏液中发现 fFN。fFN 阳性可用来预测早产的发生，但样本需要避免被羊水和母体血液污染，因阳性预测值低，且基于此进行的干预研究未能明显改善围产儿结局，故在 2012 年美国妇产科医师协会（ACOG）和 2014 年中华医学会妇产科学会产科学组发表的《早产临床诊断与治疗指南》均不推荐使用该方法预测早产或作为预防早产用药的依据。

早产的高危孕妇包括：

1. **既往有晚期流产及（或）早产史者**　有早产史孕妇其早产的再发风险是普通孕妇的 2 倍，前次早产孕周越小，再次早产风险越高。如果早产后有过足月分娩，再次单胎妊娠者不属于高危人群。对于前次双胎妊娠，在 30 周前早产，即使此次是单胎妊娠，也有较高的早产风险。

2. **孕中期阴道超声检查**　发现 CL<25mm 的孕妇。

3. **有子宫颈手术史者**　如宫颈锥切术、环形电极切除术（LEEP）治疗后发生早产的风险增加。子宫发育异常者，如双子宫、双角子宫、子宫纵隔、子宫肌瘤、子宫颈内口松弛等，早产风险也会增加。

4. **孕妇年龄过小或过大者**　孕妇≤17 岁或>35 岁。

5. **妊娠间隔过短的孕妇**　两次妊娠间隔如控制在 18～23 个月，早产风险相对较低。

6. **过度消瘦的孕妇**　体质指数<19kg/m²，或孕前体质量<50kg，营养状况差，易发生早产。

7. **多胎妊娠者**　双胎的早产率近 50%，三胎的早产率高达 90%。

8. 辅助生殖技术助孕者 采用辅助生殖技术妊娠者其早产发生风险较高。

9. 胎儿及羊水量异常者 胎儿结构畸形和（或）染色体异常、羊水过多或过少者,早产风险增加。

10. 有妊娠并发症或合并症者 如并发重度子痫前期、子痫、产前出血、妊娠期肝内胆汁淤积症、妊娠期糖尿病、妊娠合并甲状腺疾病、严重心肺疾患、急性传染病等,早产风险增加。

11. 异常嗜好者 有烟酒嗜好或吸毒的孕妇,早产风险增加。

（蔺莉　杨磊）

第三节　早产分娩的产科处理

【本节要点】

强调妊娠 32 周前先兆早产应使用硫酸镁作为胎儿中枢神经系统保护剂治疗。宫缩抑制剂持续应用 48 小时主要用满足促胎肺成熟的时间窗。应加强早产产程的管理,不推荐常规会阴侧切和没有指征的产钳应用;早产臀位分娩方式应根据当地早产儿治疗护理条件权衡剖宫产利弊。强调孕酮和宫颈环扎术用于早产的预防性治疗应严格掌握指征。

一、早产的诊断

1. 早产临产 凡妊娠满 28 周～<37 周,出现规律宫缩(指每 20 分钟 4 次或每 60 分钟内 8 次),同时宫颈管进行性缩短(宫颈缩短≥80%),伴有宫口扩张。

2. 先兆早产 凡妊娠满 28 周～<37 周,孕妇虽有上述规律宫缩,但宫颈尚未扩张,而经阴道超声测量 CL≤20mm 则诊断为先兆早产。

二、早产的处理

（一）宫缩抑制剂

1. 目的 防止即刻早产,为完成促胎肺成熟治疗以及转运孕妇到有早产儿抢救条件的医院分娩赢得时间。

2. 适应证 宫缩抑制剂只应用于延长孕周对母儿有益者,故死胎、严重胎儿畸形、重度子痫前期、子痫、绒毛膜羊膜炎等不使用宫缩抑制剂。因 90% 有先兆早产症状的孕妇不会在 7 天内分娩,其中 75% 的孕妇会足月分娩,因此,在有监测条件的医疗机构,对有规律宫缩的孕妇可根据宫颈长度确定是否应用宫缩抑制剂:阴道超声测量 CL<20mm 可以使用宫缩抑制剂,否则可根据动态监测 CL 变化的结果用药。

3. 宫缩抑制剂种类

（1）钙通道阻断剂:硝苯地平,钙通道阻滞剂可通过各种机制阻止钙离子跨膜内流,降低血钙浓度,抑制钙进入子宫肌细胞膜,抑制缩宫素和前列腺素的释放,间接抑制宫缩。多项研究表明,钙离子拮抗剂如硝苯地平降低了 48 小时分娩率和 7 天分娩率,并与利托君相比,硝苯地平明显降低了36周前早产的危险与新生儿发生RDS的风险,同时对胎儿及母体没有明显的副作用。用法:口服,首次剂量20mg,然后10~20mg,每天3~4次,根据宫缩调整,每天最大用量≤60mg,用药期间应注意血压变化,如孕妇血压低,可减少胎盘灌注,并注意不与硫酸镁合用。

(2) 前列腺素抑制剂:用于抑制宫缩的前列腺素抑制剂是吲哚美辛,它是非选择性环氧合酶抑制剂,通过抑制环氧合酶,减少花生四烯酸转化为前列腺素,从而抑制子宫收缩。循证研究表明,与安慰剂相比,吲哚美辛能明显降低48小时与7天内发生的早产(95%CI为0.34~1.02),也能降低妊娠37周内的早产(95%CI为0.31~0.94)。用法:主要用于妊娠32周前的早产,吲哚美辛起始剂量为50~100mg经阴道或直肠给药,也可口服,然后每6小时给25mg,可维持48小时。副作用:在母体方面主要为恶心、胃酸反流、胃炎等;在胎儿方面,妊娠32周前使用或使用时间不超过48小时,则副作用较小;否则可引起胎儿动脉导管提前关闭,也可因减少胎儿肾血流量而使羊水量减少,因此,妊娠32周后用药,需要监测羊水量及胎儿动脉导管宽度。当发现胎儿动脉导管狭窄时立即停药。禁忌证:孕妇血小板功能不良、出血性疾病、肝功能不良、胃溃疡、有对阿司匹林过敏的哮喘病史。

(3) β_2肾上腺素能受体兴奋剂:用于抑制宫缩的β_2肾上腺素能受体兴奋剂主要是利托君,它能与子宫平滑肌细胞膜上的β_2肾上腺素能受体结合,使细胞内环磷酸腺苷(c-AMP)水平升高,抑制肌球蛋白轻链激酶活化,从而抑制平滑肌收缩。荟萃分析显示,利托君可降低48小时内发生早产的37%、7天内发生早产的33%,但不一定能降低新生儿呼吸窘迫综合征发病率和围产儿死亡率。用法:利托君起始剂量50~100μg静脉滴注,每10分钟可增加剂量50μg,至宫缩停止,最大剂量不超过350μg,共48小时。使用过程中应密切观察心率和主诉,如心率超过120次/分,或诉心前区疼痛则停止使用。副作用:在母体方面主要有恶心、头痛、鼻塞、低血钾、心动过速、胸痛、气短、高血糖、肺水肿,偶有心肌缺血等;胎儿及新生儿方面主要有心动过速、低血糖、低血钾、低血压、高胆红素,偶有脑室周围出血等。用药禁忌证有心脏病、心律不齐、糖尿病控制不满意、甲状腺功能亢进者。

多项研究表明,尽管利托君可延长孕周24~48小时,但它不改善最终的围产儿结局,低体重儿、NRDS发生率及围产儿死亡率无显著性变化。对于利托君抑制宫缩的短暂性并导致治疗失败的可能解释为:β肾上腺受体的脱敏现象。而导致肺水肿的原因是多方面的,可能是水钠潴留、血容量过高、毛细血管的通透性增加、心肌缺血的原因。目前认为静脉治疗只能有限地延缓孕周,益处是争取时间以便使用糖皮质激素促进肺胎儿成熟,但应同时注意静脉液体输注量,避免肺水肿的发生。

(4) 缩宫素受体拮抗剂:非一线药物,主要是阿托西班,是一种选择性缩宫素受体拮抗剂,作用机制是竞争性结合子宫平滑肌及蜕膜的缩宫素受体,使缩宫素兴奋子宫平滑肌的作用削弱。用法:起始剂量为6.75mg静脉滴注1分钟,继之18mg/h维持3小时,接着6mg/h持续45小时。副作用轻微,无明确禁忌,但价格较昂贵。

4. 宫缩抑制剂给药疗程 宫缩抑制剂持续应用48小时。因超过48小时的维持用药不能明显降低早产率,但明显增加药物不良反应,故不推荐48小时后的持续宫缩抑制剂治疗。

5. 宫缩抑制剂联合使用 因2种或以上宫缩抑制剂联合使用可能增加不良反应的发生,应尽量避免联合使用。

（二）硫酸镁

妊娠 32 周前早产者常规应用硫酸镁作为胎儿中枢神经系统保护剂治疗。循证研究指出,硫酸镁不但能降低早产儿的脑瘫风险(95% CI 为 0.55～0.91),而且能减轻妊娠 32 周早产儿的脑瘫严重程度。目前推荐对产前子痫和子痫患者、<32 孕周的早产应用硫酸镁。使用方法:硫酸镁 4g,30 分钟静脉滴完,继以维持,24 小时总量不超过 30g。对于接受大剂量硫酸镁治疗的孕妇应注意血镁浓度,严密监护,防止镁中毒,尤其要监测孕妇的呼吸、膝腱反射和尿量(同妊娠期高血压疾病)。

（三）促胎肺成熟

主要药物是倍他米松和地塞米松,两者效果相当。所有妊娠 28～34^{+6} 周的先兆早产应当给予 1 个疗程的糖皮质激素,能降低新生儿死亡率、呼吸窘迫综合征、脑室周围出血、坏死性小肠炎的发病率,缩短新生儿入住 ICU 的时间。倍他米松 12mg 肌内注射,24 小时重复 1 次,共 2 次;地塞米松 6mg 肌内注射,12 小时重复 1 次,共 4 次。若早产临产,来不及完成完整疗程者,也应给药。

（四）控制感染

针对感染部位及病原体选用敏感抗生素以减少母婴感染性并发症。对于胎膜完整的早产,使用抗生素不能预防早产,除非分娩在即而下生殖道 B 族溶血性链球菌检测阳性,否则不推荐应用抗生素。

（五）产时处理与分娩方式

早产儿尤其是 <32 孕周的极早早产儿需要良好的新生儿救治条件,故对有条件者可转到有早产儿救治能力的医院分娩;产程中加强胎心监护有利于识别胎儿窘迫,尽早处理;分娩镇痛以硬脊膜外阻滞麻醉镇痛相对安全;不提倡常规会阴侧切,也不支持没有指征的产钳应用;对臀位特别是足先露者应根据当地早产儿治疗护理条件权衡剖宫产利弊,因地制宜选择分娩方式。早产儿出生后适当延长 30～120 秒后断脐,可减少新生儿的输血,减少 50% 的新生儿脑室内出血。

三、早产预防

1. 一般预防

(1) 孕前宣教:避免低龄(<17 岁)或高龄(>35 岁)妊娠;提倡合理的妊娠间隔(>6 个月);避免多胎妊娠;提倡平衡营养摄入,避免体质量过低妊娠;戒烟、酒;控制好原发病如高血压、糖尿病、甲状腺功能亢进、红斑狼疮等;停止服用可能致畸的药物。对计划妊娠妇女注意其早产的高危因素,对有高危因素者进行针对性处理。

(2) 孕期注意事项:早孕期超声检查确定胎龄,排除多胎妊娠,如果是双胎应了解绒毛膜性质,如果有条件应测量胎儿颈部透明层厚度,其可了解胎儿非整倍体染色体异常及部分重要器官畸形的风险。第一次产检时应详细了解早产高危因素,以便尽可能针对性预防。

2. 孕激素在早产预防中的作用　妊娠过程中孕激素可通过与 Ca^{2+} 结合,提高子宫平滑肌兴奋阈值,抑制子宫收缩;同时抑制前列腺素及其刺激因子的生成,松弛子宫平滑肌,从而维持妊娠。并且,孕激素还可以维持宫颈黏液栓。除了内分泌效应外,孕激素还具有免疫效应,可直接参与调节母胎界面免疫微环境,调控宫颈细胞因子的表达,部分抑制炎症反应等。

目前研究证明,能预防早产的特殊类型孕酮有 3 种:微粒化孕酮胶囊、阴道孕酮凝胶、17α-羟己酸孕酮酯。3 种药物各自的适应证略有不同。有研究认为口服地屈孕酮(dydrogesterone)也可以延长有早产史孕妇的再次妊娠周数,但对于其预防早产的作用尚无大规模临床研究验证。除这几类孕激素外的其他孕酮类药物迄今暂未证实对预防早产有效。

(1) 17α 己酸羟孕酮:对有晚期流产或早产史的无早产症状者,不论宫颈长短,均可推荐使用 17α-羟己酸孕酮酯。该药活性成分是羟孕酮己酸酯,化学名为 17α-羟基孕酮己酸酯(17α-OHPC),分子式为 $C_{27}H_{40}O_4$,相对分子质量 428.60,是一种白色晶体或粉末。己酸羟孕酮是一种合成的孕激素,注射后在肌肉局部沉淀储存,缓慢释放,发挥长效作用,能维持 1～2 周以上。可与包括白蛋白和皮质类固醇结合蛋白在内的血浆泛白广泛结合。体外实验表明,己酸羟孕酮通过 CYP3A4 和 CYP3A5 被人肝细胞代谢。结合的代谢产物和游离型甾类化学物通过尿液和粪便排出体外。孕期 10～12 周的孕妇肌内注射己酸羟孕酮后,约 50% 以原型药通过粪便排泄,另 30% 经肝脏代谢后通过尿液排出体外。

(2) 阴道黄体酮:剂型主要包括微粒化黄体酮胶囊和黄体酮缓释凝胶。对有前次早产史,此次孕 24 周前宫颈缩短,CL<25mm,可经阴道给予微粒化孕酮胶囊 200mg/d 或孕酮凝胶 90mg/d,至妊娠 34 周;能减少孕 33 周前早产及围产儿病死率。对无早产史,但孕 24 周前阴道超声发现宫颈缩短,CL<20mm,推荐使用微粒化孕酮胶囊 200mg/d 阴道给药,或阴道孕酮凝胶 90mg/d,至妊娠 36 周。经阴道途径给予黄体酮后,阴道上皮细胞迅速吸收并扩散至宫颈、宫体,并完成从子宫内膜向肌层的扩散,即"子宫首过效应"。阴道用黄体酮主要在子宫局部发挥作用,靶向子宫首过效应,子宫局部孕酮浓度高,阴道途径给予黄体酮 1 小时,子宫内膜和肌层开始出现黄体酮,4～5 小时后,黄体酮广泛分布于子宫内膜和肌层,并达到稳定浓度。黄体酮经阴道途径给予后 2～6 小时血药浓度达到峰值,血中孕酮浓度显著低于肌肉注射黄体酮。

(3) 地屈孕酮:地屈孕酮是逆转孕酮衍生物,属于合成孕激素。口服地屈孕酮后达峰时间在 0.5～2.5 小时之间,主要代谢物二氢地屈孕酮在给药后 1.5 小时达峰。其在体内代谢过程完全,所有代谢产物均保持稳定的孕激素效应,对肝脏负荷较小:地屈孕酮及其代谢产物经尿液排出,24 小时排出 85%,72 小时完全清除。地屈孕酮和二氢地屈孕酮的平均终末半衰期分别为 5～7 小时和 14～17 小时。服药 3 天后血药浓度达稳态。

一篇发表在 *Journal of Reproductive Immunology* 的研究认为,对于早产高危孕妇给予 80mg/d 地屈孕酮口服治疗后,血清 PIBF、孕酮浓度、IL-10 较于对照组明显增加,IFN-γ 下调。还有研究表明口服地屈孕酮可以显著延长妊娠时限(37.3±1.7,35.3±3.67,$P<0.05$),但并没有有力的循证医学证据证明其可以减少早产的发生。

3. 宫颈环扎术主要有 3 种手术方式　经阴道完成的改良 McDonalds 术式和 Shirodkar 术式,以及经腹完成的(开放性手术或腹腔镜手术)宫颈环扎术。无论哪种手术,均力求环扎部位尽可能高位。研究表明,3 种手术的效果相当,但改良 McDonalds 术式侵入性最小,而经腹宫颈环扎术仅应用于经阴道环扎失败者。有循证证据支持,通过宫颈环扎术能降低早产发生率的适应证,仅有如下 2 种:①宫颈功能不全,既往有宫颈功能不全妊娠丢失病史,此次妊娠 12～14 周行宫颈环扎术对预防早产有效;②对有前次早产或晚期流产史、此次为单胎妊娠,妊娠 24 周前 CL<25mm,无早产临产症状,也无绒毛膜羊膜炎、持续阴道流血、胎膜早破、胎儿窘迫、胎儿严重畸形或死胎等宫颈环扎术禁忌证,推荐使用宫颈环扎术。

对子宫发育异常、宫颈锥切术后、双胎妊娠不推荐使用宫颈环扎术,但应根据孕妇情况酌情掌握。尚无证据说明孕酮联合宫颈环扎术能提高疗效。

尚无证据支持的早产预防方法:卧床休息;富含 ω3 脂肪酸或富含蛋白质的饮食;口服阿司匹林;治疗牙周病;子宫收缩的监测;筛查遗传性或获得性易栓症;筛查宫颈阴道 B 族溶血性链球菌感染。

(蔺莉　杨磊)

第四节　早产儿的生后处理

【本节要点】

早产儿本身就是高危人群,除了严格管理产程外,出生后的产房复苏至关重要。强调应有经验丰富的助产士、产科医师和新生儿医师共同参与早产儿抢救,包括出生后早期早产儿的体温管理、呼吸管理、用氧策略及脑损伤的保护性措施。

由于早产儿在解剖学和生理学上都未发育成熟,生后面临各种并发症的风险,例如:皮肤薄、体表面积大、脂肪少,容易丢失热量;神经中枢发育不健全,呼吸驱动少,肺发育不成熟,肺表面活性物质缺乏容易造成呼吸困难;不成熟的肺组织容易受到高氧、高气压和高容量的损害;免疫系统发育不成熟,容易在产时伴有感染或生后发生感染;发育过程中的脑组织毛细血管很脆弱,容易发生破裂出血;血容量少使之对失血所致的血容量下降很敏感等。

由于有这些因素的存在,早产儿需要复苏的几率比足月儿大的多,因此需要有专业人员在分娩现场,包括能熟练进行气管插管的人员,并需要额外的监护和准备。

一、维持早产儿体温的方法

早产儿非常容易遭受寒冷损伤,需要采用各种方法来减少热量的散失。

1. 产房温度一般设置在 26 ~ 28℃。确保早产儿有一个温暖的环境。通常产房和手术室为使产妇以及穿上多层手术服的手术者感觉舒适,因此室温度较低。当估计到会有早产发生时,应将室温升高。也可以在实施复苏和病情稳定的主要阶段将室温升高。

2. 提前预热辐射保暖台,足月儿辐射保暖台温度设置为 32 ~ 34℃,或腹部体表温度36.5℃,早产儿根据其中性温度设置。用预热毛巾包裹新生儿放在辐射保暖台上,注意全身彻底擦干和保暖。

3. 在复苏胎龄<32 周的早产儿时,不要擦去胎脂,可将其头部以下躯体和四肢置于清洁的塑料袋内,或盖以塑料薄膜置于辐射保暖台上,以减少蒸发散热,摆好体位后继续初步复苏的其他步骤。

4. 当复苏后,将早产儿转运到新生儿病房时,要使用事先预热的转运暖箱来维持足够的温度。

二、早产儿的呼吸管理

基于早产儿肺发育不成熟的特点,在复苏过程中有许多特殊要求。

1. 由于胎儿期组织是在一个相对低氧的环境中发育的,保护机体免受氧化剂侵害的机制还不健全,因此早产儿对高氧非常敏感,易造成氧损害。无论足月儿或早产儿,正压通气均要在脉搏氧饱和度仪的监测指导下进行。足月儿开始用空气进行复苏,早产儿开始给21% ~40% 浓度的氧,不应高于65%。用空氧混合仪根据脉搏氧饱和度调整给氧浓度,使氧饱和度达到目标值(图 1-4-1)。胸外按压时给氧浓度要提高到100%。

2. 脉搏氧饱和度仪的传感器应放在新生儿动脉导管前位置(即右上肢,通常是手腕或手掌的中间表面)。在传感器与仪器连接前,先将传感器与婴儿连接有助于最迅速地获得信号。复苏时,脉搏氧饱和度测定仪对调节早产儿的供氧浓度很有帮助。新生儿由宫内到宫外的转变是一个逐渐的过程,生后 10 分钟导管前氧饱和度才能>85%,需经近 1 小时导管后氧饱和度才>95%。当氧饱和度>95%时则降低氧浓度,使之维持在 90% ~95%之间。

3. 早产儿由于肺发育不成熟,通气阻力大,不稳定的间歇正压通气易使其受到伤害。正压通气需要恒定的吸气峰压(PIP)及呼气末正压(PEEP),推荐使用 T-组合复苏器进行正压通气。对胎龄<30 周、有自主呼吸或呼吸困难的早产儿,产房内尽早使用持续气道正压通气(CPAP)。

4. 人工呼吸时,应用能维持适宜反应所必需的最小吸气压力。如果由于呼吸暂停、心率<100 次/分或持续发绀需要正压通气,对大部分早产儿来说适宜的 PIP 为 20 ~ 25cmH$_2$O,PEEP 为 5 ~6cmH$_2$O。如果心率未立即增加或者胸廓无起伏,则表示需要更高的压力。

5. 如果早产儿胎龄非常小,在首先采用 CPAP 的情况下,根据病情选择性应用肺表面活性物质,但在应用肺表面活性物质之前应给予早产儿充分的复苏。

三、减少早产儿脑损伤的保护性措施

胎龄<32 周早产儿的脑组织有非常脆弱的生发层基质,内部的毛细血管网容易破裂,特别是当早产儿被粗暴地对待、血 CO$_2$ 浓度或血压突然改变,或者头部静脉回流受阻时。生发层基质毛细血管破裂可导致脑室内出血,会伴有终生残疾。以下注意事项适用于各个胎龄的早产儿,特别是实施复苏时尤为重要。

1. 注意各项复苏操作轻柔。尽管这在处理任何新生儿时都非常明确,但是迫于复苏的压力,各位成员都希望动作能够做到快速有效,此时往往会忽略这一点。

2. 避免将早产儿摆成垂头仰卧位,复苏抢救台必须是水平的。

3. 避免过高的吸气正压和呼气终末压。复苏时应该给予足够的压力使胸廓起伏、心率上升,保证充分的通气,但过高的正压或过度的呼气终末压会限制头部静脉的回流或造成气胸,这会增加脑室内出血的发生率。

4. 应用脉搏氧饱和度测定仪和血气来恰当地调整通气和氧浓度,避免高氧和过度通气。CO$_2$ 浓度的迅速变化会导致脑血流量的相应变化,后者会增加出血的机会。

5. 输液速度不能太快,不要给高渗溶液。如低血容量需要扩容时,5 ~ 10min 以上的注射速度是适宜的。如需要静脉补充葡萄糖来治疗低血糖时,最初要避免应用高于 10% 的糖溶液。

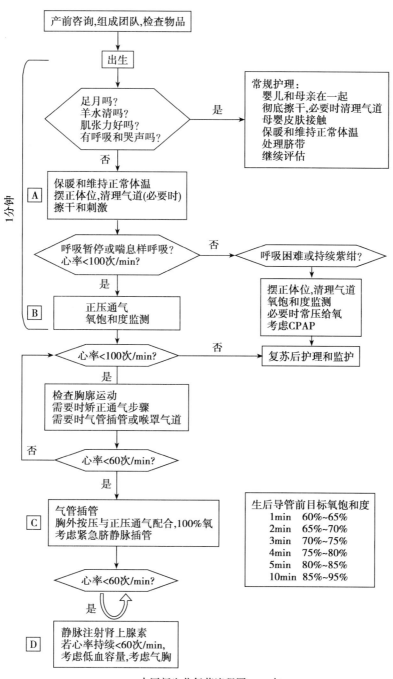

中国新生儿复苏流程图(2016年)

图 1-4-1

（王丹华）

参 考 文 献

［1］沈铿,马丁.妇产科学.第3版.北京:人民卫生出版社,2015.

［2］中华医学会妇产科学会产科学组.早产临床诊断与治疗指南(2014).中华妇产科杂志,2014,49:481.

［3］ACOG. Practice Bulletin No.130:prediction and prevention of preterm birth. Obstet Gynecol,2012,120:964.

［4］Iams JD. Prevention of preterm parturition. New Engl J Med,2014,370:254.

［5］段涛,杨慧霞,胡娅莉,等.特殊类型孕激素在早产预防中的应用.中华围产医学杂志,2012,15:656.

［6］Hudic I,Szekeres-Bartho J,Fatusic Z,et al. Dydrogesterone supplementation in women with threatened preterm delivery—the impact on cytokine profile,hormone profile,and progesterone-induced blocking factor. J Reprod Immunol,2011,92:103.

［7］中国新生儿复苏项目专家组.中国新生儿复苏指南(2016年北京修订).中华围产医学杂志,2016,19:481.

第二章

早产儿的一般管理

第一节　早产儿的分类与评价

【本节要点】

胎龄不同,早产儿管理策略亦有差异,正确评估早产儿胎龄尤为重要。由于简易胎龄评分便于实施,临床多用,在早产儿部分具有参考意义。

围产医学及新生儿重症医学发展使对极早产儿的关注度不断提高。不同胎龄早产儿临床特点差异很大,胎龄评分可以帮助准确判断实际胎龄,指导临床。

一、早产儿的分类

世界卫生组织曾将出生体重<2500g 的新生儿均划归为早产儿(premature infant),但这样的划分仅考虑了体重与成熟的关系,而忽略了胎龄对成熟的影响,而临床上新生儿出生后各器官的功能与胎龄密切相关。因此,世界卫生组织的妇幼专门机构于 1961 年建议,胎龄<37 周出生的新生儿均称为早产儿。而出生体重<2500g 的新生儿统称为低出生体重儿,包括足月低出生体重儿、早产低出生体重儿。

（一）早产儿根据出生时胎龄分类

1. **超早产儿**　胎龄:<28 周。

2. **极早产儿**　胎龄:<28 ~ <32 周。

3. **中期早产儿**　胎龄 32 ~ <34 周。

4. **晚期早产儿**　胎龄 34 ~ <37 周。

（二）早产儿根据出生体重分类

1. **低出生体重儿**　出生体重<2500g。

2. **极低出生体重儿**　出生体重在 1000 ~ 1499g 之间。

3. **超低出生体重儿**　出生体重<1000g。

（三）早产儿根据胎龄和出生体重的关系分类

1. **适于胎龄早产儿**　出生体重在相同胎龄平均体重的第 10 ~ 90 百分位之间。

2. **大于胎龄早产儿**　出生体重大于相同胎龄平均体重的第 90 百分位。

3. **小于胎龄早产儿**　出生体重小于相同胎龄平均体重的第 10 百分位。

二、胎龄评估（成熟度检查）

胎龄系指胎儿在宫内的周龄或日龄,新生儿出生后48小时内的外表特征和神经系统检查估计胎龄称胎龄评估(assessment of gestation age)。早产儿出生时的胎龄不同,外表特征和神经系统检查存在明显差异,出生后立即对其进行胎龄评估,判断其宫内发育的成熟度,对早期监测早产儿各器官的功能起到重要的作用。

1. Dubowitz 胎龄评分法(表2-1-1、2-1-2)

表 2-1-1　Dubowitz 胎龄评分法外表特征评分表

外观表现	评分				
	0	1	2	3	4
水肿	手足明显水肿（胫骨压痕）	手足无明显水肿（胫骨压痕）	无水肿		
皮肤结构	很薄,滑黏感	薄而光滑	光滑,中等厚度皮疹或表皮脱屑	轻度增厚,表皮皱裂及脱屑,以手足部位为著	厚,羊皮纸样,伴皱裂深浅不一
皮肤色泽（婴儿安静不哭时观察）	暗红	粉红色全身一样	淡粉红色全身深浅不一	灰色,仅在耳唇手掌及足跟部位呈粉红色	
皮肤透亮度（躯干）	静脉及毛细血管清晰可见,尤其在腹部	可见静脉及其分支	在腹部可见少数大静脉	少数大静脉隐约可见（腹部）	看不到静脉
胎毛（背部）		整个背部覆满长而密的胎毛	胎毛稀疏分布,尤其在下背部	有少量胎毛间以光壳区	大部分无胎毛
足底纹	无皮肤皱褶	足掌前半部可见浅红色皱褶	足掌前<3/4区域可见较明显的红色折痕	>3/4足掌前区可见折痕	>3/4足掌区见明显深折痕
乳头发育	乳头隐约可见无乳晕	乳头清晰,乳晕淡而平,直径<0.75cm	乳晕清晰,边缘部高起,直径<0.75cm	乳晕清晰,边缘不高起,直径>0.75cm	
乳房大小	扪不到乳腺组织	在一侧或两侧扪到乳腺组织,直径<0.5cm	两侧乳腺组织皆可扪到,直径0.5~1cm	两侧乳腺组织皆可扪到,直径>1cm	
耳壳	平如翼无固定形状,边缘轻度或无卷折	部分边缘卷曲	耳壳发育较好,上半边缘卷曲		
耳的稳定性	耳翼柔软,易于弯折,不易复位	耳翼柔软,易于弯折,缓慢回位	耳翼边缘软骨已发育,但柔软,易回位	耳壳发育良好,边缘软骨形成,回位快速	
生殖器 男性	阴囊内无睾丸	至少有一睾丸位于阴囊高位	至少有一个睾丸位于阴囊位		
生殖器 女性	大阴唇明显分开,小阴唇突出	大阴唇大部分覆盖小阴唇	大阴唇完全覆盖小阴唇		

表 2-1-2　Dubowitz 胎龄评分法神经评估评分表

神经系体征	得　分					
	0	1	2	3	4	5
体位	软,伸直	软,稍屈	稍有张力,屈	有张力,屈	更有张力,屈	
方格	90°	60°	45°	30°	0°	
踝背屈	90°	75°	45°	20°	0°	
上肢退缩反射	180°	90°~180°	<90°			
下肢退缩反射	180°	90°~180°	<90°			
腘窝成角	180°	160°	130°	110°	90°	<90°
足跟至耳	至耳	接近耳	稍近耳	不至耳	远离耳	
围巾征	肘至前腋线外	肘至前腋线和中线之间	肘至中线上	肘不至中线		
头部后退	头软后退	头呈水平位	头稍向前	头向前		
腹部悬吊	头软下垂	头稍高但在水平位下	头呈水平位	头稍抬起	头抬起	

* 将表 2-1-1 及表 2-1-2 分数加在一起,根据表 2-1-3 查出胎龄

表 2-1-3　Dubowitz 总分与胎龄

分数	胎龄(日)	胎龄(周+日)	分数	胎龄(日)	胎龄(周+日)
10	191	27+2	45	259	37
15	202	28+6	50	267	38+1
20	210	30	55	277	39+4
25	221	31+4	60	287	41
30	230	32+6	65	296	42+2
35	240	34+2	70	306	43+5
40	248	35+3			

2. Finnstrom 评分法(表 2-1-4、2-1-5)

表 2-1-4　Finnstrom 评分法

表现	1	2	3	4
皮肤	静脉多,腹部小静脉清楚可见	静脉及其支流可见	腹部大血管清楚可见	腹部少数大血管可见或看不见血管
耳壳	耳屏无软骨	耳屏有软骨感	耳轮有软骨	软骨发育已完成
足底纹	无	仅见前横沟	足底前2/3有纹	足底至足跟部有纹
乳房大小	<5mm	5~10mm	>10mm	

续表

表现	1	2	3	4
乳头	无乳头,无乳晕	有乳头和乳晕,但乳晕不高起	有乳头,乳晕高起	
指甲	未达到指尖	已达指尖	指甲顶较硬	
头发	细软,不易分清	粗,易分清		

* 表 2-1-4 将分数加在一起,根据表 2-1-5 查出胎龄

表 2-1-5　Finnstrom 总分与胎龄

分数	胎龄(日)	胎龄(周+日)	分数	胎龄(日)	胎龄(周+日)
7	191	27+2	16	250	35+5
8	198	28+2	17	256	36+4
9	204	29+1	18	263	37+4
10	211	30+1	19	269	38+3
11	217	31	20	276	39+3
12	224	32	21	282	40+2
13	230	32+6	22	289	41+2
14	237	33+6	23	295	42+1
15	243	34+5			

3. 简易胎龄评分法(表2-1-6)

表 2-1-6　简易胎龄评估法(胎龄周数=总分+27)

体征	0 分	1 分	2 分	3 分	4 分
足底纹理	无	前半部红痕不明显	红痕>前半部褶痕<前1/3	褶痕>前2/3	明显深的褶痕>前2/3
乳头形成	难认,无乳晕	明显可见,乳头淡、平,直径<0.75cm	乳晕呈点状,边缘突起,直径<0.75cm	乳晕呈点状,边缘突起,直径>0.75cm	
指甲		未达指尖	已达指尖	超过指尖	
皮肤组织	很薄,胶冻状	薄而光滑	光滑,中等厚度,皮疹或表皮翘起	稍厚,表皮皱裂翘起,以手足最为明显	厚,羊皮纸样,皱裂深浅不一

* 各体征的评分如介于两者之间,可用其均数

（张巍　马雅玲）

第二节　早产儿入室的最初处理

【本节要点】

　　早产儿出生后除了复苏外,重要的是保持生命体征的稳定,保暖、呼吸支持、生命体征稳定、内环境稳定极为重要。

　　早产儿出生后至到达新生儿病房或 NICU 的这段时间在整个早产儿管理中尤为重要,需要在不同环节予以正确处理。

一、保暖

　　当产房或手术室有早产婴儿要出生时,应做好接应早产儿的各项准备工作。保暖应在早产儿出生前就做好准备开始。据研究,出生的足月新生儿在 22～24℃ 环境中,深体温平均下降 0.3℃/min,体表温度下降可达 0.5℃/min。早产儿体表面积大,散热更快,如不及时保暖体温下降更明显。早产儿出生时要提高产房温度至 25～26℃,开放式远红外抢救台预热至 34～36℃,预热保暖包,预温早产儿转运暖箱。出生后立即用干巾擦干体表水分,弃去湿巾后将早产儿放在开放暖台上保暖及抢救。出生体重<1500g 早产儿出生后则立即包裹保鲜膜或保暖装置,以防热量丢失。入室后立即放置于提前预热好的暖箱中,进行生命体征获取及监测。同时,准备血气、感染、血糖等指标监测。转运暖箱及病房暖箱预设温度见表 2-2-1、2-2-2。

表 2-2-1　不同出生体重早产儿适中温度(暖箱)出生体重(kg)

出生体重	暖箱温度			
	35℃	**34℃**	**33℃**	**32℃**
1.0～	初生 10d	10d～	3 周～	5 周
1.5～	—	初生 10d	10d～	4 周
2.0～	—	初生 2d	2d～	3 周

表 2-2-2　超低出生体重早产儿暖箱温度和湿度

	1～10 天	**11～20 天**	**21～30 天**	**>30 天**
温度	35℃	34℃	33℃	32℃
湿度	100%～90%	80%～70%	70%～65%	60%～55%

二、监测生命体征

　　1. **皮肤颜色**　观察其皮肤颜色是否红润,经皮监测血氧饱和度是否正常,如肤色青紫,经皮测血氧饱和度<90% 应吸氧,但要注意吸氧浓度,及时监测血氧饱和度,避免长时间吸高浓度的氧,以防视网膜病变的发生。

2. **自主呼吸**　观察自主呼吸是否规律,有无呼吸困难及呻吟,如吸氧浓度>40%,仍不能维持有效的血氧饱和度,或同时伴有呼吸困难、呼吸暂停等,应进行相关检查,并考虑应用呼吸支持治疗,及时使用肺表面活性物质制剂。在分娩室早期使用无创呼吸支持可以防止极早产儿肺萎陷。

3. **监测心率及血压的变化**。

4. **初始数据的获得**　可以对早产儿稳定与否给予早期评价,心率及血压获得尤为重要。表2-2-2为早产儿生命体征一览表。

三、及时开放静脉通道

早产儿生后应立即进入病房,应尽快开放静脉通道以保证早产儿及时治疗。脐静脉插管是出生后最快、也是较容易开放的通道,早产儿病情平稳时亦可在产房完成置管。

四、监测血气分析的变化

注意有无呼吸性及代谢性酸中毒,及时给予呼吸支持治疗及纠正代谢性酸中毒,以防由于代谢紊乱而引起的脑损伤。

五、监测血糖

早产儿宫内糖原储存不足,出生后代谢率增加易发生低血糖,同时早产儿对糖的耐受性差,输入葡萄糖后易发生高血糖,血糖波动较大,应密切监测血糖的变化。

六、感染相关检测

早产常伴有感染因素,结合母亲病史应作相关检查,包括血细胞分析、C反应蛋白、血培养等。

七、早产儿的住院环境要求

1. **保持适宜的环境温度**　适中的环境温度能使早产儿维持理想的体温,应根据早产儿的体重、孕周、成熟度及病情,给予相应的保暖措施。

2. **减少噪音的刺激**　早产儿的大脑正在发育中,噪声的刺激可引起早产儿呼吸暂停,心动过缓,心率、呼吸、血压、血氧饱和度的急剧波动,还可带来长期的后遗症,如听力缺失和注意力缺陷多动症等。国外调查资料显示,在NICU中声音的水平在50~90dB,最高可达120dB,国内三级甲等医院则在62.6~55.8dB,远远超过1994年美国环保署推荐的白天45dB、晚上35dB的指数。因此,NICU应尽力营造一个安静的环境。

3. **减少光线的刺激**　光线刺激可使早产儿视网膜病变发生率增高,大脑部发育有很大影响,生长发育缓慢,持续性照明能致早产儿生物钟节律变化和睡眠剥夺。因此,必须采取措施,减少光线对早产儿的刺激,如拉上窗帘以避免太阳光照射,降低室内光线,暖箱上使用遮光罩,营造一个类似子宫内的幽暗环境。

4. **减少疼痛的刺激**　在进行侵入性治疗如肌内注射、静脉穿刺、气管插管或吸痰等操作时,动作要轻柔,抚触、非营养性吸吮(安慰奶嘴)能减轻疼痛感;必要时使用止痛剂。在去除胶布、电极等粘贴物时应使用去除剂以减轻不适感。操作时,可以给早产儿播放已录制的母亲的声音。

5. **舒适的体位**　暖箱里的早产儿不要包裹,使其保持近似于宫内屈曲体位,有安全感;舒适的体位能促进早产儿自我安抚和自我行为控制,有利于早产儿神经行为的发展,国外有资料报道俯卧位可以减少早产儿呼吸暂停的发作和周期性呼吸,改善早产儿肺的潮气量及动态肺顺应性,降低气道阻力,对早产儿呼吸和肺功能有很大作用,但俯卧位时容易将口鼻俯于床面,需严密监测,以防窒息和猝死。

6. **对病情稳定的早产儿**　可以提供袋鼠式护理,提高早产儿对环境的适应度,降低并发症。

八、严格手卫生管理

操作中严格按照工作常规实施,防止交叉感染及院内感染发生。

(张巍　马雅玲)

第三节　极低出生体重儿的管理

【本节要点】

　　低出生体重儿是新生儿早期救治难度最大的一个群体,由于其合并症多,病死率高,存活者后遗症问题较多,一直是新生儿医学研究的热点。对低出生体重儿生后常见合并症进行规范化监测,积极给予相应治疗,提高成活率,改善预后。多胎妊娠早产,多为低出生体重儿,更需积极监测治疗。

出生体重<1500g的新生儿称为极低出生体重儿(very low birth weight infant,VLBWI),<1000g为超低出生体重儿(extremely low birth weight infant,ELBWI)。在早产儿中,胎龄<32周或出生体重<1500g者临床问题较多,病死率较高,是早产儿管理的重点。

一、出生前和出生时处理

(一)了解病史

对可能发生早产者,新生儿医师要尽早参与,详细询问病史,了解孕期母亲和胎儿情况,早产的可能原因,是否完成对胎儿促肺成熟度的预防,评估分娩时可能发生的情况,作好出生时的处理准备。

(二)积极复苏

早产儿出生时产科合并症可能较多,窒息发生率较高,对窒息儿出生时要积极复苏,动作要快且轻柔,产科与新生儿科医师要密切合作。复苏后要仔细评估全身状况。

二、体温管理

出生后即予保暖,产房温度应保持26～28℃,湿度50%～60%,出生后迅速将全身擦干,立即放在预热的棉毯中。早产儿适中温度根据不同出生体重和日龄在33～35℃,暖箱相对湿度70%～80%,对超低出生儿湿度为80%～90%(见表2-2-2)。

三、呼吸管理

（一）一般吸氧

包括头罩吸氧、鼻导管吸氧和暖箱吸氧。吸室内空气时血氧饱和度低于85%者，应给予吸氧，应尽可能采用有空氧混合的气源，头罩吸氧总流量为4~6L/min，必须监测经皮血氧饱和度，严格控制吸入氧浓度，根据SpO_2血气检测调整吸入氧浓度，一般将SpO_2维持在90%~95%左右即可，不宜高于95%。

（二）持续气道正压呼吸

对有呼吸困难的轻症或早期NRDS、湿肺、呼吸暂停等病例可使用经鼻持续气道正压呼吸（CPAP）。CPAP压力以4~6cmH$_2$O为宜，吸入氧浓度根据SpO_2尽快调整至<0.4。及时使用CPAP可减少机械通气的使用。

（三）机械通气

如用CPAP后病情仍继续加重、PaCO$_2$升高（>60~70mmHg）、PaO$_2$下降（<50mmHg），则改用有创机械通气，一般先用常频机械通气，根据病情和血气分析调节呼吸机参数。如常频通气效果不理想，可改用高频机械通气。

（四）应用肺表面活性物质

对诊断或疑诊NRDS者应给肺表面活性物质（PS）治疗，要早期给药，一旦出现呼吸困难、呻吟，即可给药，不必等到X线出现典型NRDS改变。剂量每次100~200mg/kg，按需给药，如吸入氧浓度>0.4或平均气道压>0.78kPa（8cmH$_2$O），可重复给药，间隔时间4~6小时，有些病例需给2~3次。对轻度和早期NRDS可采用INSURE技术，即先气管插管给PS，然后拔除气管插管，用鼻塞CPAP维持。PS有两种剂型——混悬剂和干粉剂，均需冷冻保存，混悬剂用前摇匀预热，干粉剂用前加注射用水溶解摇匀。用PS前先给患儿清理呼吸道，然后经气管插管注入肺内。

（五）呼吸暂停的防治

1. **加强监护**　包括仪器监护、医师护士的密切观察。将患儿头部放在中线位置，颈部姿势自然，以减少上呼吸道梗阻。

2. **刺激呼吸**　发生呼吸暂停时予托背、弹足底，出现青紫需气囊给氧。

3. **药物治疗**　枸橼酸咖啡因：负荷量20mg/kg，24小时后给维持量5mg/kg，每天一次，静脉滴注。

4. **氨茶碱**　负荷量4~6mg/kg，20分钟内静脉滴注，12小时后给维持量每次2mg/kg，每天2~3次，疗程5~7天。

5. **其他治疗**　频发的阻塞性或混合性呼吸暂停，可用鼻塞CPAP。

（六）支气管肺发育不良（bronchopulmonary dysplasia，BPD）的防治应采取综合防治措施

1. **呼吸支持**　BPD患儿对呼吸机和吸氧产生依赖，要以尽可能低的平均气道压力和吸入氧浓度，维持血气指标基本正常，争取尽早撤离呼吸机。

2. **限制液体量**　BPD的发生与液体量过多、肺水肿有关，应限制液体入量，一般每天100~120ml/kg。可使用利尿剂，但利尿剂易引起电解质紊乱，剂量宜小。

3. **糖皮质激素治疗**　激素具有抗炎作用，有一定疗效，但不良反应较多，不能常规使用激素治疗或预防BPD。

4. **抗感染**　BPD患儿常并发肺部感染，而感染可促进BPD的发生和发展，抗感染治疗

非常重要,多做痰培养,根据药敏结果选用抗生素。

5. **营养支持**　给足够的热量,每天 100 ~ 120kcal/kg,需及时补充微量元素和维生素。

四、早产儿脑损伤的防治

(一)颅内出血

主要表现为室管膜下-脑室内出血,预防措施包括:维持血压稳定和血气正常,保持体温正常,避免液体输入过度过快、血液渗透压过高,减少操作和搬动、保持安静。生后常规用维生素 K_1 1mg 静脉滴注,给 1 次。影像学检查是诊断早产儿颅内出血的重要手段,为能早期诊断早期治疗,对出生体重<1500g 者在生后第 3 天可进行床旁头颅 B 超检查,生后第 7 ~ 10 天和 30 天复查随访,必要时行头颅 MRI 检查。

(二)脑室周围白质软化(PVL)

与早产、缺氧缺血、机械通气、低 $PaCO_2$、低血压、产前感染等因素有关。临床症状不明显,可表现为抑制、反应淡漠、喂养困难,呼吸暂停、肌张力低下,严重者发生脑瘫。生后第 3 天可进行床旁头颅 B 超检查,生后 30 天复查 B 超,必要时行头颅 MRI 检查。PVL 尚无有效的治疗方法,要重视预防。对已发生 PVL 的低出生体重儿,应定期随访头颅 B 超和神经行为测定,强调在新生儿期开始早期干预和康复治疗,尽可能减少后遗症。

五、保持血糖稳定

(一)低血糖症

凡血糖低于 2.2mmol/L(40mg/dl),为低血糖症,低出生体重儿出生后应常规监测血糖,每天 3 ~ 4 次,直到血糖稳定。

低血糖反复发生易导致脑损伤,应积极采取防治措施:

1. **早期喂养**　对可能发生低血糖症者生后 1 小时即开始喂5% 葡萄糖,生后 2 ~ 3 小时开始喂奶。

2. **静脉滴注葡萄糖**　血糖低于 2.2mmol/L 者不论有无症状,都应给 10% 葡萄糖 6 ~ 8mg/(kg·min)静脉滴注,如血糖低于 1.7mmol/L 应给 10% 葡萄糖 8 ~ 10mg/(kg·min)静脉滴注,维持血糖在正常范围。

(二)高血糖症

血糖超过 7mmol/L(125mg/dl)为高血糖症,主要病因有静脉给葡萄糖浓度过高、速度过快、应激性高血糖症、药物性高血糖症。

防治措施:

1. **监测血糖**　出生数天要监测血糖,根据血糖水平调整葡萄糖输注量和速度。

2. **控制葡萄糖滴入速度**　稀释药物用5% 葡萄糖。

3. **使用胰岛素**　如血糖持续超过 15mmol/L(270mg/dl)可应用胰岛素,开始剂量每小时 0.1U/kg,静脉滴注维持,密切监测血糖,根据血糖结果调节剂量。

六、保持液体平衡

第 1 天液体需要量 50 ~ 60ml/kg,以后每天增加 15ml/kg,直至最大 150ml/kg。

如患儿体重每天减轻 2% ~ 5% 或任何时候体重减轻超过 10% ~ 15%,尿量少于 0.5ml/(kg·h)超过 8 小时,需增加液体量。

七、营养支持

（一）营养需求

1. **能量摄入**　开始 30kcal/（kg·d），以后每天增加 10kcal/（kg·d），直至 100~120kcal/（kg·d）。

2. **脂肪、糖、蛋白质需要量**　按比例分配。

3. **其他**　同时补充维生素、微量元素等。

（二）喂养方法和途径

①经口喂养；②胃管喂养；③十二指肠喂养。

（三）乳类选择

母乳对低出生体重儿的免疫、营养和生理方面都更为有利，但单纯母乳喂养生长速率缓慢，需补充母乳强化剂。对无法母乳喂养者，可选用早产儿配方乳。

（四）肠道外营养

对肠内喂养耐受性较差者，要同时辅以肠道外营养。氨基酸和脂肪用量，从 1.0g/（kg·d）开始，每天增加 1.0g/kg，一般最大剂量 3.0~3.5g/（kg·d）。对需要较长时间肠道外营养，可通过外周静脉中心置管（PICC）输注营养液。对肠道外营养患儿可给予非营养性吸吮，防止胃肠功能萎缩。

八、防治感染

低出生体重儿感染的临床表现不典型，对可疑感染者应做血培养、血常规、C 反应蛋白、血气分析、胸片、尿培养等检查。感染部位以败血症和肺炎为多，其次为尿路感染和中枢系统感染。由于低出生体重儿住院时间长，常发生院内感染。应以预防为主，要严格遵守消毒隔离制度，尽可能减少接触患儿，必须认真洗手，减少侵袭性操作。各种监护仪器设备（监护仪、呼吸机、暖箱等）要严格定期消毒。

九、动脉导管未闭（PDA）的治疗

PDA 分流量较大者可发生心功能不全，出现呼吸困难、青紫、心率>160 次/分、肝脏肿大，心前区出现收缩期或收缩舒张期杂音，心脏超声检测可确定诊断。对合并心功能不全的 PDA 应给予治疗。

1. **限制液量**　每天 60~80ml/kg。

2. **吲哚美辛**　日龄 0~7 天者首剂 0.2mg/kg，第 2、3 剂 0.1mg/kg，每剂间隔 12~24 小时，大于 7 天者三次剂量均为 0.2mg/kg，一般静脉滴注，也可用布洛芬治疗，首剂 10mg/kg，第 2、3 剂每次 5mg/kg，每剂间隔时间 24 小时，口服。

3. **手术治疗**　若药物使用 2 个疗程还不能关闭动脉导管，并严重影响心肺功能时，可考虑手术结扎。

十、早产儿贫血的防治

贫血包括急性贫血和慢性贫血，急性贫血通常为失血所致，慢性贫血常发生在生后 2~3 周，贫血严重者可影响生长发育，应积极防治。

1. **尽量减少医源性失血**　尽量减少取血量，积极推广微量血或经皮检查方法。

2. 药物治疗 对慢性贫血可使用重组促红细胞生成素（EPO），每次 250IU/kg，每周 3 次，皮下注射，疗程 4~6 周，同时给维生素 E 10mg/d，分 2 次口服，1 周后给铁剂，先用元素铁 2mg/（kg·d），分 2 次口服，每周增加 2mg/（kg·d），至 6mg/（kg·d）维持。

3. 输血 对急性贫血，如失血量超过血容量的 10% 或出现休克表现，应及时输血。对慢性贫血，如血红蛋白低于 80g/L，并出现以下情况者需输血：胎龄小于 30 周、安静时呼吸增快>50 次/分、心率加快>160 次/分、进食易疲劳、呼吸暂停、每天体重增加<25g、血乳酸>1.8mmol/L。一般输浓缩红细胞，输血量每次 10~15ml/kg。

十一、早产儿黄疸的治疗

应根据不同胎龄和出生体重、不同日龄所达到的总胆红素值，决定治疗方法，选择光疗或换血疗法。

十二、早产儿视网膜病（retinopathy of prematurity，ROP）的防治

要积极治疗各种合并症，减少对氧的需要，严格控制吸入氧浓度和持续时间，经皮血氧饱和度不宜超过 95%，避免血氧分压波动过大。ROP 早期诊断的关键在于开展筛查，筛查指征：出生体重<2000g，不论是否吸过氧，都应列为筛查对象。对发生严重合并症、长时间高浓度吸氧者，应重点筛查。筛查时机：生后第 4 周或矫正胎龄 32 周开始。随访及处理：如首次检查未发现 ROP 病变，需 2 周查 1 次，直到矫正胎龄 42 周。如发现Ⅰ或Ⅱ期 ROP 病变，需每周查 1 次，随时跟踪 ROP 进展情况，如发现阈值前病变，需每周查 2~3 次，如发现Ⅲ期阈值病变，应在 72 小时内行激光或冷凝治疗，如发现Ⅳ期病变需行巩膜环扎手术。

十三、听力筛查

对早产儿应常规应用耳声发射进行听力筛查，生后 3 天、30 天各查 1 次，如筛查未通过，需做脑干诱发电位检查。

十四、积极护理

1. **环境舒适** 灯光柔和，在保暖箱上盖深颜色的小被单，减少光线刺激，同时要减少噪音。
2. **减少不良刺激** 尽量减少不必要的操作，必需的操作尽量集中在一起进行。
3. **消毒隔离** 各种操作要严格无菌，各种仪器严格消毒。
4. **仔细观察** 每 2 小时记录 1 次。
5. **严密监护** 监测 SpO₂、心率、呼吸、血压、出入量、血气分析、电解质等。
6. **发育护理措施** 对早产儿还要采取一些积极的发育护理措施，促进发育，减少后遗症发生率，如肌肤抚触、被动运动操、视觉听觉刺激等。

十五、随访

早产儿出院后必须随访，第一年的前半年应 1~2 个月随访一次，后半年 2~3 个月随访一次，以后仍需 6 个月随访一次。随访的重点是神经系统发育、生长发育、营养评估、行为测试，必要时进行头颅 B 超或 MRI、脑电图等检查，随访过程中如发现问题，应及时将患儿转给相关科室采取干预措施。

（马建荣）

第四节 多 胎 早 产

【本节要点】

一次妊娠同时有两个或两个以上的胎儿,称为多胎妊娠。近年来多胎妊娠的发生率有逐渐增加的趋势,多胎妊娠新生儿易发生较多的临床问题,与单胎儿相比具有更高的围产期死亡率。

多胎妊娠占全部妊娠的 1.5%(1/66),近年来由于促排卵药物、辅助生殖技术的快速发展,妇女高龄化,多胎妊娠显著增加。由于宫内胎儿较多,对于母亲和胎儿都是一种超额负担。且因营养供应、子宫膨大受限等影响,易发生胎膜早破及早产、低出生体重儿。据资料统计双胎的平均妊娠日期比单胎缩短近 20 天。多胎妊娠单一胎儿体重常常小于单胎妊娠,胎儿体重在 2500g 以下者占 50%~55%,1500g 以下者占 10%~15%,围产儿的死亡率高达 10%~15%。对多胎妊娠实施减胎治疗可改善母胎妊娠结局,对宫内正常胎儿存活及减少孕妇并发症有一定作用。

一、病因学

(一) 遗传因素

多胎妊娠有家庭性倾向,凡夫妇一方家庭中有分娩多胎者,多胎的发生率增加。单卵双胎与遗传无关。双卵双胎有明显遗传史,若妇女本身为双卵双胎之一,分娩双胎的概率比丈夫为双卵双胎之一者更高,提示母亲的基因型影响较父亲大。

(二) 年龄及产次

年龄对单卵双胎发生率的影响不明显,双卵双胎发生率随年龄的增长显著升高。产次增加,双胎发生率也增加。

(三) 内源性促性腺激素

自发性双卵双胎的发生与体内促卵泡激素(FSH)水平较高有关。

(四) 促排卵药物的应用

多胎妊娠是药物诱发排卵的主要并发症。应用人类绝经期促性腺激素(HMG)治疗过程中易发生卵巢过度刺激,以致多发性排卵,发生双胎的机会将增加 20%~40%。

二、临床表现

多胎妊娠时,早孕反应较重,持续时间较长。孕 10 周以后,子宫体积明显大于单胎妊娠,至孕 24 周后更增长迅速。孕晚期,由于过度增大的子宫推挤横膈向上,使肺部受压及膈肌活动幅度减小,常有呼吸困难;由于过度增大的子宫压迫下腔静脉及盆腔,阻碍静脉回流,常致下肢及腹壁水肿,下肢及外阴阴道静脉曲张。此外,多胎妊娠期间并发症特多,包括一般的与特殊的并发症。

三、并发症

(一) 一般并发症

1. **流产** 双胎妊娠的自然流产率 2~3 倍于单胎妊娠。胎儿个数越多,流产危险性越大,与胚胎畸形、胎盘发育异常、胎盘血液循环障碍及宫腔容积相对狭窄有关。

2. **胎儿畸形**　双胎妊娠胎儿畸形率比单胎高 2 倍,单卵双胎畸形儿数又是双卵双胎的 2 倍。畸形有神经管畸形、无脑或小头畸形、上消化道梗阻、先天性心脏病等。此外,在具有双羊膜囊的双胎儿中,羊水少的胎儿常较小,可受到另一体型大、羊水多的胎儿的压力而被推向子宫壁,长时间的压力可造成压迫性畸形如肺发育不良、面部大小不对称、骨骼畸形及颅内出血等。

3. **贫血**　由于血容量增加多、铁的需要量大而摄入不足或吸收不良,妊娠后半期多有缺铁性贫血。孕期叶酸需要量增加而尿中排出量增多,若因食物中含量不足或胃肠吸收障碍而缺乏,易致巨幼红细胞性贫血。

4. **妊娠高血压综合征**　发生率为单胎妊娠的 3 倍,症状出现早且重症居多,往往不易控制,子痫发病率亦高。

5. **前置胎盘**　由于胎盘面积大,易扩展至子宫下段而覆盖子宫颈内口,形成前置胎盘,发生率比单胎高 1 倍。

6. **早产**　由于子宫过度伸展,尤其胎儿个数多、并发羊水过多时,宫内压力过高,早产发生率高。多数早产为自然发生,或因胎膜早破后发生。据统计双胎妊娠的平均妊娠期仅37 周。

（二）特殊并发症

1. **双胎输血综合征**　主要是单绒毛膜单卵双胎妊娠的严重并发症,由于两个胎儿的血液循环经胎盘吻合血管沟通,发生血液转输从而血流不均衡引起。其诊断标准包括:单绒毛膜双羊膜囊双胎,性别相同;两胎儿之间腹围差异>18mm;受血胎儿羊水过多(>8cm)伴膀胱扩大;供血胎儿羊水过少(<2cm)。常用的干预性治疗包括经腹羊膜腔穿刺、双胎间羊膜隔切开术、胎儿镜下激光凝固胎盘血管交通支和选择性灭胎。

2. **双胎之一宫内死亡**　多胎妊娠时,不但流产、早产比单胎多,发生胎儿宫内死亡亦多。有时,双胎之一死于宫内,另一胎儿却继续生长发育。

四、诊断

根据病史、产科检查,多胎妊娠的诊断不难确立,有疑问时可借助于 B 型超声显像等辅助检查。

五、预后

双胎儿的围产死亡率约为单胎儿的 4 倍。双胎中,晚产婴儿的胎位常为臀位,分娩时易发生窒息。晚产婴儿因较小,易发生低血糖症,医务工作者在分娩前应有所估计,做好准备。

六、护理特点

1. 新生儿科医师应参加分娩过程,与产科医师共同处理胎儿。特别注意晚产儿易发生窒息和颅内出血。

2. **早产儿一般常见问题**　低体温、低血糖、动脉导管未闭、早产儿视网膜病,需进行密切监测与筛查。

3. 对新生儿作全身检查,特别注意畸形的存在。

4. **呼吸问题**　由于胎龄小,呼吸系统疾病发生率较高,易合并呼吸窘迫综合征、呼吸暂停、支气管肺发育不良等。

5. **神经系统问题**　缺血缺氧性脑病、颅内出血、脑室周围白质软化,应积极防治。

6. **感染问题**　新生儿易发生感染,如败血症、感染性肺炎、皮肤感染、泌尿系感染等。

7. 注意营养,提倡母乳喂养,但母乳量不易满足多个新生儿的需要,可各以早产儿配方奶补充。及时补充维生素及微量元素。多胎儿的行为发育可能较晚,要多加训练,特别注意语言的发育,要多对话。

8. 父母不要因多胎儿较难带领而过度紧张,更不能偏爱某一个,否则将影响小儿的心理发育。

(马建荣)

第五节　早产儿疼痛及治疗

【本节要点】

早产儿疼痛常被忽略,从而导致近远期不良后果,以致死亡。疼痛管理可以在不同层面实施,疼痛评估及相应护理,配合药物镇痛,可以提高早产儿舒适度,减少疼痛损伤及不良影响。

疼痛是一种伴随着机体急性或潜在损伤的不愉快感受及情感经历。疼痛对新生儿而言是一种最复杂的感受,处理不当会使这些脆弱的生命受到不必要的伤害。研究显示疼痛应激状态下疼痛相关激素的释放如得不到干预,可导致损伤加重、伤口愈合延迟、导致感染、延长住院时间甚至导致死亡;而早期的穿刺等疼痛刺激可以导致早产儿脑白质及皮下灰质量减少,甚至影响到儿童及青春期的社会化及情感发展。

疾病中的新生儿更无能力主观上获得疼痛治疗。以往新生儿的治疗中没有使用镇痛剂或麻醉剂以及疼痛方面的关照,其原因不是以为新生儿疼痛不敏感,就是认为新生儿生理状况尚不稳定,特别是早产儿难以承受这些药物的影响。其理论包括:①新生儿神经系统的无髓鞘痛觉纤维发育不成熟,感受痛觉能力差;新生儿无疼痛的记忆。②疼痛是高级的主观感受,很难在无法用语言表达的新生儿期进行评估。③麻醉剂及镇痛剂在新生儿期使用具有危险性,不用反倒安全些。近年来的研究显示新生儿(包括早产儿)的中枢神经系统远比以往认为的成熟,疼痛感觉神经纤维早在胎儿期的第二阶段就开始分化与丰富,以感受疼痛、触摸及振动,在胎龄30~37周就已完全髓鞘化。即使未完全髓鞘化的纤维同样可以传导疼痛刺激;只是传导的速度慢些、距离短些。鉴于以上理论,在妊娠中期胎儿镜进行胎儿膈疝手术中已经开始通过肌内注射芬太尼对胎儿进行镇痛处理,以降低术中胎儿的痛觉感受。

虽然疼痛在某些病人中不能用语言表达如气管插管的病人、婴儿等,但并不等于他们不能表达他们的疼痛感受。研究显示新生儿对疼痛的记忆远比以往所认为的久远、清晰,包括疼痛阈值神经生理的形成以及疼痛解除后的行为特征均受到影响。

新生儿包括早产儿对侵害性治疗的反应与成人相同,包括生理变化、激素水平、代谢改变及行为变化,但较成人更为强烈。暴露于多方的疼痛刺激可以造成早产儿神经系统损伤(脑室内出血、脑室周围白质软化),解除疼痛可以缓解生理上的不稳定,减轻激素、代谢方面的应激反应以及行为方面的伴随表现。美国儿科学会胎儿与新生儿分会已经推荐了新生儿局部和全身镇痛及麻醉药物使用原则,并指出在新生儿期任何使用及停止使用这类药物的决定应遵循其他年长病人的使用常规,而不应决定于新生儿的日龄及其成熟程度。美国新生儿护理学会 2000 年发表的新生儿疼痛评价与管理办法提出了如下建议:①应该向家长告知疼痛控制是一项新生儿健康护理中的重要内容,应该予以积极的实施;②每个治疗中心必须建立自己的新生儿疼痛评价及控制常规,实施正确的减轻疼痛及控制治疗;③医疗中心应开展相关的临床观察及继续教育工作,包括新生儿疼痛的描述、正确的疼痛评价、如何提高护理水平以降低因疼痛而致患病率。

一、疼痛的生理与病生理

因新生儿不能描述疼痛过程,导致了医护人员对其疼痛的忽视。虽然我们不能理解这些婴儿在疼痛时的情感经历,但对其疼痛时的感觉通路的认识已经有了进一步的认识。新生儿出生时神经系统仍处于发育之中,但其疼痛伤害的表现是可以看到的。

(一) 神经解剖学

疼痛感受器(感受伤害性疼痛)包括 A-δ 纤维和 C 纤维,广泛分布于皮肤表层、骨膜、胸膜、硬脑膜、牙髓等,大多数内脏疼痛感受器并不丰富,其传导通过交感、副交感以及内脏神经到达脊髓。组织损伤、炎症导致花生四烯酸及其他化学物质释放,刺激神经末梢,引起血管扩张、血浆外渗,引起疼痛、水肿,痛觉敏感性增加。A-δ 纤维是有髓鞘纤维,可以快速传导冲动,负责疼痛的快速或第一传导,同时又是高阈值的机械痛觉感受器,可以对强大压力及组织损伤做出反应。C 纤维(多种痛觉感受器)是无髓鞘纤维,传导冲动较慢,负责将化学感受、温度、机械性毒性刺激传导到脊髓。在皮肤和脊髓 A-δ 纤维发育早于 C 纤维,参与表皮的屈曲反射,这种反射在早产儿更为明显,新生儿皮肤机械刺激的感受阈值较低且反应时间长。

(二) 疼痛的病因

1. 侵入性损伤　任何侵入性损伤均可引起疼痛。一项调查显示 NICU 中 54 例新生儿接受了 3283 次侵入性治疗,其中 56% 是足跟取血,气管插管占 26%,静脉置管占 8%;对早产儿的这些操作更多,平均每天 12 ~ 16 次,其中一例达到 488 次。另一项调查显示在 NICU 实施静脉置管、膀胱穿刺、尿道膀胱置管、静脉穿刺、动脉置管、腰穿等很少使用镇痛剂,而 PICU 这些操作时多使用镇痛剂。在 NICU 胸导管的放置、中心静脉导管放置及骨穿时 60% 使用镇痛剂;相比之下,PICU 的使用率达到 90%。气管插管可引起低氧血症、增加颅内压、增加脑室内出血及脑室周围白质软化,增高血压及应激激素的分泌。研究显示,即使单剂芬太尼使用即可以降低插管过程中的疼痛反应、心率及血压改变、血浆激素改变,提高新生儿的稳定性;同时,低剂量的持续使用可能有益于远期的神经系统预后。

2. 外科手术　成人受到疼痛刺激、外科手术以及外伤时会触发应激反应,引起不同的激素释放,包括肾上腺素、去甲肾上腺速、皮质类固醇、胰高血糖素以及生长激素的释放。这些激素可增加心率、呼吸频率、血糖升高、组织、脂肪分解,以在短期内使机体应对打击。如果打击持续而未得到缓解,将会造成有害于机体的更多组织分解,以至影响生长及组织修复。早产儿和足月儿在手术中及术后的适当镇痛都会减轻这种应激反应。包皮环切的手术常常没有镇痛,这些新生儿在 4 ~ 6 个月的预防接种时疼痛反应明显强烈,提示新生儿对疼痛的记忆远比人们想象的深刻。

3. 其他原因　肋骨、锁骨以及四肢的骨折虽然不常见,但长时间的哭闹以及肢体运动受限时应该引起重视。支气管发育不良在早产儿较为常见,可引起胸痛。脑膜炎及神经系统功能障碍可引起持续疼痛;坏死性小肠结肠炎等炎性疾病,亦可致持续性疼痛。动物实验显示炎性疼痛导致炎性因子升高、神经细胞坏死甚至基因改变,可能导致成长中的痛觉敏感、睡眠障碍、分离焦虑、社交异常,以至儿童发育障碍。而使用吲哚美辛可以预防这一过程的发生。研究显示27%的超极低出生体重儿在青春期存在神经系统损害,9%存在中度或重度疼痛(表2-5-1)。

表 2-5-1　新生儿疼痛的常见原因

侵入性操作	手术操作	其　他
静脉置管	中心静脉置管	锁骨、肋骨骨折
静脉穿刺	动脉导管结扎术	多发骨折
针刺足后跟	TEF 修复	胸痛
肌内注射	腹裂修补术	中央性疼痛(如,由于中枢神经系统损伤导致
动脉通道血气分析采血	脐疝修补术	的疼痛)
脐静脉插管	CDH 修补术	强直状态
开放静脉通路	腹股沟疝修补术	腹部疼痛(短肠综合征或复杂的腹部手术后)
胸腔插管和拔管	心脏手术	坏死性小肠结肠炎
骨髓穿刺	包皮环切术	肠梗阻
腰椎穿刺	气管插管和拔管	长时间处于一个体位或
腹腔穿刺	ECMO 插管和拔管	不舒适的体位
气管插管		变换体位
吸痰		鼻饲管置入
机械通气		动、静脉冲管
鼻塞 CPAP		更换衣服
膀胱穿刺		ROP 的眼底筛查
		药物的静脉滴注
		脐静脉输液和停液

引自 Gerald B Merenstein,Sandra L Gardner. Handbook of neonatal intensive care. 5th ed. Sl. Louis:Mosby,2002:196

二、症状与体征

行为表达是新生儿表达疼痛的唯一途径。行为表达包括扩散的和局限的运动(如试图摆脱痛苦的动作、肌张力低下)、面部扭曲、哭、兴奋性高和行为改变(表2-5-2)。早产儿和足月儿中都表现出性别的差异——女性婴儿往往比男性婴儿有更多的面部表情。由于状态以及发育水平不同,新生儿和婴儿疼痛评估变得更加复杂。胎龄越小,神经系统发育越不成熟,对于疼痛、痛苦的自我表达和规律能力越弱,没有规律的、无效的反应,使得评估疼痛变得异常困难。不成熟、娇嫩的小早产儿可能会在睡眠、觉醒周期中表达异常的节律,并且似乎适应和习惯 NICU 中的超负荷的刺激,几乎没有能力表现任何对疼痛的反应。

疼痛的行为表达会受到气管插管、镇静剂、肌松剂的影响。同样的,患有慢性病的小儿会逐渐产生"无助感",很难产生疼痛反应。经历以下情况的早产儿对于急性疼痛的行为反应减少:①多次侵入性操作;②小胎龄早产儿;③胎龄32周左右,长期使用呼吸机。另一项研究显示曾经被抱过或包裹过的新生儿(包括足月儿和早产儿)对于以后的有痛操作反应很强烈。合并脑软组织损伤的极低出生体重儿对疼痛呈现出一种生物-行为反应,没有脑软组织损伤的极低出生体重儿则无此表现。

表 2-5-2　早产儿疼痛的常见表现

新生儿对疼痛的反应	
生理	**行为**
升高	张力的改变
心率	张力过高,僵硬,紧握拳头
血压	张力过低,肌肉松弛
颅内压,可导致脑室内出血	不喜欢触摸
呼吸频率	状态
平均气道内压	睡眠-觉醒周期改变,总处于觉醒状态
肌张力	活动水平改变:易激怒,易激惹,倦怠,嗜睡
二氧化碳($\uparrow TcPCO_2$;PCO_2)	喂养困难
降低	很难安抚、平静
呼吸幅度	不能很好地与父母互动
氧气($\downarrow TcPO_2$;PO_2;SaO_2)导致呼吸暂停/心动	**激素应激反应**
过缓	增加
苍白或充血	血浆肾素活性
出汗或手掌出汗	儿茶酚胺水平(肾上腺素和去甲肾上腺素)
瞳孔散大	皮质醇水平
行为	氮排泄
发音	激素释放
哭闹	生长激素
抽泣	胰高血糖素
呻吟	醛固酮
面部表情	血清水平
鬼脸	葡萄糖
皱额或皱眉	乳酸
下颌抖动	丙酮酸
挤眼	酮体
身体活动	未酯化的脂肪酸
一般的躯体分散性活动	减少
四肢回抽,挥动,扑打	胰岛素分泌

引自 Gerald B Merenstein,Sandra L Gardner. Handbook of neonatal intensive care. Louis;Mosby,2002;194

三、疼痛的生理指标

包括心率和呼吸频率加快、血压升高、呼吸暂停、血氧饱和度下降、掌心出汗,这些表现是交感神经兴奋的表现(见表 2-5-2)。最近的研究发现一些疼痛的生理反应(如面部的表情和状态)在某种程度上和心率改变一致,而另一些反应(如手指张开)则和交感神经兴奋的无关。进一步的研究却显示,心脏的自发调节和行为表现并不一致,提示早产儿心脏的改变可能是衡量疼痛的单独的指标。一些早产儿对于疼痛动作反应多,另一些则有更多的生理指标的改变。健康相对良好的平均胎龄 30^{+4} 周的早产儿在安静或浅睡眠状态经历疼痛时均可对常规的操作刺激做出疼痛的表达。双盲对照研究显示,对于呼吸机辅助呼吸的早产儿,面部疼痛表情、对刺激高反应状态、对日常护理不耐受、与呼吸机不同步 4 项是早产儿持续疼痛的重要标志。

当反复疼痛或持续数小时至数天时,机体会出现一种失代偿性反应,表现为激素的改变和代谢的改变。交感神经系统的对抗-逃逸机制无法代偿,机体开始出现适应表现,生理参数回到正常水平。心率、呼吸和血压恢复到正常水平,这使得评估疼痛变得更加困难,因为这并不代表新生儿已经适应疼痛或者已经不再感觉到疼痛。

看不到小儿用来表达疼痛的生理反应和行为并不代表小儿没有感受到疼痛。疼痛反应可能延迟、累积或消失了。早产儿生命体征参数持续上升以及血氧饱和度下降可提示有痛刺激后疼痛的存在。对于危重病的新生儿和不成熟的早产儿,过于虚弱、竭尽全力的生存以至于没有多余的精力来对疼痛做出反应。能对疼痛和有害刺激做出啼哭反应的早产儿的比例不足 50%。随着胎龄的增长,早产儿与足月儿对疼痛的反应(如面部表情的改变和身体的动作)越来越相似。极小胎龄儿的反应则具有多样性(这是早产儿神经系统发育逐渐成熟过程的体现),并且不那么精力充沛。早产儿对于操作前的准备程序、操作本身的反应呈现明显的多样性,无法确定这些反应是由于痛苦、行为失调、特定的反射,还是对疼痛的感知。

新生儿对疼痛的反应还取决于有痛操作的次数、持续时间、所用的技术以及操作者的熟练程度。刚出生不久的新生儿(包括足月儿和过期产儿),在熟睡时或刚刚经历过另一项有痛操作后,常缺乏对疼痛刺激的反应。使用机械手术刀时由于损伤较小,与手动手术刀操作相比,新生儿的动作和生理痛苦减少;静脉穿刺比在足跟采血产生的疼痛要小。

疼痛和兴奋性增高很难鉴别。兴奋性增高是许多状况下的一种行为表现,包括环境过度刺激、呼吸功能不全、激惹和疼痛。在疼痛产生之前必须首先消除引起兴奋性增高的原因。在新生儿监护中评估应常规排除环境的过度刺激,环境中不愉快刺激持续时间过长或持续处于某种状态下(如呼吸机的报警、足部暖水袋的放置、酒精擦浴的气味)会诱发新生儿产生兴奋性过高。尽管这些操作是不可避免的,在操作时仍应加以注意,尽量避免或减少次数可以避免小儿产生随后的失代偿状态。

疼痛的评估还受到评估者的态度和观念、观察并记录新生儿反应所花费的时间,对于疼痛反应的认识、观念和执行的差异,以及 NICU 中对于疼痛及其缓解关注程度的影响。

曾有研究调查了认为新生儿会感受到操作疼痛的临床工作人员(包括医师和护士)对于疼痛的理解和控制方法。尽管大多数医师认为新生儿像成人一样会感受到同样程度甚至更深度的疼痛,在 NICU 中经常进行的 12 种操作中的 9 种(如插管、胸腔穿刺、动静脉置管、针刺足后跟)被认为是"中度~重度的疼痛",但是没有人使用药物镇痛或者使用某种安慰手段。

四、疼痛评估

尽管疼痛评估工具目前用于科研领域,但是在指导临床工作方面它还是有一定的可靠性和有效性。临床上最经常用到的两个疼痛评估工具是 CRIES(Cry,Requires O$_2$ saturation,Increased vital signs,Expression,Sleeplessness)疼痛评估量表和早产儿疼痛量表(premature infant pain profile,PIPP)。

CRIES 疼痛评估量表(见章末附件 1),可以通过新生儿的生理反应和动作来评估术后小儿的疼痛程度,每小时进行生命体征的评估。CRIES 使用一种类似 Apgar 评分的评估方法:≥4 分表明疼痛的存在并且需要干预。已证明用其评估术后疼痛程度有效、可信,但尚未广泛应用于操作时疼痛程度的评估。

PIPP 是一种可以用来多角度(包括生理和行为)评估的工具。PIPP 量表是一个七列、四行的量表,评估的最高分取决于早产儿胎龄。PIPP 量表可以适用于足月儿和早产儿,可以分辨出产生疼痛和不产生疼痛的事件(见附件 2)。

国际面部表情编码系统是一种基于足月儿在睡眠-觉醒周期四种状态时,分别给小儿足部加热、针刺足跟时产生的九种面部表情为基础的。安静、觉醒状态的新生儿面部表情最丰富,而深度睡眠状态的小儿的面部表情最贫乏。面部表情也和小儿的胎龄有关。因此,在使用这个量表时,应该综合考虑小儿的觉醒状态和胎龄。由于这个量表可以比较精确地表达疼痛的强度,可以用来评估干预的效果。

新生儿疼痛量表(neonatal infant pain scale,NIPS)(见附件 3)是评估足月儿和早产儿对于静脉穿刺的行为反应的评估量表。NIPS 评估显示在穿刺过程中的行为反应得分越来越高,操作完成后得分下降。NIPS 提供了一个评估新生儿对有痛操作过程中和结束后动作反应强度的工具,是一种客观衡量干预措施和它的有效性的方法。它设计了连续的记录方法以方便疼痛得分和行为反应的记录。NIPS 量表是客观的、非侵入性的,衡量新生儿对于疼痛的行为反应量;它目前只是被用在科研工作中,尚未广泛应用于临床。

美国国家操作规范提供了新生儿疼痛管理的一系列要解决的问题(表 2-5-3)。当临床工作中有足够的、客观的评估标准来评估小儿疼痛时,就应该及时地评估小儿的疼痛并给予适当的镇痛。主管医师应该熟练掌握这种评估技巧,同时让小儿的父母参与进来,尽量地收集小儿在有痛操作前、操作时和操作后的动作、生理反应、激素水平和代谢情况。这些评估可以帮助主管医师和小儿的父母了解小儿对于镇痛剂和抚慰等干预措施的效果,以便应用更加有效的干预措施来缓解小儿的疼痛。

表 2-5-3　新生儿疼痛管理的关键问题

新生儿疼痛管理的关键问题
• 应间隔一定时间后评价婴儿的疼痛吗?
• 为了消除和减轻疼痛应该开止痛药吗?
• 止痛药对镇痛有效吗?
• 给止痛药的时间合适吗?
• 给药途径(如口服或静脉注射)正确吗?
• 监测药物的副作用了吗?
• 对副作用的处理正确吗?
• 止痛药能为婴儿的家人带来安慰和满足吗?
关于用其他非药物方法镇痛的问题
• 这些方法适合于患儿的发育水平、状态及疼痛的类型吗?
• 缓解疼痛措施实施时机是否适宜?
• 这些方法对于减轻或消除疼痛有效吗?
• 患儿的家属对于这些镇痛的方法满意吗?

引自 Gerald B Merenstein,Sandra L Gardner. Handbook of neonatal intensive care. Sl. Louis:Mosby,2002:204

五、实验室数据

监测血糖水平,高血糖可导致血清渗透压增高,使脑室内出血(IVH)的概率增大。尿糖、尿酮体和蛋白尿升高可导致尿比重增加。血清中的乳酸、丙酮酸盐、肌苷、不饱和脂肪酸的升高可导致代谢性酸中毒。这些数据在疼痛应激过程中会发生改变,也可以提示新生儿患有其他严重疾病(如败血症、急性肾小管坏死)。

六、疼痛治疗

新生儿的疼痛需要严密的观察、评估和主治医师的干预,以便使疼痛得到安全、有效的缓解。由于日常的操作对于新生儿产生激惹,必须将对舒适护理的反应与疼痛产生的兴奋性增高相鉴别。阿片类药物是最常用于镇痛的药物;除此之外,还有许多有效的药物和治疗技术可以用来缓解新生儿的疼痛。

(一) 静脉用药

新生儿药物的吸收、代谢、分布、排泄的过程均不同于儿童和成人。阿片类药物作用于脑和脊髓的 μ 受体。在痛觉丧失状态时 μ 受体的亲和度增高,呼吸抑制时 μ 受体的亲和度降低。新生儿 μ 受体的数量少,对于阿片类药物的镇痛作用敏感性差。因此,为了达到理想效果可能需要增大首次药物剂量,但同时也使小儿呼吸抑制的可能性增大。蛋白结合率下降、药物代谢、清除下降等可使药物在血清和中枢神经系统的浓度增大,延长了药物的作用时间。

所有的阿片类药物具有相似的代谢机制,但有些副作用却差异明显。吗啡在脱水时应用或应用剂量过大时会导致小儿高血压。芬太尼是 NICU 中经常应用的药物,因为它应用时对心血管系统比较安全,并且可以降低肺血管的阻力。然而,如果注入过快可能会导致胸壁僵硬和肺顺应性降低。使用肌松剂或缓慢注入可以防止这种并发症的发生。芬太尼也经常应用于使用体外膜肺(extracorporeal membrane oxygenator,ECMO)为小儿镇静镇痛,降低肺血管阻力和压力。疼痛时才使用镇痛药会导致明显的高峰和低谷效应,产生的副作用也更大。因为镇痛药最好在疼痛高峰开始前使用,恒定速度的注入和稳定的剂量可以减少不必要的痛苦。

(二) 局部麻醉

局部麻醉用途广泛,可以阻断周围受体或脊髓的神经传导从而达到镇痛的效果。布比卡因和利多卡因是最常用的两种局麻药。布比卡因比利多卡因作用时间长,但是毒副作用也较大。这两种局麻药对于新生儿的毒性都比对成人的大,因为新生儿的器官敏感性高、血清游离药物浓度大。含有肾上腺素的局麻药可增大心血管副作用。近期上市的长效局麻药罗哌卡因 ropivacaine 与布比卡因的药效相同,但是心血管副作用要小很多。

(三) 区域麻醉

区域麻醉可使在相同麻醉效果下药物的使用量减少。它的优点在于:①疼痛反应明显减少;②可以很快地恢复正常呼吸频率;③减少术后使用呼吸机的可能性或使用时间缩短;④胃肠运动恢复快;⑤使用区域麻醉的方法可以降低死亡率,尤其是硬膜外麻醉。

(四) 其他药物及方法

1. 对乙酰氨基酚和非甾体类抗炎药可以提供轻度至中度的镇痛效果。规律使用这些药物可以产生更好的镇痛效果,并且可以加强麻醉药的药效。镇静剂可以减少小儿的兴奋状态,并且可以使小儿更加舒适,但镇静剂本身没有镇痛作用。

表 2-5-4　新生儿常用的镇痛剂

药物	剂量	说明
麻醉剂		
吗啡	每次 0.05 ~ 0.2mg/kg,静脉注射、肌内注射、皮下注射,每 2 ~ 4 小时 1 次或必要时。连续静脉输注 10 ~ 15μg/(kg·h)	中枢神经系统及呼吸抑制剂;支气管痉挛;循环血量不足患儿的周围血管扩张;高血压;减弱肠蠕动;颅内压增加;其作用易被纳洛酮逆转;比芬太尼起效慢但持续时间长,戒断症状明显
芬太尼	每次 1 ~ 5μg/kg,静脉注射、皮下注射,每 1 ~ 2 小时 1 次或必要时。连续静脉输注 1 ~ 5μg/(kg·h)	作用同吗啡相似。起效迅速;减少活动性;无呼吸抑制时不增加颅内压;其作用易被纳洛酮逆转;作用持续时间短;如给药过快可致心动过缓,高血压,呼吸暂停或肌肉僵直;长期使用可发生戒断反应
枸橼酸芬太尼	每次 0.5 ~ 1μg/kg,每 30 分钟 ~ 1 小时 1 次	其作用较芬太尼强 10 倍;较芬太尼起效快作用持续时间短。谨慎用于患脑室内出血,肝肾功能减退或肺病的患儿。副作用同芬太尼
哌替啶		在早产儿和足月儿不推荐使用。其代谢产物在组织堆积,导致中枢神经兴奋症状(例如震颤、颤搐、反射亢进和瞳孔散大)并降低癫痫的阈值
非麻醉剂		
对乙酰氨基酚	每次 10 ~ 15mg/kg,口服或灌肠,每 4 ~ 6 小时 1 次	过量可导致肝毒性。可能有麻醉作用,但是单独使用不能减弱手术疼痛或足跟部针刺痛,不可用于葡萄糖-6-磷酸脱氢酶缺乏症的病人
布洛芬	每次 4 ~ 10mg/kg,口服,每 6 ~ 8 小时 1 次	胃肠刺激,在喂奶时或喂奶后给药;谨慎用于坏死性小肠结肠炎,肾脏功能减退,高血压,心功能受损的患儿
局部麻醉药		
利多卡因	0.5% ~ 1% 溶液(为避免全身毒性,体积应为 1% 利多卡因溶液 < 0.5ml/kg,即 5mg/kg)	侵入性操作时局部浸润麻醉;应用不含肾上腺素的制剂以避免血管收缩
布比卡因 左布比卡因 罗哌卡因	2.5mg/kg,只用 1 次 硬膜外剂量 连续静脉输注:0.2mg/(kg·h)(最大剂量)	监测中枢神经系统副作用(如癫痫,激惹)及心脏毒性(如心室节律异常)。注意导管的完整性。硬膜外注射时可逐步增加至起效剂量,但不可超过最大剂量。左布比卡因和罗哌卡因比布比卡因心脏毒性小
EMLA 软膏(利多卡因和丙胺卡因)	局部涂抹,时间不少于 60 分钟	局部有血管收缩。麻醉部位应覆盖有防水敷料。单次剂量不引起早产儿或足月儿的高铁血红蛋白血症。不能减轻足跟部针刺痛

引自 Gerald B. Merenstein,Sandra L. Gardner. Handbook of neonatal intensive care. Sl. Louis:Mosby,2002:206-207

2. 抚慰措施

(1) 对小儿的抚慰本身并不能减少疼痛；但是这些措施可以降低小儿的兴奋状态，通过让小儿有规律的活动、放松、提供整体的舒适度、促进小儿入睡等方法间接地减少疼痛。非营养性吸吮（如吸吮小儿自己的手指、手或安慰奶嘴）可以使小儿的警觉状态和啼哭的时间缩短，平静清醒的时间延长。非营养性吸吮对于缓解小儿针刺足跟时的疼痛是很有效的。

(2) 给正在忍受疼痛的小儿口服葡萄糖水可以使小儿很快恢复平静，并且长时间地保持平静状态，且比只给予安慰奶嘴的小儿更长时间地保持清醒安静的状态。顺畅的吸吮可以降低心率和代谢率，产生手-口行为，通过类阿片的及非阿片途径升高疼痛阈值。研究证明，足月儿和过期产儿在有痛操作（如针刺足跟）前2分钟给予小儿口服葡萄糖水可以缩短小儿啼哭的时间、降低心率、减少疼痛相关的面部表情。在研究中，给予小儿口服葡萄糖水的剂量（0.05～2ml）和浓度（12%～24%）各不相同，即使是给予最小的剂量，只给予一次，也可以减少胎龄26～34周的早产儿的疼痛反应。但也有一些研究显示口服葡萄糖水对于针刺足后跟、静脉穿刺或眼底检查的阵痛效果没有显著差异。当口服葡萄糖结合其他更进一步的干预措施如摇动、俯卧的姿势一起给予的时候，可以更有效地减少疼痛反应。然而，在NICU中给出生一周以内的早产儿（胎龄小于32周）口服葡萄糖水并不能明显地改善早产儿的远期预后。

(3) 给极度危重的小儿以屈曲环绕的姿势（如怀抱、襁褓包裹、巢穴；提供一个抓握手指、安慰物品的机会）可以减少小儿的整体动作反应，从而降低小儿不断升高的警觉水平，降低生理和动作的痛苦反应，并且有利于早产儿保存能量。不正确的身体姿势会增加小儿不适和痛苦。在有痛操作过程中正确的包裹（仰卧或侧卧时肢体屈曲至躯干中线）可以降低心率、缩短小儿的啼哭时间、减少对睡眠的干扰、减少睡眠-觉醒的转换次数。肢体的限制使早产儿更有安全感，控制其疼痛反应，有利于早产儿的自我调节。治疗性干预措施使小儿处于正确的姿势，包括使小儿处于屈曲的姿势、对小儿生理动作的限制、周期性的解除限制、肢体运动、变换体位时动作轻柔、使小儿处于有利于操作的姿势。在给予早产儿舒适的体位的同时，降低NICU中的各种刺激将有利于处于兴奋或疼痛状态的早产儿利用外界的或自身的条件规律自己的行为，并且产生自我安慰的机制。对于每一个早产儿实施个体化的关爱，在床旁写明每一个小儿喜欢哪种安抚、不喜欢哪种安抚，有助于对其进行持续的关怀，并使正在发育的早产儿对治疗者产生信任。

怀抱、摇动以及有节律、重复的安抚可以提供触觉的、前庭的刺激；抚触、摇晃、水床垫的方法可以提供触觉的、前庭的、肌肉运动知觉的刺激，促进对睡眠-觉醒状态的控制、减少痛苦的动作反应。研究显示抚触或抚摸可以降低NICU中早产儿的心率，升高血氧饱和度，并使疼痛评分明显下降；针刺足跟前腿部按摩可以明显减轻早产儿对疼痛的反应；针刺时母亲和新生儿皮肤的接触（袋鼠式照顾）亦是一种有效的镇痛措施，可以缩短哭泣时间（缩短82%）、减少面部痛苦表情（减少65%）和降低心率。

(4) 低频的、单调重复的声音（如心率、呼吸音）可以使小儿平静并增加行为的规范性。给早产儿和足月儿放音乐及家人讲话的录音可以使小儿平静，从而使睡眠-觉醒周期变换减少、处于警觉状态的时间减少、增加行为的条理性。然而，在包皮环切术的过程中，播放音乐（伴有或不伴有其他抚慰者）并不是有效分散注意力的措施，也不是镇痛、使小儿平静的有效手段。

（五）临终关怀镇痛

当决定中止新生儿的生命或不再对小儿进行积极的治疗时,小儿接受临终关怀,又叫做舒适关怀(comfort care)或姑息关怀(palliative care)。接受临终关怀的新生儿处于生存的边缘,患有先天性的危及生命的疾病或者对 NICU 的各项治疗措施没有反应(如在积极的治疗措施下病情仍不断恶化)。

临终关怀将舒适措施、药物治疗、患儿心理支持及其家人的心理支持结合起来。西方国家在开展这项工作时为小儿的家人提供一个安静的、没有外人打扰的、像家一样的地方,在那里,家人可以抚摸、怀抱小儿,并和即将离去的新生儿交流。小儿的父母、兄弟姐妹和其他的亲属在小儿死亡时和死亡以后都陪伴在小儿身边。可有牧师在场,牧师安慰小儿的家人、举行宗教仪式如洗礼和祝福。

如果患儿要进行舒适关怀,那么所有主动的以及侵入性的操作,包括生命体征的记录、监护、仪器的使用、人工喂养,都要停止。将患儿洗浴后,用温暖的毯子包裹好,交给小儿的家人怀抱中。可以保留静脉输液的通路,以便必要时注射镇痛药。镇痛药可以给予足够大的剂量以便能保证小儿的舒适,能彻底地缓解疼痛,使小儿在生命的最后阶段不受疼痛的折磨。

七、疼痛及其治疗的并发症

1. 早产儿对于疼痛的复杂的行为反应会产生短期的和长期的后遗症。这些行为改变会使母婴之间的交流、依赖关系混乱,新生儿期之后对环境的适应性差,喂养困难。在发育的关键时期有异常的、扭曲的、不适当的感觉信号传入,会产生感觉系统的异常发育。由于新生儿期对疼痛的记忆,当小儿再次接受治疗时,对疼痛的敏感性很强。这些新生儿期的疼痛经历会影响小儿认知的发育,包括对事物的态度、恐惧、紧张、内心冲突、愿望、期盼以及交流的方式。

2. 没有麻醉的手术操作和(或)没有缓解措施的疼痛本身就可以危及小儿的生命。合理的使用麻醉药和镇痛剂可以保持机体代谢的平衡,通过防止:①蛋白的消耗;②电解质失衡;③免疫功能损伤;④败血症;⑤代谢性酸中毒;⑥心肺功能不全;⑦高代谢状态;⑧死亡,改善手术的预后。越来越多的证据表明,严重的或没有治疗的疼痛会增加死亡率,并且改变小儿以后对于疼痛的行为反应和生理反应。

3. 麻醉镇痛可能导致呼吸抑制,以至于需要呼吸机来辅助通气。纳洛酮(0.1mg/kg IV or IM)是麻醉药过量产生的呼吸抑制的特异性拮抗剂(表 2-5-4)。小剂量的纳洛酮(0.001～0.01mg/kg IV or IM)可用于中度的呼吸抑制。用 0.1mg/kg 纳洛酮拮抗阿片类药物会使忍受持续疼痛的小儿兴奋性增高,疼痛反应增强。在纳洛酮清除之前很难控制小儿的疼痛。使用小剂量的纳洛酮并且用静脉滴注可以避免药物过量产生不良反应。在婴儿急救室应常备一支纳洛酮,事先计算好它的使用剂量和方法。氟马西林(flumazenil)是苯二氮䓬的特异性拮抗剂,可以用来对抗呼吸抑制(见表 2-5-4)。呼吸抑制可以导致血氧饱和度过低;因此,除了心脏和呼吸监护外,必须动态检测血氧饱和度。如果条件允许,应该使用经皮二氧化碳($TcPCO_2$)监测高碳酸血症。辅助通气的所有仪器应该放在床旁。

4. 局麻药过量会导致癫痫发作、吸气时心率过快、心动过缓和循环衰竭。对新生儿应用毒性剂量的局麻药时要仔细计算,应该使用小剂量的局麻药。苯二氮䓬或苯巴比妥可以用来治疗难治性的癫痫发作。心肺复苏和心脏除颤可以用来治疗循环衰竭。术后硬膜外麻醉镇痛的小儿应该监测潜在的神经毒性(如:烦躁易怒、肌肉纤颤、抽搐、肌阵挛反射等)。在阿片类药物和局部麻醉药渗透镇痛一起使用的情况下,可能会发生呼吸抑制,也应该监测有无上述异常神经系统体征。硬膜外麻醉较其他少见但其很严重的并发症有神经损伤和瘫痪。

八、耐药性和戒断反应

耐药是指不断加大使用麻醉镇痛药物的剂量才能达到与初始剂量相同药效的状态。药物依赖是指需要持续使用麻醉镇痛药物才能避免发生戒断症状的状态。戒断反应是指当不连续使用药物时产生的烦躁易怒、腹泻、心动过速、高血压、失眠、坐立不安、出汗、掌心出汗、肌肉纤颤等一系列表现。当对麻醉镇痛药产生身体和心理的依赖,同时伴有主动寻求使用药物的行为,即非医学需要的药物使用/滥用时,就是所谓的药物依赖性。使用阿片类和苯二氮草类药物时均可以产生药物耐药、依赖、戒断反应。然而,在医学镇痛目的和医用剂量范围内使用这些药物时,很少发生药物依赖。极度危重的小儿往往需要长时间的使用阿片类和苯二氮草类药物镇痛和镇静,如 ECMO 和长时间的机械通气时。使用芬太尼大于 5~7 天可以产生耐药和戒断反应(也被称为阿片类停药症状)。阿片类药物的停药应该每 1~3 天减少药量不超过 10%~20%。根据小儿用药的时间和对药物减量的反应具体调整。短效药物如芬太尼和咪达唑仑可以用盐酸美沙酮和劳拉西泮替代。这两类药物的优点是作用时间长,并且可以口服。口服盐酸可乐定可以缓解戒断症状。盐酸可乐定的副作用包括心率过缓、低血压和持续镇静状态。另外,变换体位时动作轻柔,提供安静的、黑暗的环境可以减少外界环境对小儿的刺激。安抚、用襁褓包紧、怀抱是有效的安慰方式。将处于戒断状态的小儿置于俯卧位,比处于仰卧位更有助于小儿减轻痛苦、降低戒断反应,更易入睡。

九、对父母的宣教及父母参与

在 NICU 中,正在接受治疗的小儿父母往往会感受到一种压力,这种压力来源于:①对成为父母的角色转换的不适应,尤其是当他们不能有效地安抚小儿时;②小儿的外表和动作,尤其是小儿的疼痛表现和艰难的呼吸。在小儿从 NICU 出院三年后,其母亲仍能清晰地记得小儿所经历的疼痛和所做过的穿刺、手术等。医护人员对于小儿疼痛的仔细观察和尽力解除疼痛所做的努力对小儿的父母是一种很大的宽慰。同时,包括减轻疼痛方案在内的所有步骤程序,都应向家长解释说明,将目前用于减轻婴儿疼痛的药物告知父母,指导父母如何与婴儿接触和交流。教会父母如何辨别婴儿的焦虑、不适或疼痛,并报告给医师。鼓励父母尽量让小儿舒适,这些方法可以使父母更好地参与到疼痛管理中来,并和医护人员形成相互信任的关系。父母积极参与其中的疼痛管理方案是最完美的。

袋鼠式护理(kangaroo mother care,KMc)是近年来广为应用的护理方法。KMc 模式又名皮肤接触护理,即住院或较早出院的低出生体重儿在出生早期即开始同母亲进行一段时间的皮肤接触,通过 KMc,早产儿可以稳定降低耗能,稳定体温,改善睡眠,加速生长。研究显示,当在实施针刺时,与对照组相比 KMc 方法明显降低了早产儿对疼痛的反应,更有意思的是仅用薄巾将早产儿包裹也同样达到了 KMc 的临床效果。

十、疼痛的预防

新生儿和早产儿疼痛预防需要相应的方案、采用主动的方式阻断疼痛过程,其中的关键步骤包括参与、理解和对于不同情况的不断的评估;将其兴奋和烦躁不安的疼痛表现与早产儿的正常反应相鉴别;医护人员保持与早产儿不断交流,使用父母为其带来的物品,还要对于新生儿的兴奋、烦躁不安和疼痛进行有效的治疗。例如:药物治疗或其他方式提高舒适度,并且不断地评估这个方案的有效性。

关注个体行为和发育是防止痛苦和过度疼痛的一个重要的环节,而痛苦和过度疼痛往往会促进疼痛的发展。可以采用以下这些方法预防情绪紊乱的发生:即在进行侵入性操作之前及操作时,使其保持安静和进行自我调节:①评估其状态,使之进入一种比较觉醒的状态;②为其提供一个抚慰奶头和一个能够抓握的东西(如手指、手或毯子);③允许另外一个人(如父母或关爱提供者)来照顾、怀抱,观察、分担并体会其痛苦。操作完成后,为其提供一个被怀抱着的感觉,并予以安慰,慢慢地放下,这样新生儿就可以保持平静了。

新生儿的疼痛是可以预防的。通过预先制订评估方案来管理疼痛,可以避免一些不必要的疼痛经历,而这些需要有经验的医护人员来观察、评估、干预,以确保快速、安全、有效的放松。疼痛管理小组中的护理人员与其父母之间的良好协作,制订良好的方案,可以为患儿和家人避免许多不必要的疼痛体验。控制环境中的各种刺激,如将灯光变暗、降低噪声强度、关掉收音机、护理人员靠近培育箱时降低说话的声音等。尽管在 NICU 中要做到以上这些有一定的难度,但是对于减轻患儿的痛苦以及减少不必要的激惹是非常有用的。制订个体化的关爱方案,不断调整,可以减少重症新生儿、极低出生体重儿镇静的需要。

附1　新生儿术后疼痛评分(CRIES)

CRIES(哭声、对氧的需求、生命体征、表情、睡眠五项指标的简称)由哥伦比亚的 Missouri 大学制订,用于评价新生儿术后疼痛,通过观察婴儿对干预的反应或恢复情况进行评价。

评价对象
● 胎龄 32~60 周的婴儿。
● 外科术后住重症监护病房,需每小时评价一次的婴儿。
评价指标
● 哭声:高音调哭声是疼痛时的特点。
● 需用氧维持血氧饱和度>95%:新生儿经历疼痛时氧下降。
● 生命体征改变:因获取生命体征变化可能唤醒婴儿,故最后进行。
● 表情:疼痛时常表现为面部扭曲。可为:皱眉、紧闭双眼、鼻唇沟加深、张开双唇或张嘴。
● 睡眠障碍:基于一小时前的观察结果来记分。
评分标准
● 哭声
● 无:0 分
● 非高调哭:0 分
● 高调哭但可安抚:1 分
● 高调哭且不可安抚:2 分

续表

对氧的需求
• 无:0 分
• ≤30% 的氧,可保持血氧饱和度>95% :1 分
• >30% 的氧,可保持血氧饱和度>95% :2 分

生命体征改变
• 心率和平均血压≤术前值:0 分
• 心率或平均血压增高,但幅度≤术前值的 20% :1 分
• 心率或平均血压增高,且幅度>术前值的 20% :2 分

面部表情
• 无痛苦表情:0 分
• 痛苦表情:1 分
• 痛苦表情伴呻吟:2 分

睡眠障碍
• 无:0 分
• 频繁觉醒:1 分
• 不能入睡:2 分

注意:
• 供氧浓度可为大于或小于 30% ,无特殊说明为 30% 。
• 生命体征增加值可为大于或小于 20% ,无特殊说明为 20% 。

说明:
• CRIES 评分为以上 5 项得分之和
• 最低得分 0 分
• 最高得分 10 分
• 得分越高疼痛越显著。

附 2 早产儿疼痛量表(PIPP)

评价指标
• 胎龄
• 疼痛刺激前的行为状态
• 心率对疼痛刺激的反应
• 疼痛刺激时血氧饱和度的变化
• 疼痛刺激时的皱眉动作
• 疼痛刺激时的挤眼动作
• 疼痛刺激时的鼻唇沟加深

评分说明
• 检查婴儿前,先评估胎龄。
• 疼痛刺激前观察婴儿 15 秒,评价其行为状态。
• 记录基础血氧饱和度和心率。
• 疼痛刺激后迅速观察婴儿 30 秒,并及时记录生理变化和面部表情改变。

评分标准
<ul><li>胎龄</li><li>≥36 周:0 分</li><li>32 ~ 35 周,6 天:1 分</li><li>28 ~ 31 周,6 天:2 分</li><li><28 周:3 分</li></ul>
行为状态
<ul><li>活动/觉醒,双眼睁开,有面部活动:0 分</li><li>安静/觉醒,双眼睁开,无面部活动:1 分</li><li>活动/睡眠,双眼闭合,有面部活动:2 分</li><li>安静/睡眠,双眼闭合,无面部活动:3 分</li></ul>
心率最大值
<ul><li>增加 0 ~ 4 次/分:0 分</li><li>增加 5 ~ 14 次/分:1 分</li><li>增加 15 ~ 24 次/分:2 分</li><li>增加≥25 次/分:3 分</li></ul>
血氧饱和度最低值
<ul><li>下降 0% ~ 2.4% :0 分</li><li>下降 2.5% ~ 4.9% :1 分</li><li>下降 5.0% ~ 7.4% :2 分</li><li>下降≥7.5% :3 分</li></ul>
皱眉动作
<ul><li>无(≤观察时间的9%):0 分</li><li>最小值(观察时间的 10% ~39%):1 分</li><li>中值(观察时间的 40% ~69%):2 分</li><li>最大值(≥观察时间的 70%):3 分</li></ul>
挤眼动作
<ul><li>无(≤观察时间的9%):0 分</li><li>最小值(观察时间的 10% ~39%):1 分</li><li>中值(观察时间的 40% ~69%):2 分</li><li>最大值(≥观察时间的 70%):3 分</li></ul>
鼻唇沟加深
<ul><li>无(≤观察时间的9%):0 分</li><li>最小值(观察时间的 10% ~39%):1 分</li><li>中值(观察时间的 40% ~69%):2 分</li><li>最大值(≥观察时间的 70%):3 分</li></ul>
说明: 将上述 7 项评分相加之和,即为 PIPP 得分,最低得分 0 分,最高得分 21 分,得分越高,疼痛越显著。

附3 新生儿疼痛评分(NIPS)

新生儿疼痛评分(NIPS)是一种用于早产儿和足月儿疼痛评估的行为测量手段。它可以通过观察新生儿行为的变化,评估正常情况下及某些操作(如静脉穿刺前、穿刺中及穿刺后)时新生儿的疼痛状况。

评估指标			
• 面部表情、呼吸方式、哭闹、上肢动作、下肢动作、觉醒状态			
评价标准			
• 面部表情 放松:0分	面部扭曲:1分		
• 哭闹 不哭:0分	面部扭曲:1分	大声哭闹:2分	
• 呼吸方式 自如:0分	呼吸方式改变:1分		
• 上肢动作 自然状态:0分	放松:0分	屈曲:1分	伸展:1分
• 下肢动作 自然:0分	放松:0分	屈曲:1分	伸展:1分
• 觉醒状态 睡眠:0分	觉醒:0分	烦躁:1分	
定义			
• 肌肉放松(主要指面部表情):面部放松,表情自然			
• 面部扭曲:面部肌肉紧张,皱眉、下巴和腭(痛苦的面部表情——鼻,嘴,眉)			
• 不哭:安静,无哭闹			
• 抽泣:轻度、间断呻吟			
• 大声哭:高声尖叫,刺耳、连续的哭(注:插管小儿嘴或面部的明显动作都应予以评分)			
• 放松:即小儿通常采取的肢体姿势			
• 呼吸改变:吸气性呼吸,不规则呼吸,呼吸增快,窒息,呼吸暂停			
• 放松/自然状态:无肌肉强直,偶有随意的肢体的运动			
• 屈曲/伸展:四肢紧张,伸直,强直,和(或)迅速的伸展、屈曲			
• 睡眠/觉醒:安静、平和的睡眠,或觉醒和平静的状态			
• 烦躁:易激惹、不安静、躁动			

说明:
NIPS评分为上述六项评分的总和,最低0分,最高7分。
注意:如小儿病情较重以致反应太弱或接受麻醉(镇静)治疗时,可能获得假象的低评分。

(张 巍)

参 考 文 献

[1] Klemetti R[1],Sevón T,Gissler M,et al. Health of children born as a result of in vitro fertilization. Pediatrics, 2006,118:1819.

[2] 绍肖梅,叶鸿瑁,丘小灿.实用新生儿学.第4版.北京:人民卫生出版社,2011:48.

[3]《中华儿科杂志》编辑委员会,中华医学会儿科学分会新生儿学组.早产儿管理指南.中华儿科杂志,2006,44:188.

[4] Johnston CC,Filion F,Nuyt AM. Recorded maternal voice for preterm neonates undergoing heel lance. Adv Neonatal Care,2007,7:258.

[5] Shinwell ES. Neonatal and long-term outcomes of very low birth weight infants from single and multiple preg-

nancies,2002,7:203.

［6］ Carole Kenner,Judy Wright Lott. Neonatal Nursing Handbook. USA:Elsevier,2004,88.

［7］ Lowery CL,Hardman MP,Manning N,et al. Neurodevelopmental changes of fetal pain. Semin Perinatol,2007,31:275.

［8］ Anwari JS,Tareen Z. Anesthesia for fetoscopic intervention. Saudi J Anaesth,2014,8:428.

［9］ Jain S,Kumar P,McMillan DD. Prior leg massage decreases pain responses to heel stick in preterm babies. Journal of Paediatrics & Child Health,2006,42:505.

［10］ Boyle EM,Freer Y. Wong CM,et al. Assessment of persistent pain or distress and adequacy of analgesia in preterm ventilated infants Pain,2006,124:87.

［11］ Ahn Y. The relationship between behavioral states and pain responses to various NICU procedures in premature infants. Journal of Tropical Pediatrics,2006,52:201 .

［12］ Stevens B,Yamada J,Beyene J,et al. Consistent Management of Repeated Procedural Pain With Sucrose in Preterm Neonates:Is It Effective and Safe for Repeated Use Over Time?. Clin J Pain,2005,21:543 .

［13］ Carole Kenner,Judy Wright Lott. Neonatal Nursing. USA:Elsevier Science,2004.

［14］ 王莹,张巍,李兴启,等.北京地区三级新生儿重症监护病房噪音的暴露现状及干预措施.中华儿科杂志,2008,46:120.

［15］ Shamir R,Maayan-Metzger A,Itujanover Y,el al. Liver enzyme abnormalities in gram·negative bacteremia of premature infants. Pediatr Infect Dis J,2000,19:495.

［16］ Loft S,Kllinzlin B,Moghadam M,et al. Parenteral nutrition—induced hepatobiliary dysfunction in infants and prepubetsl rabbits. Pediatr Sung Int,1999,15:479.

［17］ Mathew OP. Apnea of prematurity:pathogenesis and management strategies. J Perinatol,2011,31:302.

［18］ Zhao J,Gonzalez F,Mu D. Apnea of prematurity:from cause to treatment. Eur J Pediatr,2011,170:1097.

［19］ Schmidt B,Roberts RS,Davis P,et al. Long-term effects of caffeine therapy for apnea ofprematurity. N Engl J Med,2007,357:1893.

［20］ Saslow JG,Aghai ZH,Nakhla TA,et al. Work of Breathing using high—flow nasal cannula in preterrn infants. J Perinatol,2006,26:476.

［21］ Volsko TA,Fedor K,Arnadei J,et al. High flow through a nasal cannula and CPAP effect in a simulated infant model. Respir Care,2011,56:1893.

［22］ Collins CL,Holberton,Barfield C,et al. A randomized controlled trial compare heated humidified high-flow nasal cannula with nasal continuous positive airway pressure postextubation in premature infants. J Pediatr,2013,162:949.

［23］ Campbell DM,Shah PS,Shah V,et al. Nasal continuous positive airway pressure from high flow cannula versns Infant Flow for Preterm infants. J Perinatol,2006,26:546.

［24］ Yoder BA,Stoddard RA,Li M,et al. Heated,humidified high-flow nasal cannula versus nasal CPAP for respiratory support in neonatal J1. Pediatrics,2013,131:e1482.

［25］ Daniel Y,Ochshorn Y,Fait G,et al. Analysis of 104 twin pregnancies conceived with assisted reproductive technologies and 193 spontaneously conceived twin pregnant-test. Fertil Steril,2000,74:683.

［26］ 刘翠青,夏耀方,江雨桐,等.加温湿化高流量经鼻导管正压通气治疗新生儿呼吸窘迫综合征.中华围产医学杂志,2013,16:240.

［27］ Poets CF. Apnea of prematurity:What call observational studies tell US about pathophysiology?. Sleep Med,2010,11:701.

［28］ Bamberg C,Fotopoulou C,Neissner P,et al. Maternal characteristics and twin gestation outcomes over 10-years:impact of conception methods. Fertil Steril,2012,98:95.

［29］ Zhang XR,Liu J,Zeng CM. Perinatal risk factors and neonatal complications in discordant twins admitted to the neonatal intensive care unit. Chin Med J(En91) ,2013,126:845 .

[30] SOGC Clinical Practice Guideline (no 260). Ultrasound in twin pregnancies. J Obstet Gynaecol Can,2011, 33:643.

[31] Monni G, Zoppi MA, Ibba RM, et al. Nuchal translucency in multiple pregnancies. Croat Med J, 2000, 41:266.

[32] Anita Montagna and Chiara Nosarti Socio-Emotional Development Following Very Preterm Birth:Pathways to Psychopathology,Frontiers in Psychology,2016,12:7.

[33] Brummelte S1, Grunau RE, Chau V, et al. Procedural pain and brain development in premature newborns Published in final edited form as:Ann Neurol,2012,71:385.

[34] Lee JH,Espinera AR,Chen D. Neonatal inflammatory pain and systemic inflammatory responses as possible environmental factors in the development of autism spectrum disorder of juvenile rats. J Neuroinflammation, 2016,13(1):109-129.

[35] Shahin Dezhdar,Faezeh Jahanpour,Saeedeh Firouz Bakht. The Effects of Kangaroo Mother Care and Swaddling on Venipuncture Pain in Premature Neonates:A Randomized Clinical Tria l Iran Red Crescent Med J, 2016,18:e29649.

[36] Elizabeth E Hathaway, Christina M Luberto, Lois H Bogenschutz. Integrative Care Therapies and Physiological and Pain-related Outcomes in Hospitalized Infants. Glob Adv Health Med,2015,4:32.

[37] Bada HS,Sithisarn T,Gibson J,et al. Morphine Versus. Clonidine for Neonatal Abstinence Syndrome Pediatrics,2015,135:e383.

[38] Elizabeth E Hathaway, Christina M Luberto, Lois H Bogenschutz. Integrative Care Therapies and Physiological and Pain-related Outcomes in Hospitalized Infants. Glob Adv Health Med,2015,4:32.

第三章

早产儿呼吸系统疾病

第一节　早产儿呼吸系统解剖及生理特点

【本节要点】

早产儿呼吸系统在结构和功能上发育不成熟,有其自身的特点。早产儿以经鼻呼吸为主,鼻腔通畅至关重要;早产儿气管壁较薄,管壁平滑肌不发达,细支气管无软骨,故容易受压而致通气障碍;早产儿肺的弹力组织发育较差,血管组织丰富,肺内含血多而含气少,容易发生感染。肺的胚胎发育是胎儿出生后适应外界生活的重要器官。根据肺组织学特点,肺的发育可分为 4 个阶段,包括胚胎期、假腺体形成阶段、管道形成阶段和肺泡阶段。早产儿由于肺泡表面活性物质分泌不足,易发生新生儿呼吸窘迫综合征;早产儿由于呼吸中枢发育尚未完全成熟,容易出现呼吸节律不齐甚至呼吸暂停。

新生儿出生后会经历一系列的生理变化,在呼吸系统主要是呼吸器官从胎盘转变为肺。由于早产儿呼吸系统在结构和功能上发育尚不成熟,有其自身的特点,了解早产儿呼吸系统解剖和生理特点对加深疾病的认识和加强疾病防治工作具有重要意义。

一、早产儿呼吸系统的解剖特点

1. **鼻**　在胚胎 4 周时开始出现原始鼻腔。由于面部颅骨发育不全,新生儿的鼻及鼻腔相对短小,几乎没有下鼻道。以后,随着颅骨的发育以及出牙,鼻道逐渐加大加宽。新生儿没有鼻毛,鼻黏膜柔弱且富于血管和淋巴管,故易受感染,而且感染时鼻黏膜容易充血肿胀而使鼻腔更加狭窄,发生鼻塞,甚至闭塞,容易发生呼吸困难。早产儿以经鼻呼吸为主,因此保持鼻腔通畅至关重要。

2. **鼻窦**　新生儿鼻窦发育不成熟,出生时额窦尚未发育,上颌窦很小,筛窦发育不完善,蝶窦也发育尚不完善,因此新生儿,尤其是早产儿很少发生鼻窦炎。

3. **鼻咽部及咽部**　新生儿鼻咽及咽部相对狭小,且较垂直。咽鼓管较宽且短而直,呈水平位,因此感冒后易并发中耳炎。新生儿左右两侧扁桃体藏在腭弓内,尚未发育,需要到一岁末才逐渐长大。

4. **舌**　新生儿舌体相对较大,舌根靠后,舌的前端较宽而无舌尖,舌系带相对较短,不易伸出口腔,因此容易发生呼吸道梗阻。

5. **喉**　新生儿的喉相对成人较长,呈漏斗状,喉下界较高,位于第四颈椎水平。新生儿尤其是早产儿的会厌特别软且弯曲,喉软骨较软,喉腔相对较窄,黏膜薄弱而富于血管及淋巴组织,因此轻微的炎症即可引起喉头狭窄,引起呼吸困难甚至窒息。

6. **气管、支气管**　新生儿气管较短,气管分叉位于第 3~4 胸椎水平。右侧主支气管较直,有点像气管的延续,左侧主支气管成钝角向气管方突出,因此气管插管较易滑入右侧,支气管异物也以右侧多见。新生儿气管及支气管黏膜柔嫩纤细,血管丰富,纤毛运动差,容易合并感染。新生儿尤其是早产儿气管壁较薄,管壁平滑肌不发达,细支气管无软骨,故容易受压而致通气障碍,尤其在伴有支气管痉挛、黏膜肿胀及分泌物堵塞等因素时更加明显。

7. **肺**　作为一个独立的呼吸器官,肺在气体交换方面有着不可替代的作用。新生儿时期肺的基本组成单位与成人大致相同,但肺内气道及肺泡数量较成人少,肺泡表面面积相对较小,且肺泡之间的 Kohn 孔要到 2 岁以后才能出现,无侧支通气,且由于新生儿代谢率明显高于成人,因此新生儿"肺储备功能"明显不足,较易发生呼吸衰竭。早产儿肺的弹力组织发育较差,血管组织丰富,肺内含血多而含气少,容易发生感染,且容易导致间质性肺炎、肺不张等。

8. **呼吸肌**　呼吸肌是呼吸的动力。新生儿尤其早产儿胸部呼吸肌不发达,膈肌的作用较成人更加重要。新生儿膈肌中耐疲劳的肌纤维只占少数,约 25%,且早产儿肌纤维纤细,间质较多,故呼吸肌易于疲劳,成为导致呼吸衰竭的重要因素。肋间肌也参与呼吸运动,肋间内肌有助于吸气,而肋间外肌有助于呼气运动,新生儿肋间肌较弱,其作用不完全,易发生胸廓凹陷,限制肺的扩张。呼吸运动时新生儿腹肌的作用与成人相似。

9. **胸廓、胸膜、纵隔**　胸廓主要由胸骨、肋骨和胸椎组成,亦参与呼吸运动。新生儿胸腔狭小,且呼吸时胸廓的活动范围小,吸气时肺的扩张受限,换气不够充分。胸膜是衬覆于胸壁内面、膈上面和肺表面的一层浆膜。早产儿胸膜薄且较易滑动。新生儿的纵隔较成人相对宽大、柔软而富有弹性。当纵隔受压时,应注意对纵隔器官产生的影响。

二、早产儿呼吸系统的生理特点

1. **呼吸系统的胚胎发育**　肺的胚胎发育是胎儿出生后适应外界生活的重要器官,在出生前肺发育成一个有效的气体交换器官是宫外生活的先决条件。

根据肺组织学特点,出生前肺的发育可分为 4 个阶段,包括胚胎期、假腺体形成阶段、管道形成阶段和肺泡阶段。肺泡阶段分为终末囊泡阶段和晚期肺泡阶段,晚期肺泡阶段持续至出生以后。

(1) 胚胎期(0~7 周),在胚胎发育第 26 天,咽腔内形成肺芽。此后肺芽和食管之间的皮沟加深,肺芽延伸入周围间质并分化形成主干气道。在第 33 天,末端分成两支,形成引导气管。大约在第 37 天肺叶气道形成,右侧三支,左侧两支。胚胎第 42 天,肺段支气管形成,且由于肺芽的反复分支,逐渐形成支气管树。另外,约在胚胎第 37 天肺动脉出现,静脉结构稍晚些出现。肺血管从第六主动脉弓分出,在肺芽间质中形成血管丛。

(2) 假腺体形成阶段(7~17 周):15~20 级的支气管不断分支形成胎肺,并进一步分化至未来的肺泡阶段。在假腺体阶段早期,气道周围充满疏松的间质组织,毛细血管可在其中自由延伸生长。至 14 周时,肺主要动脉形成,肺动脉与气道一起生长。肺静脉发育几乎与其同步进行,但肺段和次肺段的发育模式不同。在假腺体阶段晚期,气道、动脉和静脉发育程度在大体结构上已与成人相似。

(3) 管道形成阶段(17~25 周):支气管树分支完成,呼吸性细支气管形成。在此阶段腺泡出现、血气屏障发育、气道上皮细胞出现分化,肺泡Ⅱ型上皮细胞内开始产生肺表面活性物质。

(4) 囊泡和肺泡阶段(25周至生后2~8岁):囊泡阶段原始肺泡形成,并逐渐增多。出生后未成熟肺泡数量继续增加,体积增大,并形成更多的原始肺泡,并发育成为成熟的肺泡。

2. **肺表面活性物质(pulmonary surfactant,PS)**　PS分布于肺泡表面,是以二棕榈酰卵磷脂为主的磷脂蛋白混合物,由肺泡Ⅱ型上皮细胞分泌,能降低肺泡表面张力,有利于维持肺泡的大小和形态,维持呼吸的稳定性。胎龄20~24周起PS存在于胎儿肺泡上皮内,胎龄28周时开始加速产生,胎龄>35周合成迅速增加并进入肺泡表面。早产儿由于肺泡表面活性物质分泌不足,易发生新生儿呼吸窘迫综合征。

3. **生后呼吸的建立**　胎儿自10周开始有微弱的呼吸运动,自24~28周开始有呼吸能力。胎儿娩出后由于脐带结扎导致缺氧和血内二氧化碳增加,刺激呼吸中枢,同时在声、光、寒冷、触觉、痛觉等刺激下,通过交感神经反射地兴奋呼吸中枢,开始第1次吸气,接着啼哭,肺泡张开。与足月儿比较,早产儿胸壁有很大的顺应性,这对于完成首次呼吸是不利的。胎儿肺泡内含有液体,出生时经产道挤压肺液少部分由口、鼻排出,大部分由肺间质毛细血管和淋巴管吸收,如吸收延迟,则出现湿肺症状。急产、早产和未临产的择期剖宫产会影响肺液的有效清除。早产儿肺泡壁表面张力较高,肺液内蛋白含量较多,因此,淋巴管回流较足月儿低。

4. **呼吸频率与节律**　新生儿因代谢旺盛,需氧量高,但因解剖特点,呼吸量受到一定限制,只有增加呼吸频率来满足机体代谢的需要,日龄愈小,呼吸频率愈快。早产儿由于呼吸中枢发育尚未完全成熟,更易出现呼吸节律不齐,严重者出现呼吸暂停。

5. **呼吸功能的特点**

(1) 肺活量:早产儿肺活量低于足月新生儿,且体重越低,肺活量越小。因此,早产儿的呼吸潜力更小。

(2) 潮气量:年龄越小,潮气量越小。足月新生儿为5~7ml/kg,早产儿约为(6.6±1.1ml/kg)。

(3) 功能残气量:足月儿为20~30ml/kg,早产儿气道和胸廓易于变形,功能残气量不稳定,比足月儿低。RDS时,肺泡萎陷,功能残气量减小,易发生呼吸衰竭。

(4) 每分通气量:每分通气量=潮气量×呼吸频率,潮气量越小,越需要较高的呼吸频率来保证足够的每分通气量。

(5) 肺泡通气量:肺泡通气量=每分通气量-无效腔呼吸气量。新生儿肺泡通气量为110~160ml/(kg·min),早产儿与足月儿没有显著差异。

(6) 气体弥散量:新生儿肺脏小,肺泡毛细血管总面积与总容量均比成人小,故气体弥散量也小。但以单位肺容积(比弥散)计算则与成人近似。

(7) 气道阻力:气道阻力的大小取决于管腔大小与气体流速等。管道气流阻力与管腔半径的4次方成反比。新生儿气道阻力大于成人,随年龄增长而递减。患肺炎时,气道管腔更狭窄,气道阻力更大,易发生呼吸衰竭。

(8) 通气/血流比值:有效的气体交换,不仅需要足够的肺通气,而且需要足够的肺血流。通气/血流比值增大或者减小,都会妨碍有效的气体交换,导致呼吸衰竭。从上述早产儿呼吸功能特点看,其各项呼吸功能的储备能力均较低。当患呼吸道疾病时,较易发生呼吸功能不全。

6. 呼吸调节

（1）反射调节：新生儿的呼吸节律是通过迷走神经反射来控制的，与成人不同。早产儿的赫-伯反射（Hering-Breuer reflex）可存在数月，明显长于足月新生儿。其作用为：当其他呼吸调节系统尚未发育成熟时，可简单地维持呼吸节律；限制潮气量，增加呼吸频率，使呼气时间缩短，从而增大呼气末肺容量，维持生后肺的膨胀；通过肺内牵张感受器，使肋间肌的作用增强，稳定潮气量，增强胸廓稳定性。

（2）中枢调节：新生儿的中枢调节通过脑干网状结构中的呼吸神经元发出冲动，经中枢神经整合、协调而实现。新生儿，尤其是早产儿，中枢神经系统尚不稳定，因此呼吸常不规则，容易出现呼吸暂停，且易受睡眠影响。

（3）化学调节：早产儿外周化学感受器功能发育差，对 CO_2 的敏感性较足月儿低，而且对 CO_2 的呼吸反应受氧分压的影响，即氧分压高时对 CO_2 的敏感性也高。另外，早产儿对缺氧缺乏足月儿那样的双向呼吸反应，即没有初始的深快呼吸反应，而仅仅是在缺氧后呼吸活动进行性下降。

7. 免疫功能及防御功能特点

新生儿呼吸道的非特异性及特异性免疫功能均较差，早产儿尤其。新生儿尤其是早产儿咳嗽反射及气道平滑肌收缩功能差，纤毛运动功能亦差，难以有效地清除吸入尘埃及异物颗粒，直径在 $0.2 \sim 0.5\mu m$ 之间的颗粒可沉积于细支气管和终末肺单位；新生儿尤其是早产儿的 SIgA、IgG 和 IgG 亚类含量均低；此外，肺泡巨噬细胞功能不足，乳铁蛋白、溶菌酶、干扰素、补体等的数量及活性不足，故早产儿易患呼吸道感染。

8. 代谢、内分泌功能

指肺在合成、激活、释放和分解某些生物活性物质方面的作用。如前所述，肺泡 II 型上皮细胞能够分泌 PS。另外，肺血管内皮细胞表面的血管紧张素转换酶可以将血管紧张素 I 转化为血管紧张素 II；肺组织可以合成和释放前列腺素、白三烯、血管活性肠肽等；肺脏是产生和降解前列腺素的重要器官；肺泡巨噬细胞的溶酶体富含蛋白水解酶，可以水解细胞吞噬的异物颗粒；肥大细胞含嗜碱性颗粒，其中有肝素、慢反应物质、嗜酸性粒细胞趋化因子、蛋白水解酶和多巴胺等；肺还可以清除血中的某些物质如血清素、乙酰胆碱、去甲肾上腺素等。

（冯琪　茹喜芳）

第二节　早产儿呼吸监测

【本节要点】

早产儿由于呼吸中枢及肺发育不成熟，生后即可出现呼吸窘迫、呼吸抑制，因此呼吸监测至关重要，尤其是临床观察，生后应每 1~2 小时观察 1 次并记录。根据患儿的病情可进行胸部 X 线检查及血气分析。连续的心电及脉搏氧饱和度监测有助于及时发现病情变化。了解早产儿呼吸功能的变化，能够更好地进行呼吸支持。

早产儿由于呼吸系统发育不完善，加之可能伴随的产前宫内窘迫及产时窒息等高危因素，生后早期就可出现呻吟、吐沫、呼吸困难，并可能进行性加重，甚至造成死亡，因此，早产儿呼吸监测尤为重要。无论孕周大小，生后都必须 1~2 小时观察一次呼吸情况，至少 24 小时或直至生命体征稳定。

（一）临床观察

临床工作中应密切观察早产儿的呼吸情况。主要观察以下方面并记录：①呼吸频率，正常为 40～60 次/分，过快或过慢均为异常；②呼吸节律，注意有无呼吸不规则、叹息样呼吸、双吸气、抽泣样呼吸、呼吸暂停等；③呼吸幅度，呼吸是否浅表或深长；④辅助呼吸运动情况，注意有无鼻翼扇动、三凹征、耸肩、点头等；⑤面色：是否有发绀；⑥气道分泌物性状及量；⑦双肺呼吸音强弱，有无中小水泡音等；⑧神志、肤色及其他情况。

（二）监测手段及其评价

1. 胸部 X 线检查　对所有患呼吸系统疾病的早产儿均应常规行胸部 X 线检查，以明确肺部病变情况。

（1）新生儿呼吸窘迫综合征：该病 X 线检查有特征性表现。按病情程度可将 X 线表现分为 4 级：Ⅰ 级：双肺野普遍性透过度减低，可见弥漫性均匀一致的细颗粒（肺泡萎陷）和网状阴影（细支气管过度充气）；Ⅱ 级：除 Ⅰ 级改变外，可见支气管充气征（支气管过度充气），延伸至肺野中外带；Ⅲ 级：病变加重，肺野透亮度更加降低，心缘膈缘模糊；Ⅳ 级：整个肺野呈白肺，支气管充气征更加明显，似秃叶树枝。由于早产儿生后无创通气的早期应用，胸部 X 线表现有可能不典型。

（2）肺炎：常见表现为两肺广泛点状、片状、大小不一、不对称的浸润影，常伴肺气肿或肺不张，偶见大叶实变伴脓胸、脓气胸等。

（3）肺出血：两肺透亮度突发性降低，出现广泛性斑片状、团块状、均匀无结构的密度增高影；两肺门血管影增多，呈较粗网状影；心影轻中度增大；大量肺出血时两肺透亮度严重降低，呈"白肺"。

（4）气胸：肺向肺门萎陷呈圆球形阴影，气体常聚集于胸腔外侧或肺尖，局部透亮度增加，无肺纹理。

（5）支气管肺发育不良：经典 BPD 的 X 线主要表现为双肺见密集的条纹状改变，并见不规则透亮区。肺充气过度、肺不张、囊泡形成及间质气肿影。

（6）机械通气患儿：X 线可了解肺部情况及气管插管位置是否恰当。

2. 血液气体分析

（1）pH：表示 H^+ 浓度的指标，用其负对数来表示。动脉血 pH 的正常值 7.35～7.45；静脉血较动脉血低 0.03～0.05；pH<7.35 为酸中毒；pH>7.45 为碱中毒。

（2）$PaCO_2$（动脉血二氧化碳分压）：指血浆中呈物理溶解状态的 CO_2 分子产生的张力。正常值：35～45mmHg，静脉血 PCO_2 较动脉血高 5～7mmHg。临床意义：是反映酸碱失衡的呼吸性指标。$PaCO_2$<35mmHg 见于呼吸性碱中毒或者呼吸代偿后的代谢性酸中毒。$PaCO_2$>45mmHg 见于呼吸性酸中毒或者呼吸代偿后的代谢性碱中毒。

（3）SB（标准碳酸氢盐）：指全血在标准条件下（温度 38℃、$PaCO_2$ 40mmHg、SaO_2 100%）测得的血浆 HCO_3^- 的含量。正常值 22～27mmol/L。临床意义：反映代谢性酸碱失衡的指标。SB>27mmol/L 为代谢性碱中毒，SB<22mmol/L 为代谢性酸中毒。

（4）AB（实际碳酸氢盐）：指隔绝空气的血液标本，在实际 $PaCO_2$ 和 SaO_2 情况下测得的 HCO_3^- 的含量。正常值 22～27mmol/L，受呼吸和代谢两方面影响。AB=SB，两者皆降低，为代谢性酸中毒未代偿；AB=SB，两者皆升高，为代谢性碱中毒未代偿；AB>SB，为呼吸性酸中毒（SB 正常）或代谢性碱中毒（SB 增高）；AB<SB，为呼吸性碱中毒（SB 正常）或代谢性酸中毒（SB 降低）。

（5）BE（碱剩余）：指在标准条件下（温度 38℃、$PaCO_2$ 40mmHg、SaO_2 100%），将 1L 全血或者血浆滴定 pH 至 7.40 时所需酸或者碱的量。正常值 ±3mmol/L。临床意义：只反映代谢改变，与 SB 意义大致相同。

（6）BB（缓冲碱）：指血液中一切具有缓冲作用的负离子的总和，包括 HCO_3^-、Pr^-、Hb^- 等。正常值 40～44mmol/L。临床意义：反映机体酸碱紊乱时总的缓冲能力。由于血红蛋白、血浆蛋白会影响血浆缓冲碱含量，若 BB 降低而 HCO_3^- 正常，说明患者存在 HCO_3^- 以外的碱储备不足，如低蛋白血症或者贫血，若补充 HCO_3^- 纠正这种储备不足，是不适当的。

（7）PaO_2（动脉血氧分压）：表示动脉血中物理溶解的 O_2 分子所产生的分压。正常值 80～100mmHg。临床意义：反映肺泡氧和状态和缺氧程度。

（8）SaO_2（动脉血氧饱和度）：为动脉血中血红蛋白实际结合的氧量与所能结合的最大氧量之比。正常值 96%±3%。氧合血红蛋白解离曲线是表示 PO_2 与 Hb 氧结合量或 Hb 氧饱和度关系的曲线。该曲线即表示不同 PO_2 时，O_2 与 Hb 的结合情况。曲线呈 S 形，其各段的特点及其功能意义如下：①氧离曲线的上段，PaO_2 在 60～100mmHg 时，曲线平坦，PaO_2 较大变化不引起 SaO_2 的明显变化。②氧离曲线的中段，PaO_2 在 40～60mmHg 时，曲线陡直，PaO_2 轻微变化引起 SaO_2 的明显变化，在低氧情况下对组织供氧不利。③氧离曲线的下段，PaO_2 在 15～40mmHg 时，是曲线坡度最陡的一段，即 PO_2 稍降，SaO_2 就可大大下降，该段曲线代表 O_2 贮备。④曲线右移，有利于氧释放和组织供氧；曲线左移，妨碍氧在组织中的释放。⑤影响曲线移动的因素：pH、体温、2,3-DPG 等，曲线左移：pH↑、DPG↓、温度↓、PCO_2↓；曲线右移：pH↓、DPG↑、温度↑、PCO_2↑。

（9）AG（阴离子间隙）：指血浆中未测定的阴离子与未测定的阳离子的差值。正常值 8～16mmol/L，平均值 12mmol/L。临床意义：反映代谢性指标，可以鉴别代谢性酸中毒类型及混合性酸碱失衡。

3. **心电监护** 心电监护仪不仅能监测心率及脉搏氧饱和度，同时利用热敏原理或阻抗原理监测呼吸频率及呼吸深度的变化，并可以设定呼吸频率的报警限值。新生儿监护仪多有窒息报警装置，一般以 20 秒无呼吸为报警限，还可记录窒息次数。目前性能较好的监护仪还可对气管插管患儿的呼吸频率、潮气量、分钟通气量、呼出气二氧化碳分压、气道阻力、气道无效腔、肺顺应性等进行监测。

4. **经皮血氧分压（$TcPO_2$）和经皮二氧化碳分压（$TcPCO_2$）监测** 经皮气体分压监测电极测试的是皮下组织的气体分压，不是动脉血的气体分压。经皮监测的原理是应用一个含有加热材料的电极来提升皮下组织的温度，加快毛细血管的血流速度，并且增加皮肤对气体的通透性，从而测得皮下组织的气体分压，与 PaO_2 和 $PaCO_2$ 均具有良好的相关性。监测时，电极放置于患儿上胸部、腹部或上臂内侧等有良好毛细血管网的部位。新生儿皮下脂肪层薄，尤其是早产儿，因此适用 $TcPO_2$ 和 $TcPCO_2$ 监测，可以反映病情的动态变化，指导临床治疗。皮肤的厚度、水肿、血管活性药物的使用、组织灌注不良及酸中毒等会影响两者的监测。

5. **经皮血氧饱和度（SpO_2）监测** 可连续监测患儿血氧饱和度和脉率，为无创性监测方法，有助于及时发现患儿的病情变化。当 SaO_2 在 70%～100% 范围内时，SpO_2 与 SaO_2 密切相关。另外，根据氧离曲线，低氧血症时血氧饱和度的变化比氧分压的改变更灵敏；而高氧血症时，虽然血氧分压很高，但血氧饱和度的变化却极小。

6. **早产儿肺功能检查** 新生儿肺功能检查需要特定的呼吸功能监测仪，由于新生儿呼吸快、潮气量小，其检查与成人及儿童相比有一定难度。但了解早产儿呼吸功能，能够更好地进行呼吸支持。

（1）肺容量：①肺活量：指一次深吸气后的最大呼气量，包括深吸气量和补呼气量，代表肺脏扩张和回缩的能力。新生儿测定存在困难，因此可用啼哭法测定肺活量，即啼哭过程中一次所能呼出的最大气量，与肺活量相近。足月新生儿肺活量一般为 35～40ml/kg，早产儿更低，肺活量与体重呈良好的正相关，因此，早产儿的呼吸潜力更小。②潮气量：指平静呼吸时每次吸入或呼出的气量。年龄越小，潮气量越小。足月新生儿为 5～7ml/kg，早产儿为（6.6±1.1）ml/kg。③功能残气量：为平静呼气后残留在肺内的气量，它有稳定肺泡气体分压的缓冲作用，可减少通气间歇对肺泡内气体交换的影响。足月儿 FRC 为 20～30ml/kg，早产儿气道和胸廓易于变形，功能残气量不稳定，比足月儿低。RDS 时，肺泡萎陷，功能残气量减小，易发生呼吸衰竭。

（2）通气功能：①每分通气量：指在平静状态下每分钟所呼出的气量，即潮气量乘以呼吸频率。新生儿为 200～300ml/min，早产儿偏高。潮气量越小，越需要较高的呼吸频率来保证足够的每分通气量。②肺泡通气量和无效腔气量：肺泡通气量是指静息状态下每分钟吸入气量中能达到肺泡进行气体交换的有效通气量。解剖无效腔和肺泡无效腔总称为生理无效腔。肺泡通气量＝每分通气量－生理无效腔呼吸气量。新生儿的解剖无效腔量为 1.5～2.5ml/kg，肺泡无效腔量为 0～0.5ml/kg，早产儿呼吸无效腔增大，通气效率降低。新生儿肺泡通气量为 110～160ml/（kg·min），早产儿与足月儿没有显著差异。

（3）小气道功能检查：呼气峰流速（PEF）处于最大呼气流量-容积曲线的用力相关段（曲线最初的 25%），其结果受呼吸用力强度的影响；足月儿刚出生时为（45.24±5.56）ml/（s·kg），随后逐渐升高。早产儿呼吸肌无力，因此早产儿 PEF 比足月儿低。最大呼气中段流速值能确切反映气道阻塞的情况，早产儿最大呼气中段流速值与足月儿相接近。肺容量为 50% 的流速（V_{50}）和肺容量为 25% 的流速（V_{25}），处于曲线下半段，与用力无关，与小气道功能和肺泡弹性回缩力有关。早产儿 PS 缺乏，致小气道塌陷，早产儿 V_{50} 及 V_{25} 仅为足月儿的 78% 和 72%。

（4）呼吸力学：①呼吸系统顺应性：包括静态顺应性和动态顺应性。静态顺应性是气流阻断时单位吸气末压力变化产生的吸气末容量变化；动态顺应性是在连续呼吸过程中，吸气末或呼气末单位压力变化所引起相应点潮气量的变化。呼吸系统的总顺应性分为肺顺应性和胸廓顺应性，它们之间的关系是：1/总顺应性＝1/肺顺应性＋1/胸廓顺应性，早产儿的胸廓极易变形，胸廓顺应性很大，1/胸廓顺应性接近于零，故可认为总顺应性与肺顺应性相等。早产儿与足月儿相比，肺顺应性较低。比顺应性即总顺应性/功能残气量，早产儿仅是足月儿的 73%。②气道阻力：是气体通过呼吸道时的摩擦力，大小取决于呼吸道的半径及长度。早产儿气道阻力显著高于足月儿。胎粪吸入综合征、气道内分泌物阻塞、支气管肺发育不良者气道阻力明显增加。③时间常数：时间常数（Trs）表示气道近端压力与肺泡内压力达到平衡所需要的时间单位。因此，Trs 是指在一定压力差下送入肺内一定潮气量所需的时间单位，等于气道阻力与肺顺应性的乘积。早产儿 Trs 较足月儿低。

7. 机械通气期间的呼吸监测　对机械通气患儿，应同时进行呼吸机相关监护。密切监测呼吸频率、吸气时间、吸气峰压、呼气末正压、平均气道压、FiO_2 等。可同时进行肺功能相关的监测，包括潮气量、肺的顺应性、气道阻力等。尽量采用肺保护性通气策略，避免容量伤及气压伤。

（茹喜芳　王颖）

第三节 呼吸系统先天畸形

【本节要点】

呼吸系统先天畸形种类比较多,包括气管、肺及膈肌发育异常,有些先天畸形临床无症状,在合并呼吸道感染常规X线胸片检查时发现,有些严重先天畸形在生后症状明显,如气管食管瘘、先天性膈疝等,需要尽快手术治疗。对于生后很快出现呼吸困难或反复呼吸道感染治疗困难的患儿应注意是否存在先天发育异常。

(一) 肺隔离症

肺隔离症又称支气管肺组织分离,是肺脏的一种先天性发育不良,是由胚胎前原肠、额外发育的气管和支气管胚芽接受体循环血液供应而形成的无功能的肺组织团块。

1. 分型 根据隔离肺有无脏层胸膜分为肺叶内型和肺叶外型,肺叶内型相对多见。

(1) 肺叶内型:隔离肺组织发生在正常肺叶内,与同叶肺组织有共同的脏层胸膜,常发生在两肺下叶后基底段,2/3在左侧,1/3在右侧,发生在上叶者较少见。

(2) 肺叶外型:常为副肺叶或副肺段,与正常肺组织分离,有独立的脏层胸膜,多发生于后膈肋角处,位于膈肌与下叶之间,也可发生在纵隔、膈肌或心包内,或位于膈下,亦多发生在左侧。

(3) 混合型:较少见。

2. 临床表现 男孩多于女孩。肺叶内型表现为反复发作的发热、咳嗽、咳痰,抗生素治疗症状可缓解,易被误诊为肺炎、肺脓肿及肺囊肿合并感染,但肺部阴影长期不吸收。肺叶外型一般无症状,常在体检或因其他疾病行胸片时发现。

3. 影像学检查

(1) 胸部X线:肺叶内型主要表现为肺下叶后基底段的囊肿样或肿块样阴影,肿块多呈圆形、三角形或不规则形,边缘清楚,密度均匀,合并感染时病变边缘模糊,呈片状浸润影,抗感染治疗后好转,但病变长期不消失为本病的一大特点。囊肿样病变可表现为单房或多房,以后者多见,囊肿边缘光滑,囊壁薄而清楚,合并感染时囊壁厚、边缘不清,内可有液平。囊肿样和肿块样病变可相互转化,是本病的另一特点。肺叶外型表现为邻近后纵隔或膈上的密度增高性肿块状阴影,边缘清楚,密度均匀,很少发生囊性变。

(2) CT:可以显示异常供血血管,评价肺实质改变。

(3) MRI:无须造影剂即可显示隔离肺的供血动脉、引流静脉和观察隔离肺内部结构。

(4) 血管造影:主动脉造影是诊断此病的传统方法,可直接显示异常供血动脉的起源、数目、行程和大小,选择性血管造影或数字剪影血管造影也是显示供血动脉和引流静脉的较好方法。

4. 治疗 一旦确诊即应积极抗感染治疗后手术治疗。

(1) 手术治疗:叶外型行单纯隔离肺切除术;叶内型行隔离肺所在肺叶切除,但如果病灶位于肺叶表面、胸腔粘连不重、所附肺叶顺应性良好,也可仅行病灶切除。

(2) 介入治疗:通过对其迷走供血动脉进行栓塞,切断其血流,使隔离的肺组织缺血、变性、萎缩,炎症逐步消散、吸收,隔离的肺组织最终机化,消除了感染的源头,避免了肺部感染的反复发作。在栓塞剂选择方面,为防止复发,需使用永久性栓塞剂。应对所有供血动脉进行彻底栓塞,以免复发。在栓塞过程中应严防反流,以免误栓其他血管。

（二）先天性气管狭窄

是一种较少见的先天性畸形,分为两类:一类主要为气管纤维性狭窄或闭锁,可有气管内隔膜(气管蹼)形成,另一类是由气管软骨环发育不全或畸形引起,此外,心脏上方的大血管畸形所形成的血管环亦可压迫气管引起气管软骨环的破坏而造成局部狭窄。气管狭窄常合并其他肺和(或)心脏畸形。狭窄段可短或较长,狭窄部位可位于声带下方或气管隆突上方。

气管极度狭窄甚至闭锁的患儿生后不能存活,存活者表现为阵发或持续性呼吸困难,安静时减轻,哭闹或感染时加剧。气管插管不能进入至正常位置或吸痰管进入困难的应想到此病。可摄 X 线片、气管镜或气管造影。

治疗:轻度狭窄一般无须特殊治疗。重度狭窄严重影响呼吸和生长发育的,可行气管扩张术或相应手术治疗。

（三）先天性气管支气管软化症

为气管软骨发育异常所致,可能与遗传有关。生后不久即出现喘鸣和反复咳嗽,并常因伴发感染而加重,且对 β 受体激动剂无明显效果,患儿在激动或运动时症状加重。治疗应强调增强体质,适当予以补充钙及维生素 D 等多种维生素。发作时,应用排痰、抗感染对症治疗。多数患儿随年龄增长及气管发育完善而症状缓解。少数严重患儿必要时可予以气管内支架术。

（四）气管食管瘘

常与食管闭锁共存,生后即出现呛咳、呼吸困难等,详见消化系统疾病章。

（五）先天性肺发育不良

先天性肺发育不全一般认为是由于胚芽原生质或胚质先天性缺陷引起的肺血管或呼吸器官的发育障碍,Schneider 根据肺发育停滞的三个不同阶段,将先天性肺发育不全分为三型,Ⅰ型:肺未发生,一叶肺、一侧肺甚至双侧肺无支气管及血管供应或肺实质迹象;Ⅱ型:肺未发育,即一侧无肺组织,仅有一盲端支气管而没有血管及肺实质;Ⅲ型:肺发育不全,肺形态变化不大,肺组织及支气管均存在,但气道、血管及肺泡的大小、数量均减少,不能达到正常肺组织的发育程度,此型较为多见,但易被忽略或误诊,常见为左肺上叶发育不全,右肺上叶和右肺中叶发育不全。双侧肺发育不全非常罕见,多伴有无脑畸形,仅能生存到妊娠足月,产后即死。

1. 临床表现　常无特征性,轻者新生儿期无症状,多表现为易感染,常有咳嗽、咳痰或气急、痰中带血,类似支气管扩张症状,亦可无明显临床症状,于胸片检查时偶然发现,重者新生儿期即表现为呼吸困难、青紫、呼吸衰竭,患侧呼吸运动减弱、呼吸音减弱。

2. 影像学特点　典型胸部 X 线表现为一侧肺呈致密影或病变肺叶呈不规则囊状透亮影,其中均无正常肺纹理,健侧肺组织代偿性肺气肿,纵隔、心影向患侧移位,可有纵隔疝形成。

CT 表现为患侧肺组织体积缩小,密度增高,有时可见发育不全的肺组织内可见多个气囊肿样改变,为发育不全的肺组织的囊性变或肺组织囊状扩张,支气管开口常阻断或狭窄,阻断处气道盲端圆钝外膨,健侧肺组织代偿性肺气肿,纵隔、心影向患侧移位,可见纵隔疝形成。

纤支镜表现为患侧病变部主支气管、分叶支气管管腔狭窄或近乎完全阻塞,合并感染时局部可见渗出及分泌物积聚。

支气管造影可作为确诊手段之一,具有重要意义,可显示为支气管数目减少或支气管盲端。

CT增强或选择性肺动脉造影,表现为患侧肺动脉细小,数量减少,健侧肺动脉代偿性增粗。近年来,随着螺旋CT及三维重建技术的进展,经三维重建后对本病的支气管及血管改变显示更为清晰、全面,可与选择性肺动脉造影相当,对提高诊断本病的准确性更有意义。

3. 治疗　外科手术治疗,行病变肺叶或肺段切除。

（六）先天性膈疝

为膈肌发育缺陷,腹部脏器进入胸腔所致,由于肺受压,可发生不同程度的肺发育不良和畸形。临床表现为生后即出现呼吸困难、青紫、呼吸衰竭,需手术治疗,详见消化系统疾病章。

（七）先天性肺囊肿

是较常见的一种先天性肺部发育异常,多在婴幼儿期出现症状。

1. 病因　是由于胚胎发育过程中肺芽分支发育畸形,气管和支气管异常萌芽造成一段或多段支气管完全或不完全闭锁,远端逐渐扩张形成盲囊,囊内细胞分泌的黏液不能排出而积聚膨胀形成囊肿。

2. 病理分类　分为三类:支气管源性或肺源性、先天性囊性腺瘤样畸形和隔离性肺囊肿,其中第一类最常见,第三类又分为肺叶内型和肺叶外型。严格的病理学诊断标准为:壁内含腺体、软骨和平滑肌,内衬呼吸上皮。壁内不含软骨的囊性病变应除外此诊断。

3. 临床表现　无特异性症状及体征,取决于囊肿大小、位置、是否与支气管相通及是否合并感染、气胸等。支气管源性囊肿常与支气管相通,易合并感染,表现为发热、咳嗽、呼吸困难、青紫、肺部湿啰音等症状。肺囊肿可因感染、出血使其体积增大而压迫相应器官,加重症状,出现呼吸困难、青紫等,患侧呼吸音减弱,叩诊呈浊音。肺囊肿也可因管腔内的隔膜或黏液块等异物阻塞支气管形成活瓣样作用而致张力性气囊肿或气液囊肿,出现类似气胸的症状,呼吸困难严重,患侧叩诊呈鼓音,呼吸音减弱,纵隔移位。

4. 影像学表现

（1）X线表现:单一肺囊肿X线可见肺野有一线条轮廓细而清晰的圆形透亮缘,多发性肺囊肿X线可见轮廓清晰的蜂窝状纹理的网,囊内含气或气液均有,与支气管相通形似空洞,若囊内为液体充填,形似肿瘤,若合并感染,可有浸润现象。

（2）CT可清晰显示囊肿的大小、数量、范围、囊壁厚度、与周边组织的关系,可以准确定位。

5. 诊断　对生后反复发生或迁延不愈、治疗困难的呼吸道感染应及时做影像学检查以确诊。

6. 鉴别诊断

（1）肺脓肿:单个肺囊肿继发感染需与肺脓肿鉴别,肺脓肿临床表现较重,起病急,高热,中毒症状明显,咳脓痰,抗感染治疗有效。

（2）金黄色葡萄球菌肺炎:先天性肺囊肿常无明显全身症状且为反复发生,病变在固定部位,显示斑片状阴影伴有薄壁环形透亮区。

（3）肺大疱合并感染:肺大疱往往形态多变,可在短期出现或消失,而先天性肺囊肿则长期存在,部位固定不变。肺大疱合并感染可见液平,壁菲薄均匀,直径较小。

（4）气胸:张力性肺气囊肿应与气胸鉴别。肺囊肿位于肺实质内,肺尖、肺底及肋膈角部位可见含气肺组织影,而气胸其气体位于胸膜腔,受挤压的肺组织被推向肺门,胸片有助于区别。

7. 治疗 凡诊断明确且无手术禁忌证均应手术治疗。有感染者应在控制感染症状后手术。对因并发感染或张力性肺气囊肿,影响呼吸功能,需考虑急诊手术。本病早期确诊和早期手术治疗预后良好。理由如下:①先天性肺囊肿的病理改变是不可逆的,随着年龄的增长,症状可逐渐加重,内科治疗仅能在不同程度上改善临床症状,而不能根治;②肺囊肿本身无气体交换功能,巨大囊肿还可压迫肺组织,造成肺部气体交换障碍,严重者甚至可造成肺动脉压力增高,加重心脏负担;③长期反复感染易导致周围组织粘连,影响肺功能,增加手术难度,影响术后恢复;④肺囊肿囊壁破坏引起的出血、穿孔,造成气胸、血胸;⑤有文献报道肺囊肿有可能恶化。

（张　欣）

第四节　肺泡表面活性物质

【本节要点】

肺泡表面活性物质由肺泡Ⅱ型上皮细胞合成,主要成分是磷脂、SP 蛋白,其主要作用是降低肺泡表面张力,可用于治疗新生儿呼吸窘迫综合征、遗传性 PS 缺陷、胎粪吸入综合征、重症肺炎等,天然制剂优于人工制剂,如有必要可以多次重复用药。

1929 年,德国生理学家 von Neergard 首次提出在肺泡表面可能存在一层膜,可以降低肺泡表面张力;1946 年和 1954 年,Macklin 发现在肺泡表面确实存在一层薄的黏液膜;1955 年,Pattle 首次从动物肺分离出一种能降低表面张力的疏水性肺表面活性物质(pulmonary surfactant,PS);1959 年,Avery 和 Mead 证实新生儿呼吸窘迫综合征(neonatal respiratory distress syndrome,NRDS)的病因是缺乏 PS,首次阐明 PS 与疾病的关系;1964 年,Robillard 等首次将 PS 主要成分二棕榈酰磷脂酰胆碱(diapalmotoyl phosphatidylcholine,DPPC)制成气雾剂给 RDS 患儿吸入,未获得成功;1972 年,Robertson 和 Enhorning 用兔肺制备 PS 治疗早产兔 RDS 获得成功;1980 年,Fujiwara 用牛肺制备 PS 治疗 RDS 患儿获得成功。目前已研制 10 多种 PS 制剂,PS 治疗 RDS 的疗效已得到公认。

（一）PS 的主要成分、合成及分泌

1. 磷脂 占 90%,其中磷脂酰胆碱(PC)是 PS 的主要功能成分,其一位和二位碳能够与高饱和脂肪酸连接构成 DPPC,发挥最主要的降低肺泡表面张力作用,磷脂酰甘油也是 PS 的主要成分,可以促进 PC 吸附,还有其他一些磷脂功能尚不完全清楚。

2. 蛋白质(surfactant protein,SP) 占 5% ~ 10%,已发现 4 种,SP-A 调节 PS 分泌,加速磷脂吸附,参与免疫功能;SP-B 的主要生理作用有降低肺泡表面张力,防止肺泡萎陷;稳定肺泡内压力;维持肺顺应性;防止肺水肿;参与呼吸道免疫调节及防御机制,虽然 SP-B 仅占所有 PS 的 2%,但在 PS 系统的结构、代谢及功能方面都有着无可替代的重要作用;SP-C 与 SP-B 功能相似,有协同作用,促进二棕榈酰卵磷脂吸收,加强 PS 作用;SP-D 主要参与气道防御功能。

3. 中性脂类及糖类 中性脂类主要有胆固醇、甘油三酯等,目前功能不是很清楚;糖类主要与 PS 蛋白结合,有协同作用。

4. 合成和分泌 由肺泡Ⅱ型上皮细胞内质网合成磷脂,通过高尔基复合体转移至板层体内贮存,以膜样结构分泌到肺泡表面,形成单分子层,即表面活性物质。大部分磷脂重新进入肺泡Ⅱ型上皮细胞内,再次循环利用,小部分从气道清除或降解成其他物质。许多因素可以影响 PS 分泌,如过度通气、肾上腺皮质激素、前列腺素等可以增加 PS 的分泌及清除速度。

(二) PS 的功能

PS 最主要的功能是降低肺泡表面张力,防止肺泡萎陷,使肺泡在呼气时仍保持一定的扩张,PS 还可以调节肺泡表面张力,使不同大小肺泡的压力得以稳定,维持肺顺应性;当肺泡表面张力增加时,毛细血管外渗可以引起肺水肿,PS 可以降低肺泡表面张力,维持肺泡-毛细血管间压力稳定,防止肺水肿;SP 蛋白参与了气道免疫调节机制。

(三) PS 制剂类型

1. 天然 PS 来源于猪肺或牛肺,如猪肺匀浆中提取的固尔苏,我国生产的牛肺提取的珂立苏。

2. 改良的天然 PS 在天然 PS 基础上进行加工,去掉一些无效成分,补充一些人工合成的磷脂,可以增强疗效降低副作用。如 Surfactant TA 干粉,从牛肺中提取,补充适当 DPPC、棕榈酸、三酰甘油等,于 1987 年在日本上市,是首个改良型天然 PS,Survanta 是牛肺来源 PS 添加少量磷脂,1991 年上市,在美国同类产品中占主导地位。

3. 人工合成 PS 主要成分是磷脂,不含蛋白成分,如 ALEC,由 DPPC 与磷脂酰甘油组成,不含蛋白成分,治疗效果欠佳。

4. 重组 PS 合成类似 SP-B 蛋白多肽,与磷脂混合而成,对 RDS 有一定疗效。

(四) PS 适应证

1. NRDS 胎龄越小,出生体重越低,肺发育越不成熟,由肺泡Ⅱ型上皮细胞产生 PS 越少,发生 RDS 概率越大,动物实验及大量临床研究证实 PS 替代治疗可以治疗 RDS,显著改善患儿缺氧状况,改善血气和呼吸机参数,RDS 病死率显著下降。

2. 遗传性 PS 缺陷 目前研究发现一些患儿因 *SP-B*、*SP-C* 基因缺陷或突变,导致 SP-B、SP-C 不能表达或表达不够,发生 RDS,呼吸窘迫表现重,PS 治疗能够有一定疗效,但需要反复应用。当 RDS 患儿应用 PS 治疗效果欠佳时应考虑到是否 SP 蛋白基因缺陷。

3. 胎粪吸入综合征(MAS) MAS 患儿内源性 PS 合成分泌减少,胎粪颗粒可以灭活 PS,严重缺氧进一步减少 PS 合成和分泌,造成继发性 PS 缺乏,外源性给予 PS 有一定疗效。

4. 急性呼吸窘迫综合征(ARDS) 是多种病因导致的急性进行性缺氧性呼吸衰竭,以多种炎性细胞浸润、弥漫性肺泡上皮细胞损伤及肺泡毛细血管内皮细胞损伤为主要病理改变,存在内源性 PS 产生减少,PS 灭活、不能重复利用,从而导致 PS 绝对或相对不足。

5. 与布地奈德联用预防支气管肺发育不良(BPD) 布地奈德吸入后能够对受损伤的肺泡Ⅱ型细胞起到修复作用,使 SP-A、SP-B 表达增加。PS 与布地奈德混合后滴入患有 RDS 的新生猪气管内可减少促炎症细胞因子如 TNF-α、IL-1B 产生而减少肺损伤和改善肺功能;临床随机对照研究证实患有重度 RDS 的极低出生体重儿气管内滴入一定比例混合的 PS 与布地奈德后肺功能明显改善,缩短了呼吸治疗时间,在随访过程中没有发现激素带来的神经系统损害。

（五）PS 给药方法

1. **给药途径** 一般患儿采用仰卧位,目前无证据支持多体位给药优于一个体位给药。

（1）气管插管给药法:传统应用此种方法给药,气管插管后通过 PS 给药管将药液注入或者通过三通在不间断呼吸机的情况下注入。

（2）Less invasive surfactant application(LISA)法:近年来,早产儿特别是极低、超低出生体重儿呼吸支持策略建议生后即刻给予 nCPAP 或 nIPPV 辅助通气,与气管插管应用 PS、机械通气比较疗效相近,一旦无创通气需要改为有创通气患儿病死率更高。LISA 法是患儿应用 CPAP 有自主呼吸情况下通过一根比较细的软性气管内导管将 PS 注入肺内,可以避免正压通气对于不成熟的早产儿肺脏的损伤。

（3）minimal invasive surfactant therapy(MIST)法:是另一种微创给药方法,即在不间断 CPAP 的情况下,喉镜直视下,气管内插入一根硬性细导管,将 PS 注入后拔出,可以避免镇静剂的应用和气管插管,避免正压通气对于不成熟早产儿肺脏的损伤,与 INSURE 方法比较,在预后方面无差异。

2. **给药剂量** 不同 PS 制剂建议应用剂量不同,目前国内能够获得的 PS 制剂有两种,一种为猪肺来源的固尔苏,首剂 200mg/kg,如果需要重复用药每剂 100mg/kg;一种为牛肺来源的珂立苏,剂量 70～100mg/kg。

3. **给药方法** 目前有两种剂型,液态制剂可以复温后直接使用,冻干粉剂需要用生理盐水充分溶解后使用。

4. **给药次数** 大部分治疗过程中给药一次即可获得较好疗效,当 RDS 有进展证据如氧浓度不能下调或需要上调吸入氧浓度时可以考虑应用第二、第三剂 PS。

（六）PS 不良反应

1. **PS 对于脑血流动力学的影响** 通过超声多普勒监测证实在 PS 给药后会有一过性脑血流变化,表现脑血流的增快或血流量增加,很快可以恢复。

2. **PS 对于肺血流动力学的影响** PS 应用后改善患儿缺氧状况,肺顺应性好转,肺动脉压力下降,如原有动脉导管未闭可能会从右向左分流转为左向右分流,引起肺血流增加。

3. **感染** PS 制剂在制备过程中需要经过严格的消毒处理,给药过程严格操作规程,可以在一定程度上避免感染的发生。

（张　欣）

第五节　新生儿呼吸窘迫综合征

【本节要点】

> 本病是由于早产儿肺发育不成熟,缺乏肺表面活性物质而导致肺泡萎陷,临床出现严重呼吸困难和呼吸衰竭,是威胁早产儿生命的危重症之一。近年产前预防和肺表面活性物质的应用,本病的发病率已明显下降;同时,呼吸支持方式的改进也使本病的治愈率大大提高,并发症显著减少,明显提高了患病早产儿的生存质量。

新生儿呼吸窘迫综合征(neonatal respiratory distress syndrome,NRDS)是早期新生儿表现

呼吸窘迫的临床综合征,其病理特征为肺泡壁有嗜伊红透明膜形成和弥漫性肺不张,因此,又称新生儿肺透明膜病(hyaline membrane disease,HMD)。

本病主要见于早产儿,属新生儿科危重症,是重点监护和救治的疾病之一。近30~40年来,对本病的研究比较深入,从预防到治疗均取得了明显的进展,使本病的发病率和病死率显著降低。

（一）发病机制

20世纪50年代末提出本病是由肺表面活性物质(pulmonary surfactant,PS)缺乏引起。

肺表面活性物质由Ⅱ型肺泡上皮细胞产生,由多种磷脂物质(占PS的80%~90%)及表面活性蛋白(约占10%)组成。在胎龄22~24周时肺内出现少量Ⅱ型细胞,产生极少量PS,胎龄34~36周时Ⅱ型细胞数量明显增加,PS也明显增加,并迅速进入肺泡表面,因此,本病发生率与胎龄成反比。

胎儿在宫内时,肺泡是不含气的,只含有一些液体,没有气体交换的功能。胎儿出生后,开始呼吸,肺泡扩张,液体逐渐吸收,在肺泡不断扩张的过程中,表面活性物质迅速分布到各个肺泡的表面,起到减低表面张力的作用,使肺泡保持一种稳定状态,维持肺泡功能残气量(functional residual capacity,FRC),防止呼气末肺泡萎陷,还可以保持肺泡上皮通透性的完整,对预防细菌感染、排出黏液、减少肺泡渗出也有一定作用。在建立了正常的肺通气和换气功能后,肺表面活性物质不断被消耗,又不断再产生,半衰期为10~14小时。

当肺表面活性物质缺乏时,肺泡壁与空气交界面的表面张力增加,肺泡不易扩张并趋于萎陷,表现为进行性呼气性肺泡不张,进而小叶不张,最终发展为弥漫性肺不张。因此,任何可以导致肺泡表面活性物质缺乏的因素,最后均可引发本病。

（二）病理改变与临床

大体病理可见肺外观颜色深红,质地较硬韧似肝脏,置水中下沉,镜下所见主要是弥漫性肺不张,肺毛细血管淤血和渗出,由于大量含蛋白质的液体漏入肺泡内,形成透明膜,但在生后6~8小时之内死亡的婴儿很少见特征性的透明膜形成。此外,随着病情进展,还可见肺泡间质炎性细胞浸润及肺泡上皮细胞的坏死和修复,在使用过呼气末正压的婴儿还可见肺间质气肿。

由于以上病理改变,导致一系列相应临床症状和体征:

1. 肺顺应性(单位压力改变所产生的体积变化)降低,即肺变得僵硬,需要较高的压力才能达到所需要的潮气量,因此,患儿临床出现进行性加重的呼吸困难以及吸气性三凹征。

2. 肺泡功能残气量减少和肺总容量减少,为了多保留功能残气量,防止肺泡萎陷,患儿代偿性的在呼气末关闭声门,则临床表现呼气性呻吟。

3. 通气/血流(V/Q正常为4:5即0.8)比例失调(由于广泛肺不张,肺内有血流而无通气),形成真性肺内右向左分流(动静脉短路),临床出现发绀,并且常规吸氧难以缓解。

4. 呼吸功增加数倍。

5. 继发性病理改变　由于严重的肺换气功能障碍,引起缺氧、代谢性酸中毒及高碳酸血症,进一步加重肺损害及全身各脏器功能损害,形成恶性循环。

（1）肺小动脉痉挛,肺血流阻力增大,右心压力增高,动脉导管再度开放或通过卵圆孔的右向左分流,导致持续胎儿循环。

（2）肺血管痉挛缺血,肺泡及肺毛细血管壁渗透性增加,血浆内容物外渗,导致肺水肿及透明膜形成。

（3）病情继续恶化,形成恶性循环,造成多脏器功能障碍。

（三）高危因素

1. 早产儿 PS 合成不足　早产儿胎龄越小,发病率越高,胎龄<28 周发病率为 60% ~ 80%,30 ~ 32 周发病率为 40% ~ 55%,33 ~ 35 周发病率为 10% ~ 15%,36 周发病率为 1% ~ 5%。近年来,由于产科对有早产危险的孕妇给予皮质激素预防,使早产儿的发病率明显降低。

2. 糖尿病母亲的婴儿肺发育不成熟　糖尿病母亲的婴儿,因母亲血糖高,胎儿血糖也随之升高,则胎儿常有代偿性胰岛细胞增生,产生高胰岛素血症,胰岛素有拮抗肾上腺皮质激素对卵磷脂的合成作用,抑制胎儿肺的成熟。其发病率可增加 5 ~ 6 倍。

3. 宫内窘迫和出生窒息影响 PS 合成　缺氧、酸中毒时,肺灌注不足,循环障碍,影响肺发育,并抑制 PS 的产生和释放。

4. 剖宫产儿（未发动宫缩的）　因为正常宫缩可使肾上腺皮质激素分泌增加,促使肺表面活性物质增加和分泌,促使肺成熟。而未发动宫缩的剖宫产儿缺乏这一机制,即使是孕足月,其发病率较自然分娩者增高。

5. 家族倾向　曾生育过 HMD 婴儿的孕妇,以后再分娩患有本病婴儿的机会高达 90% ~ 95%,而未娩有 HMD 者以后分娩的早产儿（若无急性缺氧的情况）则发生本病的机会仅 5%。

6. 人种与性别因素　白种人男性早产婴儿发病率高,与其肺表面活性物质脱辅基蛋白的基因多态性有关。

（四）临床表现

早产儿多见,尤其是胎龄<35 周,出生体重<1800g 的。刚出生时可以正常,但有些患儿可能出生后很快发病(如超低出生体重儿或生后有窒息的)。6 ~ 12 小时以内(最早可能生后 2 ~ 4 小时)出现进行性加重的呼吸困难,伴有呼气性呻吟。呼吸困难出现在 12 小时之后的,一般不考虑本病。由于缺氧而表现面部及全身发绀或苍灰,随着病情进展,患儿可出现呼吸衰竭,由呼吸急促变为呼吸浅慢、不规则甚至呼吸暂停。

体征有鼻翼翕动,三凹征,后期因广泛肺不张而胸廓塌陷,双肺呼吸音减低,如果出现其他合并症如肺水肿、肺出血、心力衰竭等,则出现肺部啰音,肝脏肿大等相应体征。

本病为自限性疾病,因早产儿出生后肺仍继续发育,生后 72 ~ 96 小时内产生的 PS 一般能够维持正常呼吸,4 ~ 5 天时可达正常新生儿水平。因此,治疗的关键在生后头几天。重者若无呼吸支持等治疗,常在生后 2 ~ 3 天因呼吸衰竭而死亡。经抢救治疗,3 ~ 4 天后肺表面活性物质增加,肺逐渐成熟,患儿可逐渐恢复好转。

由于本病患儿绝大多数为早产儿,在整个治疗过程中,可出现各种早产儿易发生的合并症,如持续肺动脉高压、动脉导管开放、肺出血、脑室管膜下-脑室内出血、呼吸机相关肺炎、气压伤、支气管肺发育不良(broncho-pulmonary dysplasia,BPD)、早产儿视网膜病(retinopathy of prematurity,ROP)等,可导致病程延长、脱机困难、离氧困难等,甚至留有后遗症。

（五）X 线表现

X 线征象一般在生后 3 ~ 4 小时内出现,很少超过 12 小时,其表现与临床症状轻重一致,一般可分为四期。

Ⅰ期:两肺内广泛细颗粒影。

Ⅱ期:两肺野透光度减低,呈毛玻璃样,均匀分布网点影,出现支气管充气征(图3-5-1)。

Ⅲ期：肺野透光度明显减低，颗粒影增大、模糊，支气管充气征更广泛，心脏和横膈边界模糊不清。

Ⅳ期：肺野完全呈白色，心影及横膈均看不清，支气管充气征更明显，如果继发肺水肿或肺出血，则支气管充气征可消失（图3-5-2）。

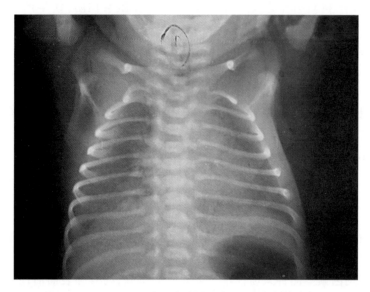

图3-5-1　NRDS。两肺毛玻璃样改变，可见支气管充气征

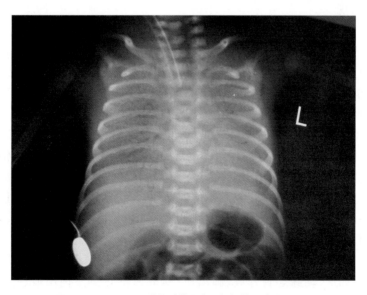

图3-5-2　NRDS。"白肺"改变，支气管充气征明显

（六）实验室检查

主要的检验异常为血气改变，早期主要表现为低氧血症，随着病情进展和缺氧持续加重，可出现代谢性酸中毒和二氧化碳潴留。

（七）诊断

1. **高危新生儿**　早产儿、母亲有糖尿病、未发动宫缩的剖宫产儿（尤其是孕周小于39

周)、有宫内或产时缺氧窒息的等。

2. 临床表现。

3. 胸部 X 线表现。

4. 实验室检查(肺成熟度监测)

(1) 薄层层析法:在胎龄 34~36 周时可以抽取羊水检查。如查羊水中卵磷脂/鞘磷脂(L/S)比值,L/S≥2:1,表示肺成熟,本病发病率为 2%;比值 1.5~2 时为可疑,本病发病率约 50%;<1.5 表示肺未成熟,发病率为 95%。

还可以测查羊水中的磷脂成分如磷脂酰甘油(PG)或饱和磷脂二棕榈卵磷脂(DPPC)的含量,来判断肺的成熟度。

(2) 泡沫法:取羊水或生后 30 分钟抽取胃液(或支气管分泌物)0.5~1ml,加等量 95% 酒精(酒精为消泡剂,形成泡沫愈多愈稳定,示羊水中有足够量的 PS)置于玻璃试管内,用力震荡 15 秒钟,然后直立静置 15 分钟后观察:无泡沫为(-),表示 PS 缺乏,本病发病率约 60%;≤1/3 试管周有小泡沫为(+),>1/3 试管周至整个试管周有一层小泡沫为(++),(+)或(++)为可疑;试管上部泡沫成层或双层或部分双层时为(+++),表示 PS 多,肺已成熟,本病发生率<1%。

(八) 鉴别诊断

1. B 族 β 溶血性链球菌感染(宫内或产时感染)　早产儿感染 B 族 β 溶血性链球菌肺炎或败血症时,极易导致早产,并且其胸片和临床表现与 HMD 不易区别。应注意有无羊膜早破、胎儿宫内窘迫及母亲产前、产时感染征象如发热、血中性粒细胞增高及 C 反应蛋白升高等。做血培养、胃液涂片找菌、母亲分泌物培养等,同时监测血象、血小板、CRP 等协助诊断。病原菌未明确之前,应用青霉素抗感染治疗直至排除败血症。

2. 新生儿暂时性呼吸困难(transient tachypnea of newborn,TTN)　又称湿肺(wet lung),多见于足月剖宫产儿,主要表现为呼吸增快,有些患儿有轻度缺氧症状,大多数给予吸氧 24~48 小时后很快缓解,病情较重者给予持续气道正压通气(continuous positive airway pressure,CPAP)可明显改善症状。胸片有不同,主要表现为两肺纹理增粗,不规则云雾状斑片影,常可在右肺见叶间胸膜影和少量胸腔积液(图 3-5-3)。

3. 吸入综合征(羊水吸入或胎粪吸入)　多见于足月或过期产儿,有宫内窘迫或出生窒息史,羊水可能有胎粪污染,复苏后很快出现呼吸困难。如果为羊水吸入,胸片表现为密度较淡的斑片状阴影,分布以两肺内侧带为主;若为胎粪吸入,胸片则表现两肺不均匀粗颗粒阴影,节段性或小叶性肺不张,有些伴有肺气肿,甚至纵隔气肿、气胸等(图 3-5-4)。

4. 早产儿颅内出血　多有缺氧史及复苏史,可表现呼吸不规则,暂停,阵发性青紫等,应及时做头颅 B 超或 CT 检查。

5. 肺泡蛋白沉积症(pulmonary alveolar proteinosis)　少见的肺部疾病,可见于足月新生儿,临床表现为严重呼吸衰竭。对机械通气、PS 替代治疗、皮质激素、体外膜肺等治疗均无明显疗效。部分患儿可能与 PS 成分中的疏水蛋白 SP-B 缺乏有关,是 *SP-B* 等基因突变所致的先天性疾病,肺移植、基因治疗等新方法可能延长存活时间。

(九) 治疗

本病为自限性疾病,早期保证通气和换气功能,待 3~4 天后,肺逐渐成熟,肺表面活性物质增加,病情可自然缓解。

1. 一般治疗和护理　①保温:将患儿放置于辐射式抢救台或司服式暖箱内,体温保持

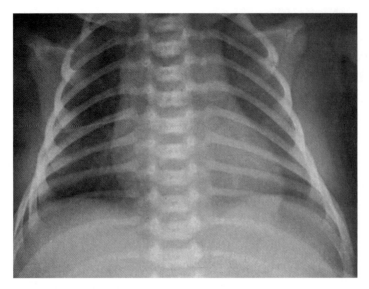

图 3-5-3　湿肺症,可见右侧叶间胸膜影

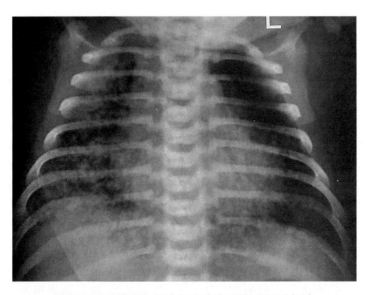

图 3-5-4　胎粪吸入综合征,可见粗颗粒影及肺气肿

在 36～37℃之间。环境相对湿度在60%～80%为宜。②监测:生命体征(呼吸、心率、血压、氧饱和度等);保持内环境稳定,输糖速度 4～6mg/(kg·min),维持血糖水平 2.77～5.55mmol/L(50～100mg/dl);纠正酸中毒。③供给足够的营养和液量:监测体重及出入量,保持液体平衡。第1周应适当控制液体入量,70～100ml/(kg·d)即可,尤其应用气管插管机械通气时,经呼吸道的不显性失水减少,液量过多,可使动脉导管重新开放,肺血增多,甚至引起心衰、肺水肿、肺出血等,并可能与后期的支气管肺发育不良(BPD)有关。早期不能经胃肠营养者,应给予静脉营养,逐渐增加热量达 70～90kcal/(kg·d)(1kcal=4.184kJ)。

　　2. 呼吸支持和人工通气　①持续气道正压(continuous positive airway pressure,CPAP)呼吸:鼻塞法,压力 4～6cmH_2O,保持 PaO_2>60mmHg。一般适用于胎龄较大,出生体重较大,病情较轻如胸部 X 线表现为 Ⅰ～Ⅱ期,并没有进行性加重的患儿。目前的研究表明,越早应用

CPAP,甚至在产房就开始应用,可以减少使用 PS 和机械通气的需求。一旦病情不能控制,吸入氧浓度(FiO_2)>0.6,压力>6cmH_2O,PaO_2 仍<50mmHg,应及时改为机械通气。此外,对拔管撤离呼吸机的患儿,继续应用一段时间 CPAP 可减少再次插管的机会。②"INSURE"技术:即对于需要应用 PS 的婴儿,可采用气管插管-PS-拔管应用 CPAP,能够减少应用机械通气和支气管肺发育不良的发生。③人工通气:入院时病情严重或经上述治疗仍缺氧不缓解、出现呼吸衰竭者应及时气管插管,应用呼吸机。常规机械通气的初始参数可设定为:FiO_2 0.6 ~ 0.8,吸气峰压(PIP)20 ~ 25cmH_2O,呼气末正压(PEEP)3 ~ 4cmH_2O,呼吸频率 35 ~ 45 次/分,吸(I):呼(E)为 1:1.5 ~ 1:2。以后根据血气和胸片情况调节呼吸机参数。注意早产儿用氧原则是用最低的吸入氧浓度维持适当的动脉氧分压,经皮氧饱和度维持在 90% ~ 95% 即可,病情好转后应尽快降低 FiO_2,防止氧损害。此外,在机械通气治疗的过程中,应避免低碳酸血症,因其增加早产儿脑室周围白质软化(periventricularleucomalasia,PVL)的风险。还可应用其他通气方式如高频通气,高频通气肺泡容积和压力变化小,对肺泡和气道的损伤小,可减少容量伤和气压伤,减少慢性肺疾病的发生率,是较好的肺保护通气方式之一。

3. **肺泡表面活性物质(PS)替代疗法**　PS 治疗已成为 HMD 的常规治疗。PS 有从猪肺或牛肺中提取的天然 PS,也有人工合成的 PS。天然 PS 在治疗效果、减少并发症以及降低病死率等方面均优于合成制剂。

PS 通过气管导管滴入气管、支气管,再进入肺泡内,降低肺泡表面张力,促使肺泡扩张,从根本上改变其病变过程。常在用药后 1 ~ 2 小时呼吸窘迫症状减轻,可明显缩短用呼吸机时间,缩短病程,减少合并症发生,提高治愈率。用法:初次剂量 200mg/kg,经气管插管直接快速注入,给药后继续机械通气,一般 1 ~ 2 小时氧合状况和胸片可明显改善(图 3-5-5、3-5-6),应及时调节呼吸机参数,甚至可在短时间内改为 CPAP 治疗。若病情出现反复,可每间隔 8 ~ 12 小时再给第 2 次或第 3 次,剂量减为 100 ~ 120mg/kg。

4. **其他综合治疗**　①关闭动脉导管:早产儿动脉导管平滑肌发育不成熟,再加上 RDS 导致的低氧血症和酸中毒,使动脉导管不易收缩关闭。导管处可发生左向右分流,肺血增多,心脏负荷加重,出现肺水肿、肺出血和急性心力衰竭,影响肺部病变恢复及撤离呼吸机。

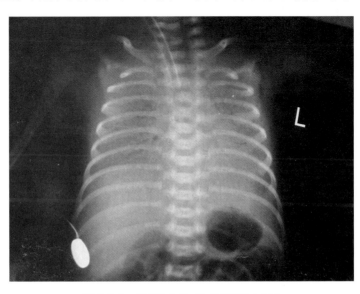

图 3-5-5　用 PS 之前,胸片表现"白肺"

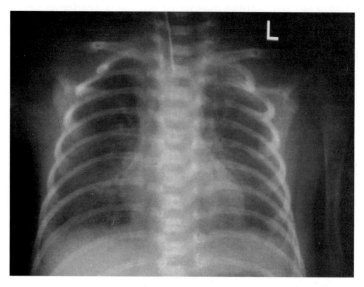

图 3-5-6　用 PS 之后 2~3 小时,病变明显吸收

因此,发现 PDA,特别是有症状的 PDA,可用吲哚美辛或布洛芬关闭导管,分流量大,药物关闭无效时,可外科手术关闭。②治疗持续肺动脉高压(persistent pulmonary hypertension of the newborn,PPHN):重症 RDS 患儿,由于弥漫性肺不张、缺氧酸中毒等,肺血管痉挛,压力增高,一旦发生卵圆孔和(或)导管水平的右向左分流,则缺氧症状难以缓解,病情更加严重。并发 PPHN 时,可吸入一氧化氮(NO)或药物等降低肺动脉压力。③预防气压伤:气胸常发生在应用了 PS 之后或病情缓解期,由于未及时降低呼吸机压力或患儿有人机对抗现象所致。因此,在治疗过程中,根据病情及时调整呼吸机参数,或调整通气方式如应用高频通气或及时改为无创通气,并且适当镇静是非常必要的。在应用机械通气时发生了气胸,往往需要行胸腔闭式引流。④咖啡因:对于孕周小、体重小的早产儿,可以早期应用咖啡因,利于缩短机械通气的时间和治疗呼吸暂停。

(十)预防

1. **产前预防**　对<35 周有早产危险(包括胎膜早破、产前出血或任何可能的早产)的所有孕妇给予肾上腺皮质激素,可预防早产儿生后发生 RDS 或减轻症状。

激素的作用在于刺激胎儿肺Ⅱ型细胞合成表面活性物质,并能降低肺毛细血管的渗透性,减少渗出和肺水肿,因此能降低 RDS 的发生率,即使发病,症状也较轻,可明显降低病死率。

预防用法和剂量:倍他米松或地塞米松 6mg,肌注或静滴,每天 1 次,连用 2 天,妊娠 28~32 周时预防效果最好。预防用药应在孕妇分娩前 7 天~24 小时给予,使药物有足够的时间发挥作用。因有研究发现激素有可能对胎儿神经系统发育有不利影响,因此,目前建议单疗程应用。

2. **产后预防**　指出生后 15~30 分钟内给婴儿 PS 以预防 RDS 发生或减轻症状。多用于产前孕母未作肾上腺皮质激素预防的婴儿,预防愈早效果愈好,可在婴儿出生时,尚未开始呼吸前从气管内注入,用药后有的婴儿可以只用 CPAP 而不用呼吸机,或用机压力减低、吸氧浓度降低、用机时间缩短等,明显减少呼吸机并发症的发生。预防用药剂量为 100mg/kg。

由于目前产科开展对有可能发生早产的孕妇进行皮质激素产前预防,已使 RDS 的发病率明显下降,若给所有早产儿预防用 PS,可能增加了不必要的插管和治疗,因此,主张给予胎龄较小(<27 周)的早产儿常规预防用药。

(十一)预后

由于 PS 应用和机械通气技术的改进,大多数 RDS 患儿预后良好,无合并症者,病程一般 7 天,可撤离呼吸机。但有些孕周和体重过小的超低出生体重儿,可能发生感染、PDA、气压伤、颅内出血、BPD 等并发症,则影响预后。

对于病愈的 RDS 患儿,应随访肺功能、神经系统发育以及 ROP 筛查,及时发现问题,及时干预和康复治疗。

(刘　红)

第六节　早产儿呼吸暂停

【本节要点】

早产儿出现呼吸停止超过 20 秒,或呼吸停止不足 20 秒,但伴有血氧饱和度下降和(或)心动过缓,则应诊断呼吸暂停。早产儿呼吸暂停发生率与胎龄相关,胎龄越小,发生率越高,自然病程越长。发生的原因与早产儿呼吸中枢不成熟及上气道不通畅有关。治疗依靠药物和非药物的综合治疗,主要指甲基黄嘌呤类药物治疗及经鼻持续气道正压通气。

呼吸暂停(apnea of prematurity,AOP)是发生在早产儿的主要与呼吸控制不成熟相关的疾患,是 NICU 诊断最多的疾病之一。反复的呼吸暂停、心动过缓和(或)低氧血症对早产儿远期神经发育的影响目前还无定论。长期以来,由于疾病定义、监测方式以及临床处理的不统一,临床实践的差别非常大。本节将就目前广泛接受的观点以及最新循证依据对该症做一介绍。

(一)定义与分类

1. **呼吸暂停**(apnea)　指呼吸的气流停止。5~10 秒的呼吸气流停止在早产儿十分常见。

2. **早产儿呼吸暂停**(apnea of prematurity)　一般指呼吸气流停止≥20 秒,或呼吸气流停止<20 秒伴心动过缓(心率<100 次/分)和(或)血氧饱和度下降(发绀或苍白)。但实际情况下,呼吸暂停多在 20 秒以内,因为短暂的气流停止就会引起心动过缓或低氧血症。

根据呼吸动力及气流特点,早产儿呼吸暂停分为以下三种类型:

(1)中枢性呼吸暂停:无呼吸运动。

(2)阻塞性呼吸暂停:有呼吸运动,但是上气道梗阻(多在咽水平)导致呼吸气流中断。

(3)混合性呼吸暂停:先出现上气道梗阻,后引起呼吸运动停止,或反之。

早产儿呼吸暂停中,大多数是混合性的。其中较长时间的呼吸暂停中混合性比例更高,而较短时间的呼吸暂停事件则中枢性更多。

3. **周期性呼吸**(periodic breathing)　是一种由呼吸和短暂的呼吸间歇交替而组成的呼吸模式。通常是由呼吸和 5~10 秒呼吸间歇交替组成的循环性事件,周期性呼吸中的呼吸间歇可能伴有轻微的血氧饱和度下降和心动过缓,但是不需要临床干预就可自行恢复。周期性呼吸在早产儿中很常见,需要和早产儿呼吸暂停相鉴别,周期性呼吸不需干预是其鉴别点。

(二) 流行病学特点及自然病程

1. **胎龄越小,发病率越高** 早产儿呼吸暂停发生率与胎龄相关,胎龄越小,呼吸暂停的发生率越高。胎龄≤28周的早产儿几乎全部受累,随着胎龄增长,发病率逐渐下降,胎龄30周者85%发生呼吸暂停,胎龄34周者,发病率降至20%,校正胎龄37周时,约92%的婴儿不再发生呼吸暂停事件,到了校正胎龄40周,这一比例进一步升至98%。

2. **出生胎龄越小,自然病程越长** 早产儿呼吸暂停反映了呼吸控制的不成熟。胎龄≥28周的早产儿在校正胎龄36~37周时通常可以自行缓解。而胎龄<28周者,呼吸暂停可持续至校正胎龄足月以后。支气管肺发育不良的患儿呼吸控制成熟更为延迟,在校正胎龄足月后2~4周仍可发生呼吸暂停。多数患儿的呼吸暂停遵循自然病程,呼吸暂停的表现由重及轻,病初可能需要临床干预,后期可表现为心动过缓不伴明显临床症状,并可自发缓解。一般情况下,校正胎龄43~44周后,威胁生命的严重呼吸暂停事件[呼吸暂停>30秒和(或)心率<60次/分持续>10秒]极为罕见。

3. **心电监护低估发病率** 胎龄小于35周的新生儿发生呼吸暂停的风险较高,因此通常会接受持续心电监护。多数研究依据护理记录来评估呼吸暂停,但是护理记录和心电监护的一致性并不是很高,而且标准的NICU监护手段很难监测到以阻塞性原因为始动因素的呼吸暂停,易低估呼吸暂停的发生。持续心电监护显示,一些早产儿甚至在出院后仍会发生没有明显临床表现的呼吸暂停、心动过缓和血氧饱和度下降事件。

(三) 病理生理学

早产儿呼吸暂停是与呼吸系统发育高度相关的疾患,多数情况下反映了呼吸系统生理性不成熟。有观点认为早产儿呼吸暂停的原因是通气控制的发育过程受到了某种干扰,从而造成呼吸驱动力不足和(或)不能维持气道开放。

1. **呼吸驱动力不足** 生理情况下,神经和化学受体感受动脉二氧化碳分压($PaCO_2$)、动脉氧分压(PaO_2)及pH的变化,传入呼吸中枢,呼吸中枢整合受体传入的信号并通过传出通路传递神经信号至呼吸肌,引起呼吸运动。早产儿的呼吸反射不成熟,可在中枢和外周的多个水平影响呼吸控制。

在中枢水平,呼吸驱动力不足的因素包括:

(1) 胎儿时期,由于脑干下行抑制系统及低氧环境的作用,呼吸驱动受到抑制,早产儿出生后,这些抑制呼吸的机制仍然存在,早产儿需要一段时间来适应子宫外的环境。

(2) 组织学分析提示早产儿脑干神经元的树突分枝及细胞间突触连接少,星形细胞发育异常,以及髓鞘化不良,这些发现说明呼吸控制不良与不成熟的脑相关。

(3) 调节呼吸控制的抑制性神经递质上调,如腺苷、γ-氨基丁酸(GABA)、内啡肽等。

(4) 单卵双胎共患率高于同性别异卵双胎,提示遗传因素可能与早产儿呼吸暂停的发生有关。

在外周水平,高碳酸血症和低氧血症不能有效刺激早产儿的通气反应:

(1) 高碳酸血症:中枢呼气冲动的主要化学驱动因素是CO_2水平升高,CO_2浓度的变化主要由脑干受体感受,一小部分由颈动脉体和主动脉体的外周化学感受器感受。早产儿呼吸暂停患儿与同胎龄、出生体重和日龄早产儿对照比较,对吸入CO_2引发的通气反应更为迟钝,与呼吸中枢不成熟有关。

（2）低氧血症:低氧血症引起的通气增加由颈动脉体外周化学感受器反馈完成。早产儿对低氧血症存在双相反应,表现为最初过度通气,后出现低通气,有时甚至表现为呼吸暂停。这种对低氧血症的双相反应可持续至校正胎龄 38 周,可能与某些婴儿的呼吸暂停相关。成人也可能存在双相反应,但是呼吸抑制不及早产儿明显。

（3）外周化学感受器对低氧血症的敏感性下降,引起呼吸暂停恢复延迟。胎儿期 PaO_2 水平低,呼吸运动弱,出生后需要一段时间适应子宫外相对高氧环境。

（4）在早产儿中,引发正常呼吸和呼吸暂停的 $PaCO_2$ 界值非常接近,外周化学感受器对低氧血症敏感性增加会导致呼吸节律不稳定,与周期性呼吸有关。

（5）高胆红素血症:高未结合胆红素血症与中枢性呼吸暂停相关。可能的机制是未结合胆红素透过血-脑屏障引起脑干功能障碍,从而导致其对高碳酸血症或低氧血症敏感性下降,呼吸驱动力不足。

2. 上气道不通畅　上气道开放对于呼吸气流通畅至关重要,早产儿上气道梗阻因素包括:

（1）上气道（咽下）呼吸肌张力低,导致气道塌陷,快速动眼（rapid eye movement,REM）睡眠期和颈部屈曲时尤甚。

（2）上气道反射抑制:上气道反射引发保护性咳嗽是由喉部刺激性受体介导的。这一反射在早产儿生后早期并不成熟,可表现为抑制作用,即吸入少量奶液或深部气道吸引可抑制喉反射,引起呼吸暂停和低通气;病毒感染,尤其是呼吸道合胞病毒（respiratory syncytial virus,RSV）感染可能增强呼吸暂停反射,上呼吸道感染还会引起水肿和气道梗阻。

（3）鼻腔堵塞:新生儿经鼻呼吸,nCPAP 时过度吸引或鼻胃管使用时间过长可引起局部黏膜肿胀,鼻腔堵塞,从而引发呼吸暂停。

（4）喉和气管:相对于咽下部,喉和气管有软骨支撑,结构较硬,因此不易塌陷,不是气道梗阻的常见部位。但是,喉头水肿、声带异常、气管狭窄、喉和（或）气管软化引起的气道轻度梗阻也与某些患儿呼吸暂停的发生有关。呼吸暂停病理生理因素见表3-6-1。

表3-6-1　早产儿呼吸暂停的病理生理因素

中枢机制	外周反射通路
中枢化学敏感性降低	颈动脉体敏感性下降
低氧性通气抑制	颈动脉体敏感性增强
抑制性神经递质上调	喉化学反射
中枢神经系统发育不成熟	心动过缓反应过度

（四）临床表现

对于自主呼吸或 CPAP 模式辅助通气的早产儿,呼吸暂停通常在生后 2~3 天出现,常伴心动过缓和低氧血症。气管插管机械通气的早产儿发生呼吸暂停则表现为间断的血氧饱和度下降和心动过缓。不论在何种通气模式下,血氧饱和度下降事件会在生后 2~3 周增多,并持续数周,基础氧合水平较低者尤为明显。胎龄>28 周的早产儿,呼吸暂停通常会在校正胎龄 37 周前自行缓解;而胎龄较小者,呼吸暂停则会持续至校正胎龄足月,但是很少超过校正胎龄 43 周。如果患儿生后数周才出现呼吸暂停,或呼吸暂停缓解后一段时间再次出现,就需要高度警惕脓毒症等继发性因素,寻找潜在病因。

(五)诊断

当胎龄<37 周的婴儿出现呼吸停止超过 20 秒,或呼吸停止不足 20 秒,但伴有血氧饱和度下降和(或)心动过缓,则考虑早产儿呼吸暂停的诊断。呼吸暂停事件一般是通过 NICU 的常规心电监护和(或)脉搏血氧饱和度仪发现。需要注意的是,呼吸监测仅能发现中枢性呼吸暂停,阻塞性呼吸暂停发生时,仍然有呼吸动作,因此呼吸监测不能发现。诊断早产儿呼吸暂停,应排除其他诊断。对于已经有一段时间没有呼吸暂停事件发作,而再次出现呼吸暂停的早产儿,需要格外注意排除继发性因素。

(六)鉴别诊断

在诊断早产儿呼吸暂停前,需要排除以下情况:

1. 低氧血症。

2. 贫血。

3. 感染(包括脓毒症)。

4. 代谢紊乱(包括低血糖、电解质紊乱等)。

5. 环境温度不稳定(包括过热)。

6. 母亲产前接受硫酸镁治疗或母亲药物成瘾。

7. 患儿接受阿片类药物或全身麻醉。

8. 神经系统疾患,包括颅内出血、新生儿脑病等。

9. 坏死性小肠结肠炎(necrotizing enterocolitis,NEC)。

10. 先天性上气道畸形。

11. 惊厥。

(七)辅助检查

出现呼吸暂停事件的早产儿需要完善以下实验室检查:

1. **全血细胞计数** 除外感染、贫血、脓毒症等。

2. **血培养** 除外脓毒症。

3. **血糖** 除外低血糖。

4. **血气分析** 除外低氧血症、酸中毒等(可出现在遗传代谢病、脓毒症、NEC 中)。

5. **其他代谢相关检查** 如乳酸、血氨等。

6. 如怀疑颅内出血、脑梗死或新生儿脑病等情况,需完善头颅影像学检查。

(八)呼吸暂停/心动过缓的监测。

NICU 的住院患儿大都接受连续心电监护,胎龄小于 35 周的早产儿需持续监测心率、呼吸频率及血氧饱和度。对于有 AOP 风险的患儿,心率的报警下限通常设为 100 次/分,病情稳定的早产儿,也可设定更低的心率下限,如 70 ~ 80 次/分,血氧饱和度下限设为 85% 或 80%,呼吸暂停报警时间通常设为 15 ~ 20 秒。但是,呼吸监测不能及时发现阻塞性呼吸暂停,因为呼吸气流停止时仍然有呼吸动作。早产儿发生婴儿猝死综合征(sudden infant death syndrome,SIDS)的风险相对高,但是目前流行病学和生理学数据均不支持早产儿呼吸暂停与 SIDS 相关,早产儿出院后接受家庭监测也不能预防 SIDS 的发生。而且,发生 SIDS 的平均校正胎龄大于 AOP 自然缓解的胎龄,因此,不推荐对已经没有 AOP 发作的孩子常规监测。

每一个 NICU 应该规定报警线的设定值,临床评价发作和护理记录的方法,规范评估、干预、记录呼吸暂停/心动过缓/低血氧饱和度事件的方式以及出院前应观察的时间。

（九）治疗

1. 指征

（1）胎龄较小,体重较轻,呼吸暂停发生风险高者,如胎龄<28周或出生体重<1000g的早产儿。

（2）频繁出现呼吸暂停事件,或伴有心动过缓或频繁的血氧饱和度下降至85%以下。

（3）呼吸暂停需要球囊面罩通气干预或频繁的触觉刺激才可恢复者。

2. 治疗概述　倚靠药物和非药物的综合治疗,主要指经鼻持续气道正压通气(nasal continuous positive airway pressure,nCPAP)和甲基黄嘌呤类药物治疗,治疗通常持续数周。如果效果不佳,则可能需要更换通气模式为经鼻间歇正压通气(nasal intermittent positive pressure ventilation,NIPPV),甚至气管插管机械通气。

3. 基本治疗　所有小于35周的早产儿均存在呼吸暂停的风险,基本治疗的目的是降低呼吸暂停的风险,包括:

（1）维持环境温度稳定,如果体温波动注意警惕脓毒症等引起呼吸暂停的潜在病因。

（2）摆正头和颈部的体位,保持上气道通畅,维持鼻吸气位,避免颈部过伸或过度屈曲。

（3）保持鼻腔通畅,避免粗暴的鼻腔吸引,并尽量缩短鼻胃管的使用时间。

（4）避免低氧血症,维持血氧饱和度在90%～95%。

4. 经鼻气道正压通气(nasal continuous positive airway pressure)

（1）NCPAP可以使上气道维持开放,减少气道梗阻的风险,同时,通过维持呼气末肺容积减少中枢性呼吸暂停引起的缺氧时间,适用于各种类型的呼吸暂停,联合甲基黄嘌呤类药物可有效减少呼吸暂停的频次和严重程度。

（2）可通过鼻塞或鼻罩给予CPAP辅助通气,起始压力4～6cmH$_2$O,并可根据胸片提示的肺膨胀程度适当增加压力,但一般不超过8cmH$_2$O,并尽量减少气道吸引。

（3）加温加湿高流量鼻导管吸氧或鼻塞间歇正压通气可作为NCPAP的替代,但前者提供的压力不确切。

5. 甲基黄嘌呤类　近几十年来,甲基黄嘌呤类是治疗呼吸暂停的主要药物。主要副作用包括心动过速、呕吐和抖动。与茶碱相比,枸橼酸咖啡因的优势在于半衰期更长,副作用更少,治疗指数更高,不需要监测药物浓度,但是氧消耗增加,早期体重增长慢。甲基黄嘌呤类药物对呼吸系统的作用包括增加每分通气量,改善二氧化碳敏感度,减少周期性呼吸,并减少低氧对呼吸的抑制。主要作用机制是阻滞抑制性腺苷A1受体,同时阻滞GABA能神经元上的兴奋性A2A受体,从而刺激神经元发出呼吸冲动。A1和A2A腺苷受体的基因多态性与早产儿呼吸暂停易感性及对黄嘌呤类药物的敏感性相关。

枸橼酸咖啡因的推荐剂量为首剂20mg/kg(相当于咖啡因剂量10mg/kg),维持量5～10mg/(kg·d),每天给药一次,口服或静脉输液均可。停药指征一般为呼吸暂停发作缓解5～7天或校正胎龄达到33～34周。

6. 输血　输血可以通过增强红细胞携氧能力、提高血氧总量和组织氧合增加呼吸驱动力,从而起到治疗早产儿呼吸暂停的作用。贫血患儿发生呼吸暂停相对多,输血可在短期内减少呼吸暂停的发生,血细胞比容低于25%～30%,有频繁呼吸暂停发作者,可考虑接受红细胞输注的治疗。

7. 不推荐抑酸药治疗胃食管反流　早产儿的喉化学反射反应过度也参与了呼吸暂停

的发病。而且,几乎所有的早产儿都存在一定程度的胃食管反流(gastroesophageal reflux, GER)。但是,并无证据支持 GER 与 AOP 相关,而且药物治疗胃食管反流不但不能减少 AOP 的发生,抑酸药还可能增加 NEC、晚发型败血症,甚至死亡的发生。

(十) 出院指征

呼吸暂停缓解并停用药物后至少等待数天再出院,出生胎龄越小,缓解后复发的概率越高,因此需要观察的天数越多,观察的事件为自发性呼吸暂停,而非与喂养相关的呼吸节律问题。一般情况下,呼吸暂停事件以护理记录为准,有时回顾心电监护记录会发现无明显临床表现的心动过缓和(或)低氧血症事件,但是这类事件的发生与 SIDS、再次住院以及发生危及生命的事件之间无显著关联。

正常的早产儿可出现单纯的可自行缓解的心动过缓,以及喂养时呼吸不规则,通过间断喂养可缓解,不必因为上述原因延迟出院。

早产儿在应激时可能再次出现呼吸暂停,如全身麻醉、病毒感染、疫苗接种、眼科检查等。因此在校正胎龄 44 周前或仍在院期间出现这些情况时,应再次密切监测生命体征。

(桑田　王颖)

第七节　早产儿感染性肺炎

【本节要点】

新生儿感染性肺炎是新生儿期的常见疾病,可由多种病原包括细菌、病毒、衣原体、真菌等引起,临床表现可有呼吸窘迫及其他非特异感染表现,如发热、反应差等,不同病原肺炎临床特点不同,需要注意机会性感染的发生,病原学检测有助于有针对性抗感染治疗的选药,治疗需综合治疗,积极抗感染及对症支持治疗。

新生儿肺炎是新生儿期的常见病,是引起新生儿死亡的重要原因,儿童期死亡原因中肺炎占到 10% 左右,因肺炎死亡儿童中发生在新生儿期更多见,早产儿因免疫系统发育更不完善,较足月儿更易发生肺炎。根据感染时间不同可分为宫内感染性、分娩过程中感染或出生后感染,根据病原不同可分为细菌、病毒、支原体、衣原体、真菌等,根据发病时日龄可分为早期肺炎和晚期肺炎,早期肺炎指生后 1 周内发生者,晚期肺炎指生后 1 周后发生者。由于新生儿肺炎在临床表现方面缺乏特异性,在诊断及治疗方面有一定困难。

(一) 感染途径及常见病原

1. 宫内感染性肺炎

(1) 病因:孕妇多有胎膜早破或阴道炎、围产期发热病史,孕妇阴道内细菌逆行感染导致羊膜炎及胎儿宫内感染。

(2) 感染途径:孕母有胎膜早破或绒毛膜羊膜炎污染羊水,胎儿吸入污染的羊水发生肺炎;孕母妊娠期合并感染后病原体可通过胎盘屏障经血行传播,使胎儿发生肺部感染,同时可合并其他脏器如脑、肝等感染。

(3) 常见病原:主要为细菌,西方发达国家主要是 B 族溶血性链球菌(B streptococcus, GBS)最多见,其他细菌如表皮葡萄球菌、铜绿假单胞菌、肺炎克雷伯杆菌等也有报道。除细菌外,病毒也很多见,如巨细胞病毒、单纯疱疹病毒、柯萨奇病毒等,随着性传播疾病发生的增加,沙眼衣原体、人类免疫缺陷病毒也可通过母婴垂直传播引起新生儿感染。

2. 产时感染性肺炎

(1) 病因:由于胎儿在分娩过程中吸入孕妇阴道内污染的分泌物而致病,或因断脐不洁发生血行感染。

(2) 常见病原:与产前感染类似,西方发达国家以 GBS 感染最多见,可有克雷伯杆菌肺炎、假单胞菌肺炎等,也可有病毒感染性肺炎、衣原体感染等。

3. 产后感染性肺炎

(1) 社区获得性:婴儿由于接触呼吸道感染患者后,或者脐炎、败血症等情况下细菌血行波散至肺部引起。对于细菌性肺炎在生后早期即生后 1 周内主要是革兰阴性菌感染,1 周后主要是革兰阳性菌感染,国外社区获得性肺炎病原主要是肺炎链球菌、葡萄球菌属和GBS,国内主要为葡萄球菌属和链球菌属,如肺炎链球菌。除细菌感染外,病毒感染也较常见,在发达国家,呼吸道合胞病毒、腺病毒、肠道病毒是主要病原。国内报道近年来病毒性肺炎的主要病毒为呼吸道合胞病毒、腺病毒、巨细胞病毒、柯萨奇 B 病毒,但各地区之间存在差异。其他如衣原体等也可以引起。

(2) 医院获得性:由于机械通气、各种侵袭性操作的增多、医院各种器械管理不当等,医院获得性肺炎的发生也较多见,尤其是早产儿发病率更高。医院获得性肺炎的高危因素包括:出生体重低、入住 NICU 时间长、广谱抗生素应用、多种侵入性操作、NICU 管理水平等。最突出的是呼吸机相关性肺炎,病原方面国内外较一致,各种耐药菌及条件致病菌较常见,如肺炎克雷伯杆菌、不动杆菌、耐药金黄色葡萄球菌、铜绿假单胞菌、大肠埃希菌等,厌氧菌、真菌感染也呈上升趋势,需要引起重视。

4. 呼吸机相关性肺炎(ventilated associated pneumonia,VAP) 随着围产医学的发展,越来越多的早产儿能够得到救治,呼吸系统疾病是早产儿重要的临床问题,而有创机械通气仍然是 NICU 呼吸支持的重要治疗之一。应用呼吸机治疗的患儿病情相对危重,侵入性操作多,气管插管损害患儿气道防御功能,增加上气道定植菌向下呼吸道移行的概率,早产儿本身免疫功能低下,NICU 管理水平等均是 VAP 发生的高危因素。胎龄、出生体重越低,VAP发生率越高,机械通气时间越长,VAP 的发生率越高。

VAP 的发病率国内外报道不一,国外报道发病率在(2.7 ~ 10.9)/1000 呼吸机日,国内报道发病率在(7 ~ 33.5)/1000 呼吸机日。呼吸机应用每增加一天感染率增加 1% ~ 3%。

VAP 的病原主要是细菌,对多种抗生素耐药的耐药菌感染更多见,国内外报道均以革兰阴性杆菌为主,如大肠埃希菌、肺炎克雷伯杆菌、不动杆菌等,革兰阳性球菌以葡萄球菌、肠球菌为主;近年来白色念珠菌也呈上升趋势。

(二) 病理生理

肺炎时由于炎症作用使毛细血管壁增厚、管腔狭窄,同时可引起毛细支气管狭窄,炎症介质加重损伤,炎症使肺泡表面活性物质生成减少,使得肺泡通气量下降,引起缺氧;由于各种不同病原体的作用可出现一系列感染中毒表现,如低体温、反应差、抽搐以及呼吸循环衰竭。

(三) 临床表现

孕母病史如胎膜早破>24 小时、体温>38℃、羊水污染、绒毛膜羊膜炎常提示胎儿可能有感染。

分娩时有窒息史,复苏后出现呼吸增快等呼吸系统表现。

分娩时感染须经过一定潜伏期才发病。

呼吸系统患儿可有呼吸窘迫的表现,如呼吸增快,呼吸频率>60次/分,呼吸困难,三凹征阳性,咳嗽或呻吟。

可有其他感染的非特异表现,如喂养困难、反应欠佳、肌张力低下、原始反射减弱、低体温或发热、腹胀等。

可有其他脏器受累表现,合并心力衰竭可表现心音低钝、心率增快、肝脏增大等,合并中枢神经系统感染或中毒性脑病可表现意识障碍如昏迷、反应差甚至惊厥发作,亦有可能合并休克、肺出血、PPHN等。

（四）实验室检查

1. 血常规 细菌感染时可有白细胞增高、中性粒细胞增高。

2. 可有血沉增快,CRP增高。

3. 血气分析 可出现低氧血症和(或)高碳酸血症。

4. 病原学检查 怀疑细菌感染应及时留取气管分泌物培养,最好在应用抗生素之前,根据情况做血培养或脑脊液培养。怀疑病毒感染时可做病毒抗体检查、病毒分离等。对于支原体或衣原体感染可做肺炎支原体、肺炎衣原体或沙眼衣原体抗体检测。

（五）X线表现

两肺广泛点片状浸润影,片状大小不一、不对称的浸润影,两肺弥漫性模糊影,以下肺多见,易出现局限性肺气肿。

（六）诊断

根据病史、体检及辅助检查结果可诊断,诊断明确后应尽早做病原学方面的检查,以指导治疗。

VAP的诊断标准:①接受机械通气治疗48小时以上;②出现发热,气道分泌物明显变化、肺部湿啰音、血白细胞升高;③X线胸片提示肺部新出现的或进展中的浸润病变;④气管支气管分泌物培养阳性或出现新的病原菌;⑤原有肺部感染,在上机前和上机后48小时分别行痰培养,如病原菌不同也可考虑VAP诊断。

（七）鉴别诊断

1. **新生儿肺透明膜病** 此病多见于早产儿,也可见于近足月儿,由于肺泡表面活性物质分泌不足引起,表现为生后进行性出现的呼吸困难,呻吟,三凹征阳性,胸片表现双肺透过度降低,可见支气管充气征,心膈影不清甚至呈白肺,需吸氧或呼吸支持,严重者预后不佳。

2. **湿肺** 又称新生儿暂时性呼吸困难,多见于足月或近足月剖宫产儿,由于肺液吸收延迟引起,生后可表现一过性呼吸困难、呼吸增快、呻吟、吐沫、发绀等,症状一般在24小时后缓解,长者4~5天恢复,X线表现肺纹理增粗,肺泡和肺间质积液征,叶间胸膜和胸膜腔积液,病情相对轻,预后好,一般72小时内恢复正常,可通过胸片表现和病程进展相鉴别。

3. **胎粪吸入性肺炎** 多见于足月儿,羊水有胎粪污染,患儿可有宫内窒息和生后窒息,生后可表现呼吸困难,呼吸增快,三凹征阳性,X线表现轻症可仅表现肺纹理增粗,严重可见双肺密度增加的粗大的颗粒影或团块状影,可伴气漏,如气胸或纵隔积气。

（八）几种特殊病原肺炎的特点

1. **GBS** B族溶血性链球菌又称无乳链球菌,可定植在健康人胃肠道和泌尿生殖道内。GBS定植孕妇可以通过逆行感染引起子宫内膜炎、绒毛膜羊膜炎等。新生儿GBS感染率很高,GBS是新生儿肺炎常见致病菌之一,GBS感染后病死率很高,新生儿重症肺炎中GBS占重要地位,文献报道新生儿 GBS 感染病死率可达 30% ~ 50%。根据发病时间分为早发型和晚发型,早发型指生后 7 天内发病,晚发型指出生 7 天后发病。GBS 感染的高危因素为母亲在围产期感染病史、胎膜早破、羊水异常、早产、低出生体重等。GBS 感染容易引起早产,也是早产儿死亡的重要原因,因此对于早产儿更要加强检测。GBS 阳性者临床表现在早发型和晚发型有所不同,早发型最常见的表现为青紫、窒息、呼吸困难;晚发型常见的为咳喘,呼吸困难,并发脑膜炎时有抽搐,并发败血症时有皮肤黄染表现。胸片表现有时与 RDS 不好鉴别,确诊需要病原学依据,可取耳拭子、胃液、气管分泌物、血、脑脊液等培养。目前文献报道 GBS 仍然保持了对青霉素的敏感性,故治疗可选用青霉素或氨苄西林,疗程 10 天,合并脑膜炎者疗程 14 天,重症病例可选用万古霉素。对于高危孕妇可在产前给予抗生素治疗来预防新生儿 GBS 感染。

2. **肺炎克雷伯杆菌肺炎**　肺炎克雷伯杆菌是杆菌科细菌,革兰染色阴性,是一种条件致病菌,是新生儿肺炎常见病原菌之一,尤其是呼吸机相关性肺炎最常见的病原体之一,临床表现无特异性,主要表现为咳嗽、鼻塞、气促、发热,肺部体征有呼吸音粗糙,多数有肺部湿啰音,胸部 X 线表现为斑点状和(或)条絮状阴影,常伴肺不张、肺气肿。由于抗生素应用的增多,容易产生产超广谱 β 内酰胺酶(ESBLs)阳性的肺炎克雷伯杆菌,故一旦培养出肺炎克雷伯杆菌则应检测 ESBLs 情况,以选择敏感抗生素。对于 ESBLs 阳性的肺炎克雷伯杆菌肺炎,应选用加酶抑制剂的头孢菌素或碳青霉烯类抗生素。

3. **李斯特菌肺炎**　李斯特菌是一种革兰阳性杆菌,细胞内寄生菌,孕产妇容易感染李斯特菌,孕早期感染可表现流产,孕晚期感染可表现早产、死产或生后严重感染,包括新生儿肺炎、新生儿败血症等。新生儿可通过母婴垂直传播感染,也可能在分娩时吸入污染的羊水或阴道分泌物引起新生儿早期肺炎的表现,多在生后 1 周内,可表现为呼吸困难、呼吸窘迫甚至休克的表现,也可表现为院内获得性肺炎。晚期新生儿感染多表现为脑膜炎或败血症。对于母亲李斯特菌感染的患儿应做外周血、胃液、脑脊液、羊水及母亲宫颈或阴道分泌物、胎盘等培养。治疗可选用氨苄西林、万古霉素等,头孢类抗生素天然耐药,疗程至少 2 周,合并脑膜炎者 3 ~ 4 周。

4. **金黄色葡萄球菌肺炎**　金黄色葡萄球菌是兼性厌氧菌,革兰染色阳性,可产生凝固酶及其他多种酶,可经呼吸道及血行传播,而以血行传播较多见。临床表现与其他肺炎类似,可表现体温不稳、苍白、反应差、呼吸困难、肌张力低下等,中毒症状重,X 线表现有其自身的特点,主要表现两肺渗出病灶、肺气囊或胸膜病变,易合并脓胸、脓气胸或肺大疱,X 线表现落后于临床表现,与临床表现不相符,临床表现很重时可能 X 线表现尚不重,而临床表现好转时可能 X 线表现很重。血、气管分泌物、脓液、脑脊液等培养阳性有助于确诊。治疗可选用苯唑西林或第一、二代头孢菌素,对于耐甲氧西林的金黄色葡萄球菌可选用万古霉素,对于万古霉素耐药金黄色葡萄球菌可选用利奈唑胺。

5. **单纯疱疹病毒肺炎**　多见于母亲生殖道感染,可经胎盘传播至胎儿,也可为院内获得性。患儿可表现为单纯肺炎或多系统受累,多系统表现为除肺炎外还可表现为肝炎、弥散性血管内凝血,可伴有脑炎,皮肤可有皮疹。临床表现为体温低下,呼吸窘迫,肌张力低下,反应欠佳,呼吸暂停和惊厥等。引起多系统受累如未经治疗死亡率可达 85%,因此一旦确诊应及时治疗,治疗首选阿昔洛韦(20mg/kg,q8h,疗程 14 ~ 21 天),同时给予对症及支持治疗。

6. **呼吸道合胞病毒**(respiratory syncytial virus,RSV)**肺炎**　RSV 是新生儿病毒性肺炎最

常见病毒,容易引起间质性肺炎,早产儿较足月儿多,晚期肺炎较常见,出生 21 天以后的早产儿比 21 天内的早产儿更常见,与季节有关,常易发生在秋冬季节。RSV 感染可引起肺间质和毛细支气管炎,主要表现为呼吸暂停,可有喘憋、咳嗽等,肺部可闻及细湿啰音或哮鸣音,对于早期出现肺炎表现、低出生体重、合并低氧血症者死亡率增加。可做鼻咽部分泌物病毒分离、血清查特异 IgM 抗体来确诊。呼吸道合胞病毒可引起新生儿室流行,患儿需要隔离。母乳喂养对于 RSV 感染具有保护作用。

7. 巨细胞病毒肺炎 孕母感染后可通过胎盘或污染羊水感染胎儿,也可生后由母乳、输血感染,常引起多系统受累,可引起肺炎,表现发热、气促、发绀等,肺部可闻及湿啰音,常伴黄疸、皮疹、肝脾大等,血常规白细胞数增高但淋巴细胞计数并不高,胸片表现肺纹理增强伴多发实变影。可做血清 IgM、IgG 抗体检测,抗原检测,血、尿 DNA 检测,支气管分泌物或支气管肺泡灌洗液巨细胞包涵体或 DNA 检测以确诊。治疗可选用更昔洛韦。

8. 沙眼衣原体肺炎 沙眼衣原体属于原核细胞型微生物,由于孕妇产道内存在病原感染,新生儿通过产道时可能被感染,生后可以通过人与人之间飞沫或呼吸道分泌物感染,肺炎常发生于 1～3 个月小儿,如母亲患性传播疾病而未得到很好的治疗,则小儿发病率升高,母亲有衣原体定植时新生儿发病率为 3%～16%,典型临床表现为不伴发热及喘息的迁延性咳嗽,亦可表现重症肺炎,如合并呼吸困难、呼吸衰竭,可伴有结膜炎,X 线胸片表现为单侧或双侧浸润的炎症影,确诊需依靠咽部分泌物或气管分泌物,大环内酯类抗生素有效。

9. 真菌肺炎 由于 NICU 技术水平的发展,广谱抗生素的应用,各种侵入性操作增多,早产儿特别是极低、超低出生体重儿免疫功能不成熟,侵袭性真菌感染发病率较前增加。引起早产儿真菌感染最主要的病原是念珠菌属,其中白色念珠菌是最常见的病原,但近年来非白色念珠菌感染如光滑念珠菌、近平滑念珠菌感染有增多趋势。早产儿真菌肺炎临床表现非特异,可表现发热或低体温,反应差,呼吸增快或呼吸暂停,抗生素治疗效果差。胸片出现病变或肺炎加重。痰、血、脑脊液、中心静脉管端培养阳性有助于确诊,但当仅有一次痰真菌生长时要注意区别定植与感染。诊断根据明确的肺炎症状体征,X 线片提示局灶或弥漫肺部浸润影,痰真菌培养阳性或菌丝生长,抗生素治疗效果欠佳可诊断。治疗主要给予抗真菌治疗,可选用氟康唑、两性霉素 B 治疗,但光滑念珠菌、克柔念珠菌对氟康唑敏感性差。

(九)治疗

1. 一般治疗 加强护理及监护,维持适中的温度及湿度,保证液量及热卡的供给,保持呼吸道通畅,将患儿置于中线位,头轻度过伸,必要时可给予超声雾化吸入。

2. 胸部物理治疗 胸部物理治疗包括翻身、体位引流、肺部叩击及雾化吸痰。翻身和体位引流是根据重力作用的原理,通过改变体位的方法促进肺部分泌物从小支气管向大支气管方向引流,分泌物多时根据病情 2～4 小时翻身 1 次,可防止肺萎缩及肺不张,保证支气管排痰通畅。胸部叩击是通过产生有节律的叩打,对呼吸道和肺部的直接震动,使附着管壁的痰液松动脱落。叩击部位在前胸、腋下、肩胛间和肩胛下左右共 8 个部位,叩击速度为 100～120 次/分,每次叩击提起 2.5～5.0cm,每次叩击 1～2 分钟,每个部位反复六七次,总共时间不要超过 10 分钟。叩击时要注意观察患儿的呼吸、心率、皮肤及口唇是否青紫。吸痰的护理。雾化吸入有助于痰液的稀释。每次体位引流、拍背、雾化后给予吸痰,吸痰时要注意无菌操作,先吸引口腔内分泌物再吸引鼻腔内分泌物,以免患儿在喘息和哭叫时将分泌物吸入肺部。吸痰的压力为 100mmHg,每次吸痰时间不能超过 15 秒,若吸痰后出现青紫可加大氧流量 10%～15%。

3. **供氧**　应维持患儿 PO_2 50～80mmHg,一般可用鼻导管吸氧,注意监测氧浓度。如肺炎合并呼吸衰竭则应用鼻塞 CPAP 通气,如仍不缓解可应用气管插管机械通气,注意机械通气的副作用,对难以纠正的低氧血症可应用高频通气、体外膜肺等。

4. **针对病原治疗**　细菌性肺炎应选用抗生素治疗,无病原学依据时根据经验选药,一般细菌感染可选用青霉素或氨苄西林治疗,但由于目前细菌耐药的增多,一般选用头孢类抗生素,对于院内获得性细菌感染一般头孢类抗生素耐药,应选用加酶抑制剂的抗生素或碳青霉烯类抗生素,如舒巴坦、美洛培南等,有病原学依据时应根据药敏结果选用抗生素;呼吸道合胞病毒肺炎可选用利巴韦林吸入,巨细胞病毒肺炎可选用更昔洛韦;支原体或衣原体感染用大环内酯类抗生素如红霉素;真菌性肺炎可选用两性霉素 B、氟康唑。

5. **支持治疗**　病情重者可给予静脉丙种球蛋白、血浆等支持治疗。

6. **治疗合并症。**

（十）预防

1. **产前监测**　及时发现孕妇绒毛膜羊膜炎并给予治疗。

2. **产程中注意预防感染**　尽量减少指诊的操作,有胎膜早破者应监测,根据情况及时结束分娩。

3. **生后预防**　鼓励母乳喂养,避免新生儿病房内院内获得性肺炎,尤其是 NICU 中,减少 VAP 的发生率。在物体表面、体温计、气管插管、呼吸机管道、湿化器以及工作人员的手上均有细菌定植,因此应严格执行消毒隔离制度,做好手卫生以及各种仪器的消毒至关重要。为了减少细菌耐药的产生还应注意抗生素的选择及轮替应用。建立健全 NICU 及新生儿病房医院感染的监测。

4. **VAP 预防的集束化管理**　对于有创机械通气的早产儿实行 VAP 预防的集束化管理很重要,能够在一定程度上降低 VAP 的发生,包括:口腔护理、严格手卫生、减少抑酸药物应用、规范抗生素使用、区分定植菌与致病菌,避免频繁更换呼吸机管路、避免胃扩张、及时倾倒冷凝水、适当抬高床头灯,每天评估有创机械通气的必要性,尽早拔除气管插管很重要。

（张　欣）

第八节　气　漏

【本节要点】

> 早产儿气漏包括气胸、纵隔气肿、间质气肿、皮下气肿,对于突然出现的进行性加重的呼吸困难应注意是否合并气胸,需要床旁胸片或胸部透光实验以明确。对于早产儿气漏诊断胸部影像学检查很重要。轻症气胸常常无须治疗,如果呼吸困难进行性加重需要胸腔穿刺,必要时胸腔闭式引流;纵隔气肿、肺间质气肿及皮下气肿常无症状,需要临床动态观察。

气漏包括气胸、纵隔气肿、间质气肿、皮下气肿。近年来,随着肺保护通气策略的应用,早产儿气漏的发生率明显下降。

（一）气胸

有研究报道早产儿气胸发病率在7%～12%之间。早产儿气胸可为自发性气胸,常由于出生时经肺压过高伴有肺通气不均与肺泡过度扩张而破裂所致。更多的情况是由于肺部原发疾病影响所致,如RDS、重症肺炎时气胸发生率明显增高,机械通气的应用更显著增加了气胸的风险。与足月儿不同,早产儿气胸常见病因为RDS及正压通气,这可能与早产儿肺发育不成熟有关。

1. 临床表现 早产儿气胸发病常晚于足月儿气胸,这可能与早产儿气胸的原因与足月儿不同有关。常表现为在原有呼吸系统疾病基础上突然出现恶化,呼吸增快和呼吸窘迫,面色苍白或发绀,一般单侧气胸比较多见,常见右侧气胸。查体可见患侧胸廓隆起,叩诊患侧呈鼓音,听诊患侧呼吸音减低。由于大血管受压,回心血量降低,心输出量降低,患儿可能合并休克。

2. 辅助检查 可行胸部透光试验,采用光线强度较大的光纤冷光源直接接触胸壁进行探查,检查时尽量保持室内光线较暗,气胸时患侧胸腔透亮而对侧透光范围很小。X线检查对诊断有决定意义,可见在壁层与脏层胸膜之间的大片透亮区(图3-8-1)。如气胸量较少,侧位胸片对诊断有一定帮助。

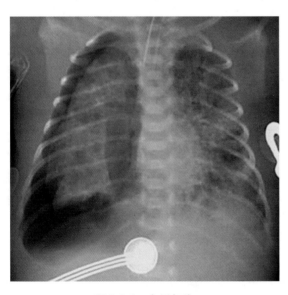

图 3-8-1 右侧气胸

3. 治疗 对于无症状或自主呼吸状态下症状较轻、无进行性加重的呼吸困难的气胸可密切观察而不需要治疗,漏出气体常在24～48小时吸收。

（1）胸腔穿刺抽气及胸腔闭式引流:患儿症状重病情急剧恶化或血流动力学不稳定时需要胸腔穿刺抽气。常用22～24G静脉注射套管针通过三通连接注射器,在患侧锁骨中线第2肋间下一肋骨上缘进针,穿刺同时进行抽吸,有气体进入注射器后不再继续进针以免损伤肺组织,用注射器抽气至不再有气体抽出,如有持续气体抽出可以连接引流管,持续负压吸引,可见持续的气体排出表明引流装置连接成功。持续引流至无明显气体排出后可将引流管夹闭,如患儿呼吸稳定未再有气胸发生可将引流管拔除。

（2）呼吸支持:气胸患儿需要呼吸支持时原则上采用小潮气量低通气策略,尽可能用较低的气道压力,如有条件可以选择高频通气。常用HFOV,高频率、小潮气量、低气道压,能够有效改善氧合,促进CO_2排出,相对稳定的MAP能避免肺泡的过度扩张,有利于肺泡愈合。

（3）预防:机械通气时尽可能采用肺保护通气策略,低潮气量和可允许性高碳酸血症及PS的应用可能在一定程度上减少气胸的发生,减少不必要的气管内吸引和球囊正压通气、酌情使用高频通气有一定帮助。

（二）间质性肺气肿

间质性肺气肿(pulmonary interstitial emphysema,PIE)常常发生在有肺实质疾病并在机械通气状态下的早产儿或足月儿,气体较易进入顺应性较好的肺单位,使其过度扩张而破裂。常发生于 RDS 需要机械通气的早产儿,可局限于一肺叶内,亦可扩散至双侧肺叶。

1. **临床表现**　轻重取决于未受累的肺组织的范围和功能,可有呼吸困难,气促,常伴有低血压,根据受累范围分为弥漫性和局限性,弥漫性间质气肿常与呼吸机应用时间过长和发生 BPD 相关。

2. **PIE**　常发生于机械通气的早产 RDS 患儿,胸部 X 线表现为单叶或多叶散在的囊样变化,可伴有纵隔向对侧移位(图 3-8-2)。

3. **治疗**　PIE 一般会随时间而自然消退,单侧 PIE 应注意体位,让患侧肺休息,减少通气;如需要机械通气应采取较短吸气时间、较低吸气峰压以减少潮气量,高频通气常常优于常频通气,可以采用高频通气。

4. **预防**　对于需要机械通气的早产儿采用肺保护性通气策略,适当采用高频通气。

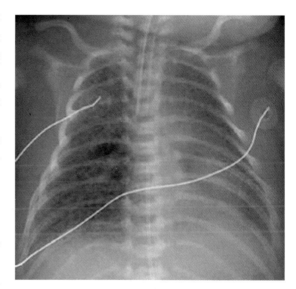

图 3-8-2　间质性肺气肿

(三) 纵隔气肿

纵隔内出现气体积聚即纵隔气肿,新生儿支气管或肺泡破裂后气体进入肺间质,肺间质内气体沿支气管和血管周围间隙进入纵隔,也可由于气道或后咽部损伤使气体直接进入所致。

纵隔气肿气体可沿软组织进入颈部引起皮下气肿,还可能进入心包腔引起心包积气,或进入后腹膜引起后腹膜积气,后者可破入腹腔,引起气腹,再进入阴囊引起阴囊气肿。

纵隔气肿分为自发性及继发性,自发性多见于足月儿,生后呼吸肌活动过强使肺泡压力明显或突然升高导致肺泡破裂;继发性常继发于呼吸系统疾病如 RDS、吸入性肺炎等。

1. **临床表现**　纵隔气肿临床表现比较隐匿,较少造成足够的张力引起循环系统改变,大量纵隔气肿可表现不同程度呼吸窘迫。

2. **诊断**　主要依靠 X 线片(图 3-8-3),侧位片显示更清晰,纵隔气肿常位于前上纵隔,表现为沿上纵隔两侧条状、卵圆形或圆形透亮区,于脊柱中央两侧透亮区互相连接。

3. **治疗**　一般纵隔气肿临床意义较小,不需要进行引流治疗,极少见纵隔气肿气体不能通过胸腔、后腹膜、颈部软组织等途径减压,如有张力压迫时需要纵隔引流。

(四) 心包积气

心包积气常由于间质肺气肿沿大血管进入心包腔而形成。气体积聚在心包腔内,致压力升高,可影响心房、心室充盈使得心输出量和血压降低。

1. **临床表现**　少量心包积气临床可无症状,大量积气可出现发绀、心率增快、血压降低、心音低钝。

2. **胸部 X 线片**　有助于诊断,表现为心脏被气体环绕,心电图可表现为低电压。

3. **治疗**　对于无症状的心包积气临床可密切观察,注意生命体征和脉压,有症状的心包积气必要时需要穿刺排气,如心包积气持续可放置引流管连接负压吸引持续引流。

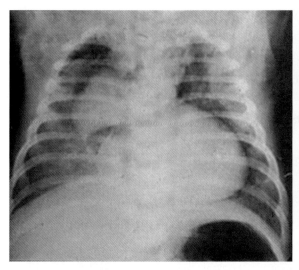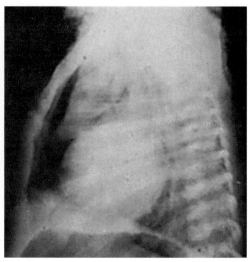

图 3-8-3　纵隔气肿

（五）皮下气肿

早产儿皮下气肿常常位于颈部、上胸部，有时可以延至腹部，一般无临床表现，严重的颈部皮下气肿可能会压迫气管引起呼吸困难，体检可触及握雪感，X 线片在皮下可见透亮区，皮下气肿常常无须治疗，随患儿病情好转可逐步吸收。

（张　欣）

第九节　早产儿肺出血

【本节要点】

新生儿肺出血是许多疾病晚期出现的严重并发症，病死率高。其发生最主要的原因是缺氧、感染和寒冷损伤等造成肺毛细血管通透性增加。临床表现为肺部听诊湿啰音突然增多，甚至口鼻腔涌出鲜血或气管插管吸出泡沫样血性液体。治疗主要是改善缺氧，给予合理有效的机械通气及止血、抗感染等综合治疗。预防肺出血的发生更为重要。

新生儿肺出血（pulmonary hemorrhage）是指肺的大量出血，至少影响到肺的两个大叶。本症发生在许多严重原发疾病的晚期，是一种严重的综合征。新生儿肺出血发病率为 1‰～12‰，早产儿发病率更高。新生儿肺出血死亡率高，可达 74.6%，极低出生体重儿可高达 82.1%，但其早期临床表现常不典型，且缺乏早期诊断的特异性指标，因此，给临床工作带来了极大的挑战。

（一）病因及发病机制

1. 新生儿肺出血的原因　主要是由肺毛细血管通透性增加引起的出血性肺水肿，而不是血管的直接损伤破裂。引起肺毛细血管通透性增加的原因主要包括缺氧、感染和寒冷损伤等。本症在新生儿期有两个高峰，第一高峰在生后第 1 天，约占本症的 50%；第二高峰在生后第 6～7 天，约占 25%，出生 2 周后少见（约 5%）。围产期窒息仍然是发病第一高峰的主要原因,而寒冷损伤、严重感染等则是第二高峰的主要原因。

（1）缺氧因素:围产期窒息、呼吸窘迫综合征（RDS）、吸入性肺炎、青紫型复杂先天性心脏病等均可导致低氧血症和酸中毒。心肌缺氧导致心搏出量减少,血流减慢,静脉回流降低,肺血管淤血,静脉压增高;血管壁的缺氧使渗透性增加,尤以毛细血管更为显著。酸中毒可直接或通过释放强缩血管因子如 ET-1 等导致肺动脉高压,从而增加肺血管跨壁压、增加肺毛细血管通透性、加重肺的缺氧缺血损伤以及抑制心功能、抑制凝血功能等多种途径诱发或加重肺出血。

（2）严重感染:感染是新生儿肺出血第二高峰的最重要的原因。严重肺部感染除影响气体交换外,还直接损伤肺组织,包括其中的肺血管和毛细血管,或通过免疫复合物与毛细血管壁基底膜的结合造成损伤,引起血管渗透性增加。严重感染时炎症介质如肿瘤坏死因子（TNF）-α 等过度释放,导致肺毛细血管渗漏、血管舒缩功能障碍引发低血压甚至休克进而加重肺组织缺氧缺血性损伤;后期的扩容、纠酸、改善微循环等治疗引起缺血-再灌注损伤,形成二次打击;继发的心功能不全也会进一步加重肺组织淤血从而导致红细胞的渗出;感染诱发的凝血功能障碍进一步加重出血。

（3）寒冷损伤:主要发生在寒冷损伤综合征和硬肿症,患儿往往同时合并缺氧及感染。严重低体温时,机体为增加产热量,使耗氧量增加,以致缺氧。如低体温持续时间过长,则血管收缩,血流速度减慢,在缺氧缺血情况下产生代谢性酸中毒,影响心脏功能和血管渗透性。

（4）其他:心力衰竭、高黏滞综合征、凝血功能障碍、弥散性血管内凝血、机械通气压力过高、输液过快过量等均可引起肺出血,但这些病因一般都与缺氧、感染等同时存在。

2. 早产儿肺发育不成熟,存在一系列"内在缺陷"　是早产儿肺出血的主要内因,也是发病第一高峰的主要原因。早产儿"内在缺陷"主要表现为肺发育不完善,肺泡少,血管多,毛细血管通透性差,易破裂出血;肺表面活性物质（PS）少,毛细血管中液体易渗入肺间质及肺泡;支气管壁和肺泡壁弹力纤维发育不成熟,易闭塞导致气体交换面积减少和缺氧性微血管损伤;凝血机制缺陷,易有出血倾向。若合并有严重感染、寒冷损伤、缺氧、酸中毒以及不当机械通气等外因时,则更易引起肺出血。

早产儿肺出血的致死原因主要是出血引起肺气体交换障碍而致"内窒息";大出血引起出血性休克亦可导致死亡。

（二）临床表现

患儿常有缺氧、感染、硬肿等病史,且原发病较严重。发生肺出血时常有以下临床表现:

1. 全身症状　反应差、面色苍白或发绀、四肢末梢循环差等。

2. 呼吸障碍　突发呼吸困难,出现呻吟、三凹征、呼吸暂停、呼吸不规则、经皮血氧饱和度（TcSO₂）下降。呼吸暂停的频繁发作或 TcSO₂ 降低是早产儿肺出血的早期临床表现。

3. 肺部体征　肺内出现湿啰音或湿啰音较前增多。湿啰音增多一定程度上提示肺出血已发生,并且较严重。

4. 出血表现　约有 50% 患儿从口鼻腔流出或喷出血性液体,或气管插管内流出或吸出泡沫样血性液,这时诊断已很明确。其他部位出血的表现,如:皮肤出血点或瘀斑、穿刺部位出血等。

（三）辅助检查

1. X 线表现

（1）两肺透亮度突发性降低,出现广泛性斑片状、团块状、均匀无结构的密度增高影,是肺出血演变过程中的重要征象。个别患儿表现有明显的间质气肿。左肺下叶病变时可伴有支气管充气征。

（2）肺血管淤血影：两侧肺门血管影增宽，呈较粗的网状影。

（3）心影轻中度增大，以左心室增大为主。

（4）大量出血时两肺透亮度明显降低，可呈白肺。

（5）显示肺部原发疾病的病变。

2. **实验室检查**　动脉血气分析显示程度不等的酸中毒，以混合型（代谢性和呼吸性）最常见，单纯代谢性酸中毒次之，单纯呼吸性酸中毒极少见。PaO_2 下降，$PaCO_2$ 升高。

（四）预防和治疗

肺出血病死率较高，重在预防。预防原发疾病的发生是早产儿肺出血最有效的预防方法。临床上对围产期窒息、RDS、严重感染、硬肿病的早产低体重儿，应积极治疗，尽量避免发生肺出血。若发生肺出血，应早期积极治疗。

1. **一般治疗**　积极治疗原发疾病，保暖、纠酸、吸氧、保持呼吸道通畅。限制液体量 $80ml/(kg \cdot d)$，滴速 $3 \sim 4ml/(kg \cdot h)$。

2. **机械通气治疗**　目前主张在治疗原发病基础上尽早使用呼吸机，采用正压呼吸治疗，适当的机械通气既可以扩张肺泡，改善两肺的通气和换气功能，提高 PaO_2，和降低 $PaCO_2$，又有"压迫性"止血作用。建议呼吸机初调参数如下：最大吸气峰压（PIP）$25 \sim 30cmH_2O$，必要时可大于 $30cmH_2O$，PEEP $5 \sim 7cmH_2O$，呼吸次数（RR）$40 \sim 60$ 次/分，吸呼比 $1:1 \sim 1:1.5$。根据病情及血气分析调节呼吸机参数。当 PaO_2 稳定在 $50mmHg$ 以上，12 小时内未见气管内血性分泌物，临床症状好转，逐渐降低呼吸机参数。不主张常规吸痰，只要无堵管，应尽量延长吸痰间隔时间。肺出血停止后继续机械通气期间，则应常规吸痰，以保持呼吸道通畅，一般 3 天后如确无继续出血时，可考虑拔管。

3. **高频振荡通气治疗**　高频振荡通气可有效治疗极低出生体重儿的肺出血，甚至对常频机械通气效果不佳的新生儿肺出血亦有较好的治疗效果。一般其初调参数为：平均气道压 $9 \sim 18cmH_2O$，振幅 $20 \sim 30cmH_2O$，频率 $10 \sim 15Hz$，$FiO_2 > 0.6$，可视具体情况作适当调整。

4. **撤机方式**　早产儿呼吸中枢尚不成熟，气道顺应性较高，容易塌陷，若拔管后选用鼻塞 CPAP 辅助通气，可提高拔管成功率；若拔管后用鼻塞 IPPV，存在一个驱动压，拔管成功率可更高。

5. **药物治疗**

（1）止血：立止血 0.2U 加生理盐水 1ml 气管内滴入，和（或）肾上腺素［1:10 000，$0.2 \sim 0.3ml/(kg \cdot 次)$］气管内滴入，同时立止血 0.5U 加生理盐水 2ml 静脉滴注。

（2）改善微循环和保持心功能：多巴胺和多巴酚丁胺持续静脉滴注。心力衰竭者可用地高辛。

（3）补充血容量，纠正贫血：有休克表现者可予生理盐水扩容，必要时输注新鲜血浆或新鲜全血。

（4）纠正凝血功能障碍：弥散性血管内凝血的患儿可予小剂量肝素治疗。

（5）PS 治疗：可改善肺出血后的氧合状况，但并无长期益处。

（茹喜芳　王颖）

第十节 支气管肺发育不良

【本节要点】

支气管肺发育不良(bronchopulmonary dysplasia,BPD)是一种早产儿慢性肺疾病(chronic lung disease,CLD),影响小胎龄、极/超低出生体重早产儿早期存活及远期预后,是危重早产儿救治中的热点、难点问题。本节从 BPD 发病机制、病生理改变、临床表现、现阶段主要预防/诊治的方法及策略、主要合并症、预后进行全面阐述。

支气管肺发育不良是一种慢性肺疾病,通常发生于胎龄较小的早产儿,特别是罹患新生儿呼吸窘迫综合征(RDS)、接受氧气、机械通气治疗的早产儿,是影响小胎龄、极/超低出生体重早产儿早期存活及远期预后的严重疾病,关系到存活早产儿生命质量及远期预后。随着危重早产儿救治存活增加,BPD 问题越来越引起关注,BPD 的预防与治疗也成为危重早产儿救治中的热点、难点问题。

2000 年,在美国儿童健康和人类发展研究院(NICHD)、心脏、肺和血液研究院(NHLBI)及少见病委员会共同举办的 BPD 研讨会上,多数人主张采用 BPD 的命名,认为此命名可清楚地区别生命后期多种原因的 CLD。目前文献中,常见 BPD 与 CLD 通用。

(一) 定义

BPD 最早是由放射科医师 Northway 在 1967 年首先描述,并将其定义为生后 28 天仍需氧。2000 年在 BPD 诊治共识会议上,对 BPD 的定义、分期进行了更细致的描述,将其定义为生后 28 天仍然需要氧疗。

由于超早产儿救治存活增加,为能更好地反映诊断与预后间的关系,更加准确地判断病情,针对超早产儿 BPD 的研究经常以矫正年龄 36 周时需要氧疗来定义 BPD。近年来提出"生理性 BPD"的概念,即对吸入氧浓度 ≤0.3 或吸入氧浓度 >0.3 但脉搏血氧饱和度 >96% 的早产儿,在密切监测下进行空气挑战试验,即撤氧试验。如果停氧后 30 分钟脉搏血氧饱和度仍能维持 ≥90%,则不诊断 BPD,如脉搏血氧饱和度 <90%,则诊断 BPD。此种模式下诊断的 BPD 又称为"生理性 BPD"。对于需要较高呼吸支持的早产儿无须进行撤氧试验,直接诊断生理性 BPD。

(二) BPD 发生率及危险因素

由于肺脏发育成熟情况、早期合并症情况以及通气策略的改变,产前糖皮质激素及出生后表面活性物质的应用,出生体重 1200g 以上、胎龄 30 周以上的早产儿已较少出现 BPD。

BPD 发生率根据定义不同而异,以校正胎龄 36 周仍需氧为 BPD 定义,<1500g 早产儿 BPD 发生率为 19%。Berger 等研究显示,通过改变对极低出生体重(VLBW)婴儿的管理,包括产前糖皮质激素应用的增加及呼吸机治疗策略的调整,在过去的 15 年间,VLBW 婴儿存活率显著提高,虽按最新定义 BPD 总的发生率无下降,但中、重度 BPD 的患病率明显降低。

自 1987 年以来,美国国立儿童健康及人类发展研究院(NICHD)新生儿研究网(NRN)监测医学院附属医院出生胎龄 <28 周极早产儿预后,研究显示,矫正年龄 36 周存活者,以矫正年龄 36 周或出院/转院时仍需氧疗定义 BPD,1993～2000 年间,BPD 发生率从 32% 升至 45%,在 2008 年降至 40%。2009～2012 年,BPD 发生率在 26 周早产儿为 55%,27 周早产儿

为 40%。

随着我国围产新生儿医学的发展,近年来,小胎龄、极低/超低出生体重儿出生数量增加,救治能力提高,存活增加,因此,此组患儿的慢性、远期合并症出现并逐渐被认识,其中包括 BPD。2011 年早产儿支气管肺发育不良调查协作组报告,GA≤28、28～、30～、32～、34～<37 周 BPD 发生率分别为 19.3%、13.11%、5.62%、0.95% 和 0.09%,BPD 发生率随早产儿胎龄增加而明显降低。

(三) 发病机制

本书前面已描述了肺脏的发育进程,早产儿肺发育不成熟,包括肺泡发育不成熟及肺血管发育不成熟,是 BPD 产生、进展及影响病变程度的基础。在此基础上,产前及产后感染、高氧和机械通气导致了错综复杂的前炎症反应蛋白、抗炎症反应蛋白以及众多细胞信号通路改变,造成多种生长因子失衡,导致 BPD 发生。

1. **氧自由基、炎症因子损伤** 众多研究关注 BPD 发生、发展过程中的炎症、氧化应激损伤机制,并试图通过相应监测判断 BPD 的病情。支气管肺泡灌洗液、血液甚至尿液中有关炎性因子的检测可有助于早期预示 BPD 的出现。相关研究涉及的因子种类非常多,包括作用于不同环节、作用机制各异的多种炎性因子,如趋化因子、黏附分子、蛋白酶/抗蛋白酶、氧化损伤标志物等,以及在炎症损伤的修复期调控正常肺生长和修复的一些生长因子。针对 BPD 发生过程中早产儿肺泡灌洗液的研究发现,其中细胞因子失衡突出,浓度升高的细胞因子有白细胞介素(IL)-8、IL-1β、IL-6,肿瘤坏死因子(TNF)-α,单核细胞化学趋化蛋白(MCP)-1、MCP-2 和 MCP-3,巨噬细胞炎症蛋白(MIP)-1a、MIP-1b,浓度降低的细胞因子为IL-10。

2. **感染** 母亲阴道和(或)新生儿气道有解脲脲支原体定植与 BPD 发生有关联,82%BPD 患儿气道内有此菌定植。感染本身可激活炎症瀑布反应,导致 BPD。

3. **肺泡压力损伤** 机械通气对于早期罹患严重 RDS 及后期病变较严重的 BPD 治疗都是必需的,但不恰当的气道压力可导致肺泡损伤。机械通气和高氧联合可导致常见并且独特的肺脏细胞外基质(ECM)改变,包括胶原沉积、间质厚度增加及弹性蛋白含量增加。这种 ECM 重塑的组合以及同时发生的凋亡增加、肺脏细胞增殖减低,最终导致生长因子信号通路改变,影响肺上皮细胞、内皮细胞及系膜细胞的存活及分化,扰乱肺泡及毛细血管的发育。

4. **遗传** 国内外研究结果表明,BPD 患儿可能存在其独特的多种易感基因,如内皮细胞一氧化氮合成酶及血管内皮生长因子 A 的基因表型、肺表面活性物质蛋白(SP)的基因多态性等。在遗传易感性基础上,各种不利因素造成发育不成熟肺的损伤,并且导致损伤肺组织的异常修复。

5. **其他** 液体负荷过重增加症状性动脉导管未闭(PDA)及肺水肿的危险,针对此而增高的呼吸机参数及氧气供应加剧肺损伤,并增加 BPD 的危险。早期治疗 PDA 可改善肺功能,但不影响 BPD 发生率。早产儿维生素 A 水平低、微量元素缺乏,使早产儿易发生 BPD。

(四) 病理改变

通常认为 BPD 存在 4 期病理改变,包括急性肺损伤期、渗出期、增殖期和纤维增生毛细支气管炎期。由于 BPD 通常在 RDS 治疗过程中逐渐出现,因此,临床上很难准确判定 BPD 发生的时间,并难以与其他疾病进程完全区分开。除肺泡、肺间质改变外,BPD 患儿还并存肺血管发育受阻、肺血管发育异常,严重病例并存右心室肥大。

与传统 BPD 中的典型肺纤维化不同,目前新型 BPD 的病理改变以肺泡简单化、肺小血管发育异常为主。

（五）临床表现

BPD 突出表现为持续氧依赖,并至少持续至生后 28 天以上。临床上存在呼吸困难表现,包括呼吸急促、三凹征、肺内细湿啰音,病情严重并呼吸困难明显者体格生长落后。血气分析往往提示低氧血症及高碳酸血症。患儿通常需要不同程度的呼吸支持,包括常压给氧、无创通气[包括经鼻持续呼吸道正压(nCPAP)、经鼻间歇正压通气(nIPPV)、高流量湿化鼻导管通气]、甚至气管插管机械通气。

由于易感者发育特点及原发病情况,常伴发其他器官系统损伤表现,如动脉导管未闭、颅内出血、早产儿脑室旁白质软化、早产儿视网膜病等。

根据患儿临床表现、呼吸支持治疗的强度及时间,将 BPD 分成不同程度(表 3-10-1)。

表 3-10-1　BPD 分级诊断标准

胎龄	<32 周	≥32 周
判定时间	校正胎龄 36 周或出院(采用先达到者)	生后日龄>28d,但<56d 或出院(采用先达到者)
	至少需 21% 以上氧气治疗 28d,**并具备以下条件**	
轻度 BPD	校正胎龄 36 周或出院时,不需吸氧(采用先达到者)	56d 日龄或出院时,不需吸氧(采用先达到者)
中度 BPD	校正胎龄 36 周或出院时,吸入<30%氧(采用先达到者)	56d 日龄或出院时,吸入<30%氧(采用先达到者)
重度 BPD	校正胎龄 36 周或出院时,吸入≥30%氧和(或)需正压通气(PPV 或 NCPAP)(采用先达到者)	56d 日龄或出院时,吸入≥30%氧和(或)需正压通气(PPV 或 NCPAP)(采用先达到者)

注:BPD:支气管肺发育不良;NCPAP:经鼻持续呼吸道正压;PPV:正压通气

针对上述诊断标准,需注意以下几点:①判定 BPD 病情的时间点、确定用氧浓度的生理实验方法仍有待确定,脉搏血氧饱和度测定是可供选择的方法。②BPD 通常发生于因呼吸衰竭(最常见的是新生儿呼吸窘迫综合征)用氧和正压通气治疗的新生儿。③持续呼吸系统表现(呼吸急促、三凹征、啰音)是 BPD 的常见表现,因此未被纳入判定 BPD 严重程度的标准中。④婴儿因非呼吸系统疾病需>21%氧或正压通气治疗中枢性呼吸暂停或膈疝,不是 BPD。除非他们同时发生肺实质疾病并表现出呼吸窘迫的临床征象。⑤需氧>21%是指婴儿每天需>21%氧的时间>12 小时。在校正胎龄 36 周、56 天或出院时需氧>21%或需正压通气,不包含紧急事件的处理,用氧状况是在此判定时间前后几天内的每天治疗情况的总体反映。⑥此标准对胎龄<32 周早产儿更准确、有效,对较大胎龄患儿的意义有待进一步探讨。⑦由于对 BPD 影像学解释的不一致性,而且不一定在某一固定年龄均具备,故影像学的指标未体现在诊断标准中。

（六）影像学检查

BPD 的诊断目前仍是以临床诊断为主,但影像学可提供非常有价值的诊断及鉴别诊断信息。

在认识 BPD 的早期,根据肺部影像学改变将 BPD 分为不同病期:Ⅰ期:与无合并症的 HMD 相似;Ⅱ期:肺实质有实变,并出现多泡样病变;Ⅲ期和Ⅳ期:出现肺不张、过度充气、气泡形成和肺纤维化。但随着患病对象特性的改变及新的治疗手段的采用,与病理改变一致的"新 BPD"影像学与经典 BPD 迥然不同,早期 X 线胸片改变不明显,后期表现为肺野模糊,肺纹理增多、增粗、紊乱或仅见磨玻璃状改变。阅读 BPD 胸片需关注心血管异常、肺膨胀过度、肺气肿、纤维化/间质异常等。

与 X 线胸片相比,胸部 CT 更易发现肺结构的异常,如肺野毛玻璃状密度及实变影(部分可见充气支气管征)、过度充气及囊状透亮影、条索状致密影、线性和胸膜下三角形密度增高影。BPD 病变以双下肺为著,常对称发生,肺部多发囊泡影是重要特征性表现。高分辨力 CT(high resolution computed tomography,HRCT)较常规 CT 空间分辨力高,能更好显示肺的次级肺小叶和肺内间质等细微结构,亦可早期显示肺部病变特征。虽然 CT 能可靠反映病变程度及预后,但其辐射量大,不宜作为常规检查。

虽然磁共振成像(MRI)没有辐射,但由于肺的解剖组织内质子含量少,相邻解剖结构组织磁敏感率差别较大,且受呼吸运动及心脏搏动等影响,限制了其在 BPD 诊断中的应用。

(七)BPD 预防

1. 产前 通过产科技术干预积极预防早产,35 周前出生者需完成促胎儿肺成熟治疗,并在安全可行前提下尽可能延长孕周。

2. 出生时 复苏者熟练掌握早产儿复苏技能及要领,采用合理氧疗方式,安全用氧及控制正压通气压力。使用空-氧混合器控制给氧浓度,最新新生儿复苏指南建议早产儿复苏初始用氧浓度 21%～30%;使用 T-组合复苏器控制正压通气压力;胎龄小于 30 周有自主呼吸但伴呼吸困难者,生后即刻产房内开始使用 CPAP,直至临床除外 RDS;胎龄小于 26 周或早产并需气管插管复苏者,尽早使用肺表面活性物质(PS)。

3. 出生后 根据 BPD 发病机制进行预防治疗。

(1)RDS 治疗:遵循最新新生儿 RDS 治疗共识,对 RDS 早产儿进行综合管理及治疗,合理使用 PS 及联合不同模式的呼吸支持策略。

(2)出生早期 PS 联合气管内激素使用:2016 年的一项研究显示,出生 4 小时以内、患严重 RDS、需要机械通气并吸入≥50% 氧气的极低出生体重儿,干预组使用 PS 100mg/kg+布地奈德 0.25mg/kg,对照组为 PS 100mg/kg,Q8h 应用,直至患儿吸入氧浓度<30% 或拔除气管插管,或反复使用达 6 剂。与对照组比较,干预组 BPD 死亡发生率低,42% 比 66%,RR 0.58,95% CI 0.44～0.77,$P<0.001$;需要治疗的例数(NNT)4.1,95% CI 2.8～7.8;较少 PS 使用;生后 12 小时气管吸出物中白细胞介素(IL)-1、IL-6、IL-8 水平低,生后 3～5 天、8 天气管内吸出物 IL-8 低。该项研究结果提示,与单独使用 PS 比较,PS 联合布地奈德使用可显著降低患严重 RDS 的极低出生体重儿 BPD 发生率,无明显短期副作用。当然,此类干预措施还需更大规模的临床研究证实。

(3)生后早期激素雾化:Bassler D 等 2015 年报道 23 周+0 天～27 周+6 天早产儿生后 24 小时内开始吸入布地奈德或安慰剂的研究,雾化治疗直至停氧及正压通气或胎龄达 32 周 0 天,以生后 36 周需氧定义 BPD。布地奈德组与对照组 BPD 发生率分别为 27.8% 比 38.0%,RR 0.74,95% CI 0.60～0.91,$P=0.004$;死亡发生率 16.9% 比 13.6%,RR1.24,95% CI 0.91～1.69,$P=0.17$。需手术结扎动脉导管的 RR 0.55,95% CI 0.36～0.83,$P=0.004$,需要再次气管插管的 RR 0.58,95% CI 0.35～0.96,$P=0.03$。结论提示:早期吸入布地奈德治疗降低 ELBW 婴儿 BPD 的发生,但此优势可能会以死亡率增加为代价。

虽然目前循证医学证据不足以推荐机械通气患儿吸入糖皮质激素预防 BPD,但由于其副作用较全身使用激素少,值得进一步研究。

(4)生后早期全身激素使用:对于存在产前感染的极低出生体重儿,生后 2 周之内每天给予氢化可的松 1mg/kg,有助于无 BPD 存活。出生后 ≤7 天应用地塞米松治疗有助于加速拔除气管插管、减少 BPD 及动脉导管未闭(PDA)的发生,但可带来消化道出血、肠穿孔、高血糖症、高血压、肥厚性心肌病、生长发育迟缓的不良影响。远期随访发现,早期治疗者神经系统检查异常概率、脑瘫概率增加。考虑到早期全身使用激素带来的益处并未超过可能的不利影响,目前有关神经系统预后的信息仅来自学龄前期的随访研究,远期影响尚不清楚,使用需慎重。由于地塞米松对肾上腺-皮质激素轴有较强的中枢抑制作用,担心长期使用导致中枢性皮质功能低下,特别是担心地塞米松对中枢神经系统的不良影响,近年来氢化可的松使用有所增加。现有研究未发现使用氢化可的松有临床益处或弊端,无证据推荐使用其预防 CLD。

(5)其他策略:采用肺保护性通气策略进行通气,根据病情选择恰当的通气方式,努力减少如感染、肺出血、PDA 等各种合并症的发生。

(八)BPD 治疗

BPD 影响患儿全身多器官系统,需多学科合作综合治疗,可能涉及心血管、呼吸、循环、消化及营养、神经及发育、眼科、耳鼻喉科、物理治疗等多学科。综合治疗包括住院期间及出院后阶段。

1. 营养支持　营养对肺的正常发育极其重要,蛋白质、多不饱和脂肪酸、维生素 A、谷胱甘肽、硒等有助于肺组织抗损伤及组织损伤的修复。在 BPD 限制液体入量的前提下,通过使用能量密度较高奶类,保证基础代谢、生长发育需求,并尽量补偿呼吸困难造成的过度消耗。对于成长中罹患 BPD 的极低/超低出生体重儿,即使在限制液体入量的前提下,热卡供给应达 110~135kcal/(kg·d)。

2. 氧疗　是维持生命、维护各器官系统功能、保证全身代谢及生长发育需要的必要手段,并有助于降低肺动脉压力,对有指征的 BPD 患儿应进行氧疗。BPD 氧疗目标有争议,通常建议维持脉搏血氧饱和度(SpO$_2$)90%~95%。氧疗方式见有关章节。

如 BPD 患儿在常压给氧下心率、呼吸、脉搏血氧饱和度等各项生命体征稳定,可以考虑进行家庭氧疗。BPD 患儿出院前应对家长及婴儿看护人进行细致指导,包括家庭环境、氧疗设备、必要监测仪器的准备、使用,做好家长氧疗注意事项培训及监测指导。

3. 呼吸支持　包括无创通气及有创通气。

根据患儿 BPD 病情采用不同的呼吸支持策略,通常在婴儿矫正胎龄 36 周确诊前及罹患重度 BPD 的患儿使用。

(1)无创通气:包括经鼻持续气道正压(nCPAP)及经鼻间歇正压通气(nIPPV),是近年来较推荐并使用较广的呼吸支持方式。近年来也在使用高流量鼻导管通气(HFNC)进行此组患儿的呼吸治疗。由于无创通气的作用机制及可减少有创呼吸机使用,从而有利于 BPD 患儿治疗。

(2)机械通气:根据患儿临床表现、监测状况选择常频通气(CMV)模式或高频振荡通气(HFOV)模式。治疗期间推荐采用低潮气量、允许性高碳酸血症策略,维持 pH 7.20~7.40,PaCO$_2$ 45~65mmHg,PaO$_2$ 50~70mmHg。病情允许条件下尽早撤离呼吸机。2014 年英国研究发现,超低出生体重儿生后早期使用高频振荡通气(HFOV)治疗,有利于11~14岁时的肺功能。

持续呼吸机依赖的严重BPD病例,需考虑气管切开。国外可以进行家庭呼吸机治疗,但国内较少使用。

4. 药物治疗 很多药物被用来治疗严重BPD,但其确切疗效、作用机制、可能的副作用都未能充分研究。

(1) 糖皮质激素:由于其有很强的抗炎作用,是最常用于干预BPD病程、病情的药物。有全身用药及气道吸入用药2种方法。

1) 吸入治疗:没有证据推荐机械通气患儿使用激素吸入治疗BPD,但考虑到糖皮质激素抗炎作用,对比吸入激素治疗与其他治疗的风险,仍有不少单位采用激素吸入疗法。2014年对美国35家NICU调查发现,对于胎龄<24周、出生体重500~999g、较长时间机械通气的患儿,吸入激素的使用会逐渐增加,各医院间使用率0%~60%。最常用的激素为倍氯米松194例(14%)、布地奈德125例(9%)、氟替卡松90例(6%)。布地奈德使用雾化泵吸入,其余均使用剂量控制的吸入器吸入。但今后还需进一步研究更加有效的激素吸入治疗装置,并关注治疗后对神经系统远期的影响。目前无非机械通气BPD患儿吸入激素治疗的研究证据及治疗推荐。

2) 全身应用:晚期使用皮质激素治疗的益处不一定大于可能存在的副作用。系统综述显示,生后>7天后使用皮质激素治疗CLD,可能降低死亡率,未明显增加远期不良神经系统预后。现有研究早产儿数量有限且仅随访至学龄前,远期不良影响尚不能最后确定。鉴于现有关晚期激素使用带来的益处及不良反应,以及对远期影响的不确定性,应慎重考虑其使用,仅限于不能撤离呼吸机的患儿,并使用小剂量、短疗程。美国儿科学会推荐早产儿治疗BPD地塞米松用量应<0.2mg/(kg·d),尽量缩短使用时间,通常6~9天。

(2) 利尿剂:噻嗪类利尿剂有抑制醛固酮作用,已被用来治疗BPD,其与螺内酯合用可增加尿量,但其对BPD患儿肺功能的改善效果不肯定。对已发生或正在发生CLD的>3周的早产儿,雾化吸入袢利尿剂呋塞米,可即刻改善呼吸力学。由于缺乏对预后影响的随机对照实验,目前无对已发生或正在发生CLD的早产儿常规雾化、口服、静脉应用袢利尿剂的推荐。

(3) 支气管扩张剂:没有证据表明使用沙丁胺醇有助于预防或治疗BPD。不建议早产儿雾化吸入色甘酸钠预防CLD。

(4) NO吸入:BPD的患儿肺血管阻力通常较高,且其病理中肺血管发育受阻为重要方面,NO是肺血管张力的重要调节因子,NO可通过减少肺内外分流和炎症反应而降低HMD患儿发生BPD的危险。初步研究显示BPD患儿吸入NO治疗有效,有待进一步对照研究。

(5) 抗氧化治疗:目前无使用产氧化物歧化酶(SOD)预防早产儿BPD的充足证据。

(6) 抗生素使用:主要为红霉素、阿奇霉素。无论对有无解脲支原体感染证据的气管插管早产儿,均未显示抗生素可预防或治疗BPD。

(7) 干细胞移植治疗:现多采用间充质干细胞(mesenchymal stem cell,MSC),目前主要停留在动物BPD模型的治疗实验中,目前植入MSC的过程仍有很多问题亟待解决,细胞的植入剂量、植入次数以及间隔仍需研究,远期预后随访有待完善。

(8) 其他:尚无直接针对BPD细胞因子失衡的直接治疗。

(九) 预后

1. 肺功能矫正 年龄44周进行潮气量肺功能检测发现,中、重度BPD肺弹性回缩力增加及大气道狭窄较轻度 BPD 和非 BPD 早产儿明显。随访 11 岁的极早产儿发现,早产儿胸廓畸形、呼吸系统症状多见,诊断为哮喘的比足月儿多 2 倍(25% 比 13%,$P<0.01$)。肺活量检测基线明显降低($P<0.001$),给予支气管扩张剂后情况改善,此现象在曾诊为 BPD 的患儿中表现更明显。严重早产、BPD、现阶段有症状、使用 β 受体激动剂治疗是 11 岁时肺功能参数 Z 评分的独立影响因素。研究还发现,56% 极早产儿肺活量基线不正常,27% 对支气管扩张剂有反应,肺功能不正常者中仅有不足 50% 使用药物治疗。

2. **呼吸系统疾病** 气道阻塞性疾病是 BPD 患儿最重要的慢性疾病,2 岁内由于呼吸道感染、肺功能不良再入院较常见,特别是 RSV 感染病情可能会很重,但至 6~9 岁时呼吸系统症状发生频率减少。

3. **肺动脉高压** 韩国一项针对胎龄<32 周 BPD 早产儿、年龄大于 2 个月时心脏超声诊断肺动脉高压(PH)的单中心研究显示,轻度 BPD 患儿无 PH 发生,中度 BPD 患儿 PH 发生率 9.3%,重度 BPD 者 PH 发生率 58%。后续随访,PH 缓解率在生后 6 个月为 68%,生后 12 个月达 73%。

4. **体格、神经系统发育** 早产儿整体发育及预后与众多因素相关,BPD 患儿较常发生生长发育迟缓和落后。追赶生长的状况受多因素影响,包括宫内发育状况、早期其他合并症发生情况、营养支持状况、BPD 严重程度等。

(冯　琪)

第十一节　加温、湿化、高流量、鼻导管给氧(通气)

【本节要点】

加温、湿化、高流量、鼻导管给氧(通气)(HHHFNC)亦可简称为高流量鼻导管给氧(通气)(HFNC),是近年来使用逐渐增多的一种氧疗(通气)方式。治疗方法为采用鼻导管、给予较大气体流量,从而产生一定的气道正压,用于治疗呼吸衰竭。HFNC 构成的基本要素包括较高流速的气体(氧浓度可调)、空氧混合器、加温湿化罐、呼吸管路和鼻导管,最终通过鼻导管给患者提供所需的氧气。由于较高的气流量可产生一定的吸气相及呼气相正压,从而具有辅助通气的作用。

目前,HFNC 技术已在成人开始使用,但使用经验尚不足,目前主要用于轻中度缺氧患者及姑息治疗病人。有关儿童使用 HFNC 的报道相对有限,主要用于小婴儿毛细支气管炎的呼吸支持治疗,但目前为止,各医疗单位使用策略差异较大。HFNC 用于新生儿,包括早产儿的报道最早于 1991 年,随着治疗成功,HFNC 在新生儿医学领域日渐增多。

HFNC 作用机制包括:冲洗鼻咽部解剖无效腔,降低上呼吸道阻力以及呼吸功,暖化、湿化的气体可改善肺的顺应性和气传导性,降低代谢消耗,提供氧气,改善氧合,产生气道正压,防止肺不张,促进肺复张。根据 HFNC 的作用机制,以及 HFNC 使用期间患者相对舒适、可减少持续呼吸道正压(CPAP)鼻塞固定造成的不适及可能的皮肤、黏膜损伤,近年来主要研究集中于在一定程度上使用 HFNC 代替 CPAP 的可靠性、有效性方面,认为 HFNC 有助于早产儿撤离 NCPAP,但未能缩短呼吸支持治疗时间及促进尽早全肠道喂养。

(一)适应证

同 CPAP。自主呼吸存在、不伴严重高碳酸血症的呼吸衰竭。适用于早产儿呼吸暂停、轻症新生儿呼吸窘迫综合征（RDS）、撤离有创通气（气管插管机械通气）后、慢性肺疾病、肺炎。

（二）禁忌证

鼻黏膜损伤、病情严重。以下情况不宜使用 HFNC。如需 $FiO_2 > 0.6$ 才能维持 $SpO_2 \geq$ 88%、频繁或严重的呼吸暂停和心动过缓、持续明显/严重的三凹征、循环不能维持（HR<60 次/分或休克）、严重代谢性酸中毒（动脉血气碱剩余>−10mmol/L）、严重呼吸性酸中毒（动脉血气 $PCO_2 > 65mmHg$）、已经充分吸引分泌物但仍疑诊气道梗阻。

（三）操作方法

空-氧混合器提供可调节的吸入氧浓度，鼻导管置于鼻前庭，鼻导管外径<鼻孔内径的 50%，通过听来检查鼻孔气体流出情况。气体流量：初调气体流量（lpm）为 1000～1999g=3，2000～2999g=4，≥3000g=5。在基线水平上每组气体流量最大可增加3lpm。有研究认为，<1500g 早产儿气体流量（lpm）= 0.92+[0.68×体重（kg）]。HFNC 时 FiO_2 的设定及调节：如果之前使用其他无创呼吸支持，则维持相同 FiO_2；如果是撤离有创通气后使用，则 FiO_2 相应增加 0.05～0.1。HFNC 进一步调整建议：增加流速标准：FiO_2 增加 0.1，或 PCO_2 基线上升 10mmHg，或呼吸窘迫加重、三凹征明显，或胸片显示肺膨胀不良，则需增加流量 1lpm。降低流速标准：满足以下所有指标至少 4 小时后。FiO_2 0.3 并且血氧饱和度、PCO_2 在目标范围内，无明显呼吸窘迫征象，如果胸片提示肺膨胀良好，可考虑降低流速 0.5～1lpm。停用标准：患儿病情稳定，FiO_2 0.3，HFNC 流量 2lpm，可以考虑转换为普通鼻导管或头罩氧疗。

（四）注意事项

气体应充分加温、湿化，注意鼻塞固定及鼻黏膜检查。

（五）并发症及处理

局部鼻黏膜护理。

（冯　琪）

第十二节　早产儿机械通气

【本节要点】

机械通气是治疗早产儿呼吸衰竭必不可少的重要措施。机械通气的应用应根据病情变化选择不同的通气模式。目前国际国内指南均推荐，早产儿生后早期应用无创通气，有 RDS 风险或复苏后发绀未缓解都应 CPAP 治疗。存在呼吸衰竭的要气管插管机械通气，但要尽可能缩短通气时间。本节介绍了各种通气模式及适应证。

呼吸机辅助通气的主要作用是改善气体交换，减少呼吸功，并改善呼吸暂停或呼吸抑制患儿的通气。本节主要介绍早产儿机械通气和无创通气的应用及进展。

一、机械通气

机械通气的优势包括通过改善通气/灌注比改善气体交换，降低呼吸做功，提供适当的分钟通气量等。机械通气提高了极早产儿的存活率，但是各种模式的机械通气均与肺损伤有明确关联，短期可导致气漏，如气胸或肺间质气肿，远期则与支气管肺发育不良有一定关联,因此要尽量缩短机械通气的时间。对于生后无自主呼吸或无创通气失败的新生儿,需要机械通气,需要气管插管的早产儿应尽早接受肺表面活性物质(pulmonary surfactant,PS)替代治疗。肺保护通气策略可在一定程度上减少机械通气相关肺损伤的发生。

机械通气的目的是在呼吸周期中保持肺泡处于开放状态,从而达到理想的肺容量。但需要避免过度通气,因为低碳酸血症会增加 BPD 和脑室旁白质软化(periventricular leukoma-lacia,PVL)的风险。当血气分析满意以及自主呼吸建立后,应尽快开始撤机。

（一）早产儿机械通气的指征

1. 失代偿性呼吸性酸中毒　动脉血气分析提示 pH<7.2,动脉二氧化碳分压($PaCO_2$)>60～65mmHg。

2. 显著的低氧血症　经鼻持续气道正压(nasal continuous positive airway pressure,nCPAP)辅助通气下,吸入氧分数(FiO_2)>0.4,动脉氧分压(PaO_2)<50mmHg。

3. 严重的呼吸暂停。

早产儿机械通气主要见于以下情况:呼吸窘迫综合征、早产儿呼吸暂停或围产期缺氧、感染[脓毒症和(或)肺炎]、术后麻醉未醒状态、新生儿持续肺动脉高压、胎粪吸入综合征、先天性心肺畸形(主要指先天性膈疝)等。

（二）早产儿机械通气类别概述

主要分为常频通气和高频通气:

1. 常频通气(conventional ventilation,MV)　的潮气量接近生理潮气量,分钟通气量由呼吸频率和潮气量决定。根据呼吸启动方式(指令/呼吸机或同步/患儿)、潮气量调节方式(压力控制/限制或容量控制/目标)、呼气转换方式(压力、时间或流量)以及通气频率分为不同的通气模式。

2. 高频通气(high frequency ventilation,HFV)　的潮气量接近或小于生理无效腔,呼吸频率远高于生理范围(可达 300～900 次/分),分钟通气量由呼吸频率和潮气量的平方决定。

（三）常频通气

新生儿应用最广的通气模式是时间切换压力限制(time-cycled,pressure-limited,TCPL)通气,即通气管路中提供持续加温加湿气流,允许患儿在任何时间点有自主呼吸。

1. TCPL 通气的主要设定内容

（1）呼吸启动方式:吸气可以由呼吸机指令或由患儿的自主呼吸触发,压力调节和容量调节的模式中均可以使用指令通气或触发通气。

（2）潮气量调节方式:通过压力控制(压力限制)或容量控制(容量目标)调节吸气气流:

1）压力控制时,潮气量受肺顺应性影响。

2）容量控制时,能够达到潮气量要求的压力也受肺顺应性影响。

（3）吸气时间和呼气时间。

（4）呼气末气道正压(positive end-expiratory pressure,PEEP)为呼气过程中的持续肺扩张压。

2. 呼吸启动模式　同步通气(患者自主呼吸触发)与指令通气相比,同步通气可增加患者的舒适度,所需 MAP 较低,并且降低镇静需求。在新生儿中,同步通气下氧饱和度更稳定,呼气潮气量变异更小,上机时间更短。极早产儿对于机械通气肺损伤更为敏感,因此专家建议 28 周以下早产儿使用同步模式通气。但是,接受指令通气和同步通气的早产儿总体死亡率和 BPD、气瘘、严重的脑室内出血(intraventricular hemorrhage,IVH)及拔管失败发生率没有显著差异。

同步通气时,呼吸机监测吸气相气流、气道压力改变或呼吸运动,当这些改变达到相应的预设值时,就触发呼吸支持,可应用于早产儿的同步通气模式主要包括:

(1) 同步间歇指令通气(synchronized intermittent mandatory ventilation,SIMV):在一定时间窗内,当新生儿自主呼吸的气流达到预设值时,触发吸气,达到设定的吸气时间后,转换为呼气。需设定呼吸频率,一般低于新生儿自主呼吸的频率,超出设定频率的自主呼吸将没有额外的呼吸支持,但是,整个通气过程中有持续的 PEEP 支持。

(2) 辅助控制(assist/control,A/C)通气:每一次患者自主吸气达到预设的阈值时,呼吸机均给予支持。需要设定吸气时间和吸气峰压(peak inspiratory pressure,PIP)或目标潮气量。为了避免自主呼吸频率过低或过弱,还需设定最低指令通气频率,以维持适当的分钟通气量。

(3) 压力支持通气(pressure support ventilation,PSV):与 A/C 通气类似,自主呼吸一旦达到阈值,均给予支持,区别在于,不设定吸气时间,吸呼气转换由患者触发,当吸气流量降至峰流量的一定百分比之下时(通常设为 15% ~ 20%),送气停止,转换为呼气。因此通气的频率和吸呼气比都是由患儿决定的。PSV 模式通过提供额外的吸气气流来抵消气管插管和通气管路的阻力,增加气道压力上升斜率,从而更快地达到预设的最大气道压力,减少呼吸功。

(4) 神经调节辅助通气(neurally-adjusted ventilatory assist,NAVA):将特殊的鼻胃管放置在下食管,通过记录到的膈肌电活动(electrical activity from the diaphragm,EAdi)来使人机同步。观察性研究显示,与其他常频同步通气模式相比,NAVA 人机同步更佳,且降低 PIP 和镇静需求,并能维持相似的血气。经鼻胃管喂养时,不影响信号整合。NAVA 还可作为经鼻间歇气道正压通气(nasal intermittent positive pressure ventilation,nIPPV)的组件,在气瘘的时候仍然有效。

3. 潮气量调节方式　压力限制或容量目标通气。

(1) 压力限制通气:该模式限制吸气峰压(PIP),通过设定并调节吸气时间和 PIP 调整潮气量。同时,潮气量还受肺顺应性和人机同步程度的影响。达到设定吸气时间时,转换至呼气。所以,吸气时间应设定的足够长,以使气道压力达到吸气平台压,提供适当的潮气量。

TCPL 可以与同步通气模式联合应用,还可以通过软件计算来补偿不带套囊气管插管的漏气,在新生儿使用最多的三种压力限制同步通气模式为:

1) 压力控制 SIMV(PC-SIMV)。

2) 压力控制 A/C(PC-A/C)。

3) 压力控制 PSV(PC-PSV)。

压力限制 TCPL 的优势有:

1) 使用方便、经济。

2) 允许患儿自主呼吸,可以通过逐渐下调 PIP 和通气频率来实现撤机。

3) 可以调整 PIP 和 MAP(通过调整其他参数间接调整),达到最佳气体交换效果。

压力限制 TCPL 的主要局限性是潮气量不稳定,当肺顺应性改变(如肺表面活性物质替代)、气管插管漏气时,潮气量会随之变化,会使早产儿不成熟的肺暴露在反复的过度扩张以及萎陷中,引起肺损伤(容量伤/萎陷伤)。这种局限性在小早产儿 PS 给药后表现得更为明显,PS 给入后,肺顺应性迅速好转,引起过度通气,进行性低碳酸血症,增加颅内出血风险,还会导致气瘘和容量性肺损伤。

(2) 容量目标通气:容量目标通气可提供更稳定的潮气量,与压力限制通气相比,肺损伤更少。一项 2011 年的国际调查显示,25% ~ 50% 的三级 NICU 病房已使用容量目标通气。但是,容量目标通气的成本更高,操作更复杂,因此在条件有限的机构应用存在困难。

新生儿应用最广的容量目标通气模式包括以下三种:

1) 容量控制(volume-controlled,VC)通气:VC 是最早出现的容量目标通气模式,需要设定目标潮气量(通常为 4 ~ 6ml/kg),呼吸机通过调整 PIP 来达到目标潮气量。还需要设定指令通气频率和最大吸气时间,而实际的吸气时间由达到潮气量所需的时间决定。但有时已达到设定的最大吸气时间,却仍没有达到设定潮气量。根据肺顺应性的情况,每次呼吸的流量、PIP 和吸气时间都会不同。VC 通气时,通常在吸气末达到最大流量和 PIP,即后负荷(back load),而压力限制通气时,在吸气初始即可达到最大压力和流量,称为前负荷(front load)。VC 通气的不足之处是,呼吸机仅监测进入呼吸管路的气体量,而并非实际进入患儿肺组织的气体量。如果未监测呼气潮气量,就不能根据气管插管漏气或管路流量的丢失来进行漏气补偿。

2) 容量保证(volume-guarantee,VG)通气:VG 是一种建立在压力目标通气基础上的模式,添加微处理器,调整所需压力,以保证目标潮气量。需要设定目标呼气潮气量,吸气时间和最大吸气压力(Pmax),Pmax 必须设定的足够高,允许实际 PIP 在一定程度上波动。气管插管连接流量传感器,可测量吸气和呼气潮气量,呼吸机以呼气潮气量为参照来调整后续几次呼吸的吸气压力,以达到目标潮气量。当肺顺应性好转时,吸气压力逐渐降低,患儿自主呼吸逐渐增强,达到"自动撤机"(self-weaning)的效果。如果达不到目标潮气量,可能的原因包括 Pmax 设定的不够,吸气时间过短,或气管插管漏气过多(超过 40% ~ 50%)。改变患儿体位有可能减少漏气,但是,如果漏气量确实大,应避免使用 VG 通气,改用压力支持模式。VG 还可以和 SIMV、A/C 和 PSV 等同步通气模式联用。

3) 压力释放容量控制(pressure-regulated volume control,PRVC):PRVC 也是一种改良的压力目标通气模式,需要设定目标潮气量以及最大压力限制。呼吸机通过连续校正吸气压力,来使用最小的压力达到目标吸气容量。开始使用该模式时,微处理器根据目标潮气量计算所需压力。当实际测定潮气量未达目标时,增加后续呼吸的吸气压力,每次增加 $3cmH_2O$,直到达到目标潮气量。反之,当实际测定潮气量超过目标时,降低后续吸气压力,每次降低 $3cmH_2O$,直到潮气量达标。在呼吸机根据前续数次呼吸调整吸气压力时,潮气量还是会有小幅度的变异。

(3) 压力和容量控制通气的比较:与压力限制通气相比,容量目标通气的优势包括:

1) 在提供有效气体交换的同时,减少高容量呼吸的次数。

2) 可维持实际潮气量更为接近目标值,并减少低碳酸血症的发生。

3) 降低触发呼吸 PIP 的同时,仍能维持目标潮气量。

但是,容量控制通气的呼吸机更为昂贵,操作更为复杂。

(四) 高频通气

高频通气(high-frequency ventilation,HFV)在整个呼吸周期中提供持续肺扩张压,并快速输送等于或小于生理无效腔的潮气量。应用在新生儿的高频通气模式主要包括：

1. 高频振荡通气（high-frequency oscillatory ventilation，HFOV）　HFOV 是新生儿中应用最广的 HFV。呼吸机通过振动膜或活塞振荡空气，以每分钟数百次的频率（通常为 10～15Hz）输送小潮气量，引起压力在 MAP 基线上正负波动并达到气体混合的效果。需要设定振幅、频率、平均气道压（MAP）、吸气时间/吸呼气比和吸入氧分数（FiO_2）。与高频喷射通气和高频正压通气不同，HFOV 的呼气是呼吸机驱动的主动过程。

2. 高频喷射通气（high-frequency jet ventilation，HFJV）　HFJV 是将氧气或混合气体从高压气源中有控制地通过小口径导管间断高速地向气道喷射的通气方法，采用时间循环、压力限制（TCPL）模式，持续气流阻断器和常频呼吸机并联，提供 PEEP 和 2～10 次/分的间歇常频呼吸（称为叹气呼吸）。叹气呼吸可预防萎陷的发生。HFJV 通过特殊的气管插管接合管给予，需要设定喷射气流、喷射呼吸频率（如 7Hz）、吸气瓣时间（通常为 0.02 秒）、FiO_2 以及常频通气的 PIP、PEEP。呼气过程是被动的，取决于胸壁和肺的回弹。

尽管动物试验提示与常频通气相比，HFV 可降低肺损伤的发生。但是大部分临床试验提示，HFV 对于降低早产儿死亡率或支气管肺发育不良发生率，没有显著的优势，且可能增加脑室内出血的风险，通气策略较通气模式更为重要。因此，考虑到造价和操作难易程度，不常规采用 HFV 为初始机械通气的模式。

（五）机械通气的撤离

1. 常频通气的撤离　从容量目标通气模式撤机的过程包括下调 FiO_2 和目标潮气量。达到下述指标时，可以考虑拔管：

（1）无呼吸费力表现。

（2）血气满意。

（3）$FiO_2 < 0.4$。

（4）潮气量 4～4.5ml/kg。

（5）SIMV 呼吸频率低于 20～25 次/分。

2. 高频通气的撤离

（1）自主呼吸好。

（2）血气满意。

（3）$FiO_2 < 0.4$。

（4）MAP 不超过 8～9cmH_2O。

（5）频率及振幅较低。

需注意，达到撤机条件应尽快撤机，在较低参数上维持更长时间并不能增加拔管成功率。此外，目前有多种方式来增加拔管成功率，包括过渡为 NIPPV、咖啡因、允许性高碳酸血症和激素应用等。

二、无创通气

持续气道正压通气（continuous positive airway pressure，CPAP）无须建立有创人工气道，可以避免气管插管及有创通气的并发症。目前有专用于新生儿无创通气的呼吸机及相应的鼻塞等配套设备，因此 CPAP 在早产儿呼吸系统疾病治疗中的应用更加安全有效，应用也日益广泛。

（一）CPAP 作用原理

无创通气是在自主呼吸条件下，提供一定的压力水平，使整个呼吸周期内气道均保持正压的通气方式。CPAP 仅提供一定恒定的压力支持，不提供额外通气功能，患儿的呼吸形态包括呼吸频率、呼吸幅度、呼吸流速和潮气量等完全自行控制。

1. **改善肺部气体交换功能** CPAP 通过保持呼吸道正压，使已经或将要萎陷的肺泡扩张，增加功能残气量，改善通气血流比例失调；同时减轻肺泡毛细血管淤血和渗出，减轻肺水肿。改善肺部氧合，降低肺泡-动脉血氧分压差，纠正低氧血症。

2. **改善肺部通气功能** 通过维持上气道开放，防止或逆转小气道闭合，降低气道阻力，改善肺部通气。

3. **降低呼吸功** 使肺顺应性增加，气道开放阻力降低，可降低呼吸功，减轻呼吸肌疲劳。

4. **改善膈肌功能** 能稳定胸壁，减少胸腹不协调的呼吸运动，改善膈肌功能。

5. **降低肺血管阻力** 通过扩张萎陷的肺泡，使肺脏在功能残气量时开放，肺血管阻力降低。在左向右分流的先天性心脏病中，CPAP 可使肺泡内压增加，减小分流，使肺血流量减少，降低肺血管阻力，可改善右心功能。

（二）经鼻持续气道正压通气（nCPAP）的应用

研究表明，早产儿初步复苏后在产房中开始应用 CPAP，可以减少产房插管率和机械通气时间，而且没有显著增加气漏或严重 IVH 的发生率。基于以上证据，2015 国际新生儿复苏指南推荐，自主呼吸存在的呼吸窘迫早产儿应尽早接受 CPAP 支持，而非常规气管插管正压通气。2016 版欧洲新生儿呼吸窘迫综合征防治指南推荐所有有患 RDS 风险的早产儿均应生后立即接受 CPAP 支持，设定 PEEP 至少为 $6cmH_2O$，对于患 RDS 的早产儿，最理想的处理是生后 CPAP+早期解救性 PS 应用。2014 年美国儿科学会（AAP）发表的政策声明提出可将生后立即接受 CPAP 支持并选择性应用 PS 作为经典预防或早期应用 PS 的另一种选择。系统综述显示，短双鼻塞优于长单鼻塞，也有研究支持鼻罩的应用。

（三）经鼻双水平气道正压通气（nIPPV）的应用

原理：在气道持续正压的基础上，经鼻间歇增加的压力被传输至下呼吸道，增加了潮气量和每分通气量。经鼻间歇增加的压力可能作为一种刺激减少呼吸暂停的发作，可能通过提高平均气道压力，提高肺容量和支持肺泡扩张，增加上呼吸道中呼出气的排除，减少生理无效腔，增加气体交换。

NIPPV 常用于以下情况：

1. 早产儿呼吸暂停。

2. 气管拔管后。

nIPPV 可应用于某些原本需要气管插管机械通气的患儿，也可以实现与患儿自主呼吸同步。但 NIPPV 作为拔管后的衔接模式应用的尤为广泛，与 CPAP 相比，应用 nIPPV 者拔管失败率更低、再插管率也更低。但是，两种无创通气模式的死亡率或 BPD、NEC 发生率没有显著差异。因此指南对 NIPPV 并未做明确推荐，仅提出其可能降低拔管失败率，但是不能改善长期预后。而对于 RDS 早产儿，通常选择 nCPAP 为初始模式，若 nCPAP 治疗失败可改用 nIPPV。总之，nIPPV 的优势在于可减少经气管插管机械通气的使用、缩短通气时间，拔管后应用可减少或避免再插管，应用于呼吸衰竭早期或频发呼吸暂停的效果也很好。

三、早产儿通气模式的选择

早产儿有自主呼吸的情况下首选无创通气治疗。对于需要气管插管机械通气的患儿，通常首选常频通气，因为相较于高频通气，常频通气更经济且易于实施，高频通气往往是常频通气失败后的选择，在改善 CO_2 潴留及肺保护通气更有优势。关于限压通气模式，同步与非同步通气下，患儿的死亡率或 BPD 风险没有显著差异，但是同步通气具有氧合更稳定、血压波动更小、更为舒适、通气时间更短的短期优势。

推荐初始模式为容量目标同步通气，具体方案为采用 TCPL 呼吸机，模式为 VG+SIMV 或 VG+A/C，容量保证的目标潮气量通常设为 $4\sim6ml/kg$，并且采用可允许性高碳酸血症（生后 5 天内的早产儿 $pH\geqslant7.22$，日龄>5 天者 $pH\geqslant7.20$，$PaCO_2$ $50\sim55mmHg$）策略，通过选择最佳气管插管管径和保证管端位置正确来减少漏气的发生。

如果 TCPL SIMV 未联合 VG 使用，建议根据监测的呼气潮气量，调整 PIP，尝试维持潮气量在 $4\sim6ml/kg$ 范围内。使用控压模式时，也需要持续监测潮气量。

长期 SIMV 通气并且撤机困难的患儿可以选择压力支持通气（PSV），这些患儿可能存在一定程度的不稳定气道梗阻，需要更低的通气频率，因此可采用 PSV 为自主呼吸提供部分支持。

但是，当新生儿呼吸衰竭患儿需要完全的通气支持时，单用 PSV 模式的数据不足。有证据显示，PSV 和 SIMV 模式联用相较于单用 SIMV，可以更好地降低呼吸功，减少指令通气频率，降低 MAP，还可以增加分钟通气量。当常频通气 PIP 达到 $28\sim30cmH_2O$ 或 MAP 超过 $12cmH_2O$ 时，气体交换仍然不满意，则可选择 HFV 为解救模式，为严重呼吸系统疾病的新生儿提供更好的通气和氧合。

对于早产儿呼吸暂停及拔管后应用 CPAP 不能达到有效气体交换的早产儿，推荐选用无创通气（如 nIPPV）来避免再次气管插管。

（桑田　王颖）

第十三节　纤维支气管镜在早产儿的应用

纤维支气管镜（软式支气管镜）检查已被证实是一极有价值的工具，在呼吸系统方面，纤维支气管镜首先于 1978 年被报告应用于小儿科及幼儿的气管镜检查，在此后的十几年中这种技术逐渐被大量地推展开。目前它是一非常重要的临床诊断工具，同时可兼做治疗工具之用。虽然纤维支气管镜在成人已非常广泛，然而在儿科领域时，尤其在新生儿的使用仍存在着一些疑虑，如年龄是否过小、患儿能否承受及呼吸道过小不能容纳细小的内镜等。然而新生儿监护和抢救技术以及纤维支气管镜制造技术的发展，其检查的适应证、安全性及操作方法等都在不断的改进之中。在国外及中国香港、中国台湾省的 ICU 中已经成为比较常用的诊疗方法并取得很好的效果。国内已经有少数地区已经开展此项工作，势必随着经验的积累，此项技术会得到广泛的应用。因为在 NICU 的患儿中常常伴有呼吸衰竭或怀疑存有呼吸道问题，如：并有慢性肺部疾病、先天性心脏病、神经系统疾病者，长期气管插管使用机械通气者或气管切开置管的早产儿，都需要纤维支气管镜检查来获得确切的诊断及进一步的协助治疗。

纤维支气管镜检查可直接观察动态呼吸的气道，有着传统的间接影像（如胸片、CT 等）

不可比拟的优势。临床上主要的适应证有:呼吸道(包括鼻道、鼻腔、咽、喉、主气管及支气管)及食管等管腔的状况或病灶的直观影像检查;其在临床应用上最大的突破,即可在动态的呼吸道内直接进行一段时间的观察,看有无异常状况,或可以直接对病灶进行治疗处理。

（一）人员、设备配备

新生儿纤维支气管镜检查医师,首先是一个合格的新生儿和儿科呼吸科医师,熟知小儿、尤其是新生儿呼吸道的解剖结构、呼吸生理学、病理学及治疗方法,以及对病患的病理、生理状况要有详细的了解,尤其是熟练的心肺急救处理及镇静方法。其次必须具备熟练的内镜操作技术和基本知识。

此外,检查的前后,应该有 2 ~ 3 位合格的助手,其条件及其职责包括:病人的监护、协助急救处理、标本处理和设备器械的处理。通常情况是一位负责监护病人状况及帮忙给药,另一位负责协助检查医师的需要及操作仪器、吸引及给氧等。通常新生儿病房或 NICU 的高年资主治医师和护士能够胜任。

在进行纤维支气管镜的呼吸道检查时,实际上所需的装备较为简单,只要适合患儿呼吸道大小的内镜和一个光源即可操作。但是一个正规的支气管镜室的仪器配备还应包括:显像、照相和录像器材如数码照相机或录放影机可供教学训练及保存检查记录所需,一套清洗和消毒设施及独立的空间。在实际工作中体会尤其是录放影像系统,它可以重复播映检查的整体过程,这样既可避免不必要的重复及长时间操作,又可以为治疗积累经验和为病例讨论提供直观证据。虽然目前国内已经有包括工作站在内的成套的电子纤维支气管镜设备,但是价格较为昂贵,难以在一般的单位常规配备,所以各单位可以根据实际临床所需进行配备。

纤维支气管镜的镜型的选择:Olympus BF-N20 外径 2.2mm 无工作通道,实际上是纤维鼻咽喉镜,可用于诊断和部分治疗;BF-XP260F 电子支气管镜和 BF-XP40 纤维支气管镜的外径 2.8mm 及 BF-3C40 外径 3.6mm,后两者工作通道为直径 1.2mm,可用于诊断和治疗。

急救设备必须包括:适合患儿大小的复苏面罩和球囊、氧源、气管内插管、吸引装置和胸腔穿刺物品。急救药品:阿托品、肾上腺素、止血药[凝血酶冻干粉(外用)、巴曲亭]。多功能监护仪,监护项目应包括:心电图、呼吸、血氧饱和度、血压等。

（二）检查前患儿的评估及处理

在进行纤维支气管镜检查之前,需要对患儿的实际状况有一个翔实的了解。重点包括是否能够耐受检查,是否存在一些危险因素,因为麻醉或检查时拔除呼吸器,而导致严重的缺氧或心跳减慢,如严重的呼吸道阻塞、严重的缺氧、严重的心力衰竭、严重的脑损伤等等。对患儿生命体征如:呼吸、体温、心跳及血压等的了解。胸部 X 或 CT 也是非常重要的,往往可以为检查提供重要参考。

是否在检查前先给患儿预防性地使用抗生素尚无定论,目前美国心脏协会认为在纤维支气管镜检前预防细菌性心内膜炎而预防性的抗生素是没必要的,然而对于那些有心内膜炎的高危人群,还是应该先给予预防性的抗生素治疗。

术前患儿先要禁食4 ~ 6 小时以上,使胃内排空,以免在操作时因呕吐而造成吸入性肺炎、窒息。如遇需紧急检查,可以鼻胃管先将胃内容物吸净也可。足月儿术前15 ~ 30 分钟皮下注射 0.01mg/kg 的阿托品。用2% 利多卡因给予鼻、咽、喉表面作局部麻醉。术前做好处理可能出现并发症的预案准备。

（三）检查方法

1. **镇静**　在检查时,通常需要全身性镇静剂及表面麻醉剂两者。镇静药的剂量及剂型是随患儿而异,亦会因操作者个人的喜好不同而有区别,使用短效的药剂较多,往往静脉给药,临床常用咪达唑仑(midazolam),每次 0.1～0.3mg/kg;或氯胺酮(ketamin),1～2mg/kg。

与成人不同,在儿科患儿中尤其是小于 5 岁的学龄前和婴幼儿很难配合检查操作,使用镇静的目的就是希望在检查时患儿尚能舒适地维持自主呼吸。如果镇静过度,呼吸动作及肌张力被过量的镇静药物所抑制,则一些呼吸道原本不存在的异常动态可能会被误判,如镇静后的舌根后坠、喉部软化情况会加重、呼吸道内分泌物增加等。相反地,在镇静不完全就进行操作时,则可能对患儿的呼吸道产生伤害,或因太仓促而未能做较彻底详细的检查。

每位患儿均需要先开通一条可靠的静脉通路,以备在突发状况时抢救所需。检查完毕后患儿因镇静未清醒,还需要继续监护生命体征直到意识完全恢复正常为止。

2. **表面局部麻醉**　因为儿科病患的上呼吸道(鼻、咽、喉)的异常概率很大,故绝大部分的内镜检查需经由鼻孔进入,但鼻咽腔的黏膜又非常敏感,所以必须进行适当的表面麻醉。良好的呼吸道表面麻醉使患儿能减少镇静药用量、避免咽喉反射及舒适地容忍内镜深入,选择表面麻醉剂需要低毒性的,目前最常用的是 1%～2% 的利多卡因溶液。表面麻醉方式有:直接喷入法、吸入法、经内镜内管注入法及直接经由皮肤注射入气管腔内法。最常用的是直接喷入法,而有学者建议气管内黏膜表面麻醉可直接经由皮肤注射入气管腔内法,此法简便易行效果佳,唯一可能的问题是于气管腔内部的注射部位或许会有少量的出血而影响检查判断。

3. **操作要点**　经鼻腔插入纤支镜(如有机械通气的患儿则经气管内插管导入),观察鼻、咽、喉、声门和声带、气管、支气管隆突后,全面观察各叶、段支气管开口,最后重点参照胸部 X 线片所示有病灶部位进行仔细探查。要注意在新生儿,鼻(鼻腔狭窄或后鼻道闭锁)、咽(咽腔狭窄、舌后坠)、喉(喉软化、新生物、声带麻痹)各部均会有许多病灶易被忽略,不能把鼻、咽仅作为一个检查通道。根据需要取支气管肺泡灌洗液做细菌培养、病毒抗原和 PRC、G 或 GM 试验以协助病原学诊断。针对肺不张的病例则可以生理盐水每次 0.5～1ml/kg 冲洗,或加入敏感抗生素(按 20% 的静脉用量)。如有局部出血则用浓度为 1:10 000 肾上腺素 0.1～0.3ml/kg 局部喷洒止血。全过程监测心率、呼吸和血氧饱和度,根据病情及心率和 SO_2 的变化决定是否需要供氧、供氧方式及是否停止操作。SO_2 在小于 85% 时,应该停止操作。每次操作的时间 20～30 秒,尽量减少检查时间。

另外,根据病情需要,可以同时检查食管及胃部:胃食管反流、食管-气管瘘、食管炎、异常血管环压迫、食管异物阻塞、胃出血等问题,对于重症患儿来说并非少见,在患儿尚镇静安睡时务必同时检查以免遗漏问题,国内也已经有利用纤支镜来代替胃镜成功进行检查和治疗的报道。

（四）检查和治疗适应证

因为纤维支气管镜检查是有助于供给正确诊断所需的良好工具。但要先衡量其操作的得益必要大于其所具的危险性才值得去做,操作技术越好自然危险性就越小。当有时即使经由此检查后获得的结果,并不能改变患儿目前的治疗方案时,或对患儿及家属并无实际的益处时,但需要了解更确实的病情,故仍值得去做。如在一位原本健康的儿童患了普通的肺炎(无论是病毒性或细菌性的),一般只需使用抗生素或支持性疗法即可治愈的,就无须一定要做纤维支气管镜检查。反之,在一位免疫方面有问题的患儿,如得到了可能会致命的肺炎时,则必须做纤维支气管镜检查来取得一些标本以帮助诊断及治疗。

许多研究报告文献已指出:有上呼吸道异常(症状)的儿童常(11.5%~68%)伴有下呼吸道的异常,尤其是在婴幼儿其发生率更高(87.1%)。因此,在儿科同时检查上呼吸道(鼻、咽、喉)、下呼吸道(气管、支气管),甚至非常有必要进行食管的检查,这一点在新生儿非常重要。因此,即使已经找到了可以解释其临床症状的病灶,亦不能大意而不去继续查其下呼吸道及食管,有可能因深入仔细镜检而得到较正确的诊断,或许会因此修正原有的治疗处置方法,使患儿真正的获益,至于在多重异常的呼吸道中,何者才是真正造成此患儿的临床症状,或是有意义的病灶呢? 这是需要仔细地观察分析的。

总之,只要"怀疑呼吸道有问题"时就值得去做检查。纤维支气管镜检查快速且准确的,其安全性及方便性已经得到验证。

1. 诊断性气管镜检查适应证　主要有以下几方面:①喘鸣、发音异常;②持续肺不张及未明原因的肺部病灶;③慢性咳嗽、咯血;④怀疑在气管内有异物存在;⑤确定气管内插管、气管切开插管的位置;⑥做气管肺泡灌洗术;⑦选择性的肺气管造影术;⑧做肺部深处的活检。

在新生儿期,除了上述适应证外,还有:气管内插管的新生儿、持续肺不张、局部过度通气、难以解释的肺出血、不能解释的急性呼吸衰竭和低氧发作、食管-气管瘘的诊断和手术效果评估等,均是纤维支气管镜检查的适应证。

2. 常用治疗性纤维支气管镜检查适应证

(1) 辅助气管内插管:辅助气管内插管的适应证有颅面畸形、插管困难者、口腔内有肿瘤者、脑部手术后、颅内压过高等。此类情况多见于重症患儿。如果用传统气管插管方式,即以直视式咽喉镜操作,其难度高,伤害性大,成功率小,耗时多,易延误抢救的时机,及造成缺氧等后遗症。利用纤维支气管镜法,可以在直视之下,先将选定的插管外套于纤维支气管镜外,再将内镜逐渐深入气管内,然后顺着内镜把插管推入至适当的位置,最后可再检查气管内部情况。只要技术熟练,在急救插管时,可快速且安全地置入气管插管,减少口腔及咽喉部位不当的创伤,且可以确定置入的位置及深度。

(2) 治疗肺膨胀不全:肺膨胀不全是新生儿在气管插管机械通气过程中以及撤机后的一个常见合并症,另外还可发生在支气管发育异常或畸形患儿。一旦出现肺膨胀不全,可能导致撤机失败、呼吸衰竭加重、严重甚至危及生命。传统的治疗方式是需要置入气管内插管,盲目地以吸痰管进入气管、支气管吸引,很容易伤及气道内壁,造成黏膜损伤、出血等,甚至日后造成瘢痕狭窄等问题(图3-13-1A)。而纤维支气管镜法引导下气管冲洗法类似气管肺泡灌洗技术,以纤维支气管镜头深入病灶区的气管,在直接目视下冲洗吸引储积的分泌物或异物,可快速地治疗严重的肺部病变,改善肺功能,效果佳,气管腔壁伤害少。

气管肺泡灌洗术常用于成人纤维支气管镜检查,然而在幼儿其标准的技术及研究报告尚少。如果气管前端镜头未能有效地进入欲达到的支气管内,则可能要使用过多的冲洗液才能达到适当冲洗的目的,却对无病变区域肺组织造成伤害,如吸入性肺炎、血氧降低及呼吸窘迫等现象。通常冲洗液量每次以1.0ml/kg(3~5ml/次)生理盐水可重复进行3~4次,总量不超过肺功能残气量的1/4(即5ml/kg)。在取支气管深部标本做细菌培养或病毒时,要注意的是可能存在上呼吸道的污染作用,因为儿科纤维支气管镜直径过小,对呼吸道深部的标本无法有效地隔离取出,而表面局部麻醉剂(如利多卡因)本身亦会有抑菌作用,所以在判断结果时要仔细分析。

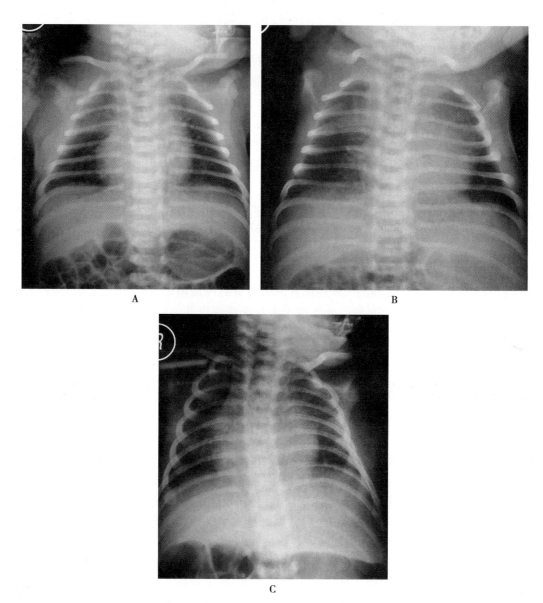

图 3-13-1　用纤支镜引导下气管肺泡冲洗治疗肺膨胀不全
A 为右上肺膨胀不全；B 为一次治疗后；C 为两次治疗后

（3）扩张声门下狭窄或气管内狭窄：由于发育异常、声门下腔狭小引致阻塞者，称先天性声门下狭窄。为声门下腔壁之一侧或两侧阻塞，多为弹性圆锥病变，也可能为环状软骨畸形所致。临床较为少见，一般常见症状为婴儿出生后呼吸有响声，但哭声正常。呼吸困难程度则根据阻塞情况而定，狭窄严重者可致新生儿窒息。

临床上更多见的是继发性声门下狭窄。在长时间气管内插管拔管后，经常由于声门下水肿、黏膜破坏、纤维化和瘢痕形成（图3-13-2），而出现吸气性喘鸣和呼气哮鸣。Downing 等前瞻性对 117 例高危早产儿（即气管插管≥7 天、诊断为慢性肺部疾病或支气管肺发育不良者）进行纤维支气管镜检查中发现，32 例（27.3%）患儿存在中、重度气道异常，13 例声门下狭窄，17 例气管-支气管软化，2 例同时患有此两种疾病。分析造成声门下狭窄的主要原因为过长时间使用过大型号的气管内导管以及插管次数过多和插管时间过长。因此，在 NICU 中长时间机械通气的新生儿，在拔管后的第一时间应该行纤维支气管镜检查，以明确是否存在继发性声门下病变。通常给予雾化吸入冷雾化、肾上腺素以及局部或静脉使用地塞米松会明显改善。

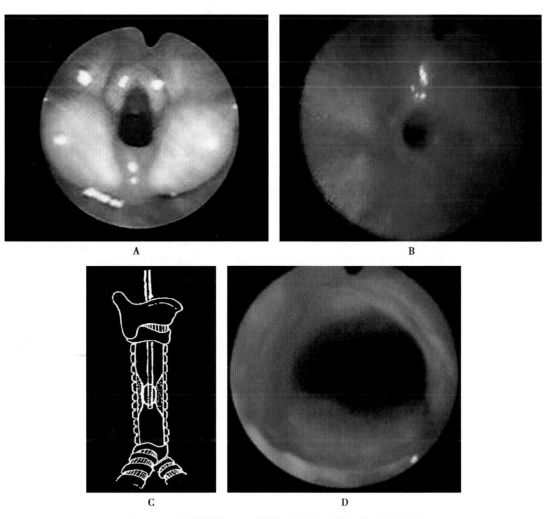

图 3-13-2 纤支镜引导下球囊扩张声门下狭窄或气管内狭窄
A:正常声门及声门下气管;B:声门下狭窄;C:球囊扩张狭窄气管示意图;D:狭窄部位扩张后

然而仍有对上述治疗无反应的患儿,通常已经形成器质性声门下狭窄。发生这种情况后传统的治疗方式时需手术切除狭窄部位,另以软骨移植填充,再置入气管内插管支撑,手术创伤大,效果不佳且容易失败,造成日后的气管再度的伤害。目前可以用纤维支气管镜法,即在内镜的直视下,以球囊导管置于病灶部位,充胀气球后可直接扩张狭窄部位,连续重复数次,可快速地扩张狭窄部位,改善气管通气的功能,效果佳且伤害少。

(4) 置入气管或支气管内支架:支气管软化症通常会发生在 1 岁以内的小婴儿,虽然先天性支气管软化很少见,但是在早产儿和 Down 综合征患儿中并不少见。有资料证实支气管软化与早产儿需要呼吸机依赖的支气管肺发育不良有着密切关系,而且早产儿越不成熟、需要的平均气道压越高、机械通气时间越长,出现支气管软化的可能性越大。

虽然典型的气管-支气管软化症会表现出呼气哮鸣和呼吸窘迫,但是并不具有特征性。而胸部 X 线检查的敏感度很低,因此临床上诊断极为困难,经常被漏诊和误诊。近几年来,随着对早产儿,尤其曾使用机械通气患儿长期随访的重视,对该病的诊断也提到议事日程。目前绝大多数的学者认为支气管镜检查是确定诊断的最佳方法,且可以得到呼吸道狭窄部位的动态塌陷改变。当然,如果配合其他检查,如食管吞钡或碘油检查可有助于明确血管环或气管食管瘘等先天畸形所致的气管软化症。磁共振的侵袭性小且较敏感,但无法得到一个动态的影像。3D 胸部 CT 断层扫描:可得到呼吸道的结构和立体直径,且可看到支气管镜看不到的末端气管狭窄,可得到一个动态的气管形态变化,并可观察在肺部有异常结构的周围是否有局灶或弥散性的气肿,可以与支气管镜检查互相补充,提高诊断的准确性。

对于气管-支气管软化症而言,支气管镜的优势不仅体现在诊断方面,在治疗方面同样有独到之处。气管-支气管软化症的治疗,除了一般治疗外,如提高患侧的肺部廓清能力,采取合适的体位引流,在呼吸道感染时,要积极控制感染、必要的吸痰以及使用吸入性支气管扩张剂等。相对根治方法有外科治疗和较新的支气管镜介入治疗。

外科方法主要有气管整形术和气管固定术(支持气管):最常见的手术,短的气管软化可以借由此方法得到完全的改善,方法是切除软化的部分,再将正常的两段相接。若有较长的呼吸道软化,可以使用气管外固定术,比起切除整段软化的气管效果好。但是外科手术治疗创伤大、效果也不佳,难以得到临床医师和患儿家长的接受。

支气管镜介入治疗是在支气管镜的直视之下,将支架先用球囊导管送到病变区域,然后气囊充气将支架撑起并固定在病变部位,可快速地扩张塌陷或狭窄部位管径,改善通气功能。目前使用的支架可分成两种:①金属支架,放置容易、不需全身麻醉且可得到较宽的内径,但移除和调整位置困难。②硅酮支架:疾病缓解后容易移除,但须全身麻醉和硬式内视镜。大多数病人(80% ~90%)在置入支架后可以立即获得症状改善。但是,由于早产儿的气道比较细小,操作难度较大。

(5) 气管内异物取出:在新生儿期发生气管内异物的概率较小,如奶汁误吸或是在喂药、气管插管时发生意外将药物或喉镜灯泡误入气管内。传统方式通常使用硬式气管镜取出异物,需要进入手术室,全身麻醉,危险性高。而用纤支镜法时,当诊断确定后,可在纤支镜的直视之下,以细长夹管深入病灶区的气管,直接夹取异物,可深入支气管内,且快速去除异物,效果佳,患儿不需要全身麻醉,危险性低。但是,在大多数情况之下,儿科病患因气管

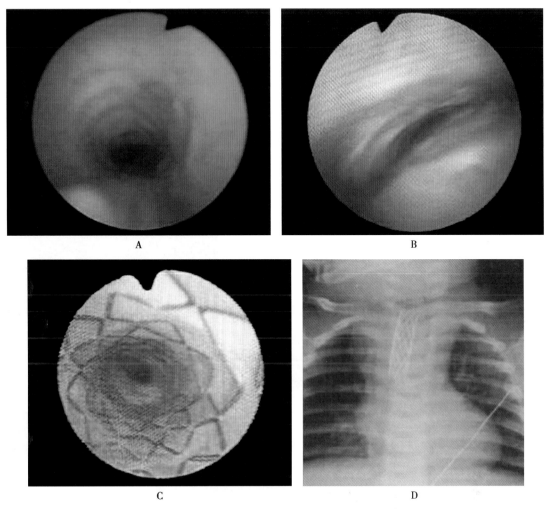

图 3-13-3 纤支镜引导下置入气管支架治疗气管软化症
A:正常气管;B:气管软化症;C:置入支架后;D:置入支架后 X 线检查

内径较小,只能容许细小内镜的操作,欲除去气管内的异物及异常组织,或还是借由硬式气管镜来操作才能达成目的。

(五) 禁忌证和并发症

纤维支气管镜检查和治疗的禁忌证和并发症,有时可能因内镜操作者的技术而异,技术越好自然危险性就越小,实际上在熟练操作技术下,只需不到 60 秒时间即可有效地完成整个呼吸道的检查兼录影,或许不需要过于担心患儿状况。但也不能太大意,对每一位患儿都要有完善的事先评估及备有合适的急救装备及合宜的操作器具。

气管镜检查禁忌证:大量的咯血;严重呼吸道阻塞;凝血不良;严重的缺氧;血压不稳定、心率过慢;严重心脏病。

并发症主要可分为两类:由镇静或麻醉药物本身所产生的副作用,以及纤支镜本身所造成的不良作用。①缺氧:由于纤支镜本身占据呼吸道内一定的空间而使呼吸阻力增加,或过量的使用镇静剂抑制呼吸动作。一般只要给予适当的氧气,或中止检查取出内镜就可改善了。②喉头痉挛、心率减慢、心律不齐、血压降低及抽搐。③呼吸道的创伤:镇静不足,会造成患儿挣扎不舒服易造成。④术后发热、感染：有10%～25%的患儿，尤其是在做完气管冲洗术后，确实会有暂时性的发热现象产生。发热虽并不一定表示感染，但仍需确保清洁的操作步骤，适当的清洁器械用具，及避免体液污染，即可防止感染的发生。⑤机械性的并发症：纤支镜对呼吸道表面黏膜的创伤，包括鼻出血、气胸、咯血等，咯血较常发生在气管内黏膜活检时。

　　总之，随着围产医疗的进步，目前早产儿、严重先天性心脏患儿、畸形儿等存活率大幅的提高，而此类新生儿的呼吸道病变又是相当常见，且会受反复发作的困扰，既往因为无适当的精细器械，或技术不足，或认为对患儿具危险性只能作罢，而如今已经有条件能够实现实际临床的需求。纤维支气管镜检查是多功能、安全且有价值的诊断及治疗工具。熟练操作纤维支气管镜可以挽救生命、减少呼吸器的使用、立即改善症状及拯救生命，值得推广应用。

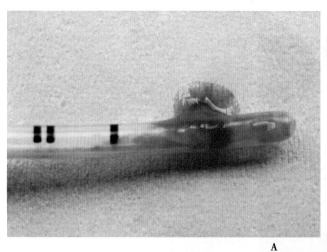
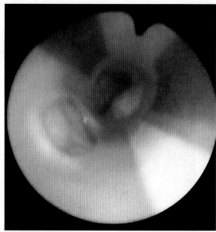

A

B

图 3-13-4　气管内操作对气道的损伤
A：气管内吸引对黏膜的损伤；B：气管内插管对气管下段气管壁的损伤

（汤泽中）

参 考 文 献

［1］ Committee on Fetus and Newborn；American Academy of Pediatrics. Respiratory support in preterm infants at birth. Pediatrics,2014,133:171.

［2］ Finer NN,Carlo WA,Walsh MC,et al. Early CPAP versus surfactant in extremely preterm infants. N Engl J Med,2010,362:1970.

［3］ Schmidt B1,Roberts RS,Davis P,et al. Caffeine for Apnea of Prematurity Trial Group. Long-term effects of caffeine therapy for apnea of prematurity. N Engl J Med,2007,357:1893.

［4］ Sandri F,Plavka R,Ancora G,et al. CURPAP Study Group. Prophylactic or early selective surfactant combined with nCPAP in very preterm infants. Pediatrics,2010,125:e1402.

［5］ Kirpalani H,Millar D,Lemyre B,et al. NIPPV Study Group. A trial comparing noninvasive ventilation strategies in preterm infants. N Engl J Med,2013,369:611-620.

［6］ Henderson-Smart DJ1,De Paoli AG. Prophylactic methylxanthine for prevention of apnoea in preterm infants. Cochrane Database Syst Rev,2010,8:CD000432.

［7］ Schmidt B,Davis PG,Roberts RS. Timing of caffeine therapy in very low birth weight infants. J Pediatr,2014, 164:957.

［8］ Sweet DG,Carnielli V,Greisen G,et al. European Association of Perinatal Medicine. European consensus guidelines on the management of neonatal respiratory distress syndrome in preterm infants--2013 update. Neonatology,2013,103:353.

［9］ Ryu J,Haddad G,Carlo WA. Clinical effectiveness and safety of permissive hypercapnia. ClinPerinato,2012, 39:603.

［10］ Meneses J, Bhandari V, Alves JG, et al. Noninvasive ventilation for respiratory distress syndrome：a randomized controlled trial. Pediatrics,2011,127:300.

［11］ Pierce HC,Mansbach JM,Fisher ES,et al. Variability of Intensive Care Management for Children With Bronchiolitis. Hospital Pediatrics,2015,5:175.

［12］ 周婧婧,张鹏,程国强. 新生儿湿化高流量鼻导管吸氧的研究进展. 中华儿科杂志,2013,51:871.

［13］ Shoemaker MT,Pierce MR,Yoder BA,et al. High flow nasal cannula versus nasal CPAP for neonatal respiratory disease：a retrospective study. Journal of Perinatology,2007,27:85.

［14］ Tang J,Shelley Reid S,Tracey Lutz T,et al. Randomised controlled trial of weaning strategies for preterm infants on nasal continuous positive airway pressure. BMC Pediatrics,2015,15:147.

［15］ Yoder BA,Stoddard RA,Li M,et al. Heated,Humidifled High-Flow Nasal Cannula Versus Nasal CPAP for Respiratory Support in Neonates. Pediatrics,2013,131:e1482.

［16］ 1. Jobe AH,Bancalari E. Bronchopulmonary Dysplasia. Am J Respir Crit Care Med,2001,163:1723.

［17］ 梁穗新,王一飞,何少茹.早产儿生理性支气管肺发育不良研究进展. 中华实用儿科临床杂志,2016, 31:158.

［18］ Stevenson DK,Wright LL,Lemons JA,et al. Very low birth weight outcomes of the National Institute of Child Health and Human Development Neonatal Research Network,January 1993 through December 1994. Am J Obstet Gynecol,1998,179:1632.

［19］ Berger TM,Bachmann II,Adams M,et al. Impact of improved survival of very low-birth-weight infants on incidence and severity of bronchopulmonary dysplasia. Biol Neonate,2004,86:124.

［20］ Stoll BJ,Hansen NI,Bell EF,et al. Trends in Care Practices,Morbidity,and Mortality of Extremely Preterm Neonates,1993-2012. JAMA,2015,314:1039.

［21］早产儿支气管肺发育不良调查协作组.早产儿支气管肺发育不良发生率及高危因素的多中心回顾调查分析.中华儿科杂志,2011,49:655.

［22］兰伟平,潘家华.早产儿支气管肺发育不良预测标志物的研究进展.国际儿科学杂志,2016,43:29.

［23］Poggi C,Giusti B,Gozzini E,et al. Genetic Contributions to the Development of Complications in preterm Newborns. PLoS ONE,2015,10:e0131741.

［24］王晶,梅花.肺表面活性蛋白 B、C 与新生儿肺疾病关系的研究进展.中国新生儿科杂志,2015,30:387.

［25］Sweet DG,Carnielli V,Greisen G,et al. European consensus guideline on the management of neonatal respiratory distress syndrome in preterm infants-2013 update. Neonatology,2013,103:353.

［26］Yeh TF,Chen CM,Wu SY,et al. Intratracheal Administration of Budesonide/Surfactant to Prevent Bronchopulmonary Dysplasia. Am J Respir Crit Care Med,2016,193:86.

［27］Bassler D,Plavka R,Shinwell ES,et al. Early Inhaled Budesonide for the Prevention of Bronchopulmonary Dysplasia. N Engl J Med,2015,373:1497.

［28］Shah SS,Ohlsson A,Halliday HL,et al. Inhaled versus systemic corticosteroids for preventing chronic lung disease in ventilated very low birth weight preterm neonates. Cochrane Database of Systematic Reviews,2012,5:CD002058.

［29］Doyle LW,Ehrenkranz RA,Halliday HL. Early (< 8 days) postnatal corticosteroids for preventing chronic lung disease in preterm infants. Cochrane Database of Systematic Reviews,2014,5:CD001146.

［30］Zivanovic S,Peacock J,Alcazar-Paris M,et al. Late outcomes of a randomized trial of high-frequency oscillation in neonates. N Engl J Med,2014,370(12):1121.

［31］Slaughter JL,Stenger MR,Reagan PB,et al. Utilization of Inhaled Corticosteroids for Infants with Bronchopulmonary Dysplasia. PLoS ONE,2014,9:e106838.

［32］Shah SS,OhlssonA,Halliday HL,et al. Inhaled versus systemic corticosteroids for the treatment of chronic lung disease in ventilated very low birth weight preterm infants. Cochrane Database of Systematic Reviews,2012,5:CD002057.

［33］Doyle LW,Ehrenkranz RA,Halliday HL. Late (>7days) postnatal corticosteroids for chronic lung disease in preterm infants. Cochrane Database of Systematic Reviews,2014,5. CD001145.

［34］Brion LP,Primhak RA,Yong W. Aerosolized diuretics for preterm infants with(or developing) chronic lung disease. Cochrane Database of Systematic Reviews,2006,3:CD001694.

［35］Stewart A,Brion LP. Intravenous or enteral loop diuretics for preterm infants with (or developing) chronic lung disease. Cochrane Database of Systematic Reviews,2011,9:CD001453.

［36］Ng G,da Silva O,Ohlsson A. Bronchodilators for the prevention and treatment of chronic lung disease in preterm infants. Cochrane Database of Systematic Reviews,2012,6:CD003214.

［37］Ng G,Ohlsson A. Cromolyn sodium for the prevention of chronic lung disease in preterm infants. Cochrane Database of Systematic Reviews,2012,6:CD003059.

［38］Suresh G,Davis JM,Soll R. Superoxide dismutase for preventing chronic lung disease in mechanically ventilated preterm infants. Cochrane Database of Systematic Review,2001,1. CD001968.

［39］Mabanta CG,Pryhuber GS,Weinberg GA,et al. Erythromycin for the prevention of chronic lung disease in intubated preterm infants at risk for,or colonized or infected with Ureaplasma urealyticum. Cochrane Database of Systematic Reviews,2003,4. CD00374.

［40］李茂军,陈昌辉,吴青,等.阿奇霉素防治早产儿支气管肺发育不良的系统评价.中国实用儿科临床杂志,2015,30:137.

［41］孙雨辰,金冬梅.干细胞治疗支气管肺发育不良新进展.国际儿科杂志,2015,42:607.

［42］卫敏超,余加林,刘晓红,等.不同程度支气管肺发育不良患儿潮气呼吸肺功能特征.中华医学杂志,2013,93:1716.

［43］Fawke J,Lum S,Kirkby J,et al. Lung Function and Respiratory Symptoms at 11 Years in Children Born Extremely Preterm. The EPICure Study. Am J Respir Crit Care Med,2010,182:237.

［44］An HS,Bae EJ,Kim GB,et al. Pulmonary Hypertension in Preterm Infants With Bronchopulmonary Dysplasia. Korean Circ J,2010,40:131.

［45］吕姗,安友仲.主动温湿化的经鼻高流量氧疗在成人患者中的应用.中华危重病急救医学,2016,28:84.

第四章

早产儿循环系统疾病

第一节　早产儿循环系统特点

【本节要点】

出生后胎儿循环转变为新生儿循环。胎儿期肺脏无功能,卵圆孔和动脉导管处于开放状态,左、右心室均向全身输送血液,等于只有一个体循环而无肺循环。出生后呼吸建立,足月儿生后不久卵圆孔和动脉导管发生功能性关闭,由一个循环变成了两个循环,即体循环和肺循环。由于早产儿动脉导管平滑肌发育不成熟,对高氧的敏感性低,对前列腺素敏感性高,以及早产儿肺组织发育不成熟等因素,所以常导致早产儿动脉导管关闭延迟。早产儿血压偏低,容易发生低血压,故应了解其循环状态,维持平均动脉压至少在 4.0kPa 以上是十分重要的。

一、胎儿循环的特点

胎儿循环的特点是体循环与肺循环之间靠卵圆孔和动脉导管两个重要通道的交通而并联,胎儿的肺脏不能进行气体交换,氧合血来自胎盘,依赖母体供给。其主要特征为:①胎儿的肺脏尚无功能,处于萎缩状态,流入肺内的血量极少;②肺微小血管处于折叠及收缩状态,肺循环阻力高于体循环阻力,右室负荷高于左室负荷;③卵圆孔和动脉导管处于开放状态,左、右心室都向全身输送血液,等于只有一个体循环而无肺循环。

来自胎盘的富含氧和营养物质的动脉血经脐静脉进入胎儿体内,至肝脏下缘,约50%的血流与门静脉血流汇合后进入肝脏经肝静脉注入下腔静脉,另一部分血流直接经静脉导管注入下腔静脉,与来自胎儿下肢和腹腔器官回流的静脉血混合,共同流入右心房。在静脉瓣的引导下,使来自下腔静脉的混合血(以动脉血为主)进入右心房后,大部分血液经卵圆孔进入左心房,再与来自肺静脉的少量血液汇合后进入左心室;小部分血液与来自上腔静脉回流的静脉血汇合后进入右心室。左心室内含氧相对高的血液,大部分经升主动脉及主动脉弓的三大分支供血给胎儿心脏、颅脑、身体上部和上肢,小部分流入降主动脉。右心室的血液进入肺动脉,由于胎儿肺脏尚未膨胀,肺血管处于收缩状态,仅有约 10% 的血液流入肺脏经肺静脉回到左心房,约 90% 的血液经开放的动脉导管与来自升主动脉的血汇合后进入降主动脉。降主动脉血液(以静脉血为主)供血至胎儿的腹腔器官及下肢,同时经脐动脉流回胎盘,在胎盘绒毛毛细血管网内与母体血液通过弥散方式进行气体和营养物质交换后,再由脐静脉送往胎儿体内。由此可见胎儿期供给全身组织的血均为混合血,但供应脑、心、肝和上肢的血氧含量显著高于供应躯体下部的血氧含量。

胎儿期左、右心室皆向体循环供给血液,因此心脏畸形只要不影响胎儿血液循环,胎儿生长发育就不受影响。某些先天性心脏畸形如大动脉转位、肺动脉闭锁、左心室发育不良等,在胎儿时期由于卵圆孔和动脉导管的开放,缓解了疾病异常血流动力学改变,故在胎儿期可不发病。

二、出生后循环系统的改变

出生后胎儿循环向新生儿循环转变,循环系统发生了血流动力学与解剖学的变化,正常足月儿生后不久卵圆孔和动脉导管发生功能性关闭,由一个循环变成了两个循环,即体循环和肺循环。胎儿出生后,随着脐带结扎,胎盘循环终止,体循环阻力及压力增加;同时新生儿呼吸建立,肺膨胀与肺泡充气,肺泡及毛细血管内氧分压升高使肺血管平滑肌松弛,肺循环阻力降低,右心室排出的血液经肺动脉进入肺循环,肺血流量可增加 8~10 倍。血液经肺动脉流入至肺脏,完成气体交换功能,再经肺静脉回流入左心房,以致回到左心房的血流增多,左心房压力增高。右心房因胎盘循环终止,回心血量减少而压力降低,胎儿循环的右心优势变成左心优势,当左心房压力超过右心房时,迫使卵圆孔瓣紧贴于继发隔,继而发生相互黏合,生后数分钟卵圆孔功能性关闭,下腔静脉回流的血液不再经卵圆孔分流。同样,由于肺循环阻力下降,而体循环阻力及压力升高,肺循环阻力小于体循环阻力,使由肺动脉通过动脉导管进入降主动脉的血液分流终止,从而使动脉内血氧含量升高。随着动脉血氧分压的升高,促使动脉导管平滑肌收缩而关闭,在生后 72 小时内动脉导管发生功能性关闭。此时,完成了胎儿循环向新生儿循环的转变。

动脉导管在胎儿时期的开放是由胎儿血中低氧饱和度和前列腺素 E_2(PGE_2)的作用维持的。在出生后随着呼吸建立,肺动脉压力和阻力迅速下降,血氧分压升高,PGE_2 分泌减少,动脉导管发生功能性的关闭,当发生低氧血症,或给予 PGE_2,则关闭的动脉导管可以再度开放。动脉导管一般在生后 1 年内完成解剖学的闭合,成为动脉韧带。出生后卵圆孔的功能性关闭,当肺动脉和右心室压力升高发生右向左分流时也可以再开放。卵圆孔一般在生后 2~3 个月内完成结构性关闭,成为卵圆窝。

三、早产儿循环的特点

与足月儿相比,出生后早产儿动脉导管的功能性关闭常延迟。由于早产儿动脉导管平滑肌发育不成熟,对高氧的敏感性低,对前列腺素敏感性高,加上早产儿肺组织发育不成熟,肺表面活性物质分泌不足,在生后不易转变为正常的肺部呼吸,易有低氧血症和酸中毒,因此常导致早产儿动脉导管关闭延迟。

早产儿血压偏低,收缩压在 6.0~8.0kPa(45~60mmHg)。早产儿心肌细胞小,密度低,含水分量较多,且心脏内交感神经发育不完善,应激能力较低,心肌收缩能力和心脏储备能力均不足,心肌功能偏弱,容易导致低血压。因早产儿血容量不足,也容易发生低血压,故应监测毛细血管再充盈时间及血压,了解其循环状态。对于超低出生体重儿(ELBWI)维持平均动脉压至少在 4.0kPa(30mmHg)以上是十分必要的。早产儿在心室容量超负荷时,增加心搏出量的顺应能力常受限制,更易发生心力衰竭和肺水肿。因此,合理控制早产儿每天出入量对维持早产儿循环稳定具有重要意义。

(秦选光)

第二节　动脉导管未闭

【本节要点】

动脉导管未闭是早产儿最常见的先天性心脏病类型,胎龄越小、生后日龄越小、出生体重越小,动脉导管未闭的发生率越高。早产儿由于动脉导管和肺组织发育不成熟,激肽酶原-缓激肽系统的不成熟,以及较易发生低氧血症和酸中毒等因素影响了动脉导管正常收缩,导致早产儿动脉导管未闭。若未闭的动脉导管较细,或分流量不超过50%,早产儿可通过增加左心排血量来维持有效的体循环血流,出生时可完全无症状;若导管粗,分流量超过50%,则可致有效体循环血流减少,表现为多汗、喂养困难、呼吸急促、心率增快及血压下降等心功能不全症状。若合并持续性肺动脉高压时可见右向左分流的表现,并出现发绀或差异性青紫。超声心动图检查是最有价值的检查方法。治疗主要是针对症状性动脉导管未闭的预防及治疗。可以选用吲哚美辛、布洛芬等进行药物关闭。对于存在药物应用禁忌证或药物治疗2个疗程无效者,可以选择介入性导管术、经胸腔镜手术或开胸手术结扎。

动脉导管未闭(patent ductus arteriosus,PDA)是早产儿最常见的先天性心脏病。在胎儿时期动脉导管(ductus arteriosus,DA)为连接于主动脉与肺动脉之间的血管通道,是维持胎儿循环不可缺少的重要组成部分。出生后随着呼吸的建立和肺膨胀,动脉导管逐渐关闭,一般动脉导管在生后第1天大多数发生功能上关闭,但在出生后7~10天内可因缺氧等因素而重新开放。解剖上关闭大部分需要在生后1~3个月完成。若动脉导管持续开放,则在主、肺动脉之间构成一个不应有的异常通道,即称为动脉导管未闭。

早产儿为PDA的高发人群,早产儿PDA发生率与胎龄、日龄、出生体重及疾病状态有关,一般胎龄越小、生后日龄越小、出生体重越小,PDA发生概率越高。国内有报道,一般情况较好的早产儿,PDA的发生率为25.6%,国外报道,出生体重1000~1500g的早产儿,至生后第7天,动脉导管自发性关闭率大约为67%,而小于28周早产儿PDA的发病率高达75%。导管水平的分流可以作为判断PDA存在和严重程度的指标。早产儿PDA,尤其表现为具有血流动力学意义的动脉导管未闭(hemodynamic significant patent ductus arteriosus,hsP-DA),常可诱发或促进肺出血、充血性心力衰竭、支气管肺发育不良(BPD)、颅内出血和坏死性小肠结肠炎(NEC)等疾病的发生,是影响早产儿存活率和后遗症发生率的主要原因之一。随着近年对早产儿动脉导管未闭的研究深入,一些新的诊疗技术日渐成熟,在临床上已取得了较好的疗效。

一、病理生理

在组织形态学上动脉导管的发育可大致分为4期:

Ⅰ期:妊娠5~6个月时,动脉导管为一肌性动脉,血管内膜由极薄的内皮细胞构成,内部弹力纤维层多呈单层。

Ⅱ期:局部血管内膜增厚,并向动脉导管腔突出,它是关闭动脉导管的实质性结构。

Ⅲ期:血管内膜增厚更广泛、更显著,动脉导管关闭,管壁收缩,中层营养血管堵塞,肌层黏液样液化和坏死。

Ⅳ期：见于组织学上已关闭的动脉导管，血管内膜溶解，纤维组织松弛无弹性，并充满管腔，结缔组织增生，瘢痕形成，最终动脉导管永久关闭，形成一个索条状的残余。

正常情况下动脉导管闭合经过两个步骤。首先，随着呼吸的建立，肺迅速膨胀，肺血管阻力下降，体循环阻力增大，使流经 DA 的血流量显著减少或仅有少量的左向右分流。另一方面，当出生后动脉导管局部血氧饱和度增加、循环中前列腺素 E_2（PGE_2）水平下降、局部 PGE_2 受体的敏感性下降，动脉导管管壁中层的平滑肌细胞开始环形收缩，动脉导管缩窄，暂时性闭合。随后，动脉导管的收缩压迫内层血管壁，导致在腔内血流完全中断之前动脉导管就出现严重缺血缺氧。动脉导管缺血则导致 PGE_2 和一氧化氮合成减少，促炎细胞因子释放，内皮损伤，黏附分子及生长因子表达增加。这一系列瀑布反应最终导致管壁中层黏性物质凝固、内膜垫突入管腔，弥漫性纤维增生，动脉导管腔内在解剖上重塑、完全闭塞，最终形成动脉韧带，永久性闭合。

早产儿动脉导管组织发育不成熟，其滋养血管仅在外膜，故 DA 的营养主要由管腔内血流提供，对滋养血管的依赖较小；管壁平滑肌发育不完善，管径大、管壁薄，缺乏肌肉组织，且无内膜下垫，生后氧介导的平滑肌收缩无力，收缩时管腔不易关闭。早产儿由于肺组织发育不成熟，出生后肺的膨胀和充气不完全，易有低氧血症和酸中毒，影响了动脉导管的正常收缩；同时激肽酶原-缓激肽系统的不成熟，导致局部前列腺素 E 水平较高，胎龄越小动脉导管对前列腺素的舒张反应越强等因素也影响了动脉导管正常收缩，因此早产儿动脉导管未闭发生率高。

出生后动脉导管未闭可引起一系列血流动力学改变。出生后的新生儿随着呼吸的建立，肺迅速膨胀，肺血管阻力下降，PDA 时因肺动脉压力在整个心动周期中小于主动脉压，故整个心动周期血流均自主动脉通过动脉导管向肺动脉分流，即呈现左向右分流。这样肺动脉不仅要接受来自右心室的血液，同时还接受从主动脉分流来的血液，从而使肺循环血流量明显增加，导致回流到左心房的血流量也增加，加重了左心室前负荷。同时，主动脉向肺动脉分流使体循环血流量减少，为保持体循环的正常供给，从而导致左心室肥厚和扩大，进一步使得主动脉向肺动脉分流量增加，加重肺动脉和右心室负荷，引起肺动脉高压和右心室肥厚。如果持续发展，未能阻断左-右分流，最终导致右-左分流，即艾森曼格综合征。当动脉导管未闭时，由于一部分主动脉血流流向压力较低的肺动脉，使周围动脉舒张压下降而致脉压增宽，可出现周围血管征的表现：水冲脉、枪击音及毛细血管搏动等。而在早产儿中肺血管平滑肌数量较少，肺血管阻力则下降更明显，通过动脉导管的分流量更大，左心负荷更重，再加上早产儿心肌细胞小，密度低，含水量较多，且心脏内交感神经发育不完善，心肌收缩能力和心脏储备能力均不足，在心室容量超负荷时，增加心搏出量的顺应能力常受限制，更易发生心力衰竭和肺水肿。

在伴有肺部严重疾病如新生儿呼吸窘迫综合征（NRDS）或新生儿持续肺动脉高压（PPHN）时，主动脉与肺动脉之间压差缩小，可无压差或肺动脉压力反超过主动脉压力，则通过动脉导管可无血液分流或发生明显的右向左分流。由于未闭的动脉导管在主动脉端位于降主动脉近端距左锁骨下动脉起始部 2～10mm 处，当发生明显的右向左分流时，含氧量较低的血液由肺动脉直接流入降主动脉，供应给双下肢，而右上肢仍接受含氧量正常的血液，左上肢既接受含氧量较高的血液，也接受部分含氧量较低的血液，在临床上表现为双下肢明显青紫，左上肢轻度青紫，右上肢正常的现象，称为差异性青紫。

二、临床表现

早产儿动脉导管未闭的临床表现取决于导管的粗细、分流量的大小及肺动脉压力的高低。若导管细，直径小于 1.5mm，或分流量不超过 50%，早产儿可通过增加左心排血量来维持有效的体循环血流，出生时可完全无症状；若导管粗，分流量超过 50%，则可致有效体循环血流减少，表现为多汗、喂养困难、呼吸急促、心率增快及血压下降等心功能不全症状。若合并持续性肺动脉高压时可见右向左分流的表现，患儿出现发绀或差异性青紫。导管分流的持续时间及新生儿的代偿能力对新生儿发病也有很大影响，在动脉导管未闭时相同的分流量，在生后 24 小时内可无症状，但若持续 7～10 天，可能导致充血性心力衰竭。

心脏检查可发现心前区搏动增强，于胸骨左缘第 2、3 肋间可听到心脏杂音，初期多为收缩期吹风样杂音，发生于第 1 心音之后，接近第 2 心音时最响，多在 Ⅱ/6～Ⅲ/6 级之间，向左上胸部传导；少数患儿在新生儿后期可听到以第 2 心音为中心的连续性机器隆隆样杂音。若导管粗大、肺循环血量超过体循环血量一倍，过多的血液流经二尖瓣时可产生相对性二尖瓣狭窄，此时在二尖瓣膜听诊区可听到舒张期隆隆样杂音。有时可听到第 3 心音。其他体征包括脉压增大，周围血管征阳性：即在桡动脉或足背动脉处可扪及水冲脉，在股动脉或肱动脉处可听到枪击音以及末梢毛细血管搏动等。早产儿动脉导管未闭可发生血流重新分布，升主动脉血流增加，降主动脉减少，可诱发或促进 BPD、颅内出血和 NEC 的发生，而出现相应的表现。

伴有 NRDS 时，常因缺氧及酸中毒，可导致肺血管痉挛，肺血管阻力下降不明显，或 RDS 应用机械通气治疗时肺动脉压力和阻力较高，主动脉与肺动脉压差减少，通过动脉导管的分流量较少或无分流，临床检查常听不到心脏杂音。在 3～4 天后，随着肺部疾病的改善，或机械通气停止，肺动脉压力和血管阻力下降，当明显低于主动脉压力时，又可发生明显左向右分流，临床上出现动脉导管未闭的表现，查体时在胸骨左缘第 2 肋间听到收缩期杂音。此外，若早产儿生后不久发生 NRDS，经 3～4 天 NRDS 好转的过程中，患儿通气状况反而恶化，表现为在机械通气过程中患儿呼吸功能恶化，出现不明原因的代谢性酸中毒，此时若使用肺表面活性物质治疗 NRDS，可进一步减低肺血管阻力，引起血液由左向右分流量加大，并再次进入肺循环，导致肺静脉充血，有诱发心力衰竭、增加肺出血的可能性，故在治疗中应予以注意。一旦发生，常需结扎动脉导管以挽救生命。

三、辅助检查

（一）心电图检查

心电图对早产儿 PDA 诊断价值较小。分流量小者心电图可正常，分流量大者出现左心室舒张期负荷过重图形，即左心前区导联可见高的 R 波和深的 Q 波，T 波高耸、直立，ST 段可有抬高。T 波倒置提示心肌缺血。若有肺动脉高压则出现左右心室合并肥厚的图形。

（二）胸部 X 线检查

分流量大者有肺血管纹理增加，肺野充血，心脏增大，心胸比值大于 0.6，以左心室增大为主，也可有左心房增大，常见升主动脉增宽和扩张的主动脉弓，有肺动脉高压者可见左右心室均增大，或以右心室增大为主。

（三）超声心动图检查

目前超声心动图检查已成为早期发现和诊断新生儿期先天性心脏病最有价值的检查方

法。早产儿 PDA 主要依靠超声心动图检查确定诊断。超声心动图可见左房(LA)、左室(LV)及主动脉内径(AO)增宽,早产儿左房/主动脉内径比值(LA/AO)>1.0 则为 PDA 的典型血流动力学表现。也可直接看到动脉导管的存在,显示动脉导管的位置、直径和形态,也可直接显示分流的方向和分流量的多少,监测导管两端的压力梯度。二维超声心动图(two dimensional echocardiography,TDE)常选用胸骨旁肺动脉长轴平面或胸骨上主动脉长轴平面,均可以直接探及到未闭的动脉导管。多普勒超声心动图(doppler echocardiography)包括脉冲式(plused mode)和连续波式(continuous wave)多普勒超声心动图两种。脉冲式多普勒超声心动图可在肺动脉内探及典型的收缩期与舒张期连续性湍流讯号,但当存在肺动脉高压时,这种血流频谱可不典型,舒张期湍流历时甚短。连续波式多普勒超声心动图可测定流经未闭动脉导管的血流速度,计算出主、肺动脉间的压力差,结合血压还可估测出肺动脉收缩压;对存在肺动脉瓣反流者可测出反流速度和压差,估测肺动脉平均压和舒张压。彩色多普勒超声心动图(color doppler echocardiography)在主、肺动脉间无明显压力差时不能显示分流信息,在主动脉压高于肺动脉压时见红色血流从主动脉通过未闭的动脉导管进入肺动脉,若肺动脉压高于主动脉压时可见蓝色血流自肺动脉通过动脉导管注入降主动脉。三维超声心动图(three dimensional echocardiography)是一门新兴的心脏超声诊断技术,通过对一系列二维切面的计算机处理,进行三维重建获得立体成像,可快速重建心血管各部位的立体结构和血流状态,为临床提供更多的形态学的信息。

(四) 心导管检查和造影

有创性检查对早产儿的危险性较大,而且目前无创性检查尤其超声心动图检查可以直观地看到 PDA,所以临床上一般不需作有创性检查即能作出正确诊断。仅少数患儿在诊断不能肯定或怀疑合并其他复杂畸形,或内科治疗无效拟作外科手术时,才需要作右心导管检查或主动脉逆行造影。导管检查能显示肺动脉血氧含量明显高于右心室的血氧含量,当其差值超过 0.5Vol% 时具有诊断意义。有时在进行导管检查过程中可见导管直接由肺动脉经动脉导管插入降主动脉,直接证实主、肺动脉间有未闭的动脉导管这一异常通道。逆行主动脉造影能清楚显示动脉导管的解剖,为诊断提供可靠依据。对部分患儿仅需要观察 PDA 影像者,可由脐动脉插管,将插管送至胸主动脉内注射造影剂,做主动脉造影即可确定诊断。

四、诊断

早产儿 PDA 由于症状、体征不够典型,因此仅凭临床表现作出早期诊断比较困难。动脉导管未闭的诊断主要依赖于超声心动图检查。超声心动图可直接看到动脉导管的存在,显示动脉导管的位置、形态和直径,也可直接显示分流的方向和分流量的多少,监测导管两端的压力梯度,为早期诊断动脉导管未闭提供最有价值的证据。

临床体征出现相对较迟,常见临床体征包括连续性杂音、心前区搏动增强、水冲脉、脉压增大,或患儿存在机械通气的指征。不同的体征在诊断意义上也有所不同,如连续性杂音或心前区搏动增强对动脉导管未闭的诊断特异性较高,但敏感性很低,而存在机械性通气的指征则相反,敏感性高,特异性低。若有多个体征同时存在,则高度提示随后会发生与动脉导管未闭有关的疾病。

不同胎龄、不同体重的早产儿 PDA 的临床表现和诊断线索也有所不同。出生体重大于 1500g 者,PDA 常不合并肺部疾病。可于胸骨左缘第 2、3 肋间听到收缩期吹风样杂音或不典型连续性杂音,肺动脉瓣听诊区第 2 心音增强,心前区搏动增强,脉压增宽,周围血管征阳性。超声心动图检查可见未闭的动脉导管和左向右分流。出生体重在 1000～1500g 者,PDA 常在肺部疾病恢复期发现,患儿生后不久发生 NRDS,3～4 天 NRDS 好转过程中,患儿通气状况反而恶化,表现为需要增加吸氧浓度(FiO_2)、通气流量(Flow)、通气频率(RR)、通气压力(PIP)、呼吸末气道压力(PEEP),在机械通气情况下患儿 $PaCO_2$ 升高,出现不明原因的代谢性酸中毒等表现。此时应暂停机械通气后仔细检查心底部杂音,患儿收缩期杂音常间歇出现,还可见心前区搏动增强、水冲脉。尽早行超声心动图检查以确定诊断。出生体重小于 1000g 者,PDA 常与肺部疾病同时发生,患儿生后立即出现严重 NRDS,3～4 天后仍不减轻,需要机械通气或持续气道正压呼吸,表现为脱机困难。患儿多数听不到心脏杂音,但可见奔马律、心前区搏动增强、水冲脉。超声心动图检查可确定诊断。

五、治疗

早产儿 PDA 的治疗主要是针对症状性 PDA 的预防及治疗。症状性 PDA 一般指存在以下一个或多个症状体征:脉压增大、水冲脉、心前区搏动弥散、心脏杂音、心脏增大、充血性心衰、呼吸衰竭、水肿和(或)少尿、代谢性酸中毒等。同时需要超声心动图来证实存在血流动力学改变的 PDA:导管直径>1.5mm,(LA/AO)>1.0,左向右分流,舒张末期主动脉内反向血流和心功能降低。有国外专家提出症状性 PDA 诊断标准:超声心动图证实动脉导管直径≥1.5mm,同时有左向右分流,并具有以下临床表现之一者:①胸骨左缘上方可闻及连续性或收缩期杂音;②心前区搏动明显;③心率持续160次/分;④水冲脉;⑤脉压增大;⑥胸部 X 线片示心脏扩大,肺纹理增多。

(一) 一般治疗

应从以下方面早期积极治疗:

1. **保温**　患儿出生后应及时置于暖箱中,采用中性温度保温,使皮肤温度保持在36.5℃左右。相对湿度在40%～50%。

2. **供给热量、维持水电解质平衡**　若体重过小、吸吮力差者可用胃管鼻饲喂养,以肠道营养为辅,非肠道营养为主,但要注意限制液体入量。限制液体虽不能促进导管关闭,但若 PDA 患儿入量过多可加重心肺负荷,加重肺充血及心力衰竭。一般第1天液量控制在60～80ml/kg,其后每天增加 10ml/kg,直至第1周末达到120ml/kg 为止。

3. **应用利尿剂**　常用利尿剂为呋塞米,剂量每次 1mg/kg。如限制液体同时应用利尿剂,可能引起电解质紊乱、脱水,甚至能量供应不足,应注意避免。另有作者认为呋塞米可促进肾脏合成前列腺素,增加 PDA 发生率,值得注意。

4. **呼气末正压呼吸**　可减少 PDA 分流,增加有效体循环血流量,在一定程度上改善症状。给氧浓度根据动脉血氧分压调节,开始时可较高,以后逐渐下降至40%以下,避免氧浓度过高引发副作用。

5. **洋地黄制剂的应用**　在早产儿使用地高辛尚有争议。早产儿心肌层中含有大量结缔组织和水分,左室的扩张能力因此减小,导致洋地黄对早产儿不起作用。而且早产儿对药物的清除能力弱,容易发生地高辛中毒。有人报道 PDA 患儿的心肌收缩力增强而非减弱,洋地黄不太可能影响 PDA 关闭,相反,若联用吲哚美辛,洋地黄中毒的可能性加大,目前已极少使用。

(二) 药物关闭

PDA 的药物治疗主要针对 hsPDA。

1. **吲哚美辛**　为临床关闭动脉导管最常使用的药物,是非选择性环氧化酶(COX)抑制剂,可同时抑制 COX-1 和 COX-2 的活性。有口服剂型和静脉剂型两种。口服剂量为每次 0.1~0.2mg/kg,经鼻胃管注入或保留灌肠,间隔 8~12 小时后可重复 1~2 次,24 小时内总剂量不超过 0.3~0.6mg/kg。对疗效而言,注射者的效果比口服者更好。注射首次剂量 0.2mg/kg,在 20~30 分钟内静脉推注,其后每隔 12 小时给 1 次,共 3 次。若体重≤1250g 者用 0.1mg/kg,体重>1250g 或日龄超过 7 天者用 0.2mg/kg,在 24 小时内给完药物。一般生后 24~48 小时内给首剂者效果最佳,在生后 10 天内用药者有效率为 80% 左右,而在 14 天以后用药治疗者则效果不佳。一般吲哚美辛在用药后 36 小时内导管关闭。部分患儿经吲哚美辛治疗者 PDA 关闭后可发生再开放,若第 2 疗程使用吲哚美辛治疗仍有效果。用药后 PDA 关闭成功的指标是:心脏杂音消失,心前区搏动增强和水冲脉消失,X 线肺充血和心脏增大的表现消失,超声心动图检查左房内径(LA)/主动脉内径(AO)比值正常,动脉导管内无血液分流信号,提示动脉导管已关闭。吲哚美辛可引起下列副作用:颅内出血、NEC、出血倾向、血糖降低,以及暂时性尿量减少、水钠潴留、低钠血症、血清尿素氮及肌酐水平升高等肾功能损害表现,以及加重新生儿黄疸,系因吲哚美辛与未结合胆红素竞争结合血浆白蛋白,使高胆红素血症患儿产生胆红素脑病的危险性增大。以下因素为应用吲哚美辛的禁忌证:高胆红素血症[未结合胆红素>171μmol/L(10mg/dl)],NEC,急性肾衰竭:肌酐血症[血肌酐>106μmol/L(1.2mg/dl)]、氮质血症[血尿素氮>8.9μmol/L(25mg/dl)]或少尿[尿量<0.5ml/(kg·h)],血小板计数<50×10^9/L,颅内出血及出血疾病,败血症。吲哚美辛的疗效不佳与下列因素有关:胎龄小于 30 周、出生体重低于 1000g、伴严重呼吸窘迫综合征或给药时日龄大于 10 天的患儿疗效不佳。

2. **布洛芬**　自 20 世纪 90 年代,布洛芬有逐渐替代吲哚美辛的趋势。布洛芬也是非选择性 COX 抑制剂,主要作用于 COX-2,推荐剂量为首次剂量 10mg/kg,静脉推注或口服,在 24 小时及 48 小时后分别应用第 2 剂及第 3 剂,剂量为 5mg/kg。

布洛芬应用于早产儿的不良反应主要为消化系统、肾脏及神经系统不良反应。表现为消化道出血、喂养不耐受、少尿等,但大多数经停药或对症处理后均能明显好转。布洛芬可与血浆白蛋白结合,从而与游离胆红素竞争白蛋白的结合位点,抑制胆红素代谢,造成高胆红素血症,有增加胆红素脑病发生的风险。布洛芬在疗效方面与吲哚美辛相比无差异,但不影响脑、肠系膜及肾脏的血流,因此在呼吸支持时间、NEC 发生率、尿量减少、血肌酐水平等方面具有明显优势。

3. **甲芬那酸**　国外对日龄较大的早产儿,若估计吲哚美辛或布洛芬效果不佳时可试用本药,剂量为每次 2mg/kg,静脉注射,每 12 小时 1 次,连续 3 次。

4. **对乙酰氨基酚**　近年来在 PDA 中的应用逐渐受到关注,主要通过作用于前列腺素酶 H$_2$ 的过氧化物酶从而抑制 COX。乙酰氨基酚对外周血管无收缩作用,常见副作用为皮疹、发热,少见但严重副作用为肝毒性、血液三系减低。可用于对吲哚美辛和布洛芬有临床禁忌证的患儿,且该药对吲哚美辛和布洛芬治疗失败的早产儿 PDA 仍可能有较好的疗效。口服 15mg/kg,6 小时一次,3 天为一个疗程。静脉注射每次 15mg/kg,6 小时一次,疗程 3 天。对于动脉导管持续开放者疗程延长至 6 天,在导管关闭率及合并症发生率方面与布洛芬相仿,是布洛芬治疗失败后的一个药物选择,有望成为布洛芬的替代药物。然而,目前对乙酰氨基酚治疗早产儿 PDA 的相关研究均为小样本研究,且缺少随访,尤其对神经系统的远期影响。

（三） 吸入一氧化氮（inhaled nitric oxide，iNO）

近年来对早产儿PDA伴有肺动脉高压患儿可给予iNO，以降低肺动脉压力，提高血氧分压，促进动脉导管关闭（具体内容见本章第三节早产儿持续肺动脉高压的治疗）。

（四） 外科手术治疗

包括介入性导管术、经胸腔镜手术和开胸手术结扎。指征为存在药物应用禁忌证或药物治疗2个疗程无效者。对新生儿及3个月以内婴儿，如PDA较粗，临床症状危重：出现呼吸急促、多汗、喂养困难、体重不增、肺动脉高压、心力衰竭等，应立即手术治疗。

1. **介入性导管术** 是采用心导管将特殊装置送到动脉导管部位堵塞导管的治疗方法。因其创伤小、预后效果好而优于开胸手术。心导管介入治疗年长儿PDA技术已经很成熟，早产儿PDA介入治疗的普及及规范化尚在探索中，低体重仍然是早产儿PDA介入封堵术的主要挑战之一，封堵装置及输送装置的微型化是早产儿PDA介入封堵术的发展最为重要的因素，需要对封堵器进一步的设计和开发。但当患儿并发感染性心内膜炎、有赘生物形成，或经内科治疗无法控制而又不能介入治疗者需尽快开胸手术结扎。

2. **经胸腔镜手术** 随着心外科微创技术的不断进步，胸腔镜尤其是电视胸腔镜技术日趋完善，相比传统的开胸手术具有手术时间短、手术创伤小、术后恢复快、住院时间短、安全性高及手术效果好等优点，可适用于小胎龄、低体重的早产儿。但如果早产儿动脉导管出现钙化、与胸膜有粘连、"窗式"动脉导管应选择开胸手术，除此之外，可选择胸腔镜微创手术。应该注意，早产儿免疫系统发育不成熟，加上有临床表现的PDA后肺血流明显增加，故容易出现术后肺部感染。

3. **开胸结扎手术** 对于吲哚美辛、布洛芬等非甾体类抗炎药无效、药物禁忌的hsPDA，通过开胸结扎手术关闭PDA可能是挽救患儿的唯一方法。尽管早产儿PDA的外科开胸结扎手术总体来讲相对安全，手术死亡率及致残率均较低，但有资料显示，由于开胸手术创伤大、麻醉打击等导致近期并发症（气胸、术中出血、伤口感染）、远期神经损伤、早产儿BPD、早产儿视网膜病变（ROP）、颅内出血、败血症等的发生率较高，尤其是出生后10天内早期手术者远期神经损伤发生较多，并引起肠道外喂养、呼吸支持和住院时间的增长。早产儿开胸后远期并发症，例如胸椎侧凸的发生率可高达20%～30%，手术结扎还可能增加BPD、ROP及神经损伤的概率。微创小切口闭合早产儿动脉导管是小儿心脏外科关注的热点之一。一些临床研究也显示，微创小切口闭合动脉导管治疗早产儿PDA对早产儿而言更容易耐受，更适合低体质量早产儿PDA的治疗。

基于药物和手术治疗的各自利弊，对早产儿PDA的干预方式应综合考虑动脉导管的直径、临床症状及患儿日龄等。

（五） 维持动脉导管开放的药物治疗

对于某些先天性心脏病，如完全性大血管错位、主动脉闭锁和肺动脉瓣闭锁、法洛四联症等，动脉导管代偿性开放是生存必不可少的。临床上常常需要应用前列腺素E（PGE_1或PGE_2）静脉滴注以保持动脉导管开放，维持患儿生命直至进行外科手术。开始剂量一般为$0.05～0.1\mu g/(kg \cdot min)$，以输液微泵恒速输注，起效后调至最小有效剂量，直至手术。近年有人报道口服PGE_2可获得与静脉滴注相同效果。药物副作用为发热、心动过缓、呼吸暂停、震颤、肌肉阵挛、低血压和腹泻等。

六、预防

产前应用糖皮质激素可降低动脉导管对PGE_2的敏感性，明显减少早产儿PDA的发生。

在排除导管依赖性心脏病及其应用禁忌证后,是否进行预防性治疗目前仍有争议。PDA 尤其是 hsPDA 对早产儿存在很多不利的影响,超早产儿和超低出生体重儿中导管自行关闭的概率较低,重新开放概率较高,故很多专家主张早产儿的 PDA 应该积极进行预防性治疗,可以在生后 24 小时内给予吲哚美辛或布洛芬治疗。还有资料显示,即使是短期的导管水平分流,也可能对早产儿的器官功能,尤其是肺功能产生不利影响,故预防性治疗的时间应该更早,最好在出生后数小时内进行,但该观点尚缺乏证据支持。另有一些研究显示,早产儿和超低出生体重儿进行预防性药物关闭动脉导管虽然可以提高 PDA 的关闭率,减少后期应用非甾体类药物和手术结扎的风险,但在降低死亡率和远期合并症,如 BPD、NEC 等方面并无优势,并且显著增加了肺动脉高压、消化道出血及穿孔的风险。因此,准确判断早产儿 PDA 是否需要使用药物关闭至关重要,B 超是诊断和评估 PDA 是否需要治疗的重要工具。药物治疗常选用前列腺素合成抑制药物,如吲哚美辛(indomethacin,消炎痛)、布洛芬(ibuprofen)和甲芬那酸(mefenamic acid)。

(崔　红)

第三节　早产儿持续肺动脉高压

【本节要点】

早产儿持续肺动脉高压是指由多种病因引起的早产儿出生后肺循环压力和阻力持续性增高,肺动脉压力超过体循环压力,使得由胎儿型循环过渡到正常新生儿循环发生障碍,以至于在动脉导管和卵圆孔水平出现右向左分流,临床上导致严重的低氧血症和发绀。一般肺动脉收缩压超过 30mmHg 或肺动脉平均压力超过 20mmHg 时,即表示肺动脉高压存在。本病是引起新生儿青紫的常见原因,要注意与新生儿期青紫型先天性心脏病和呼吸系统疾病引起的青紫鉴别。治疗的目的主要是降低肺血管阻力、维持体循环血压、纠正右向左分流及改善氧合。

新生儿持续肺动脉高压(persistent pulmonary hypertension of the newborn,PPHN),是指由多种病因所引起的新生儿出生后肺循环压力和阻力持续性增高,肺动脉压力超过体循环压力,使得由胎儿型循环过渡到正常新生儿循环发生障碍,以至于在动脉导管和卵圆孔水平出现右向左分流,临床上导致严重的低氧血症和发绀。本病于 1969 年被 Gersony 等首次报道,当时因考虑其血流动力学改变类似于胎儿循环,故既往又称为持续胎儿循环(persistent fetal circulation,PFC)。PPHN 发病多见于足月儿或过期产儿,但也可出现于早产儿。早产儿发生的 PPHN,被称为早产儿持续性肺动脉高压(persistent pulmonary hypertension of the preterm infants,PPHPI)。本病是引起新生儿青紫的常见原因,也是新生儿期危重症之一,发病率约 1/500,病死率为 10% ~50%,存活患儿中 7% ~20% 生长发育受到损害,如听力损害、慢性肺部疾病和颅内出血,大多数患儿成年后表现出肺血管反应性增强的症状。

一、病因和发病机制

PPHN 并不是一种单一的疾病,而是由多种因素所导致的临床综合征。凡能促使肺小动脉收缩、肺小动脉管壁增厚、肺泡毛细血管床减少及肺静脉淤血的病理因素均能造成肺动高压。早产儿持续性肺动脉高压发生的相关因素包括：宫内慢性缺氧、围产期窒息、肺实质性疾病如呼吸窘迫综合征（RDS）、胎粪吸入综合征（MAS）、支气管肺发育不良（BPD）、心功能不全、严重感染等。

胎儿时期肺循环阻力较高，系由于胎肺未膨胀，肺微血管处于折叠和收缩状态所致。胎儿出生后呼吸建立，肺脏膨胀充气，PaO_2 升高，$PaCO_2$ 下降，肺泡壁上毛细血管开放，肺小动脉扩张及肺血管平滑肌细胞的正常退化，导致肺循环阻力迅速减低，肺动脉压下降。此过程在生后 2～3 天最快，生后 2 周达正常成人水平，形成胎儿循环向正常成人循环的转变。宫内或出生后各种原因所致的低氧血症和二氧化碳潴留均可引起肺小血管持续收缩和肺血管重组，从而使肺血管口径缩小，同时增加血液黏度和血细胞比容，导致肺血管阻力增加，加重肺动脉高压。此外，原发性肺小动脉中层肌肉增厚而造成肺血管腔狭窄及肺小动脉失松弛，或肺血管床面积减少而致肺动脉阻力增加，也引起早产儿肺动脉高压的重要因素。肺血管收缩反应和肺血管结构重建是肺动脉高压形成的血管变化特征。

（一）肺血管收缩反应增强

肺血管内皮细胞可分泌多种活性物质来调节血管壁的张力和血管平滑肌细胞的增殖。目前认为内皮依赖性舒张因子就是一氧化氮（NO），而最重要的收缩因子为内皮素（ET）。患儿缺氧引起的肺血管收缩可能与下列因素有关：

1. **自主神经机制**　肺血管受肾上腺素能（交感）神经和胆碱能（副交感）神经支配。肺小动脉周围有肾上腺素能 α 与 β 受体，当血 PaO_2 降低、$PaCO_2$ 上升、氢离子浓度升高时，通过刺激主动脉体和颈动脉窦感受器将冲动传入下丘脑交感神经中枢，反射性引起肺动脉收缩。而在酸中毒情况下，血管对收缩反应明显增强。

2. **内皮素（endothelin，ET）**　是血管内皮细胞分泌的血管活性物质，调节血管的收缩和舒张反应。缺氧可使血管内皮细胞损伤，释放内皮素。内皮素有 3 种异构肽，其中 ET-1 是目前为止最强的血管收缩活性多肽，有强烈的收缩血管作用，并可引起肺动脉高压。内皮素效应由 ET_A 和 ET_B 两种不同的受体介导。这两种受体在不同血管分布不同，在血管平滑肌细胞上分布的 ET_A 和一种 ET_B 受体的亚群介导血管收缩，定位在血管内皮细胞上的另一种 ET_B 受体亚群介导血管舒张。内皮素与 ET_A 结合后，通过 G 蛋白和磷酸肌酸系统激活蛋白激酶 C，增加细胞内 Ca^{2+}，是使平滑肌收缩，Ca^{2+} 的升高又激活 Cl^- 通道，使其外流，从而减低跨膜电位，激活电压敏感 Ca^{2+} 通道使 Ca^{2+} 进一步内流。

3. **一氧化氮（nitric oxide，NO）**　缺氧时 NO 生成减少。NO 合成的基本底物是精氨酸（L-arg）和 O_2，在一氧化氮合成酶（NOS）的催化下生成 NO 与胱氨酸。NO 是内皮细胞产生的重要舒血管物质，有舒张血管平滑肌和抗平滑肌增生的作用。NO 以旁分泌的方式激活血管平滑肌细胞鸟苷酸环化酶（GC）来调节血管紧张性和完整性，它通过提高细胞中此酶的活性，促进磷酸鸟苷酸环化生成磷酸鸟苷（cGMP），使细胞内 cGMP 水平增高，其作为第二信使，使平滑肌细胞内 Ca^{2+} 浓度降低而导致平滑肌舒张。缺氧抑制了 NOS 转录和转录后效应而导致 NOS 表达降低、活性下降，NO 合成释放减少，从而减弱了对抗内皮素引起的血管收缩效应，从而加重了肺动脉高压发展。

4. **生长因子和血管紧张素转换酶 I、II 在肺动脉高压发生中的作用**　目前生长因子在肺动脉高压发生的机制研究中占重要地位，包括有血管内皮生长因子（VEGF）、成纤维细胞生长因子（FGF）、转化生长因子（$TGF_2\beta$）等。对 VEGF 的深入研究发现肺组织 VEGF 表达有其特异性，国外学者证实，在肺脏 II 型上皮细胞表达最多，在 α-SM 肌动蛋白阳性的成肌纤维细胞及有表面蛋白D特异性的Ⅱ型上皮细胞是主要VEGF表达细胞,同时支气管上皮细胞、平滑肌细胞中也存在。动物试验提示缺氧时VEGF表达升高,与肺动脉高压和右心肥厚发展有关。

缺氧时血管紧张素转换酶Ⅰ、Ⅱ在肺组织的表达有其独特之处,以前列腺素生成的变化,在不同程度上与肺动脉高压发生有关。

(二)肺血管结构重建

肺血管的发育是基因控制和妊娠过程中肺血管反应性逐渐增加的结果。肺血管重建的病理改变主要为细胞外基质成分如胶原纤维及弹力纤维的增多,中膜平滑肌细胞的肥大和增生,内皮细胞肿胀和肥大,从而导致肺动脉管壁增厚和管腔狭窄。根据肺血管发育情况,新生儿持续肺动脉高压可分成以下三种病理类型:

1. **肺血管发育不全型** 指参与气体交换的肺泡及相应的肺小动脉数量减少,使肺血管阻力增加,可见于先天性膈疝、肺发育不良等,其治疗效果最差。

2. **肺血管发育不良型** 指在宫内表现为平滑肌从肺泡前生长至正常无平滑肌的肺泡内动脉,即肌型动脉比例增多,而参与气体交换的肺小动脉数量正常。由于血管平滑肌的肥厚和管腔狭窄使血流受阻。慢性宫内缺氧可引起肺血管重构和中层肌肥厚,胎儿动脉导管早期关闭(如母亲用阿司匹林、吲哚美辛等)可继发肺血管增生,这些患儿治疗效果较差。

3. **肺血管适应不良型** 指肺血管阻力在生后不能迅速下降,而其参与气体交换的肺小动脉数量及肌层解剖结构正常。常见于围产期应激,如酸中毒、低体温、低氧血症、胎粪吸入、高碳酸血症等。这类病人占PPHN的大多数,肺血管阻力增高是可逆的,经积极治疗效果相对较好。

此外,新生儿及母体妊娠期甲状腺功能亢进也可导致严重的PPHN,其发病机制可能为:甲状腺功能亢进可直接或间接干扰肺小动脉的发育、血管活性介质的释放、动脉管壁平滑肌的反应性以及肺泡表面活性物质的生成。还有研究表明,由于遗传因素影响了内源性一氧化氮的生成,而内源性一氧化氮能选择性地降低肺循环压力,在生后循环的转换中起重要作用,最终导致了PPHN的发生。

二、临床表现

PPHN多见于足月儿或过期产儿,也可见于早产儿,常有围产期缺氧史,可继发于围产期的各种疾病,部分患儿出生后即出现严重的低氧血症,另一部分出生后几个小时或几天出现症状,表现为青紫明显,呈持续性,但呼吸困难不明显,常无呼吸暂停、三凹征或呻吟。呼吸困难与青紫不平行。给予100%氧气吸入10~15分钟后青紫缓解不明显。心脏听诊无特异性。部分患儿在胸骨左缘下方可闻及收缩期杂音,此系由三尖瓣反流所致。有心功能不全时心率增快,可闻及奔马律,肝脏肿大,有末梢循环不良和血压下降。在早产儿RDS,低氧血症难以纠正时多并发PPHPI,因患儿出现动脉导管及(或)卵圆孔水平的右向左分流而加重低氧。

三、辅助检查

(一)动脉血气分析

动脉血气可显示PaO_2严重降低,$PaCO_2$相对正常。动脉导管前PaO_2高于动脉导管后PaO_2。

（二）心电图检查

多表现为新生儿期一致的右心占优势的心电图，如有心肌缺血可有 ST-T 改变。

（三）X 线胸片

有助于鉴别肺部疾病。单纯 PPHN 可显示肺血管影减少，肺野清晰，心胸比例可稍大。若有其他原发性肺部疾病可有相应表现，如吸入性肺炎可见肺纹理增粗和片状阴影等。

（四）心导管检查

是测定肺动脉高压的金标准，有重要诊断价值，可测定肺动脉压力情况，但由于是创伤性检查，增加了肺动脉高压患儿的危险性。相比之下，超声心动图作为非侵入性检查方法之一，测定的肺动脉压力准确度高，与心导管测定的结果密切相关，操作简便、易重复，逐步已取代心导管检查。

（五）超声心动图检查

超声心动图是诊断新生儿先天性心脏病的重要方法，对鉴别新生儿青紫，区分 PPHN 是心源性肺动脉高压还是肺源性肺动脉高压非常有价值。目前普遍认为多普勒超声心动图检查是评价 PPHN 的最好手段。多普勒彩色血流显像可直观地显示动脉导管和卵圆孔水平血流分流情况及动态地评估肺动脉高压。部分重症 PPHN 患儿超声心动图可以看到在右房室腔扩大的基础上出现了心脏左房室腔扩大合并左室收缩舒张功能减退，多是缺氧性心肌损伤的结果，预示着病情进一步恶化。

应用多普勒超声估测肺动脉高压有 3 种方法：①计算三尖瓣反流的跨瓣压差估测肺动脉收缩压（PASP）：根据简化柏努力（Bernoulli）方程：压力差 $= 4 \times (V_{max})^2$，其中 V_{max} 为最大喷流速度。用室间隔分流处的左、右心室压差及主、肺动脉分流处的压差估测肺动脉压力。②肺动脉血流频谱指数法估测肺动脉收缩压和平均压：当肺动脉压力升高时，心内血流动力学会发生一些改变，反映到肺动脉频谱参数上可表现为：右室射血前期时间（RVPEP）延长，右室射血时间（RVET）缩短，右室加速时间（RVAT）缩短。RVPEP/PVET 正常为 0.35，大于 0.5 时应考虑肺动脉高压；或 RVAT/PVET 比值缩小，提示肺动脉高压；或测定肺动脉（左或右）平均血流速度，速度降低，提示血管阻力增加，肺动脉压力升高。③右室等容舒张间期（Pc-To）法测定肺动脉收缩压：所谓 Pc-To 时间是指从肺动脉瓣关闭到三尖瓣开放的时间，即右室等容舒张时间，利用这一时间估测肺动脉收缩压是基于如下原理：在等容舒张期右室压力曲线下降的过程中，右室压力曲线与肺动脉压力曲线相交时出现肺动脉瓣关闭（Pc点），右室压力曲线与右房压力曲线相交时出现三尖瓣开放（To 点）。在右房压和右室等容舒张速度不变的前提下，肺动脉压力越高，右室压力曲线与肺动脉压力曲线相交点即 Pc 点出现越早，从 Pc 点下降到 To 点的时间越长。因此 Pc-To 时间的长短，可反映肺动脉压力的高低。

四、诊断

一般肺动脉收缩压（pulmonary arterial systolic pressure，PASP）超过 30mmHg 或肺动脉平均压力（pulmonary arterial mean pressure，PAMP）超过 20mmHg 时，即表示肺动脉高压存在。肺动脉平均压与肺毛细血管楔压（pulmonary capillary wedge pressure，PCWP）、肺血管阻力（pulmonary vascular resistance，PVR）及心排血量（cardiac output，CO）有关。它们之间的关系

为：PAMP＝PCWP＋PVR×CO。由此可见，式中 3 个因素的增高均能使肺动脉压升高。

临床上患儿出现青紫，在适当通气情况下，仍有持续而明显的青紫、低氧血症，且低氧程度与胸部 X 线改变不平行，体检时可在左或右下胸骨缘闻及三尖瓣反流所致的收缩期杂音，但体循环血压正常时应高度疑似本病。应根据病史、体格检查、辅助检查及诊断试验以明确诊断。需做如下进一步检查：

（一）　高氧试验

给予吸入 100% 氧气 5～10 分钟后患儿发绀不缓解，或此时测定动脉导管后，即左桡动脉、脐动脉或股动脉血的 PaO_2，如果 <6.65kPa（50mmHg），则提示存在持续性肺动脉高压或发绀型先心病所致的右向左分流，而排除由于呼吸系统疾病引起的发绀。

（二）　动脉导管前、后 PaO_2 差异试验

同时取右桡动脉（动脉导管开口前）血和股动脉或左桡动脉（动脉导管开口后）血作血气分析，动脉导管前 PaO_2 高于动脉导管后，且两者 PaO_2 差值≥15～20mmHg，或两处的经皮氧饱和度差 >10%，在除外先心病后，提示患儿有 PPHN，并存在动脉导管水平的右向左分流。

（三）　高氧通气试验

对高氧试验后仍发绀者，在气管插管或面罩下行气囊通气，吸入 100% 氧气，呼吸频率（RR）为 100～150 次/分，吸气峰压（PIP）升高至 20～30cmH_2O，使 $PaCO_2$ 下降至 20～25mmHg，pH 上升至 7.5 左右时，则肺血管扩张，阻力降低，对于 PPHN 患儿，此时右向左分流逆转，PaO_2 明显上升，PaO_2 可 >100mmHg，而发绀型先心病患儿 PaO_2 上升不明显。

（四）　超声心动图检查

是诊断本病的最重要的方法之一，并且可以测量出肺动脉的压力。内容见辅助检查。

五、鉴别诊断

首先要与新生儿期其他疾病所致的青紫进行鉴别诊断：

（一）　与青紫型先天性心脏病鉴别

主要依靠超声心动图，可发现先天性心脏畸形，而胸部 X 线、心电图检查及高氧试验可作参考。高氧试验时缺氧无改善或测定导管后 PaO_2 <50mmHg 时，提示存在 PPHN 或发绀型先心病所致的右向左分流；高氧通气试验是对高氧试验仍发绀者进行，PPHN 患儿 PaO_2 可 >100mmHg，而发绀型先心病患儿 PaO_2 上升不明显可进行鉴别。

（二）　与呼吸系统疾病引起的青紫鉴别

呼吸系统疾病患儿多数青紫与呼吸困难一致，而 PPHN 时青紫重而呼吸困难多不明显；高氧试验两者为相反结果，缺氧症状明显改善者为继发性肺部疾病，而缺氧症状无改善者提示存在 PPHN 或发绀型先心病所指的右向左分流。

六、治疗

治疗目的是降低肺血管阻力、维持体循环血压、纠正右向左分流及改善氧合。

（一）　积极治疗原发病

因其他病因所致低氧血症和酸中毒，使肺血管痉挛、肺动脉高压，故必须治疗相应的原发病。伴 NRDS 时除给予肺表面活性物质外，还需供给足够的氧气以减轻肺动脉痉挛及终

止右向左分流,可采用无创鼻塞持续正压通气(nCPAP)或气管插管机械通气治疗。

在人工机械通气治疗中要采用高通气治疗方法,即给予高浓度氧气、高流量、高频率、高压力的通气治疗。将 PaO_2 维持在不小于 80mmHg, $PaCO_2$ 在 30 ~ 35mmHg。在治疗 12 ~ 24 小时病情趋于稳定后,可将 SaO_2 维持在 90% 以上。为尽量减少肺气压伤,此时可允许 $PaCO_2$ 稍升高。若患儿无明显肺实质性疾病,呼吸频率(RR)可设置于 60 ~ 80 次/分,吸气峰压(PIP)25cmH$_2$O 左右,呼吸末正压(PEEP)2 ~ 4mmH$_2$O,吸气时间(IT)0.2 ~ 0.4 秒,呼吸机流量(Flow)20 ~ 30L/min。若患儿有肺实质性疾病,可用较低呼吸频率,较长的吸气时间,呼吸末正压(PEEP)4 ~ 6mmH$_2$O。如氧合改善不理想,可试用高频呼吸及治疗。

(二) 保持患儿镇静

可使用药物镇静,常用药物有吗啡,剂量为每次 0.1 ~ 0.3mg/kg 或以 0.1mg/(kg·h)维持。或用芬太尼,剂量为 3 ~ 8μg/(kg·h)维持。必要时应用肌松剂,如潘可龙(pancuronium),剂量为每次 0.1mg/kg,维持量为 0.04 ~ 0.1mg/kg,每 1 ~ 4 小时 1 次。

(三) 纠正酸中毒及碱化血液

可通过高通气改善外周血液循环及使用碳酸氢钠纠正酸中毒,一般维持血 pH 值 7.45 ~ 7.55、$PaCO_2$ 25 ~ 30mmHg 水平。保持血液碱化状态有助于肺血管的扩张,是治疗原则之一。

(四) 维持体循环压力

当有血容量丢失或应用血管活性药物扩张血管后血压下降,可输注 5% 白蛋白、血浆或全血以维持血压正常,或使用正性肌力药物如多巴胺 2 ~ 10μg/(kg·min)和(或)多巴酚丁胺 2 ~ 10μg/(kg·min)维持静脉滴注以维持体循环压力。

(五) 降低肺动脉压力

常使用血管扩张剂,因该类药物同时有降低体循环压的副作用,所以用药时要给以关注。

1. 一氧化氮吸入治疗(inhaled nitric oxide,iNO)　iNO 治疗 PPHN 是近年应用的一种新的治疗方法。吸入的 NO 到达平滑肌后可激活平滑肌细胞内可溶性鸟苷酸环化酶,生成鸟苷单磷酸,导致血管平滑肌松弛,从而降低肺动脉压力,而吸入的 NO 进入血中与血红蛋白结合后立即灭活,所以对全身血压无影响。iNO 剂量开始为 15 ~ 20ppm,可在 4 小时后降为 5 ~ 6ppm 维持,病情好转后逐渐减量撤离,一般维持吸入 24 小时或数天。

NO 吸入的副作用:NO 转变为 NO_2 和 N_3O_4 等可损伤肺组织,NO 与血红蛋白结合易发生高铁血红蛋白血症,对红细胞和神经系统产生间接毒性作用等。所以,吸入期间应持续监测吸入气 NO 和 NO_2 浓度,间歇测定血高铁血红蛋白的浓度,使其水平不超过 7%。早产儿应用 iNO 后应密切观察,注意出血倾向。

2. 磷酸二酯酶抑制剂　NO 引起的肺血管扩张在很大程度上取决于可溶性 cGMP 的增加。抑制鸟苷酸环化酶活性可阻断 NO 供体的作用,提示该途径对 NO 发挥作用很重要。cGMP 通过特异性磷酸二酯酶灭活。故抑制磷酸二酯酶活性有放大 NO 作用的效果,这类药物有双嘧达莫、扎普司特等,近年报道的西地那非可被使用于新生儿 PPHN,显示可选择性作用于肺血管床。口服剂量为 0.3 ~ 1.0mg/kg,每 6 ~ 12 小时 1 次,可在对其他治疗无效或无 iNO 时应用。

3. **妥拉唑林**(tolazoline)　以前经常选用,首次剂量为 1 ~ 2mg/kg,在 10 分钟内静脉滴注,以后给予 0.2 ~ 2mg/(kg·h)维持。为了使妥拉唑林尽可能直接入肺,避免右向左分流影响,给药途径有条件者肺动脉内滴注或经头皮静脉滴注。因该药物有胃肠道出血、体循环低血压、肾衰竭等副作用,现已较少用于治疗。

4. **前列腺素 E_1**(prostaglandin E_1,PGE_1)　常用维持量为 0.01 ~ 0.4μg/(kg·min)持续静脉滴注。

5. **前列环素**(prostacyclin,PGI_2)　具有高选择性肺循环扩张作用。开始剂量为 0.02μg/(kg·min),在 4 ~ 12 小时内逐渐增加到 0.06μg/(kg·min)维持,可用 3 ~ 4 天。

6. **阿维酸钠**(tetramethylpyrazine)　为非肽类内皮素受体拮抗剂,作用机制为可拮抗内皮素引起的血管收缩、升压及血管平滑肌细胞增殖,增加 NO 的合成松弛血管平滑肌等,可用于 PPHN 的治疗。有人报道开始使用剂量为 5μg/(kg·min),在保证体循环血压的基础上逐渐加量至 10 ~ 20μg/(kg·min),每天总量不超过 0.1g。

7. **硫酸镁**(magnesium sulfate)　硫酸镁具有扩张血管、松弛肌肉和镇静作用等。镁为钙的拮抗剂,能抑制 Ca^{2+} 内流,Mg^{2+} 通过作用于前列腺素代谢,抑制儿茶酚胺的释放及减少对血管平滑肌收缩作用,从而降低肺血管阻力,增加肺灌注。开始用负荷量 200mg/kg,以 10% 浓度 20 ~ 30 分钟内静脉滴注,以后给予 20 ~ 50mg/(kg·h)持续静脉滴注维持,可连续用 1 ~ 3 天。药物主要副作用是低钙血症、低血压及血镁过量,所以用药期间注意监测血钙浓度、血压及血镁浓度。有效血镁浓度在 3.5 ~ 5.5mmol/L。如过量可用 10% 葡萄糖酸钙解救。

8. **体外氧合膜**(extracorporeal membrane oxygenation,ECMO)　又称体外膜肺,是一种改良的心肺机,其原理是在体外循环状态下以一种低压机械通气装置代替肺功能。血液由大静脉引出,通过膜肺吸收氧,排除 CO_2 之后在泵的推动下回到静脉。在使用 ECMO 后 24 ~ 36 小时可见患儿肺血管阻力下降,肺动脉高压缓解,肺毛细血管血流量增加,肺换气功能改善,动脉导管和卵圆孔水平的右向左分流纠正,机体缺氧状态改善。

9. **硝酸甘油雾化吸入疗法**　国内外最新研究发现,硝酸甘油等扩血管药物的吸入治疗在降低肺动脉压力方面能够与静脉给药达到同等疗效,方法简单,较为安全。硝酸甘油进入体内后可通过与内皮细胞上的受体结合生成亚硝酸,后者与氧结合生成 NO,发挥其选择性扩张肺小动脉的作用。但尚需进一步研究证实。

（崔　红）

第四节　早产儿低血压

【本节要点】

低血压是早产儿常见并发症,由于早产儿低血压定义和治疗尚未达成共识,目前对早产儿低血压的处理是不同的。本节从病因、病理生理等方面阐述了早产儿低血压的发生,其治疗主要包括扩容、血管活性药物应用、糖皮质激素以及关闭动脉导管等方法。

低血压是早产儿常见并发症,且是脑室周围-脑室内出血与脑神经发育预后差的主要危险因素。基于低血压可能导致早产儿预后不良,大多数新生儿重症监护病房(NICU)对出生后最初几天内的低血压进行了治疗,但是由于早产儿低血压定义和治疗尚未达成共识,目前在不同的 NICU 对早产儿低血压的处理是不同的。

一、病因与病理生理学

早产儿血压主要与出生胎龄、出生体重和生后日龄有关。产前糖皮质激素、母亲绒毛膜炎、围产期窒息及缺氧缺血性脑病、感染和出血等多种因素与早产儿血压密切相关。早产儿生后第一周和第二周的血压变化很大;出生 14 天后血压逐渐趋于稳定,而且出生 14 天以后,早产儿血压接近于足月儿。

早产儿生后早期处于由胎儿循环向正常循环的复杂过渡阶段,在胎儿循环时期,血液循环处于"平行"状态,其特点是低外周血管阻力,高体循环血流;高肺血管阻力,低肺循环血流;气体交换主要是在胎盘,右心排血量占整个心排血量的 60%,大部分右心排血量通过动脉导管进入体循环,肺循环的血流量仅占心排血量的 7%~8%。在胎儿时期,血液循环的交换依赖于持续开放的卵圆孔和动脉导管。出生后,胎盘循环阻力下降,儿茶酚胺和其他激素水平的变化使体循环阻力增加;另一方面,由于呼吸动作和肺动脉血管内皮对于氧分压升高的反应均导致肺循环阻力下降。心排血量从胎儿时期 400~450ml/(kg·min),减少至出生后的 200~300ml/(kg·min)。循环系统的改变,使左右心室排血量逐渐一致,然而这种转变在早产儿,尤其是极低出生体重儿可能需要更长时间才能完成。

新生儿心肌的结构和功能与儿童、成人有显著差别。早产儿的心肌未成熟,所以心肌细胞的收缩成分较少,含水量较高,肌质网不发达。未成熟心肌收缩主要依赖 L 型钙通道,因此细胞外钙浓度成为影响肌肉收缩的因素之一。在儿童和成年人钙通道通过细胞内源丰富的肌质网释放获得钙离子。超声心动图研究表明未成熟心肌具有更高的基线收缩状态,后负荷增加时收缩功能迅速下降。未成熟心肌对于后负荷的灵敏度意味着,若后负荷增加的程度相同,那么新生儿的心肌收缩功能的下降相较儿童或成人更显著。随着血管阻力的上升,左室后负荷增加,可能导致心肌收缩功能下降,引起心肌功能障碍。

由于早产儿特殊的循环转换,使得体循环血压和血流量的关系变得相对比较复杂。健康足月儿出生后心排血量增加,但是在极早产儿,心排血量的增加可能会相对延迟,实际上 20%~30% 的早产儿在生后 24 小时内会出现上腔静脉血流量偏低,这样就会导致脑损伤的可能性增加。导致体循环血流量偏低的原因是复杂的:其一,胎儿的交感神经在副交感神经之前先成熟,导致压力和化学反射系统不发达。在体循环血流变低时,早产儿为了维持足够的心排血量就会依赖增加心率,然而交感神经活动是有基线水平的,所以仅靠增加心率来提高心排血量是有限的。其次,不成熟的心肌大多是单核细胞,其收缩成分、线粒体及能量储存均较少,容易导致收缩和舒张功能障碍。另外,在保证最大收缩力的情况下,未成熟的心肌增加每搏量的能力有限。而且极早产儿生后一般需要正压通气,有可能因为胸腔压力的增加而减少静脉回流,进一步降低心排血量。

早产儿由于下丘脑-垂体-肾上腺轴不成熟,容易出现肾上腺功能相对不全,促肾上腺皮质激素检测可以在早期发现这种肾上腺功能不全性低血压。早产儿由于提前的分娩、骤然升高的循环阻力、心肌发育不成熟、外周血管平滑肌发育差、肾上腺皮质功能不全,且常合并严重的感染,动脉导管等一系列因素均导致了早产儿在生后的循环过渡期,易出现低血压、休克等心血管功能障碍,导致体循环灌注不足,出现脑出血、脑室旁白质软化等并发症。

二、诊断

低血压的诊断大多基于不同胎龄和出生日龄的人群统计资料的第 10、90 百分数或者 95% 可信区间作为正常值取得的。但是,由于早产儿健康人群资料数据有限,早产儿低血压诊断具体标准尚未统一。

目前临床上应用的低血压定义主要有如下 3 种:①任何胎龄(gestational age,GA)新生儿生后第 1 天平均动脉压(mean arterial blood pressure,MABP)低于 30mmHg;②MABP 低于胎龄周数,如胎龄 30 周早产儿,MABP<30mmHg;③MABP 低于已报道的健康早产儿人群资料的第 10 百分数。平均动脉压的推算公式为:平均动脉压 = 舒张压+0.45(收缩压-舒张压)。这些定义都是采用某一确定的数值作为诊断标准,与早产儿生理参数(维持脏器的血流灌注或组织的氧供)并不相关。早产儿的平均压波动在 24~44mmHg 之间,有人提出早产儿低血压的诊断标准:收缩压<45mmHg 或舒张压<30mmHg 或平均动脉压<35mmHg,目前仍被普遍接受早产儿低血压的标准是平均动脉压小于 30mmHg。

理想的早产儿低血压定义应基于可能造成远期预后不良的病理生理理论,即"低血压临界值"概念。"低血压临界值"不是建立在 1 个单一、固定的血压数值,而应更多结合早产儿临床表现进行评估,为动态变化的阈值,低于此值时预后不良风险明显增加,如积极治疗可以改善预后,这样更加具有临床指导意义。临床评估循环灌注良好的早产儿,即使存在较低 MABP,没有必要进行干预治疗,即"允许性低血压"。对早产儿循环灌注评估要综合临床表现(毛细血管再充盈时间、皮肤颜色、肢端温度、尿量)、生化结果(乳酸水平)、辅助检查结果(心脏超声、红外线谱、EEG 等)来进行。

三、治疗

早产儿低血压处理主要包括扩容、血管活性药物应用、糖皮质激素以及关闭动脉导管等其他处理方法。

(一) 扩容

绝大多数 NICU 中心选择扩容作为早产儿低血压的首选处理。一般选用生理盐水,每次 10ml/kg,除非有明确的血容量丢失证据,一般不超过 3 次。

(二) 血管活性药物

常用的血管活性药物有多巴胺、多巴酚丁胺、肾上腺素等。

1. 多巴胺　一般作为首选的血管活性药物,可以显著增加低血压早产儿的 MABP 和脑血流量,其疗效优于多巴酚丁胺、氢化可的松、胶体液扩容等单种治疗,此外与其他治疗方法相比,多巴胺并不增加不良反应的发生率。初始剂量 5μg/(kg·min)并根据血压进行剂量调整,最大剂量不超过 20μg/(kg·min)。如果多巴胺升压治疗失败,多巴酚丁胺和多巴胺联合配伍使用是最常见的二线治疗。

2. 多巴酚丁胺　能增强心肌收缩和增加心搏出量,使心排血量增加,降低外周血管阻力,但收缩压和脉压一般保持不变,或仅因心排血量增加而有所升高,因此治疗低血压的效果不如多巴胺。但如果是心衰导致的低血压最好选用多巴酚丁胺,剂量 5~10μg/(kg·

min）。

3. **肾上腺素**　一般在多巴胺和多巴酚丁胺联合应用剂量达 $15\mu g/(kg\cdot min)$ 升压无效后才考虑使用。还有研究表明,对于低血压早产儿,肾上腺素与多巴胺相比可能增加脑血流,维持血压作用更好。但是目前肾上腺素治疗早产儿低血压临床资料有限,需要进一步研究证实。剂量 $0.05\sim0.1\mu g/(kg\cdot min)$ 持续静脉滴注。

（三）糖皮质激素

糖皮质激素可以调控血管壁和心肌的 β-肾上腺能受体,增加对儿茶酚胺的敏感性,同时抑制儿茶酚胺代谢来调节血压。糖皮质激素并不推荐作为早产儿低血压治疗的常规用药。目前糖皮质激素在早产儿低血压临床治疗中使用非常谨慎,一般在扩容和血管活性药物无效后才开始考虑使用,首选氢化可的松,剂量为 $2\sim10mg/(kg\cdot d)$,分成 $3\sim4$ 剂,短期应用 $1\sim3$ 天。

（四）关闭动脉导管

动脉导管未闭和早产儿生后早期低血压相关。对于低血压早产儿应尽早完善彩色超声心动图检查是否存在动脉导管开放,对于大的动脉导管未闭(直径>1.5mm)可以用吲哚美辛或布洛芬治疗。

（丁瑛雪）

第五节　早产儿心力衰竭

> **【本节要点】**
>
> 　　早产儿心力衰竭由于其临床表现常受原发病的影响,往往不能在早期得到确诊和治疗,是新生儿死亡的主要原因之一。本节主要从病因、病理生理等方面加以阐述,早产儿左、右心衰不易截然分开,往往表现全心衰竭。原发病及诱因的治疗是解除心衰的重要措施。

早产儿心力衰竭(heart failure of the preterm infant)是由多种病因所致,心脏排血量不能满足全身组织代谢所需,常伴有静脉回流受阻、内脏淤血和水分在组织滞留现象。早产儿心衰由于其临床表现常受原发病的影响,往往不能在早期得到确诊和治疗,是新生儿死亡的主要原因之一。

一、病因

新生儿心室功能与出生前成熟程度有密切关系,即随胎龄增大,心肌组织宫内发育较成熟,心肌结构逐渐完善,左室收缩功能也相对较强。无严重并发症的早产儿生后 1 个月心脏收缩功能相对稳定,而足月儿生后 1 周时心脏收缩功能即渐成熟。因此,早产儿生后左心收缩功能成熟较足月儿慢。这可能与早产儿心肌结构未发育完善,心肌细胞中含大量非收缩蛋白,肌质网的结构及功能尚未成熟,故心室顺应性差,心肌收缩力弱有关;早产儿由于提前脱离母体,心功能更加不成熟,心脏收缩功能均处于一个动态的完善过程,易致心功能损害,故对早产儿心功能正确评价至关重要。

发现早产儿心衰时,首先要明确病因,引起早产儿心衰的常见病因可分为:

（一）心脏血管疾病

1. **前负荷增加**　先天性心脏病是最常见的原因,动脉导管未闭(PDA)为早产儿常见并发症,在极低出生体重儿中的发病率较高,使血容量增加或血流动力学改变,引起心力衰竭。

2. **后负荷增加**　早产儿可出现肺血管阻力的异常增高,肺循环压力高于体循环压力,正常的心泵功能无法对抗不断增加的血管阻力,导致心排血量下降造成心衰。

3. **心肌收缩力减弱**　早产儿生后左、右心室收缩功能成熟较足月儿慢。如糖尿病性心肌病、心肌炎、心内膜弹力纤维增生症等都会引起心肌收缩力减弱,影响心脏功能的正常运行。

4. **严重心律不齐**　窒息缺氧、电解质紊乱是早产儿心律失常的主要原因。严重心律不齐如阵发性室上性及室性心动过速、心房扑动、心房颤动、二度以上房室传导阻滞等由于心室率过快/过缓、心室充盈时间短,导致心排血量减少。

5. **心室收缩、舒张协调性失调**　早产儿心脏舒张功能成熟的时间较足月儿明显延长,早产儿在生后 2 个月左右心房充盈分数均持续较高。左室充盈血流传播速度可用来评估左室舒张功能,早产儿左室充盈血流传播速度与胎龄、体重、左室舒张末内径相关性更强。

（二）非心脏血管疾病

1. **低氧血症**　早产儿肺部疾病如肺透明膜病(HMD)、支气管肺发育不良(BPD)、肺出血等导致低氧血症、酸中毒,心肌收缩力减低及肺动脉高压,引起心衰。

2. **感染性疾病**　早产儿由于各脏器发育不成熟,特异性免疫和非特异性免疫均不完善,易导致各种感染,如败血症、坏死性小肠结肠炎(NEC)、胎粪吸入综合征(MAS)等,可影响心肌收缩力而引起心衰。

3. **严重贫血**　早产儿贫血程度与胎龄及出生体重有直接关系,早产儿红细胞寿命较足月儿更短,生长迅速,血浆容量扩张,导致血液稀释,红细胞生成素水平低下,血液携氧能力降低,心脏每分钟必须泵出更多的血液以满足组织的氧需求。如心脏不能满足过量的需求,可发生心衰。

4. **其他**　代谢性疾病如低血糖、低血钙,电解质紊乱均影响心肌收缩力而发生心力衰竭。畸形如先天性肾发育不全、多囊肾、肾盂积水等可引起心脏负荷改变而导致心衰。

二、病理生理

（一）调节心功能的主要因素

血流动力学的变化调节心功能或心排血量的主要因素如下:

1. **前负荷**　又称容量负荷,可用心室舒张末期压力表示;在一定范围内,心室舒张末期容量增加,心肌收缩力增强,心排血量增加,但容量超出临界范围,则心排血量反而降低。

2. **后负荷**　又称压力负荷,系指心室开始收缩后所承受的负荷,可由心室射血时收缩压或主动脉压表示。

3. **心肌收缩力**　指与心脏前、后负荷无关的心室收缩能力,与心肌细胞内 Ca^{2+} 浓度、收缩蛋白及能量蛋白的转换有关,受交感神经调节。早产儿心肌顺应性较足月儿及婴儿差,是由于早产儿心肌 I 型胶原蛋白(与心肌的硬度有关)的含量较多,这种差异在婴儿期才消失。

4. **心率**　心排血量(L/min)=心搏出量(L/次)×心率(次/分),在一定范围内心率加快可提高心排血量。

5. **心室收缩协调性**　心室收缩时,室壁运动协调可维持最大的心搏量。

（二）心衰时血流动力学指标的改变

1. **心脏指数**　即心排血量按体表面积计算。心衰时心脏指数减少。

2. **血压**　反映左室后负荷。心衰时,心排血量减少,血压降低,则组织灌注不良。

3. **中心静脉压**　反映右室舒张末期压力。升高常表明血容量增多,右心衰竭或输液量过多、输液速度过快,低于正常时提示血容量不足。

4. **肺毛细血管楔压**　用于评价左室前负荷及左心功能。心衰时心排血量,即心脏指数减少,血压降低,组织灌注不良,心室舒张末期压力增高,左心室舒张末期压增高,继而引起左心房压、肺静脉压和肺毛细血管楔嵌压升高,出现肺循环淤血。

（三）心力衰竭的代偿机制

目的是使心排血量在静态情况下能维持或接近正常水平,其主要代偿机制为:

1. **机械代偿机制**

（1）心室扩大:以维持心搏出量。

（2）心室肥厚:通过增加心肌收缩单位以增加心肌收缩力,但以上两种情况最终致心衰加重。

2. **神经体液系统失衡**　目前认为心衰不是单纯的血流动力学的紊乱,而是神经体液系统失衡的结局。血管扩张-促尿钠排泄机制(心房利钠肽、前列腺素、迷走神经张力、一氧化氮、肾上腺髓质素的作用)和血管收缩-抗尿钠排泄机制(儿茶酚胺、血管紧张素Ⅱ、醛固酮、精氨酸血管加压素、内皮素的作用)两者之间平衡失调,在心衰的发生与发展过程发挥重要作用。

（1）交感神经系统:由于心排血量下降,血压降低可刺激位于主动脉和颈动脉的血管紧张感受器和压力感受器,反射性兴奋交感神经,使交感神经末梢和肾上腺髓质释放大量去甲肾上腺素和肾上腺素,血中儿茶酚胺水平升高,心肌收缩力增强,心率加快,外周血管收缩。

（2）内分泌系统:心肌损害早期迅速激活循环内分泌系统,包括交感神经和肾素-血管紧张素-醛固酮系统。

1）肾素-血管紧张素-醛固酮系统(RAAS):心衰时血浆肾素和醛固酮浓度显著升高,并伴有血管收缩,肾血流量减少或水钠潴留,提示肾素-血管紧张素系统的激活,血管紧张素转化酶(ACE)也被激活。ACE可催化缓激肽降解、失活,血浆缓激肽水平降低,前列腺素E合成减少。

2）心房利钠肽(ANP):是心房肌合成的内分泌素,具有利钠、排尿、扩张血管和抑制RAAS作用。心衰早期ANP对保持机体钠和水的排出,抑制肾素、血管紧张素系统起扩张血管的作用,重度心衰时,其作用不明显,可能受体下调后信号传导改变,目前已有合成的ANP静脉注射治疗心衰起到满意效果。

3）内皮素(ET):血管内皮分泌的血管活性物质,调节血管的收缩和舒张反应。心衰时,心肌供氧不足,血管内皮损伤,收缩血管活性物质分泌增多,舒张血管活性物质减少。

4）生长激素(GH):GH大部分作用是通过胰岛素样生长因子-1(IGF-1)介导的。GH

对心功能的直接作用有:促进心肌组织生长,控制心脏结构,增加心肌收缩力,改善能量转换为机械力的效应,抑制心肌细胞凋亡。

5)细胞因子:心衰时免疫功能紊乱。细胞因子特别是 TNF-α、IL-1β 和 γ 干扰素能诱导诱生型 NOS,使 NO 生成增加,通过 NOS 介导细胞毒性作用使心肌坏死,而转化 β 生长因子和左旋精氨酸则能抑制这种作用,心衰已不再是单一系统、单一器官甚至单一种细胞、分子或基因的功能衰竭,而是多系统、多层次功能改变交互作用的结果。

三、临床表现

早产儿左、右心衰不易截然分开,往往表现全心衰竭。主要临床表现如下:

（一）心功能减退表现

1. **心脏扩大**　是心脏泵血功能的代偿机制,心脏可表现扩大或肥厚,主要靠胸部 X 线、超声心动图诊断。

2. **心率改变**　也是一种代偿机制,安静时心率持续>160 次/分,心率过快使心室舒张充盈减少,故代偿作用有限。晚期心衰可表现为心动过缓,心率<100 次/分。

3. **奔马律**　心功能受损,易出现舒张期奔马律。心衰控制后,奔马律即消失。

4. **喂养困难及多汗**　心衰患儿易疲劳,多有吸吮无力、拒奶及喂哺困难。由于心功能受损时儿茶酚胺分泌增多,患儿出汗较多,尤其吃奶后睡眠时明显。

（二）肺循环淤血表现

1. 呼吸急促、费力,安静时呼吸频率>60 次/分,病情重时可有呻吟、鼻翼翕动、三凹征及发绀。平卧可使呼吸困难加重,竖抱或卧肩位可减轻。新生儿心衰的夜间阵发性呼吸困难发生率不高,夜间呼吸困难往往比白天轻。

2. **肺部啰音**　肺部可听到湿性或干性啰音,说明有肺泡腔渗出和肺间质水肿。

3. **发绀**　经皮氧饱和度小于85%,或 PaO_2 小于 50mmHg 时即可出现发绀。

4. 烦躁不安或萎靡不振。

（三）体循环淤血表现

1. **肝大**　为静脉淤血最早、最常见体征,肝脏右肋下≥3cm 或短期内进行性增大,以腋前线最明显。可在短期内进行性增大,心衰控制后缩小。

2. **水肿**　早产儿水肿有时不明显,而胎儿心衰(胎儿水肿)常伴心包积液和胸腹水。可有面部和眼睑部水肿,或表现为短期内体重骤增,尿少,有时可见四肢轻度水肿。

四、诊断标准

早产儿心衰的诊断标准:

1. **存在可能引起心衰的病因。**

2. **提示心衰**　①心动过速(>160 次/分);②呼吸急促(>60 次/分);③心脏扩大(体检、X 线或超声心动图);④肺部有湿啰音(轻度肺水肿)。

3. **确诊心衰**　①肝脏肿大≥3cm,短期内进行性肿大,治疗后肝脏缩小,为右心衰竭的主要特征;②奔马律;③明显肺水肿,为急性左心衰竭的表现。具备以下条件者诊断心衰:

1 项+2 项 4 条,多为左心衰竭早期表现;2 项中 4 条+3 项中任何一条;2 项中 2 条+3 项中 2 条;1 项+2 项 3 条+3 项中 1 条。

4. 重症或晚期心衰出现周围循环衰竭、血压下降、脉弱、心率慢、肢端发绀、呻吟。

五、治疗

（一）治疗原发病

原发病及诱因的治疗是解除心衰的重要措施。如复杂心脏畸形及时手术矫治；肺炎、败血症引起的心衰选择适当抗生素控制感染等。

（二）心力衰竭的一般治疗

1. 护理　①严密监护生命指征，包括心电、呼吸、血压及周围循环；②保温；③保持适当体位（一般将床头抬高 15°～30°，呈头高倾斜位）；④镇静：烦躁不安可加重病情，应给予镇静剂或吗啡；⑤供氧：心衰均需供氧，监测血气，纠正酸碱紊乱，必要时应用人工辅助呼吸。

2. 纠正代谢紊乱　如低血糖、低血钙、低血镁、低或高钾血症。

3. 补液　控制液量与速度，液量一般较正常需要量减少 1/4～1/3，监测 24 小时出入量，注意电解质平衡，最好依据电解质浓度决定补给量。

（三）洋地黄类药物

在早产儿使用地高辛尚有争议。由于早产儿地高辛的治疗剂量与中毒剂量之间的范围较窄，发生中毒的危险性较大。肾脏对地高辛的代谢能力有限，在使用时剂量要偏小。

1. 作用机制　是抑制心肌细胞膜上 Na^+-K^+-ATP 酶活性，使细胞内 Na^+ 增多，通过 Na^+-Ca^{2+} 交换，导致细胞内 Ca^{2+} 增多，作用于心肌收缩蛋白，增加心肌收缩力，改善心排血量及静脉淤血。

2. 制剂的选择　一般选用地高辛，因其作用可靠，吸收和排泄迅速，口服 1 小时后浓度达最高峰，即便出现中毒，作用时间短暂，使用较安全。

3. 用法用量　早产儿地高辛的饱和量：口服为 0.02～0.03mg/kg，静脉注射为 0.015～0.025mg/kg。首次剂量用 1/2 饱和量，余量分 2 次（每次 1/4 饱和量），间隔 4～8 小时给予。末次给药后 8～12 小时开始给维持量，剂量为饱和量的 1/4，分 2 次，每 12 小时 1 次。（见表4-5-1）

表 4-5-1　地高辛的用法及剂量

	矫正胎龄	地高辛饱和量（mg/kg）	
		肌内/静脉注射	口服
早产儿	≤29 周	0.015	0.02
	30～36 周	0.02	0.025

4. 注意事项　密切观察病情，确定疗效，根据病情变化调整用量；早产、低氧血症、酸中毒、低钾、低镁、高钙以及肝肾功能不全时易发生洋地黄中毒，应及时纠正；早产儿洋地黄中毒症状不典型。主要表现为嗜睡、拒奶、心律异常，用药过程中如出现心率<100 次/分，或出现期前收缩、二度以上房室传导阻滞为常见中毒表现。

5. 中毒的处置　如发生洋地黄中毒，立即停药，监测心电图。血清钾低或正常、肾功能正常者，用 0.15%～0.30% 氯化钾静滴，总量不超过 2mmol/kg，有 Ⅱ 度以上房室传导阻滞者禁用。窦性心动过缓、窦房阻滞者可用阿托品 0.01～0.03mg/kg 静脉或皮下注射。有异位节律者首选苯妥英钠2~3mg/kg,在3~5分钟静脉缓注,必要时每15分钟重复1次,最多不超过5次。利多卡因用于室性心律失常者,静脉注射每次1~2mg/kg,必要时5~10分钟重复1次,总量不超过5mg/kg。二度或三度房室传导阻滞者可静脉注射异丙肾上腺素,按0.15~0.2μg/(kg·min),必要时用临时性心内起搏,也可用抗地高辛抗体,1mg地高辛需要用1000mg地高辛抗体。

(四) 儿茶酚胺类药物

为肾上腺能受体兴奋剂,使心肌收缩力加强,心排量增加,对周围血管的作用与药物和剂量有关。

1. **多巴胺**(dopamine) 小剂量2~5μg/(kg·min)具有正性肌力和扩张血管作用。中剂量5~10μg/(kg·min)增加肾血流量,增快心率、提高血压和心肌收缩力,可提高肺动脉压力,但对外周血管阻力无明显作用。大剂量10~20μg/(kg·min)时,可影响α受体,导致外周血管收缩,心率加快,心排血量反而降低。一般选用小剂量。

2. **多巴酚丁胺**(dobutamine) 作用于β和α肾上腺素能受体,有较强正性肌力作用,对周围血管作用弱,无选择性血管扩张作用。作用迅速,持续时间短,剂量5~10μg/(kg·min)。

3. **异丙基肾上腺素**(isoprenaline) 具有β₁和β₂肾上腺素能作用。因异丙肾上腺素可增快心率,产生心律不齐,降低体循环阻力,最终加重低血压,很少用于新生儿,仅适用于濒死状态伴心动过缓的心衰及完全性房室传导阻滞伴心衰。剂量0.1~0.2μg/(kg·min)。

4. **肾上腺素**(adrenaline) 治疗急性低心排血量,多用于心肺转流术后低心排血量状态或心搏骤停时应用。剂量0.05~0.1μg/(kg·min)持续静脉滴注,心搏骤停时剂量每次0.1mg/kg。

(五) 血管扩张剂

作用于小动脉,减轻心脏后负荷,增加心排血量,并可使心室壁张力下降,致心肌耗氧量有所减少,心肌代谢有所改善。新生儿用药前应了解病因、外周血管阻力,估计血容量及左室充盈度,动态观察心率血压及动脉血氧饱和度,必要时超声监测心功能。常用药物包括:

1. **酚妥拉明** 剂量每次0.3~0.5mg/kg静脉滴注,3~4小时1次,或1~5μg/(kg·min)持续静脉滴注。

2. **硝普钠** 作用于小动脉和静脉,使两者皆扩张。剂量0.5~5μg/(kg·min),持续静脉滴注。

(六) 血管紧张素转换酶抑制剂(ACEI)

可抑制血管紧张素Ⅰ转换酶活性,使血管紧张素Ⅱ生成减少,小动脉扩张,体循环阻力下降,后负荷减低;还能使醛固酮生成减少,水钠潴留减轻,前负荷降低,心功能得以改善;另外它可使缓激肽水平增高,前列腺素合成增多,抑制去甲肾上腺素的分泌和交感神经兴奋及抑制血管加压素作用。

1. **卡托普利**(captopril,巯甲丙脯酸) 新生儿口服每次剂量0.1mg/kg开始,每天2~3次,然后逐渐增加至1mg/(kg·d)。

2. **依那普利**(enalapril,乙丙脯氨酸) 服药后4小时达血浆浓度峰值,半衰期长达33小时,一天服1~2次即可。①血压下降较明显。②对水、钠排泄作用不明显。新生儿用量:0.05~0.2mg/(kg·d),每12~24小时,最大量0.4mg/(kg·d)。

（七）改善心室舒张功能

心室舒缓性与顺应性降低,可导致舒张性心力衰竭(diastolic heart failure),如肥厚型心肌病、限制型心肌病患者,均不宜应用传统治疗的正性肌力药物。肥厚型心肌病患者采用β受体阻滞剂或钙拮抗剂治疗,取得一定的效果,前者如普萘洛尔(propranolol,心得安)口服1~2mg/(kg·d)分3次,后者如维拉帕米(verapamil,异搏定)3~6mg/(kg·d)分3次服。或用硝苯地平(nifedipine)1~2mg/(kg·d)分3次服,宜从小剂量开始,逐渐加量。限制型心肌病主要用利尿剂及对症处理。

（八）利尿剂

作用于肾小管不同部位,抑制对钠、氯的重吸收而发挥利尿作用,可减轻肺水肿,降低血容量、回心血量及心室充盈压,达到减低前负荷的作用。常用药有:

1. **呋塞米**　袢利尿剂,作用于肾直小管上升支,抑制肾小管对钠氯的重吸收。静脉注射后1小时发生作用,持续作用6小时,剂量为每次1mg/kg,8~12小时1次,静脉注射。口服2~3mg/(kg·d)。

2. **螺内酯**　为保钾利尿剂,可与呋塞米或氢氯噻嗪联用,口服剂量为1~3mg/(kg·d),分2~3次给予。

（丁瑛雪）

参 考 文 献

[1] 江载芳,申昆玲,沈颖. 诸福棠实用儿科学. 第8版. 北京:人民卫生出版社,2015.

[2] 邵肖梅,叶鸿瑁,丘小汕. 实用新生儿学. 第4版. 北京:人民卫生出版社,2011.

[3] 张为远. 中华围产医学. 北京:人民卫生出版社,2011.

[4] 张家骧,魏克伦,薛辛东. 新生儿急救学. 第2版. 北京:人民卫生出版社,2006.

[5] Behrman RB,Kliegman RM,Jenson HB. Nelson Textbook of Pediatrics. 16th ed. Science Press Harcourt Asia W. B. Saunders,2001.

[6] Prescott S,Keim-Malpass J. Patent Ductus Arteriosus in the Preterm Infant:Diagnostic and Treatment Options. Adv Neonatal Care. 2017,17:10.

[7] 李秋平,封志纯. 早产儿动脉导管未闭管理中的困惑与思考. 中华儿科杂志,2016,54:3.

[8] Nemerofsky SL,Parravicini E,Bateman D,et al. The ductus arteriosus rarely requires treatment in infants > 1000 grams. Am J Perinatol,2008,25:661.

[9] Malviya M,Ohlsson A,Shah S. Surgical versus medical treatment with cyclooxygenase inhibitors for symptomatic patent ductus arteriosus in preterm infants. Cochrane Database Syst Rev,2013,28:CD003951.

[10] Memisoglu A,Alpünkar Z,Cetiner N,et al. Ductal closure with intravenousparacetamol:anewapproachtopatentductusarteriosus treatment. J Matero FetaI Neonatal Med,2015,16:1.

[11] Kluckow M. Oral Ibuprofen and the patent ductus arteriosus:a new approach to an old problem. J Pediatr,2013,89:4.

[12] Moceri P,Kempny A,Liodakis E,et al. Physiological differences between various types of Eisenmenger syndrome and relation to outcome. Int J Cardiol,2015,179:455.

[13] Wang-Giuffre EW,Breinholt JP. Novel use of the medtronic micro vascular plug for PDA closure in preterm infants. CatheterCardiovascInterv,2017,89:1059.

[14] Giuseppe Distefano,Pietro Sciacca. Molecular physiopathogenetic mechanisms and development of new poten-

tial therapeutic strategies in persistent pulmonary hypertension of the newborn. Ital J Pediatr,2015,41:6.

［15］ Cassidy Delaney,David N Cornfield. Risk factors for persistent pulmonary hypertension of the newborn. Pulm Circ,2012,2:15.

［16］ Teng RJ,Wu TJ. Persistent pulmonary hypertension of the newborn. J Formos Med Assoc,2013,112:177.

［17］ Dargaville PA,Copnell B,Mills JF,et al. Randomized controlled trial of lung lavage with dilute surfactant for meconium aspiration syndrome. J Pediatr,2011,158:383.

［18］ 朱兴旺,朱小冰. 吸入一氧化氮治疗新生儿持续性肺动脉高压研究进展. 中国新生儿科杂志,2015, 30:236.

［19］ 祝垚,林新祝. 新生儿持续肺动脉高压的治疗进展. 中国新生儿科杂志,2015,30:74.

［20］ 谢飞燕. 住院早产儿血压的变化及相关围产期因素分析. 四川医学,2010,31:655.

［21］ 叶翠,黄俊谨,孔祥永. 早产儿低血压对远期预后的影响及其干预措施进展. 中国新生儿科杂志, 2014,29:61.

［22］ 朱兴旺. 极低胎龄早产儿低血压研究进展. 临床儿科杂志,2015,33:83.

［23］ Batton BJ,Li L,Newman NS,et al. Feasibility study of early blood pressure management in extremely preterm infants. J Pediatr,2012,161:65.

［24］ Kent AL,Meskell S,Falk MC,et al. Normative blood pressure data in non-ventilated premature neonates from 28-36 weeks gestation. Pediatr Nephrol,2009,24:141.

［25］ 徐保干,石文静,陈超. 血管活性药物在新生儿休克治疗中的应用. 世界临床药物,2009,30:530.

［26］ Hochwald O,Holsti L,Osiovich H. The use of an early ACTH test to identify hypoadrenalism-related hypotension in low birth weight infants. J Perinatol,2012,32:412.

［27］ 邵予,吴本清,肖玉琴,等. 不同胎龄和日龄早产儿心功能的变化. 中华围产医学杂志,2011,14:111.

［28］ 吴本清,唐其柱,罔玉琴,等. 早产儿动脉导管自然关闭时间及其影响因素. 中华围产医学杂志,2012, 15:140.

［29］ EI-Khuffash AF,Jain A,Dragulescu A,et al. Acute changes in myocardial systolic function in preterm infants undergoing patent ductus arterious ligation:a tissue Doppler and myocardial deformation study. J Am Soc Echocardiogr,2012,25:1058.

［30］ Rabe H,Diaz-Rossello JL,Duey L,et al. Effect of timing of umbilical cord clamping and other strategies to influence placentaltransfusion at preterm birth on maternal and infant outcomes ［DB/OL］. Cochrane Database Syst Rev,2012,8:CD003428.

［31］ Dempsey EM,Barrington KJ,Marlow N,et al. Management of hypotension in preterm infants(The HIP Trial):a randomised controlled trial of hypotension management in extremely low gestational age newborns. Neonatology,2014,27,105:275.

［32］ Koutrolou-Sotiropoulou P,Parikh PB,Miller C,et al. Impact ofHeartDisease on Maternal and Fetal Outcomes in Pregnant Women. Am J Cardiol,2015,116:474.

［33］ Ibrahim TK,Haium AA,Chandran S,et al. Current controversies in the management of patent ductus arteriosus in preterm infants. Indian Pediatr,2014,51:289.

［34］ 金汉珍,黄德珉,官希杰. 实用新生儿学. 第7版. 北京:人民卫生出版社,2003:558,566,570,618.

［35］ 马沛然,黄磊. 小儿心力衰竭治疗新方法. 中国实用儿科杂志,2008,23:145.

［36］ 叶鸿猖. 新生儿心力衰竭的常见病因,诊断及治疗. 实用儿科临床杂志,2006,21:1204.

［37］ 中华医学会儿科学分会心血管学组. 小儿心力衰竭诊断与治疗建议. 中华儿科杂志,2006,10:753.

［38］ 柳国胜. 新生儿心力衰竭的诊断治疗进展. 实用儿科临床杂志,2003,18:4.

［39］ Takigawa I. Heart failure in premature infant/neonate(without intracardiac anomaly). Nihon Rinsho,2007,

65(Suppl 5):549.

[40] Cantinotti M,Law Y,Vittorini S,et al. The potential and limitations of plasma BNP measurement in the diagnosis,prognosis,and management of children withheart failure due to congenital cardiac disease:an update. Heart Fail Rev,2014,19:727.

[41] Ross RD. The Ross classification forheart failurein children after 25 years:areviewand an age-stratified revision. Pediatr Cardiol,2012,33:1295.

[42] Stayer SA,Liu Y. Pulmonary hypertension of thenewborn. Best Pract Res Clin Anaesthesiol,2010,24:375.

第五章

神经系统特点与疾病

第一节　早产儿的神经系统发育

┌─ 【本节要点】 ─────────────────────────────────

　　神经系统的胚胎发育主要分为神经管形成期、细胞的增殖与迁移期和突触形成期，其中前两者是脑形成的基础，突触连接的建立是神经信息传递的先决条件。新生儿神经系统生理特点与发育成熟度有关，主要体现在醒觉-睡眠周期、感觉功能、运动功能和交流能力等方面。神经肌肉活动程度常作为评价早产儿胎龄的指标。

└──

一、神经系统的胚胎发育

　　人类神经系统的发育是个漫长的过程，从胎儿期延续至生后若干年。胎儿期主要完成神经系统结构的建立和初步的神经功能，为以后发展高级神经功能奠定基础。神经系统分为中枢神经系统和周围神经系统，中枢神经系统又包括脑和脊髓两部分，脑是最核心的部分。早期脑的发育大致分为 3 个阶段，即神经管形成期、细胞增殖与迁移期、突触大量形成期。

（一）神经管形成期

　　神经系统起源于外胚层，由最早形成的神经管和神经嵴分化而成。神经管继续分化形成中枢神经系统的脑和脊髓，神经嵴则发展为周围神经系统。

　　在胚胎第 3 周初，外胚层首先生成神经板，神经板逐渐长大，在中间纵形凹陷，形成神经沟，后在枕部体节部位的神经沟先愈合成管，愈合过程分别向头尾两端进展，使愈合的部分逐渐变长，为 23～27 天，完整的神经管最后形成。神经管的头段衍化为脑，后段生成脊髓。

（二）细胞的增殖与迁移期

　　在神经管形成初始，外胚层生成的神经板上存在着活跃的上皮细胞，可分化为成神经细胞和成神经胶质细胞，这些细胞是神经元和胶质细胞增殖、分化的基础，迁移至神经上皮外周，以后形成生发带，定位于脑室管膜下，被称为生发基质。

　　在生发基质的成神经细胞不断分裂、增殖，自妊娠 12 周始出现神经细胞的快速增殖，延续至妊娠 20 周左右，至 32 周，增殖现象减少。未能与靶细胞或靶组织建立联系的神经元都在一定时间内凋亡，存留的神经元是有功能的神经元。

　　神经元的迁移与增殖相伴，妊娠 4 个月进入迁移高峰。迁移过程存在复杂的细胞内外信号转导、诱导机制和细胞外各种调控因子的相互作用,使神经细胞向靶目标位置准确无误地移动。至20周,脑的主体部位形成,因此,神经细胞的增殖、迁移是脑生成的细胞学基础。

正常足月新生儿出生时,脑细胞数已达成人水平,约140亿个神经细胞,脑重350～400g,脑沟回数量也已完备,但脑沟仍浅于成人,脑表面积和脑重会在发育中增加。

大脑皮质,也称灰质,是神经元数量增加和结构完善的结果,新生儿出生时已完成6层细胞的组建,脑表面成多重皮质折叠,即脑沟回,从妊娠30～40周,皮层灰质体积增加了4倍之多。

脑白质是神经元发出的轴突,即神经纤维。轴突外包绕少突胶质细胞,称髓鞘,髓鞘在神经信息传递中具有重要作用。髓鞘的发育从胚胎早期开始,可以持续至生后若干年。

(三) 突触形成期

突触是神经元之间相互连接的结构,行使神经信息传递,是建立神经功能的重要基础。

在一个神经元轴突末端膨大,呈杯状或球状,与多个神经元的胞体或突起相接触,形成突触。每一个突触由突触前膜、突触间隙和突触后膜三部分构成。突触前膜将神经元分泌的各类神经递质转化为化学信号和电信号,将信息转送到突触后细胞产生神经生理效应。

突触是在神经元发育基本完善的基础上,建立神经功能所必需的程序,因此突触大量形成期是妊娠期最后3个月。突触形成过程极快,但持续时间较长,直至出生后2～3岁。初始神经元间随机建立突触联系,已形成的突触并非一成不变,会按照"用则留""不用则失"的原则相应"修剪",故后天的环境和社会活动对突触的建立、存留有很大的影响。

二、早产儿神经系统生理特点

新生儿神经系统生理特点基于神经发育与成熟的水平,主要体现在醒觉-睡眠周期、感觉功能、运动功能和交流能力等方面,早产儿出生时神经发育不成熟,在生后一段时间内处于追赶性发育状态,由于环境和疾病的影响,神经功能时常有别于正常足月新生儿。

(一) 醒觉-睡眠周期

正常足月新生儿可存在安静睡眠、活动睡眠、瞌睡状态、安静觉醒、活动觉醒、哭闹6个生理状态,从睡到醒,由生物钟支配。

安静睡眠是深睡、完全安静休息状态,闭眼,呼吸平稳。活动睡眠是浅睡状态,睡眠中有眼球、眼睑活动,有时有咀嚼和吸吮动作,可有呼吸不规则。瞌睡状态介于睡和醒之间的状态,在刚醒后或入睡前,此时反应显迟钝。安静觉醒的新生儿清醒,但活动很少。活动觉醒时有明显的活动,包括面部肌肉、眼的活动和四肢活动。哭闹时伴随四肢有力的活动。

从安静睡眠到活动睡眠结束称之为1个睡眠周期,是一种生物节律。早产儿自32～34周后才开始建立睡眠周期,被认为是脑调节功能出现的标志,至40周足月,睡眠周期已完善。32周前的早产儿每天睡眠时间较长,胎龄越小越突出,脑电图上一般不显示睡眠周期,在临床上也很难识别不同觉醒状态,哭声低弱。

(二) 感觉功能

1. **视觉** 视听功能基于视听神经传导通路的建立及脑整合功能的完善。研究发现,从胎儿期即可对光刺激产生反应,从接受光到反应性闭眼动作,约1秒钟。由此提示,早产儿存在最基本的视觉能力,但仅仅是短暂的光感,脑对所视目标的分辨、信息处理能力是逐渐发育的过程。胎龄37周后的新生儿开始有眼的随光动作,40周后可以对光或鲜艳的红球有明确的眼追随动作和视觉定向反应,在清醒状态注视时间为数分钟。新生儿最优视焦距为19cm,4个月后才有视焦距调节能力。

2. **听觉**　新生儿的听觉反应体现了听神经和听觉等相关中枢功能。听觉反应也起始于胎儿期,胎龄28周的早产儿,仅对噪声有眨眼和惊跳反应。34周后神经听觉传导趋于完善,渐形成皮层参与的听觉反应,至足月时对声音的反应才逐渐敏感及明确,能够听到10~15cm距离的声音,并有定向力,如声音刺激后,中止进行中的动作、停止啼哭等,在觉醒状态,头会慢慢转向发声方向,眼睛寻找声源。

3. **其他**　对于发育中的早产儿的嗅觉、味觉与触觉,很少有人作动态的纵向观察与研究,但从一些原始反射的检查分析,如吸吮反射、寻觅反射、手足的握持反射分析,胎龄越小,这些能力越差,甚至不具备,与其他感觉功能的发育相平行,均是最初很弱,随胎龄增加渐明显,到足月时在母亲怀抱中才能够自动地寻找母亲乳头,识别乳母奶垫的气味,当舌接触苦味或酸味时出现皱眉、闭眼、张口等不悦动作,检查者触及手心和足心时,新生儿会出现指趾屈曲动作。

（三）运动功能

运动功能是神经系统与肌肉发育的体现,因此是神经发育成熟程度的重要检查指标。运动功能由宫内开始,在妊娠7~8周最早发生头部侧屈,9~10周开始出现复杂的自发运动和惊吓反应,10~11周出现臂或腿的孤立运动,以后更多的自发性胎儿运动模式逐渐出现。

早产儿的运动功能与胎龄有关,体现在姿势、被动活动时的肌张力和主动运动时的肌力以及自发运动模式方面。

1. **姿势**　早产儿由于肌张力低,韧带较松弛,活动的力度和频率均低于足月儿。≤28周的早产儿,肢体处于顺从的伸展状态;32周时,膝部开始微微弯曲,然后是臀部和上肢的轻微移动;34周时,膝部弯曲幅度增加,臀部和上肢能够弯曲;36周时,四肢弯曲力度仍未达足月儿水平。当胎龄达40周足月时,新生儿显示出以屈肌张力为主的状态(图5-1-1)。

2. **肌张力**　肌张力是肌肉对牵张力所产生的阻抗,表现为相关的一组肌群短暂、有力的收缩。早产儿肌张力低于足月儿,胎龄达28周后可作肌张力检查,常通过伸屈肢体引发的被动性动作评价肌张力,如围巾征,28周早产儿围巾征检查时一只手可搭到对侧肩部。进行上下肢弹回检查时,早产儿的肢体容易拉直,且弹回动作缓慢。

3. **主动肌张力**　也称主动性肌肉活动(active muscle activity),是新生儿在被检查时克服地心引力而产生的主动性动作。32~34周的早产儿开始有四肢连续、流畅的自发运动,但频率和力度均不及足月儿。早产儿很难完成头竖立、双臂牵拉和躯体支持动作。

4. **运动模式**　从胎儿、早产儿,到生后数月的小婴儿,不同阶段存在特有的自发性运动模式。在胎儿和早产儿阶段,表现为扭动运动,足月新生儿生后早期维持此种运动,直至出生后6~9周。此后扭动运动逐渐消失,取而代之的是不安运动,直到5~6个月。随脑干以上高级神经中枢的发育,小儿才出现有目的和抗重力运动,渐占主导地位。现有全身运动质量评估法(general movements,GMs)作为自发运动评价的手段。

（四）交流能力

足月新生儿出生时因已有了前述的感觉及运动功能,因而具备了与周围环境和人的交往条件,如能对移动并说话的人脸出现注视、追随动作,在哭闹时听到熟悉者的呼唤,或被抚摸胸部、腹部,新生儿就会转为平静,说明其通过触觉、听觉得到了安慰。连续反复接受同一声与光的刺激,新生儿慢慢能够适应,反应减弱,不再眨眼、皱眉,体现了其短期记忆功能。

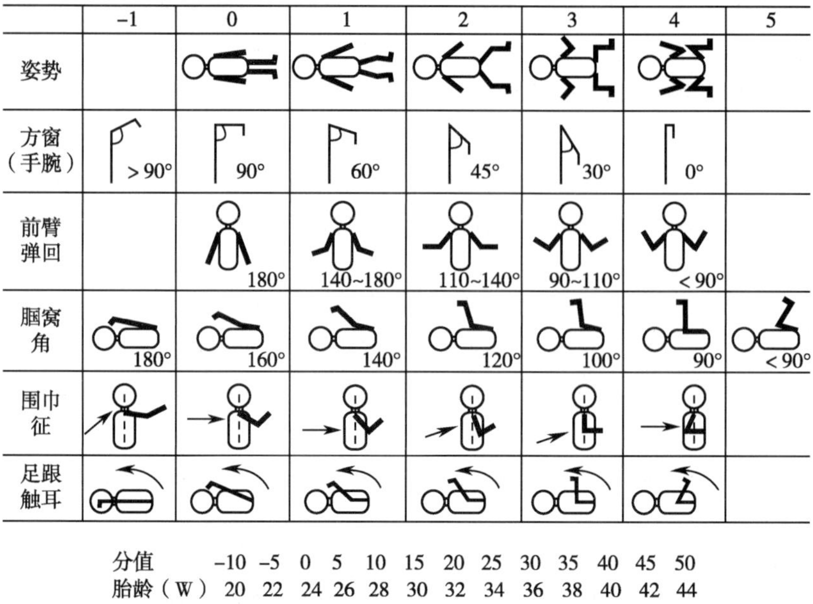

	−1	0	1	2	3	4	5
姿势							
方窗（手腕）	>90°	90°	60°	45°	30°	0°	
前臂弹回		180°	140~180°	110~140°	90~110°	<90°	
腘窝角	180°	160°	140°	120°	100°	90°	<90°
围巾征							
足跟触耳							

分值	−10	−5	0	5	10	15	20	25	30	35	40	45	50
胎龄（W）	20	22	24	26	28	30	32	34	36	38	40	42	44

图 5-1-1　不同胎龄早产儿神经肌肉活动评价表

新的 Ballard 量表（new Ballard Score）通过神经肌肉运动的生理特点确定胎龄

在小胎龄早产儿几乎不具备与人和周围环境的交流能力，34 周后这种能力才逐渐形成，但初始反应很微弱，十分短暂，以后渐成熟。

（周丛乐）

第二节　脑室周围-脑室内出血

【本节要点】

脑室周围-脑室内出血是早产儿特有的脑损伤形式之一。发病的基础是生发基质特殊的血管结构和局部血流动力学变化。影像学检查是确诊出血和评价出血程度的重要方法，同时需注意出血合并症的诊断，包括脑室旁出血性梗死和出血后梗阻性脑积水，因为脑实质损伤是造成后遗症的病理基础。对早产儿颅内出血重在预防，无特异性治疗措施，出现梗阻性脑积水宜适时外科治疗。

早产儿脑室周围-脑室内出血（periventricular-intraventricular hemorrhage，PIVH）是早产儿最常见的颅内出血类型，也称生发基质出血（germinal matrix hemorrhage），或室管膜下出血（subependymal hemorrhage，SEH）。当出血量增加，血液经破溃的室管膜流入脑室形成脑室内出血（intraventricular hemorrhage，IVH），成为逐渐加重的颅内出血。

一、流行病学

脑室周围-脑室内出血多发生在胎龄<32 周，出生体重<1500g 的极低出生体重早产儿，随胎龄和出生体重降低，发病率增加。有统计，早产儿孕周每减少 1 周 IVH 发生率增加3.5%，且重度 IVH 增加。美国 20 世纪 90 年代后期报告，出生体重<1500g 的极低出生体重

儿,IVH 的发生率为 20%,出生体重<1000g 的超低出生体重儿(extremely low birth weight, ELBW),IVH 发生率升至 45%。美国儿童健康和发育研究所 2010 年报告,28 周前的超早产儿 IVH 发生率分别是:28 周 7%,27 周 11%,26 周 14%,25 周 21%,24 周 26%,23 周 36%,22 周 38%。

中华医学会儿科学分会新生儿学组 2005~2006 年组织了一项我国早产儿脑室周围-脑室内出血发病情况调查,在 3769 例早产儿中,颅内出血总发生率 10.8%,其中重度颅内出血占 23%。

二、病理与病理生理

脑室周围出血来源于侧脑室腹外侧室管膜下的生发基质小血管,在尾状核和丘脑之间部位,Monro 孔水平。

在胎儿期 12~20 周时,生发基质是脑神经母细胞和胶质细胞的发源地,进行细胞的快速增殖和移行过程,在此处形成丰富的毛细血管网,满足胎儿期神经细胞、胶质细胞发育,直至 32 周后绝大部分移行完结,毛细血管网也逐渐消失。

出血原发于此部位的微动脉和微静脉收集区。这里的小血管十分脆弱,内皮与外皮细胞缺乏,基底膜细胞不成熟,紧密连接不足,构成血管结构的星形胶质细胞足突的胶质纤维酸性蛋白也不足。因此,当缺氧、静脉压增加和渗透压增高时,这些小血管很容易破裂出血。

另与出血相关的组织解剖因素是静脉系统。通过生发基质毛细血管网,组成了深部静脉系统,汇聚成端静脉、

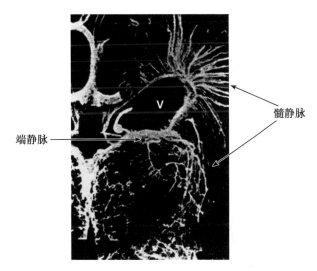

图 5-2-1　生发基质附近的静脉回流

髓静脉,沿侧脑室侧壁弯曲下行,自然形成"U"字形回路,最终进入中央大静脉。这种特殊的静脉走行使得静脉易于充血、淤滞,客观上增加了脑静脉压,导致出血(图 5-2-1)。

脑室周围出血后,血液可突破紧邻的室管膜,进入侧脑室。

三、病因

所有引发脑生发基质小血管血压、渗透压改变,血管内皮损伤的因素,包括脑血液灌注、颅内静脉压力、血液渗透性改变等病理状态,均可归为出血病因,因此与产前和产时多种母亲、小儿自身疾病状态有关,同一患儿常多因共同作用而发病。

(一)产前

多与缺氧有关,如:母亲先兆子痫、HELLP 综合征、胎儿宫内窘迫。母亲绒毛膜羊膜炎及其他感染性疾病也可通过炎症因子损害血管内皮。母亲产前用药,如:吲哚美辛、阿司匹林,也可导致胎儿、新生儿颅内出血的发生。

（二）产时

与异常的分娩方式和过程有关,根本的原因是困难的分娩过程造成小儿脑灌注异常和静脉压增高,危及脑内小血管,如:臀位、肩难产、胎头过度挤压等,这些小儿往往伴随生时、生后窒息缺氧,加重了脑循环异常和小血管损伤。

（三）产后

与早产儿一些疾病状态和必要的救治过程有关。如呼吸窘迫时呼吸机治疗,新生儿窒息复苏加压给氧,呼吸道、消化道吸引刺激等,易造成脑内动静脉血压升高,血流不稳甚至涨落型脑血流。低碳酸血症、高碳酸血症会影响到脑血管舒缩功能。感染性休克等不同原因所致的低血压,会减少脑灌注,在容量复苏过程中,过快的输液速度或高渗液体,容易造成脑内小血管的负荷。

四、临床表现

宫内发生的颅内出血很少见,严重出血者多有特殊原因。早产儿PIVH 50%发生在生后第1天内,第2天约25%,第3天约15%,第4天后发生的出血仅10%。

在临床上表现有3种类型:

1. **临床无表现型**　见于出血量较少的病例,占颅内出血病例的25%～50%。此型最为常见,多在早产儿生后常规头颅B超筛查中发现。

2. **断续进展型**　症状在数小时至数天内断续进展,由于出血量较大或渐进性出血所致。此类出血初始表现为兴奋性增高,烦躁不安、易激惹,发展严重时出现颅压高,脑性尖叫、惊厥。进一步恶化继而出现抑制症状,神志异常、四肢张力低下、运动减少、中枢性呼吸异常。

3. **急剧恶化型**　极少见,也称凶险型,发生在短时间内严重出血的早产儿。在数分钟至数小时内病情急剧进展,很快出现意识障碍、眼球固定、光反射消失,有强直性惊厥、中枢性呼吸抑制。同时可出现血压降低、心动过缓、抗利尿激素分泌异常,患儿在短时内死亡。

五、诊断

由于早产儿颅内出血时多无症状,或仅有非特异性的神经系统症状和全身症状,故对该病的确诊依据是影像学检查,在不同的影像学方法中,首选头颅B超,原因是:便捷、无创,可床边操作,利于不能搬动的早产儿检查;对脑中央部位病变显示最佳,可冠矢状位扫描,对脑室周围-脑室内出血的诊断具有很高的特异性和敏感性。其检查的作用是:通过超声筛查发现出血,评价出血严重程度,对出血合并症作出诊断。

（一）颅内出血筛查

对胎龄≤32周的早产儿和具有颅内出血高危因素的近足月早产儿甚至足月儿,在生后3天内常规进行颅脑B超筛查,及时确诊颅内出血。

（二）对颅内出血严重程度的评价

颅内出血逐渐严重的基本含义,是生发基质出血量增多,血液突破室管膜进入侧脑室内,又危及到脑室周围脑实质,可能由此造成小儿远期后遗症。1978年,Papile提出了PIVH颅脑B超检查的分度标准,在世界各地沿用多年。2008年,Volpe又在原有基础上修订了分度标准(图5-2-2),如下:

Ⅰ度:出血局限于生发基质。

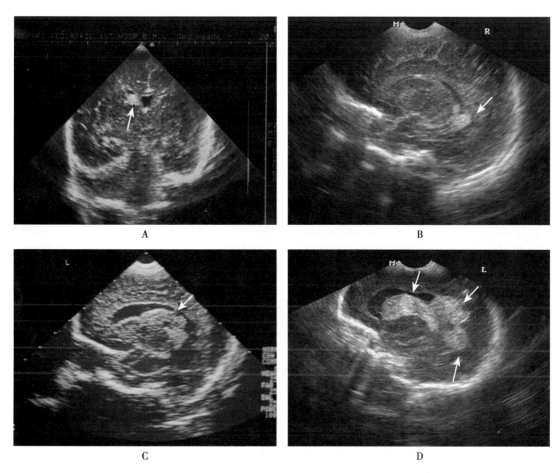

图 5-2-2　脑室周围-脑室内出血分度

A：Ⅰ°颅内出血（生发基质出血）；B：Ⅱ°颅内出血；C：Ⅲ°颅内出血；D：Ⅳ°颅内出血（粗箭头所指为出血性脑梗死）

　　Ⅱ度：血液在侧脑室内占据容积≤50%。

　　Ⅲ度：血液在脑室内占据容积>50%。

　　Ⅳ度：在出血同侧的侧脑室旁发生出血性脑梗死。

　　其中Ⅰ、Ⅱ度为轻度出血，Ⅲ、Ⅳ度为重度出血。不同程度的出血可发生于单侧或双侧。

　　新的分度标准更注重对脑室内出血量的估计，强调了出血导致的脑实质损伤，即脑室旁出血性梗死，由于生发基质和脑室内出血，发生了静脉血回流障碍现象。

　　（三）颅内出血合并症的诊断

　　指由于脑室周围-脑室内出血引发的脑内其他病变，并造成脑实质损伤，成为神经系统后遗症的病理学基础（图 5-2-3）。

　　1. 脑室旁出血性梗死（periventricular hemorrhagic infarction，PHI）　最多见于较严重的生发基质出血，脑室内出血也可引发，是早产儿脑室周围-脑室内出血后脑实质损伤类型之一。出血团块影响了侧脑室旁静脉血液回流，使局部静脉血管淤血，继而破裂出血，最终病变区域脑组织坏死、液化，并与脑室相通。

　　2. 出血后脑积水（posthemorrhagic hydrocephalus，PHH）　当侧脑室内血液及凝血物质进入第三脑室，又经过狭细的中脑水管时，可发生阻塞，影响脑脊液的正常循环通路，导致双侧

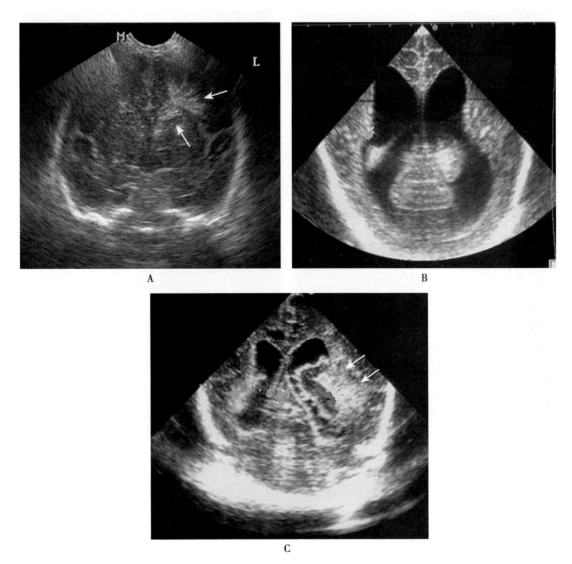

图5-2-3　脑室周围-脑室内出血的合并症

A:出血性脑梗死,粗箭头所指为阻碍静脉回流的生发基质出血;B:出血后梗阻性脑积
水,双侧脑室扩张;C:出血后脑白质损伤,侧脑室内存在陈旧出血,脑室增宽,箭头所指为
受压后损伤的白质

脑室、第三脑室内积水,成为梗阻性脑积水。脑积水使脑实质受压甚至变得菲薄,是出血后
脑实质损伤的另一严重类型。脑积水发生在重度颅内出血病例,一般在出血后 1～2 周开始
出现,初始无明显症状,脑积水严重时因颅压高而头围增大,前囟隆起,颅缝分离,双眼呈"落
日征"。影像学特征是伴随重度脑室内出血,侧脑室进行性增大,直至扩张,伴第三脑室增
宽。有时颅内出血后也会发生非梗阻性脑积水,是由于出血后炎症反应影响了蛛网膜颗粒
绒毛对脑脊液的再吸收。

3. **脑白质损伤**　重度脑室内出血的显著特征是出血造成脑室增宽,由此挤压脑室周围
白质而引发损伤,损伤的结局是脑室周围组织坏死后钙化,或软化灶形成。另外,前述的出
血后梗阻性脑积水、出血性脑梗死无疑都会造成脑白质损伤。

六、预防与治疗

（一）预防

1. 防止早产　最多见的出血类型是脑室周围-脑室内出血,故减少早产是降低颅内出血发生率的根本措施,尽可能减少小胎龄早产儿。近年十分提倡高危孕妇的产前转运,对增加早产儿胎龄和减少颅内出血均是有益的。

2. 稳定脑血流　脑血流、颅内压不稳定是脑内小血管破裂出血的直接原因,维持脑血流的平稳状态与产前、产时、产后多个环节有关。如母亲的合并症的治疗与合理用药;分娩时正确的催产、助产措施;生后对高危儿抢救过程尽量避免低氧血症、高氧血症、高碳酸血症、低碳酸血症、高糖血症、低糖血症,高渗液体和过快、过量输液,血压、体温波动,及时关闭动脉导管等,对保护脑血管自主调节功能等,防止或减轻颅内出血均是十分重要的。

3. 不推荐常规使用药物预防　尽管有一些研究提到一些药物具有某些保护脑血管的药理功用,但尚无临床应用的循证医学依据,不能减少颅内出血和重度颅内出血发生率并改变预后,故不推荐使用。

（二）治疗

颅内出血一旦发生,无特效方法制止出血发展,故最好、最直接的方法是避免前述颅内出血的高危因素,减少任何进一步的损伤,同时监测颅内出血合并症的出现,及时相应治疗。

1. 一般措施　维持脑内正常灌注,保持机体正常氧合状态,适当液量和营养支持,控制惊厥,纠正高颅压。

2. 出血后脑积水的监测与治疗　对重度脑室周围-脑室内出血病例,至少每周颅脑超声检查一次,以发现早期无症状的脑积水。

对进展性脑积水的处理,应每天测量头围,注意颅内压增高征象,如前囟隆起,颅缝增宽。酌情增加颅脑超声频率,测量脑室径,观察脑积水变化。

外科手术治疗是迅速缓解脑积水的有效方法,包括:

（1）侧脑室引流（ventricular drainage）:可直接作脑室外引流,引流管穿过颅骨,一端置于侧脑室内,另一端接无菌引流袋,引出过多的脑脊液。也可采用储液囊的方法,在顶骨区帽状腱膜下埋置储液囊,将脑脊液从侧脑室前角引入囊内。之后用注射针头经头皮穿刺储液囊,定时、定量向外抽吸脑脊液。

（2）侧脑室-腹膜腔分流（ventriculoperitoneal shunts, VPS）:是脑积水的最终治疗,将侧脑室内的脑脊液通过分流管持续不断地匀速、定量引入腹腔,以达到持续分流缓解脑室内压力的目的,维持正常的生活质量。但在出血、脑积水早期,如脑脊液中血液及蛋白成分过多,容易梗阻,或同时伴有炎症,不适合做分流术,故前述的侧脑室外引流是分流术的前期阶段。

（3）内镜（endoscopic ventriculostomy）手术:属微创手术,目前进行不多。可通过脑室镜行室间孔穿通术、第三脑室造瘘术、中脑水管成形术,形成新的脑脊液循环通路,缓解脑积水。

出血后脑积水的患儿中,约40%可自行终止发展,很轻的脑积水不一定进行干预。10%病例为快速进展型,需采取上述方法积极治疗。另有50%为缓慢进展型,其中20%经干预后缓解,无需作分流手术;30%最终需作分流手术方能缓解脑积水。有少部分患儿在新生儿期出院后1年内再次出现脑积水进展,需酌情治疗。故对出血后脑积水患儿至少要随访到1岁。

（4）关于其他治疗：对于脑积水传统的治疗方法之一是早期反复腰椎穿刺减缓脑积水的进展，对此种做法的意见不一。

以往也有采用一些药物减少脑脊液分泌缓和脑积水，如乙酰唑胺（acetazolamide）、呋塞米（furosemide）等，现研究，这些药物均无减少分流手术和死亡的循证医学证据。

有研究，采用纤维蛋白溶解剂，链激酶作脑室内注射，防止血凝，减缓脑积水，至目前无临床应用结论。

3. 出血后脑实质损伤的治疗　主要指出血性脑梗死、脑室旁脑白质损伤，以及其他部位出血后对脑实质的挤压、缺血、水肿等各类脑实质损害。但至今并无有效的使脑细胞从损伤中逆转的药物。因此，对出血后脑实质损伤重点是预防重度出血，减少、减轻脑实质损伤。病变早期予以针对性的对症治疗，必要时予以外科手术治疗，减少对脑实质的挤压，缓解症状，挽救生命。

（周丛乐）

第三节　早产儿脑白质损伤

【本节要点】

> 脑白质损伤是早产儿另一常见脑损伤类型，包括脑室旁白质软化和弥散性脑白质损伤。损伤的原因与供应白质血液的血管发育不成熟与构成神经髓鞘的少突胶质细胞易感性有关。该病的诊断依据是影像学检查，生后 3～4 周可在侧脑室周围发现小软化灶，弥散性白质损伤以灰白质容积变小为主要结局。对该病无特异性药物治疗，主要神经系统后遗症是脑瘫和认知障碍，因此早期影像学筛查与后期综合管理、个体化治疗极其重要。

脑白质损伤是早产儿特有的脑损伤形式之一，包括脑室旁白质软化（periventricular leukomalacia，PVL）和弥散性脑白质损伤（diffuse cerebral white matter injury）。前者指特征性分布在脑室旁局灶性坏死，继而发展成囊腔，后者指更广泛的脑白质和灰质损伤。

Parrot 于 100 多年前首先发现了脑室旁脑白质损伤，后 Banker 和 Larroche 正式将其命名为"脑室旁白质软化"。脑白质损伤主要发生在小胎龄的极低出生体重儿。神经病理检查证据显示，死亡的极低出生体重儿 PVL 的发生率为 25%～75%，颅脑超声对极低出生体重儿 PVL 检出率为 5%～15%。

早产儿脑白质损伤可遗留神经系统后遗症，最常见的是脑瘫、视听障碍和认知缺陷。

一、病理生理与病理

早产儿脑白质损伤发生的基础是脑发育过程中的血管和细胞特点，对缺血、感染后炎症性损伤有很高的易感性。

（一）病理生理

早产儿脑血管发育不完全。从大脑前、中、后动脉发出的长穿支在妊娠 24～28 周出现，保证脑室周围深部白质的供血。妊娠 32～40 周，是短穿支发育最活跃的时期，满足皮层下白质的血液供应。长穿支与短穿支间的吻合支在妊娠 32 周后才开始逐渐形成。由此可知，早产儿生后的一段时间内,供应白质血液的小血管在组织解剖结构上和功能上未发育完善,在疾病状态下,脑血流、脑灌注减少,脑白质容易发生缺血性损伤。

PVL 主要发生在脑室旁的深部白质,局部的坏死与此处的少突胶质细胞(oligodendrocytes,OL)有关,少突胶质细胞是神经纤维轴突上髓鞘的重要成分。早产儿脑发育过程中,少突胶质细胞未成熟,仅处于分化中的少突细胞前体阶段。少突胶质细胞前体对兴奋性谷氨酸介导的细胞死亡、氧化应激损伤、缺血性损伤、炎症性细胞因子损伤较成熟的细胞更为敏感。

（二）病理

在缺血及其他病理因素的作用下,6～12 小时后显微镜下可见局部细胞凝固性改变,直至坏死,并伴随神经轴突水肿、断裂,最终囊腔形成。损伤数天后反应性星形胶质细胞、小胶质细胞增殖,巨噬细胞聚集。后期白质容积减少,脑室被动性增宽。

弥散性白质损伤时,脑皮层灰质甚至丘脑、基底核、脑干、小脑等同时受累,后继的病理改变是神经退化,神经元和轴突丢失。

二、病因

（一）缺血

所有造成脑血流减少的疾病都可能与早产儿脑白质损伤有关。包括产前、产时因素,如母亲妊娠高血压疾病,胎盘、脐带异常,胎-胎输血,产前出血,宫内窘迫等。也有新生儿因素,如窒息、休克、低血压、低氧血症、低碳酸血症等。

（二）感染

感染是早产儿脑白质损伤的重要原因,是感染后炎症性细胞因子介入了白质损伤过程,各类细胞因子损伤了少突胶质细胞前体,白质中反应性星形胶质细胞和小胶质细胞数量增加。如母亲绒毛膜羊膜炎、胎膜早破、产道细菌、脐带炎、新生儿败血症、细菌性脑膜炎、重症肺炎、坏死性小肠结肠炎等,均增加了脑白质损伤的机会。

三、诊断

早产儿脑白质损伤时缺乏特异性的神经系统症状体征,往往伴有全身多种疾病,以非特异性表现为主,故影像学检查是基本诊断手段,临床常用的方法是颅脑超声和 MRI。

（一）超声

1. 早期　损伤部位回声增强,冠状面扫描可见异常回声分布于侧脑室角的外部和侧脑室旁。在旁矢状面扫描,分布于脑室上方和侧脑室后角三角区附近。

2. PVL 形成期　3～4 周后软化灶逐渐出现,在上述部位,部分异常回声转化为多个无回声小囊腔(cysts),有些可融合成较大囊腔。

3. 后期　1～3 个月后,一些小囊在影像上消失,脑室增宽(ventriculomegaly)(图 5-3-1)。

（二）MRI

1. 早期　常规的 T_1WI 可显示脑室旁低信号损伤,T_2WI 则显示高信号。

弥散加权成像(diffusion-weighted imaging,DWI)反映组织中水分子运动,当白质损伤时,由于细胞壁泵功能失调,水分子由细胞外向细胞内移动。图像为高信号,弥散系数(ADC)值减低,这种直观的过程和敏感的定量数值,先于超声和 $MRIT_2$ 发现脑室白质损伤,也便于发

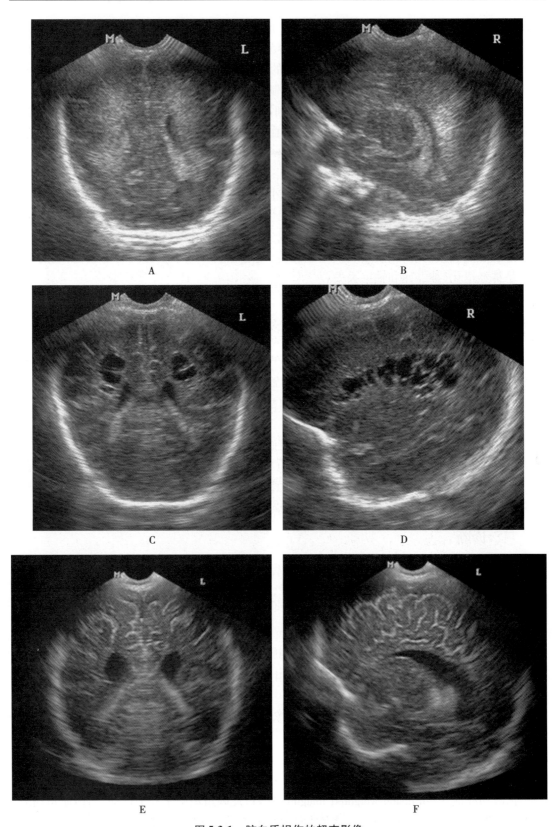

图 5-3-1　脑白质损伤的超声影像
A,B:损伤早期,脑室旁白质回声增强;C,D:PVL 形成期;E,F:损伤后期,侧脑室增宽

现弥散性脑白质损伤。

2. **后期**　T_1WI 和 T_2WI 均可显示 PVL 形成以及损伤后期脑室增宽,是脑白质丢失的结果(图 5-3-2)。

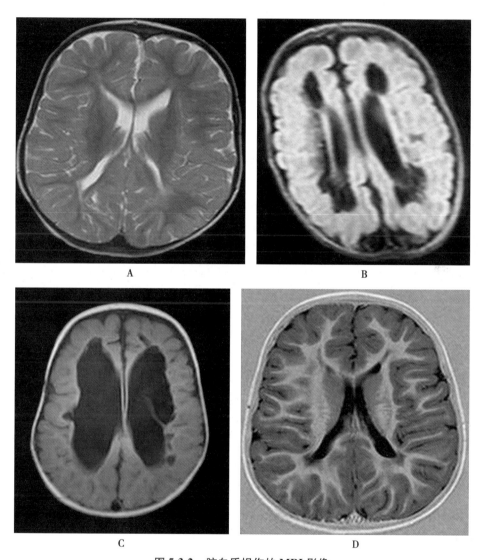

图 5-3-2　脑白质损伤的 MRI 影像

A:脑室旁 T_2WI 高信号;B、C:脑室旁软化灶,不同程度脑室增宽;D:脑室变形,脑沟加深,脑白质不规则丢失

四、鉴别诊断

主要是与其他一些原因所致的白质损伤相鉴别,这些病的发病机制与早产儿脑白质损伤特有的机制有所不同。

1. **出血后脑梗死**　与早产儿 PVL 不同之处是:①出血后脑梗死的形成机制是出血阻碍了髓静脉回流,在生发基质能够发现较明显的出血团块;②出血性梗死多是单侧、单个发生,囊腔较大,很容易与侧脑室融合。

2. 宫内感染　一些宫内病毒感染,如:弓形虫、巨细胞病毒等也可造成脑室旁坏死性损伤,最终结局是组织钙化。不局限于早产儿,并存在宫内感染的其他临床证据。

3. 遗传性白质脑病　是一组累及脑白质的进行性遗传性疾病,以脑白质髓鞘发育异常为特征,为少见病。部分遗传性白质脑病从新生儿期发病,主要是结合临床神经系统表现、影像学特异改变,最终经基因检查确诊。

五、治疗

早产儿脑白质损伤一旦发生,无特殊有效的治疗方法,故应从发病机制的角度,尽可能减轻损伤,并注重对早产儿的后期综合管理和干预治疗。

1. 减轻损伤　强调维持脑灌注,可采取的方法是尽力避免、减少有可能引发脑血灌注减少、损害脑血管自主调节功能的疾病,如休克、系统性低血压、血气分析异常(低氧血症、低碳酸血症)等。

对于一些实验性神经保护剂,目前均无临床应用的循证医学依据。

2. 综合管理　小胎龄早产儿住院期间适时行影像学筛查与检查,发现脑白质损伤。这些小儿出院后定期随访,及时发现运动、视听觉、认知等方面存在的发育障碍,予以物理康复和其他专业化、个体化的必要治疗。

六、关于早产儿脑病

早产儿脑病(encephalopathy of prematurity)是近十年来人们对早产儿弥散性脑白质损伤的新认识。一部分抢救存活的早产儿,发生的脑白质损伤不局限于脑室周围,也可以无软化灶形成,但白质损伤范围弥散,同步存在皮层灰质和丘脑、基底核等多部位的损伤,并干扰早产儿出生后脑的继续发育进程,主要是:①脑室背侧脑室管膜下区域和脑室腹侧神经节隆起处神经细胞的增殖与迁移;②少突胶质细胞前体转化为成熟的少突胶质细胞,形成具有髓鞘的神经轴突;③进入皮层的投射纤维,连接双侧脑半球的胼胝体联合纤维,构成皮层间轴突连接的连接纤维;④皮层与丘脑表面积、体积增加。

早产儿脑病这一概念对充分理解早产儿弥散性脑白质损伤的本质,了解长远认知障碍,指导早产儿后期管理和干预具有实际意义。但目前尚不建议将“早产儿脑病”作为临床的独立诊断名称,因这一概念涉及环节较多,不便在疾病早期作出简单疾病结论。

七、预后

脑室旁白质软化远期后遗症首位是痉挛性脑瘫,原因是起自于皮层运动区支配运动的皮层脊髓束纤维途经此处。其次是视听觉障碍。多灶性 PVL 是严重后遗症的病理基础。

弥散性脑白质损伤时由于皮层灰质与深部灰质和白质同步损伤,脑发育受到干扰,脑容积明显变小,故这些小儿除不同程度运动障碍外,后期认知障碍明显,随之出现的问题是学习困难、行为异常、社会化异常。

(周丛乐)

第四节　早产儿神经系统检查与评价

【本节要点】

　　早产儿神经系统检查时需结合胎龄,评价其神经发育成熟程度和异常表现。首先是一般状态,包括反应性、睡眠-觉醒周期、头颅与脊柱活动等。姿势、肌张力是运动功能的体现。脑神经检查需有选择性,并结合相关活动能力作出评估,原始反射出现时间和强度有别于足月儿。

　　早产儿由于发育不成熟,神经系统功能也有别于足月新生儿,检查时需以胎龄为基础,仔细观察,评价其神经发育成熟程度,在各种高危因素和疾病的影响下是否与实际胎龄相符,有时需借助影像及电生理等手段进行评估。

一、早产儿神经系统的临床检查

(一) 一般状态

1. 反应性　反应性指新生儿对外界事物反应的机敏程度,是皮层功能的体现。

　　在足月新生儿注重睡眠-觉醒周期的几种状态:安静睡眠、活动睡眠、瞌睡、安静觉醒、活动觉醒、哭闹。

　　低于28周的早产儿,确定不同状态是困难的,28~30周后,开始有状态的区分。28周的早产儿,在轻微的晃动下,可从睡眠状态转为清醒,自发的反应状态仅能持续短暂的数秒钟。胎龄32周的早产儿,已有睡眠-醒觉交替现象,不需刺激眼睛就能睁开,并有眼球的转动动作。胎龄37周后才开始有觉醒哭闹。早产儿哭声低弱,少哭或不哭,在小胎龄早产儿更为突出。

2. 头颅与脊柱　早产儿头围大小与相应胎龄有关,前囟大,颅骨缝宽,颅骨可塑性较足月儿更高,但因头小,分娩时受挤压变形反不及足月儿。

　　小胎龄早产儿由于受到神经肌肉成熟度的影响,自然的躯体和肢体伸展、侧弯动作的频率少于足月儿,但因肌力较低,可活动的幅度大于足月儿。另外,应注意脊柱部位皮肤有无陷窝、肿物、色素痣、毛发等,警惕脊柱裂、脊膜膨出等先天发育异常。

(二) 运动功能

运动功能与胎龄有关(参见图5-1-1)。

1. 姿势(posture)　早产儿由于肌张力低,韧带偏松弛,活动的力度和频率均低于足月儿,胎龄越小越明显。≤28周的早产儿,肢体处于顺从的伸展状态;32周时,膝部开始微微弯曲,然后是臀部和上肢的轻微移动;34周时,膝部弯曲幅度增加,臀部和上肢能够弯曲;36周时四肢弯曲力度仍未达足月儿水平。

　　当有声音刺激时,会引发肢体的快速颤抖动作,以上肢明显,这是神经发育不成熟、兴奋性泛化的表现,随胎龄增加与足月儿逐渐接近。

2. 肌肉张力　被动肌张力通常称为肌张力,是肌肉对牵张力所产生的阻抗,表现为相关的一组肌群短暂、有力的收缩。早产儿肌张力低于足月儿,矫正胎龄达28周后可酌情作肌张力检查。28周早产儿作围巾征检查时一只手可搭到对侧肩部。作前臂弹回和下肢弹回检查时早产儿表肢体容易拉直,且弹回动作缓慢。28 周早产儿腘窝角 150°。

主动性肌肉活动也称主动肌张力,指被检查时克服地心引力而产生的主动性动作。早产儿主动肌肉活动力弱,32~34 周的早产儿开始有四肢连续、流畅的自发运动。但难以完成足月儿的头竖立、牵拉反应、支持反应等动作。

(三)脑神经检查

由于早产儿的发育特点,对脑神经检查的许多项目需在观察中作出判断,且只能完成部分项目的检查。

1. **视神经** 26 周早产儿仅能够对光有微弱眨眼动作,32 周时开始看固定的物体,34 周时多数能追随红球,36 周时大多数对光的刺激反应,如黑白卡片,37 周时眼可转向柔和光线。

2. **动眼、滑车、展神经** 通过观察早产儿自发的眼球水平向运动,或通过红球、人脸诱发眼的注视、追随动作作出评价。胎龄 31 周的早产儿,开始有瞳孔的对光反射,35 周后持续存在。

3. **三叉神经和面神经** 34 周后的早产儿才有可能进行此项检查。用绵纸轻触新口周和面部皮肤,如引起口角运动、闭眼反应,则表明三叉神经功能正常。吸吮、啼哭等动作时双侧面部运动、鼻唇沟对称,由此了解面神经功能。

4. **听神经** 28 周后的新生儿对突然发出的声音,可有惊吓或眨眼动作,在安静觉醒状态,对铃声、咯咯声、拍手有反应。至足月后能够对铃声或亲人的呼唤声有定向能力。

5. **舌咽、迷走、舌下神经** 吸吮、吞咽动作由三叉、面、舌咽、迷走、舌下神经支配的肌肉动作共同完成。33~34 周后的早产儿吸吮能力基本与足月儿相同。

(四)反射

1. **原始反射** 是生后即有的,在一定刺激下某一组神经通路发生的反应性动作,体现了中枢和外周神经的完整性。早产儿神经通路发育不完善,原始反射会受到不同程度的影响,出现晚,反应弱。如早产儿的吸吮动作相对较弱,动作持续时间短。握持反射、拥抱反射、踏步反射在 32 周开始出现,颈肢反射 35 周出现。

2. **腱反射** 在 33 周后的早产儿可引出腱反射,膝腱反射是新生儿最易引出的反射。

二、神经发育评价的辅助检查

(一)神经影像学检查

医学影像通过直接观察脑的结构,对脑的发育与成熟作出评价。

1. **脑容积的大小** 脑容积随胎龄增长而增加。传统的二维影像检查,已有对脑的大小的评价方法,近年进展的三维影像技术,可对整体脑和某一脑区,或白质、灰质容积作准确定量分析,用于脑发育的评价。

2. **脑表面积** 脑沟回形态体现了脑表面积的变化,脑细胞的增加使脑表面发生了折叠。25 周前的胎儿脑表面是光滑的,后最早出现了外侧沟和枕部的距状裂;28 周时虽具备了除枕叶外所有主要的脑沟回,但脑沟回宽大;40 周时脑沟回数与成人相当,但脑沟仍浅。MRI 技术可作皮层灰质体积的定量评价。

3. **脑室形态** 脑室在胚胎早期发育时形成,在脑的正常发育过程中,随脑实质的增加,脑室由大到小,其变化与相邻的脑组织发育有直接的关系,32 周以前的早产儿脑室宽大,至40 周足月时成为缝隙状包绕在脉络丛周围,脑室形态反映了脑实质的发育状态。

4. 脑整体影像背景　脑整体影像背景体现了脑发育过程中脑实质内有形成分的变化，包括神经突起、突触增加，髓鞘化过程和血管的发育，以及脑内生化成分的变化，水分的减少。胎龄越小的早产儿，脑含水量越多，不同影像学均可有体现。

（二）脑电生理检查

脑细胞的电活动是脑功能的基本形式。脑电图是临床应用最早、最广泛的脑电生理检查方法，早已开始用于不同胎龄新生儿脑成熟度的评价。近年在我国应用日益增多的振幅整合脑电图（aEEG），是传统脑电图的简约形式，使脑电评价新生儿脑发育更为简便、易行。脑电对脑发育评价主要指标如下：

1. 脑电活动背景　指电活动强度。脑电图描记的是不同脑区瞬时脑电强度的变化，突触传递环节的脑电活动在其中占有重要位置，而突触的大量形成并建立电信号传递功能，是在妊娠 28 周后，因此，胎龄越小，基本电活动就越弱。从 aEEG 的角度评价，正常足月新生儿脑电波的电压上界是 $25 \sim 50 \mu V$，下界是 $6 \sim 10 \mu V$，早产儿下界低于 $5 \mu V$，胎龄越小，电压越低。由于细胞生物电活动较弱，脑电波会出现中断或不规整。在 $32 \sim 34$ 周的早产儿，正常振幅的波形和低波幅的波形交替出现，称"交替图形"。30 周以前的早产儿，低波幅段电压降低明显，甚至低平，随后可能出现数个高波幅电活动，称为"不连续图形"。

早产儿易于出现阵发性电活动，而且电活动的传导速度缓慢，同步化程度低，正常情况下也会有散发的棘波、尖波。

2. 睡眠周期　随着脑调节功能的出现，34 周左右的早产儿在睡眠过程中会出现脑电活动规律性的变化，根据电压变化特点，区分为安静睡眠期和活动睡眠期。30 周以前的早产儿在脑电图上没有明确的睡眠周期，37 周后可明确区分。

有很多研究发现，不同胎龄的早产儿诱发电位检查结果不同。但诱发电位是给予一定刺激后，诱发并记录特定的神经传导通路的电活动，所获得的信号范围有一定的局限性，故在临床未广泛用于新生儿脑发育的评价。

（周丛乐）

第五节　早产儿神经系统影像学检查

【本节要点】

影像学是早产儿脑损伤诊断和脑发育评价不可缺少的检查手段。颅脑超声的最大优势是无创、便捷，可床边操作，对脑中央部位，团块、液化、钙化性病变诊断敏感姓高，可用于早产儿脑室周围-脑室内出血、脑白质损伤的常规筛查和动态观察。MRI 无创，分辨率高，对弥散性白质损伤，具有绝对的检查优势，在评价脑发育方面有很好的效果。CT 应用已少，但脑周边部位出血和颅骨病变时仍可采用。

随着 NICU 的建立和发展，危重新生儿、早产儿的抢救成功率明显提高，但存活儿后期却存在多种神经系统后遗症和神经发育问题，成为人们关注的焦点之一。在脑损伤的诊断和脑发育评价方面，影像学是不可缺少的医疗检查手段，也是重症神经监护的重要内容。

一、临床常用的影像学检查方法

在新生儿医学临床常用的神经影像方法为：颅脑超声、MRI 和 CT。

（一）颅脑超声

超声波是人感觉器官不能感受到的声波,超声射入体内,在不同的组织器官可产生不同的声反射与衰减。B 型超声是将接收到的回声,根据强弱用明暗不一的光点依次显示在影屏上,则可显出器官、组织的断面图像。

颅脑超声（cerebral ultrasound,CUS）是最早用于新生儿颅内疾病诊断的影像技术,始于 20 世纪 70 年代末。借助于该项技术,人们在活体上直观诊断了新生儿颅内出血,结束了以往只有尸解才能确诊颅内出血的历史,成为新生儿颅内疾病诊断发展的里程碑。

超声检查能够在全世界广泛应用至今,其最大优势是无创、便捷。超声无辐射损害,检查前无需用镇静药。颅脑超声首选前囟作为"声窗",应用 5.5 ~ 7.5Hz 高频凸阵小型探头,进行扇形实时扫描,顺序行冠状面、矢状面扫描,对脑中央部位,团块、液化、钙化性病变有很好的诊断效果。

超声的局限性是经前囟扫描不可避免地存在盲区,对脑周边病变诊断敏感性欠佳,分辨率不及 MRI。

（二）磁共振成像

磁共振成像（magnetic resonance imaging,MRI）通过对磁场中的人体发射特定频率和模式的射频脉冲,使组织中广泛存在的氢质子发生磁共振现象。经对 MR 信号的接收、空间编码和图像重建,显示人体器官和组织结构,颅脑是诊断效果最佳的器官之一。

MRI 是数字显像,以不同断面的灰度显示组织、器官的解剖结构和病理改变。MRI 对脑作横断、冠状、矢状面断层成像。新生儿最常应用的 MRI 检查包括:①T_1加权像（T_1-weighted imaging,T_1WI）,与 T_2加权像（T_2-weighted imaging,T_2WI）,是 MRI 检查的基本扫描成像方法,两者反映了不同组织的物理特性。②弥散加权成像（diffusion-weighted imaging,DWI）,反映水分子在组织中的弥散状态,脑损伤后细胞内外水分子的跨膜运动减弱,弥散受限。DWI 反应迅速,呈高信号,并可用表观弥散系数（apparent diffusion coefficient,ADC）值定量评价水分子弥散受限的程度,ADC 值减低,说明弥散受限越重。也用于脑成熟度的评价。

（三）计算机断层扫描

计算机断层扫描（computed tomography,CT）,是利用 X 线管围绕病人作轴向旋转,对身体器官扫描,测量透过身体的剩余辐射,通过计算机对不同角度获得的数据进行处理和复杂的数学演算,后经转换器存储,将数字转换为横断面影像,以不同灰度点组成人体组织器官图像。CT 仅限于轴位和冠状平面扫描。螺旋 CT 技术进展是多角度、多层面的扫描。

CT 在新生儿领域曾普遍应用,对颅内出血、脑细胞毒性水肿、脑组织钙化、颅骨骨折等均有十分敏感的诊断效果。但近年 CT 在新生儿的应用明显减少,其重要的原因,一是为避免 CT 的 X 线辐射损伤;二是头颅超声和 MRI 的日益广泛应用,在同等诊断效果时取代了 CT。

二、早产儿主要颅内疾病对影像学方法的选择

早产儿特征性的脑损伤类型是脑室周围-脑室内出血、脑白质损伤以及对脑发育的评价。

（一）脑室周围-脑室内出血

脑室周围-脑室内出血是早产儿最常见的出血类型,位于脑的中央部位,B 超对出血团块诊断敏感性高,可作为首选,对≤32 周的早产儿和有出血高危因素近足月早产儿,应在生后 3 天内,最迟 1 周内常规筛查。对活动性出血应动态观察到出血稳定,对重度出血应了解其

最终结局,同时注意出血合并症的发生。

对位于周边部位的颅内出血,如蛛网膜下腔出血,CT 诊断更具优势。对较大范围的脑实质出血,B 超和 CT 均可诊断。

常规的 T_1WI 与 T_2WI 对早期的出血诊断效果欠佳,当出血灶红细胞内脱氧血红蛋白形成高铁血红蛋白和含铁血黄素,T_1WI 信号开始增高,大量高铁血红蛋白聚集,T_1WI、T_2WI 信号均增高,故不作为脑室周围-脑室内出血常规诊断的首选。磁敏感加权成像(SWI)是利用不同组织间磁敏感性不同而成像的技术。对血红蛋白的代谢产物十分敏感,可早期诊断出血,而且能发现 B 超和常规 MRI 难以诊断的脑内微量出血和陈旧性出血灶。

(二)脑白质损伤

早产儿脑白质损伤主要发生在≤32 周的早产儿,分为脑室旁白质损伤和弥散性脑白质损伤两种类型。

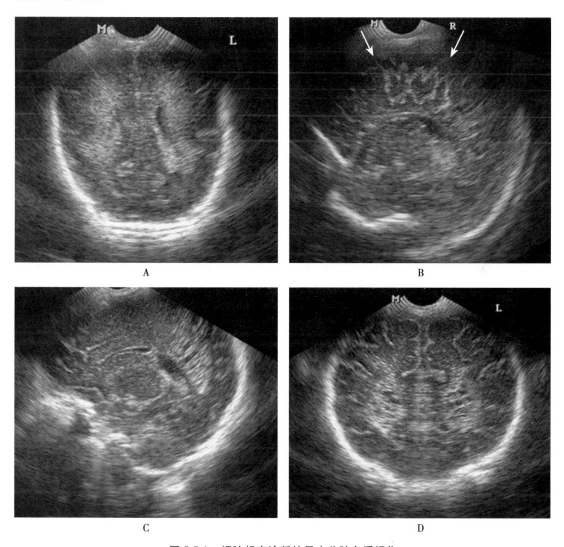

图 5-5-1　颅脑超声诊断的早产儿脑白质损伤

A:脑白质损伤早期,脑室旁白质回声增强,并向周边弥散;B:弥散性白质损伤后期,白质容积减少,脑沟与脑室壁接近,箭头所指是损伤后皱缩的灰质皮层影像;C,D:分别是旁矢状面和冠状面,显示枕叶白质密集的小软化灶

　　早产儿脑室旁白质损伤是由于缺血而引起的神经轴突水肿、断裂,环绕脑室分布,典型地分布在侧脑室前角附近、后角三角区附近及侧脑室外侧半卵圆中心区域。在白质缺血早期水肿阶段,超声影像表现为脑室周围不均匀性回声增强。损伤后3～4周在超声影像上可出现软化灶,以小灶为主,可融合成大灶。1～2个月后由于小胶质细胞填充和周围脑组织挤压,软化灶在影像上消失,继而脑室周围白质容积减少,超声显示脑室被动性扩大(图5-5-1)。对这些病理改变,超声具有较高的诊断敏感性和特异性,对于病情危重不易搬动的早产儿,是理想的筛查和检查手段。

　　对弥散性白质损伤,因损伤部位广泛,波及皮层与皮层下灰质(丘脑、基底核区),故 MRI检查具有绝对优势。在损伤早期以脑组织水肿为主要病理改变的阶段,弥散加权成像(DWI)反应迅速,更能反映水分子在组织中的弥散受限状态,呈高信号,并可用弥散系数(ADC)值定量评价水分子弥散受限的程度,ADC 值减低,说明病变越重(图5-5-2)。

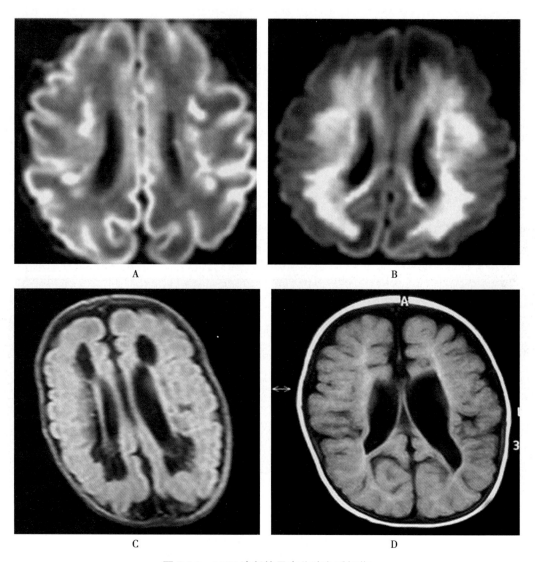

A

B

C

D

图 5-5-2　MRI 诊断的早产儿脑白质损伤

A:脑室旁条状白质损伤;B:弥散性脑白质损伤;C:多灶性脑室旁白质软化;D:损伤后期脑白质容积变小,脑室增宽

对于脑白质损伤后期脑白质容积变小,三种影像学可以显示脑室和脑外间隙增宽,但 MRI 对皮层的改变显示优于 B 超。

CT 对组织水肿和液化、萎缩改变均可诊断,但就早产儿脑白质损伤而言,其敏感性不及 MRI,便捷性不及 B 超,故只能作为次选。

（三）脑发育的检查与评价

神经发育是个漫长的过程,神经系统源于外胚层,经历脑结构形成期、细胞增殖与迁移期、突触连接建立期。

1. **脑结构形成期**　在妊娠 12 周内是脑的结构形成阶段,高危因素可致严重畸形,如神经管畸形、脑无裂畸形、胼胝体缺如、小脑发育异常等。B 超是产前检查的常规方法,排畸是必检内容,特殊情况可结合胎儿 MRI 作出明确诊断,为决策提供信息。

2. **细胞增殖与迁移期**　妊娠 12～20 周是神经细胞和胶质细胞增殖、迁移最旺盛的时期,此阶段异常会造成脑皮质发育畸形,如无脑回、巨脑回、多小脑回、灰质异位等,在脑的组织结构上相对微观,但危害长远,小儿在生后多表现为顽固性癫痫等。此类微小的脑结构畸形产前影像诊断难度较大,需生后影像学检查确诊。脑 B 超可发现部分巨脑回,灰质异位可经 CT 和 MRI 确诊,对多小脑回的诊断以 MRI 的敏感性为高。

3. **突触建立期**　妊娠 24～40 周,脑发育的重要内容是突触连接建立,白质纤维髓鞘化同步进行,甚至延续至生后若干年。孕期多种高危因素可干扰脑的正常发育成熟过程,早产儿过早离开母体,生活环境的改变及生后疾病的影响,使脑的发育偏离正常轨迹。这些小儿在生后突出表现是不同程度的智力运动发育落后。

目前的影像学检查不能深入到神经突触和髓鞘的具体病理结构,但可从以下几方面对后期脑发育成熟状况作出评价(图 5-5-3、5-5-4):

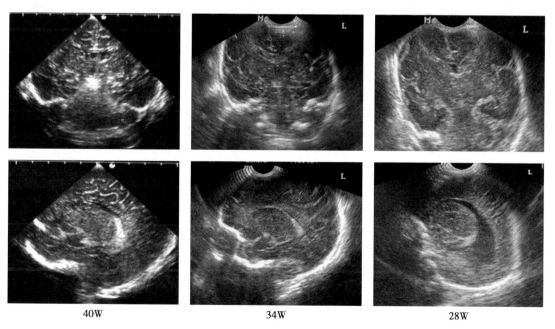

| 40W | 34W | 28W |

图 5-5-3　超声对新生儿脑成熟度的评价
冠状面和矢状面扫描分别显示了不同胎龄新生儿脑超声背景影像,脑沟回和脑室形态

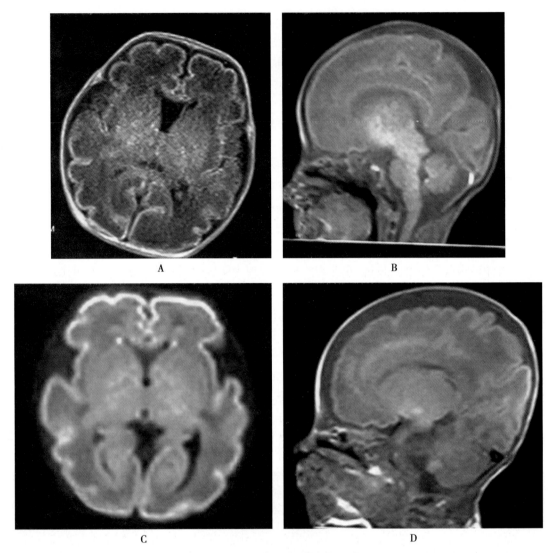

图 5-5-4 MRI 对脑发育的评价

A,B:27W 早产儿,脑组织含水量多,T_1WI 示白质广泛信号减低,脑沟回数量少,额部几乎是平滑状态。C,D:发育至 34 周时,白质信号较前改善,沟回影像开始增多,但脑沟很浅

(1)脑容积大小:随胎儿脑的发育,脑重渐增,由开始的50g 至足月出生时达350g,小儿 2 岁时,脑重几乎是出生时的 2 倍,因此脑容积大小是脑发育的最基本指标。

B 超、MRI、CT 均可作脑的三维重建,对全脑或部分脑组织的容积或体积作定量测定,但常规的临床影像检查是对脑室大小和脑沟、脑裂、脑外间隙定量或定性地观察,由此反映脑容积正常与否。

胎儿期脑实质发育结果使脑室由大变小,自胎龄 20 周始,产检时常规测量脑室,34 周以前的早产儿脑室增宽明显,前角向额叶伸展,后角与枕部接近,至足月时脑室容纳脉络丛,两者间呈缝隙状。早产儿和足月新生儿脑室大小和形态也是 MRI 和 CT 必检内容。

(2)脑实质的影像背景:胎龄越小,脑组织含水量越多,神经结构越不完善。脑实质影像背景基于脑含水量、细胞形态、轴突髓鞘、血管数量等,故早产儿脑实质超声显示回声偏低,均匀、细腻。常规的 T_1WI 和 T_2WI 显像随之变化,因不同胎龄早产儿脑组织内水分子各向异性弥散不同,DWI 信号和 ADC 值也发生相应变化。

（3）脑白质的发育:神经系统白质的发育遵循自下至上,从后向前,从中央至外周的规律。尽管 B 超可通过脑室大小间接反映白质发育状况,但唯有 MRI 最佳,可结合月龄具体评价白质的分布状况及髓鞘化进程。另外,弥散张量核磁(DTI)可用于显示白质走形,对发育落后的早产儿可在 6 个月后实施该项检查。

（4）脑沟回特征:脑沟回的数量、宽度、深度体现了脑表面积的增长。早产儿脑的特点是脑沟浅,脑回宽。在后期发育过程中不同影像学对脑沟回形态的定性、定量检查是评价早产儿脑追赶性生长的指标之一。

（周丛乐）

参 考 文 献

［1］ Volpe JJ. Neurology of the newborn. 5th ed. Philadelphia:WB Saunders,2008.

［2］ Buonocore G. Neonatology. A Practical Approach to Neonatal Diseases. Italia:Springer-Verlag,2012.

［3］ Ballard JL,Khoury JC,Wedig K,et al. New Ballard Score,expanded to include extremely premature infants. J Pediatr,1991,119:417.

［4］ Bajwa NM,Berner M,Worley S,et al. Population based age stratified morbidities of premature infants in Switzerland. Swiss Med Wkly,2011,141:w13212.

［5］ Stoll BJ,Hansen NI,Bell EF,et al. Neonatal outcomes of extremely preterm infants from the NICHD Neonatal Research Network. Pediatrics,2010,126:443.

［6］ Papile LA,Burnstein J,Burnstein R,et al. Incidence and evolution of subependymal and intraventricular hemorrhage:a study of infants with birth weight less than 1500 g. J Pediatr,1978,92(4):529-534.

［7］ Volpe JJ. Intracranial hemorrhage:Germinal matrix-intraventricular hemorrhage//Neurology of the Newborn. 5th ed. Philadelphia:Saunders,2008:517.

［8］ Takeshi Tsuji,Akihisa Okumura,Hiroyuki Kidokoro,et al. Differences between periventricular hemorrhagic infarction and periventricular leukomalacia. Brain & Development,2014,36:555-562.

［9］ Karina J Kersbergen,Linda S de Vries,Floris Groenendaal,et al. Corticospinal Tract Injury Precedes Thalamic Volume Reduction in Preterm Infants with Cystic Periventricular Leukomalacia. J Pediatr,2015,167:260-268.

［10］ Marus Herzog,Lilijana Kornhauser Cerar,Tanja Premru Srs,et al. Impact of risk factors other than prematurity on periventricular leukomalacia. A population-based matched case control study. European Journal of Obstetrics & Gynecology and Reproductive Biology,2015,187:57-59.

［11］ Lili He,Nehal A. Parikh DO. Aberrant Executive and Frontoparietal FunctionalConnectivity in Very Preterm Infants With Diffuse White Matter Abnormalities. Pediatric Neurology,2015,53:330-337.

［12］ Takashi Imamura,Hiromichi Ariga,Mariko Kaneko,et al. Neurodevelopmental Outcomes of Children with Periventricular Leukomalacia. Pediatrics & Neonatology,2013,54,(6):367-372.

［13］ Andrea L Murray. White matter abnormalities and impaired attention abilities in children born very preterm. Neuro Image,2016,124:75-84.

［14］ Volpe JJ. Neurology of the newborn. 5th ed. Philadelphia:WB Saunders,2008.

［15］ Buonocore G. Neonatology. A Practical Approach to Neonatal Diseases. Springer-Verlag,Italia ,2012.

［16］ Ballard JL,Khoury JC,Wedig K,et al. New Ballard Score,expanded to include extremely premature infants. J Pediatr,1991,119:417.

［17］ Chelli N Devi,Anupama Chandrasekharan,VK Sundararaman,et al. Neonatal brain MRI segmentation:A review. Computers in Biology and Medicine,2015,64:163-178.

［18］ Eman A Sh Genedi,Noha Mohamed Osman,Marwa Talaat El-deeb. Magnetic resonance imaging versus transcranialultrasound in early identification of cerebral injuries in neonatal encephalopathy. The Egyptian Journal of Radiology and Nuclear Medicine,2016,47:297-304.

[19] Arthurs OJ,Bjorkum AA. Safety in pediatric imaging:an update. Acta Radiol,2013,54:983.

[20] Margaretha J Brouwer,Linda S de Vries,Karina J Kersbergen,et al. Effects of Posthemorrhagic Ventricular Dilatation in the Preterm Infant on Brain Volumes and White Matter Diffusion Variables at Term-Equivalent Age. J Pediatr,2016,168:41-49.

[21] Wu Qiu,Jing Yuan,Martin Rajchl,et al. 3D MR ventricle segmentation in pre-term infants with post-hemorrhagic ventricle dilatation (PHVD) using multi-phase geodesic level-sets. Neuro Image,2015,118:13-25.

[22] Eman M Abdelsalam,Mohamed Gomaa,Lamiaa Elsorougy. Diffusion tensor imaging of periventricularleukomalacia-Initial experience. The Egyptian Journal of Radiology and Nuclear Medicine,2014,45:1241-1247.

第六章

早产儿消化系统疾病

第一节　早产儿消化系统解剖生理特点及喂养策略

【本节要点】

早产儿良好的生存与健康离不开有效的营养支持措施,有赖于胃肠道动力和消化吸收功能、黏膜屏障功能的成熟与完善。早产儿消化系统功能发育不成熟,我们应根据早产儿的不同胎龄和生后疾病状况,给予特殊的关注和个体化解决方案。

一、早产儿消化系统特点

（一）胚胎期消化系统结构和功能发育

胚胎期第4周,胚胎发育形成三胚层,内胚层出现折叠和卷曲,形成原始消化管,从头到尾分为前、中、后肠三部分,随着不断的发育完善,逐渐从前肠分化成口腔、食管、胃、十二指肠、肝、胆和胰腺;从中肠分化成空肠、回肠、结肠升段和横段部分;从后肠分化成降结肠、乙状结肠及肛管上段;在胚胎第二阶段,胃肠道解剖结构分化完成,功能成熟稍迟,直至出生后仍不完善,需到生后2~4岁才趋于完善。

胃肠道的功能发育主要靠两种营养来源维持:妊娠期羊水和生后喂养。羊水内营养物质的种类和数量有限,对胃肠道功能发育的影响较小。从羊水改为乳汁喂养对于婴儿来说是关键性改变,母乳中的各种营养素、激素和生长因子类等多种物质通过协同作用,对新生儿胃肠道生长发育进行调节。调整胃肠道功能还需要具备下列条件:①有效的吸吮、吞咽、胃排空、肠蠕动及排便;②唾液、胃液、胰液和胆汁的分泌;③小肠黏膜吸收转运系统的有效运行;④对肠腔内的外源性物质和抗原的免疫应答。

（二）胃肠道动力特点

胃肠蠕动功能在食物的混合、研磨及肠腔内的转运等过程中发挥重要作用。完整的胃肠运动包括吸吮和吞咽动作的协调、胃排空能力、营养物质在肠道内的协调推进和从结肠排出残余废物。早产儿尤其是极低出生体重儿(VLBW)胃肠肌肉组织薄弱,胃肠动力功能不成熟,若生后仍保持或接近宫内生长速度,其胃肠负担相对较重,常会出现胃肠动力紊乱,表现为吸吮和吞咽动作不协调,食管下括约肌张力不足,胃排空时间延迟及肠道转运时间长。

1. 胎龄15周就可检测到胎儿口部的吸吮动作,但协调的吸吮和吞咽要到34周才成熟,其吸吮和吞咽动作表现为既短暂又突发,每次只能摄入少量乳汁,胎龄在30~35周的早产儿的吞咽频率明显少于胎龄>35周的早产儿,因此较小的早产儿易发生乳汁吸入。

2. 协调的食管蠕动出现于胎龄32周,与足月儿相比,早产儿的食管收缩幅度、速度及下食管括约肌压力均降低,尤其是后者,在防止胃食管反流(GER)发生机制中具有重要作用。

3. 国内外实验资料均证实早产儿胃排空延迟,可能与胃窦和十二指肠动力不成熟,两者之间缺乏协调的活动有关。

4. 小肠动力随胎龄增加逐渐发育与成熟,例如胎龄<31周的早产儿,小肠呈低幅而无规律的收缩,几乎没有推进活动,随着胎龄增加,蠕动频率、振幅和时间逐渐增加,足月时出现有规律的向前推进的蠕动波,因此在小早产儿中较易出现腹胀、胃潴留、呕吐等喂养不耐受现象。

5. 早产儿乙状结肠和直肠相对较长,结肠动力也不成熟,胎便排泄时间延迟,并常可出现类似于巨结肠的动力性肠梗阻和排便障碍。有人观察到胎便延迟排出可长达生后10天。

(三) 消化吸收功能(图6-1-1)

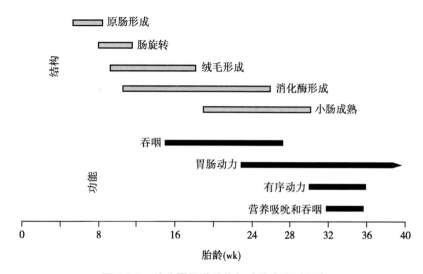

图 6-1-1　胎儿胃肠道结构与功能发育时间表
引自：Ruth A Lawrence, Robert M Lawrence. BREASTFEEDING：A GUIDE FOR THE MEDICAL PROFESSION. 8 EDITION,2016,Elsevier,Inc

1. 胎龄第16周,胃黏膜细胞开始分泌盐酸、内因子、胃蛋白酶、胃泌素和黏液。早产儿盐酸基础分泌量和胃蛋白酶活性均低于足月儿,后者分泌量又仅相当于成人的10%；胰腺和十二指肠分泌的各种蛋白酶活性也较低。

2. 无论是早产儿还是足月儿,酶类出现具有一定顺序：胰蛋白酶首先出现,其次是糜蛋白酶、羧基肽酶、脂肪酶,最后是淀粉酶。新生儿的脂肪消化主要通过舌脂酶和胃脂酶,主要作用于中链甘油三酯(MCT),不需胆盐。而长链甘油三酯(LCT)的消化有赖于胰脂酶和胆盐乳糜微粒化,早产儿胰脂酶活性较低,胆酸和胆盐水平也较低,胆汁酸池容量仅为足月儿的1/3,因此容易发生脂肪消化吸收障碍,这种吸收不良可通过母乳中的脂酶来补救。肝脏摄取、分泌和转运功能均未发育成熟。因此,新生儿胆汁酸浓度升高,持续6~8周,生后6个月降至成人水平。早产儿由于应激因素如败血症、肝毒性药物或静脉营养等容易发生胆汁淤积症。

3. 因胰淀粉酶水平相对较低,新生儿消化碳水化合物的能力有限。乳糖酶出现于胎龄24周,直到36周才达足月儿水平。因此,早产儿可有轻度乳糖不耐受,可通过结肠内细菌发酵的途径来补救。

（四）肠道免疫功能

胃肠道的黏膜屏障防御系统包括免疫性和非免疫性两大方面,可保护宿主不受外来毒素、病原体和异物的损害。后者又称为天然免疫系统,包括胃肠动力系统、胃酸和肝胰胆道分泌系统、胃肠黏膜等,可起到防止病原定植、阻碍微生物生长、改变抗原结构和抵御病原类大分子穿透黏膜并扩散等作用。但早产儿胃肠动力差、胃酸低、蛋白酶活性低、肠黏膜渗透性高、SIgA 水平低等,都使早产儿发生坏死性小肠结肠炎(NEC)的危险性增加。免疫功能的发育成熟不仅与胎龄和抗原接触有关,而且与人乳喂养时摄入的淋巴细胞、巨噬细胞及免疫球蛋白含量有关。

（五）母乳喂养对胃肠道功能的保护作用

近年来发现早产儿母乳中含有多种营养素与免疫功能有关,如谷氨酸盐、精氨酸、长链多不饱和脂肪酸、核苷酸、益生菌等,能调节早产儿的宿主防御机制,促进消化功能,维护肠黏膜屏障的完整性。对早产儿来说,这些营养素是条件必需营养素,但自身合成有限。在出生早期,来自宫内母体的营养输送中断,而喂养尚不能完全建立的情况下,很容易造成这些营养素的缺乏。研究发现,NEC 患儿血浆中谷氨酰胺和精氨酸水平较低。目前已有经肠内外营养途径补充谷氨酰胺和精氨酸的临床对照研究,但尚无明确结论。对于免疫营养素的作用机制、免疫效应、补充途径和安全剂量等仍在继续深入探索中。

母乳喂养可刺激早产儿胃肠道黏膜的成熟与分化,并提供各种消化酶,帮助胃肠道建立消化与吸收功能。母乳喂养量与降低胃肠不耐受程度方面存在量效关系。母乳中有大量各种低聚糖,在初乳中含量高达 20 ～23g/L,以后逐渐下降,至产后 4 个月时仅为 9g/L。多数低聚糖不被消化,其发酵产物-短链脂肪酸可为结肠细胞提供营养与能量,促进益生菌如双歧杆菌和乳酸杆菌的生长,抑制致病菌定植,起到益生元的作用,见表 6-1-1。

表 6-1-1 母乳中促进早产儿胃肠道成熟的活性成分

成 分	促进胃肠道成熟的效应
SIgA,乳铁蛋白,溶菌酶,PAF-AH,细胞因子,酶类	促进胃肠道成熟发育
SIgA,乳铁蛋白,溶菌酶,PAF-AH,细胞因子,MFGM,多不饱和脂肪酸	预防感染与炎症反应
磷脂,细胞因子,激素	启动和促进胃肠分泌功能
SIgA,乳铁蛋白,α-LA,多不饱和脂肪酸	促进益生菌建立
SIgA,生长因子,多不饱和脂肪酸	促进胃肠道适应和耐受性
SIgA,乳铁蛋白,多不饱和脂肪酸	保护胃肠道免于消化损伤

备注:MFGM,乳脂球膜;PAF-AH,血小板活化因子-乙酰水解酶
改编自:Goldman AS. Modulation of the gastrointestinal tract of infants by human milk. Interface and interactions. An evolutionary perspective J Nutr,2000,130:426S

二、早产儿对能量及各种营养素的需求

（一）能量需要

早产儿为了维持宫内生长速率[10 ～15g/(kg·d)],再加上较高的静息能量消耗和排

泄丢失,需要有更高的能量摄入。2013 年《中国新生儿营养支持临床应用指南》推荐,经肠道喂养达到 105 ~ 130kcal/(kg·d)时,大部分新生儿体重增长良好。早产儿需提高能量供应量[110 ~ 135kcal/(kg·d)],部分超低出生体重儿(ELBW)可达 150kcal/(kg·d)才能达到理想的生长速度。

(二) 碳水化合物

可提供新生儿需要热卡的40%。母乳中的碳水化合物主要为乳糖(11g/418kJ),早产儿母乳的乳糖水平比足月儿母乳低 15%,含有短链寡聚糖。新生儿主要依赖葡萄糖作为脑代谢的能量来源,足月儿葡萄糖利用速率为 4 ~ 8mg/(kg·min),早产儿由于糖原贮备少和糖原异生能力差,比足月儿更易发生低血糖,可能需要较高的葡萄糖输注[>12 ~ 14mg/(kg·min)],每天摄入 10 ~ 14g/(kg·d)。然而过高的葡萄糖输注速率可能有较高的氧耗和 CO_2 产生,从而增加了对辅助通气的需要。高血糖也是早产儿尤其是超低出生体重儿(ELBW)的常见问题,葡萄糖和胰岛素合用可抑制高血糖的发生。

(三) 脂肪

可提供新生儿需要热卡的50%。肠内喂养的足月儿每天需脂肪 5 ~ 6g/(kg·d),母乳喂养的早产儿可接受多达 7g/(kg·d)的脂肪。配方乳中的脂肪以植物油为底物,不含人乳中的长链多不饱和脂肪酸(LC-PUFA$_s$),LC-PUFA$_s$是必需脂肪酸,主要包括花生四烯酸(AA)和二十二碳六烯酸(DHA),对神经元细胞膜结构、神经髓鞘化和视网膜细胞发育非常重要,早产儿不能合成这些成分,必须来源于母乳。欧洲儿科胃肠病营养学会(ESPGHAN)推荐在早产儿配方乳中添加 LC-PUFA$_s$。但鉴于对这些脂肪酸原料(鱼油、海藻)长期服用安全性的担心,美国儿科学会(AAP)不推荐在配方乳中添加此类物质。

(四) 蛋白质

可提供新生儿需要热卡的10%,蛋白质是机体组织结构的重要基础物质。早产儿虽然各种蛋白酶活性低,其分解和转运肽类物质系统功能相对成熟。还可通过肠黏膜细胞的胞饮作用摄取大分子物质,有人发现早产儿可吸收完整的母源性乳铁蛋白。早产儿母乳的蛋白质含量比足月儿母乳高 15% ~ 20%,且氨基酸谱适宜早产儿生长。2013 年《中国新生儿营养支持临床应用指南》推荐早产儿摄入蛋白质 3.5 ~ 4.0g/(kg·d);蛋白质和能量摄入比为 3.2 ~ 4.1g/100kcal,有最佳的生长和代谢效果。

(五) 其他因素

1. 由于早产儿的肾近曲小管对钠的重吸收功能不成熟,早产儿对钠的需要较高[2 ~ 4mmol/(kg·d)],胎龄越小,需要量越多。

2. 早产儿需要较高的钙和磷摄入[分别为 120 ~ 140mg/(kg·d)和 60 ~ 90mg/(kg·d)]。母乳中钙、磷含量相对较低(6.25mmol/L(25mg/dl)和 0.80mmol/L(2.5mg/dl)),母乳喂养的早产儿必须补充母乳强化剂才能达到足够的骨矿化。另外,钙离子摄入与脂肪吸收相拮抗,高钙摄入影响脂肪吸收,反之高脂肪摄入也阻碍钙离子吸收。早产儿喂养中合理的脂肪-钙含量关系尚未阐明。

3. 早产儿比足月儿有较低的铁贮存,尽管母乳比早产儿配方奶的含铁量低,但其铁的生物利用度高,人乳中50%以上的铁均能被吸收,而配方乳中仅为 4% ~ 12%。因此,早产儿生后 2 周可耐受全肠内喂养后,每天需要补充铁剂 2mg/(kg·d)。

4. 胎龄<34 周的早产儿易发生脂溶性维生素缺乏,如维生素 A、D、E、K,应注意额外补充至纠正胎龄达 40 周之后,再根据个体化原则调整。

三、早产儿喂养策略

合理的营养供给是保证早产儿存活质量的先决条件之一,有效的静脉营养很重要,尤其是在胃肠营养不足时(多为生后 2 周内)。但由于多种合并症如导管相关性疾病、代谢紊乱、感染等,长期胃肠外营养(PN)不能作为理想的营养供给途径。近年来研究表明,早期少量胃肠道喂养有利于胃肠功能的成熟,可加速胃肠道营养建立的进程,有利于生长发育和智力发育。因此尽早建立早产儿的胃肠营养非常必要。

建立 VLBW 儿的胃肠营养往往很困难,可能会出现喂养不耐受、NEC 和吸入性肺炎等合并症,因此必须掌握其规律,遵循个体化原则,循序进行。在生后早期不可忽视肠道外营养(PN)的作用。若其生命体征平稳,可在生后第 1 天开始胃肠内营养,开始微量喂养[10 ~ 20ml/(kg·d)],争取在生后 2 ~ 4 周内建立全肠内营养。在胃肠营养建立过程中,注意根据胃潴留情况增减奶量,必要时辅助排便。腹胀明显、血便、肠鸣音消失等疑有 NEC 时应及时暂停喂养 1 ~ 2 次,症状缓解后继续肠内喂养,尽量不禁食。如确诊为 NEC,必须改为全肠外营养至胃肠功能恢复。使用呼吸机时并不影响通过鼻饲管建立的胃肠营养的实施。

(一) 开始喂养时间

妊娠后期,胎儿每天可吞入羊水 150ml/(kg·d),摄入蛋白质 3g/(kg·d),肠内营养物质对肠道结构和功能的成熟十分重要;动物实验发现,全肠外营养的小鼠禁食 3 天即出现肠黏膜萎缩和乳糖酶缺乏。早产儿生后早期,在肠外营养的同时,及早开始肠内微量喂养(minimal enteral nutrition,MEN),有助于促进胃肠动力成熟和改善对喂养的耐受性。国内外研究发现,机械通气的早产儿进行早期 MEN[≥1000g 者,1ml/(kg·h);<1000g 者,0.5ml/(kg·h)],可提高胃排空率,缩短达到全肠内喂养的时间和拔除胃管的时间。早期 MEN 不是利用它的营养作用,而是利用它的生物学作用,使肠道神经系统接受了来自肠黏膜受体的信息,刺激胃肠激素的释放,从而促进胃肠道动力的成熟。

(二) 喂养方法

经口喂养是最好的营养途径,但对于吸吮、吞咽不协调的早产儿则需要胃管喂养(管饲),常用的方法有间断喂养和持续喂养两种。前者操作简便,能诱发胃肠激素的周期性释放,较快地促进肠道成熟,但注入奶液时可引起胃过度扩张、脑血流波动和低氧血症;持续胃管滴注虽可克服上述缺点,但不易保持胃肠道节律性动力,近年的临床荟萃分析尚不能得出两种方法的优劣差异,目前仍推荐 VLBWI 应用间断鼻饲胃管方法进行肠内喂养,对不能耐受间断喂养者,可试用胃管持续喂养。管饲也可经幽门管喂养,由于避开胃的消化作用,减少了脂肪吸收和胃肠激素的分泌,一般不推荐常规应用,仅用于严重胃食管反流时。

(三) 乳类的选择

母乳对早产儿无论在免疫、营养和生理方面都更为有利,但早产儿特别是极低出生体重儿(VLBW),喂以未强化的母乳,生长速率缓慢,低钠血症及代谢性骨病的发生率较高。因此,对母乳喂养的 VLBW 儿,还需额外补充母乳强化剂[每100ml 可提高热量 41.8 ~ 58.6kJ(10 ~ 14kcal),蛋白质 0.7g,碳水化合物 2 ~ 2.7g 和钙、磷及钠的摄入]。对无法母乳喂养的早产儿,可选用早产儿配方乳,根据胎龄 34 周以下早产儿的生理特点所设计。其特点为:①碳水化合物为乳糖和葡萄糖聚合物的混合物,乳糖含量比足月儿配方乳低;②蛋白质水平比足月儿配方乳高,当摄入达 150ml/(kg·d)时,可摄入蛋白质 3.6g/(kg·d);③早产儿配方乳含有比足月儿配方乳高的中链甘油三酯(10%~50%)和维生素 A、D;④钠、钙、磷和微量元素含量均比足月儿配方乳高,当摄入 150ml/(kg·d)时可获钙 225mg/(kg·d)和磷 110mg/(kg·d),超过了宫内增长和骨骼矿化速率。

(童笑梅)

第二节　胃食管反流

【本节要点】

> 早产儿由于食管下端括约肌发育不成熟,常易发生胃食管反流,严重时可致呼吸暂停、喂养困难甚至猝死,临床需注意加强监测,必要时给予药物或饮食干预治疗。

胃食管反流(gastroesophageal reflux,GER)是指由于全身和局部原因引起下端食管括约肌(lower esophageal sphincter,LES)功能不全,胃动力紊乱,排空延迟,而致胃或十二指肠内容物反流入食管的一种临床表现,早产儿发病率高达 80‰~85‰,可致反复呼吸暂停、体重不增、喂养困难,严重者可引起猝死,需要临床高度重视。

【病因及发病机制】

正常的胃食管功能取决于有效的食管蠕动,下端食管括约肌适当的松弛和收缩,平均的食管内压,胃排空时有效的收缩力及外流时间。

GER 有生理性和病理性之分。前者一般发生于吞咽诱发的短暂 LES 松弛,有助于排出空气和其他胃内有害物质,82% 的早产儿可出现生理性 GER;病理性 GER 由于胃酸反流严重,导致食管黏膜继发性病变或食管壁解剖学异常,称为胃食管反流病(gastroesophageal reflux disease,GERD)。

目前认为早产儿 GER 发生机制主要是由于短暂的食管下端括约肌松弛(LESR)所致,不伴有其他食管运动或仅随机的非蠕动性运动,一般持续 5~30 秒。60% 的短暂 LESR 伴有反流,这取决于括约肌的松弛程度、持续时间及松弛时患儿体位、有无胃内容物和胃内压的高低。新生儿胃食管解剖功能不成熟,全部流质饮食,胃容量较小,摄取量相对较多,平卧时间长,哭吵,胃肠胀气等原因,都是反流的易发因素。早产儿还伴有食管蠕动速度慢,功能不成熟进一步延缓将食物和反流物质进入胃部;另外,胃排空迟缓,胃内压增高,也是引起反流的因素,使早产儿的临床症状更为显著。

应用甲基黄嘌呤类药物治疗早产儿呼吸暂停,可降低 LES 张力,增加胃酸分泌;应用鼻胃管可降低 LES 张力;胸部理疗可增加腹内压,降低 LES 压力;其他影响 LES 肌力的因素包括急慢性脑损伤、食管与胃贲门夹角大、腹腔压力增加、先天性膈疝术后等。

【临床表现】

早产儿 GER 主要的临床表现包括:①溢乳、轻度呕吐甚至喷射性呕吐,生后不久即发生,一周内最多见,约占 87%;②反复发作呼吸暂停、青紫、呛咳及气促;③激惹和哭吵,提示可能有食管炎发生。值得注意的是,部分早产儿,临床上可无呕吐或无症状出现,这种"寂静型"GER 往往比那些有呕吐症状的患儿更具有潜在危险性,应予以高度重视。

早产儿 GER 并发症:①吸入性肺炎:约占 GER 患儿的 1/3,反复发作。少数病例以肺部症状为突出表现,反流症状常被掩盖或表现不典型。②发作性喘息:由于反流物进入食管中上部刺激迷走神经,引起反射性支气管痉挛、喉痉挛所致。③窒息、猝死:与反流物阻塞气道及迷走神经兴奋性增强有关。④体重下降、生长迟缓:由于长期热量丧失,摄入不足所致。

由于早产儿 GER 症状缺乏特异性,对不明原因的反复呕吐、体重不增、反复发作的呼吸道感染、呼吸暂停、窒息者应考虑到 GER 存在的可能。GER 还常是中枢神经系统疾病、支气管肺发育不良、囊性纤维病变和食管闭锁的伴发疾病。

【辅助检查】

有关早产儿 GER 的诊断方法主要有以下几种:

（一）24 小时胃食管 pH 动态监测

是目前诊断 GER 的金标准,其准确率达 90%,也是鉴别生理性和病理性反流的参考指标。检查前停用促胃动力药 2~3 天,禁用降低胃酸药物。以食管 pH<4 并持续 15 秒以上定义为一次反流。监测指标包括:反流指数、24 小时内反流超过 5 分钟的次数、最长反流持续时间、食管下端 pH<4 的反流次数、总 pH<4 时间百分比,目前国内应用较多的是 Boix-Ochoa 标准,综合评分>11.99 者,可诊断为病理性 GER。

20%~30% 典型的 GER 病例食管 pH 正常,说明酸性反流不是 GER 唯一的类型,还可存在碱性反流和混合性反流,传统的食管单一 pH 监测极易漏诊。85% 的新生儿由于胃液 pH 偏高,可出现假阴性结果。故采用胃底食管双 pH 监测,有助于判定反流的发生及性质。虽然食管 24 小时 pH 监测是早期诊断 GER 最敏感、最可靠的"金标准",但由于仪器昂贵、费时较长以及侵入性操作等原因,不利于推广使用。

（二）腔内多电极电阻抗技术

与 pH 监测相结合,已成为胃食管反流病诊断的金标准。

（三）X 线钡餐造影

用 60% 泛影葡胺稀释 3 倍后与平时进食量等量胃管内注入,参考 Stephen 标准进行诊断,5 分钟内反流≥3 次为 GER。反流程度:Ⅰ级反流至食管下端;Ⅱ级反流至气管隆突平面以上,颈部食管以下;Ⅲ级反流至颈部食管;Ⅳ级贲门完全松弛,反流至颈部食管;Ⅴ级反流合并气管或肺吸入。虽影像简明易辨,但有报道其假阳性率达 31.3%,假阴性率达 14%,与检测持续时间短、检查时患儿过度哭吵、吞钡量、操作是否规范等有关。上消化道 X 线钡餐检查还可用于排除先天性异常和间歇性肠扭转情况。由于新生儿不能进行动态连续观察,且 X 线照射量大,所以新生儿钡餐造影需慎用。

（四）胃食管放射性核素显像

是诊断较敏感的方法之一。30 分钟内反流 1~2 次为Ⅰ级,3~4 次为Ⅱ级,5 次以上为Ⅲ级。若 90 分钟时胃内还检出追踪物 50%~70% 或以上,提示有胃排空延迟。但该方法涉及放射线,也较少用于新生儿。

（五）B 超测定胃排空率

B 超测定胃排空率,为非侵袭性操作,简便易行,且可反复多次监测。应用 ALOKASSD-620 B 超声显像仪,于喂奶后即刻、30 分钟、60 分钟、90 分钟、120 分钟时分别测定胃体横截面积（称时间截面积）。胃排空率=（喂奶后即刻截面积-喂奶后时间截面积）÷喂奶后即刻截面积×100%。

（六）其他

食管测压、食管内镜检查及黏膜活体组织检查,新生儿不作为常规检查。

【治疗】

（一）饮食

最有效的方法是少食多餐或喂稠厚乳汁,减少胃容量,减轻反流。鼻胃管喂养期间给予非营养性吸吮（NNS）是一种简单而安全的喂养方式,可促进胃排空,减少胃食管反流次数,对胃肠动力发育有促进作用,有助于早产儿生后肠道营养的建立。经鼻胃管喂养的早产儿如发生 GER,可改为经幽门喂养 2～3 周,能减少反流症状,避免单纯应用 TPN 的并发症。

（二）体位

主要是避免平卧位姿势,使早产儿头肩部抬高 15°～30° 为最佳抗反流体位。早产儿可在密切心电监测下采取俯卧位。

（三）药物治疗

1. **多潘立酮**　可增强 LESP 和胃蠕动,加速胃排空而抑制呕吐,副作用小。剂量为每次 0.3mg/kg,每天 3 次口服。

2. **红霉素**　研究显示红霉素与胃动素受体有密切关系,对胃和近端小肠有促动力作用,类似于胃动素效应。它能增加内源性胃动素释放,刺激节前或节后胆碱能神经,增强钙释放,引起肠道平滑肌顺行收缩。在动物和人类研究中,静脉小剂量（1～3mg/kg）红霉素能产生胃肠平滑肌移行性复合运动的规律收缩,而大剂量（10mg/kg）无胃肠动力作用。常规剂量 3～5mg/（kg·d）,分 3 次口服或静脉滴入。但文献荟萃分析并未得出明确结论,尤其是 32 周以下的早产儿使用效果不佳。药物副作用有腹泻、心律失常、增强茶碱的毒性、继发感染以及肥厚性幽门狭窄等,主要与静脉用药有关,大剂量用药持续 2 周以上发生肥厚性幽门狭窄的危险性增加 10 倍以上。

3. **质子泵抑制剂**　在新生儿一般不推荐应用。

（四）外科治疗

绝大多数患儿经内科保守治疗,症状改善。1% 以下的婴儿由于严重 GER 导致反复肺炎或致命的呼吸道疾病,需要行抗反流外科手术。手术治疗指征:①有解剖异常,如食管裂孔疝、食管腹腔段过短;②有较明显的 GER 并发症,如较重的食管炎或食管狭窄,反流吸入所致的反复呼吸道感染等。Nisson 胃底折叠术仍是目前最安全有效的方法,可通过腹腔镜完成手术,能迅速有效地解除 GER 症状,有效率达 94%,且并发症较少。

第三节　早产儿喂养不耐受

> **【本节要点】**
>
> 早产儿由于胃肠结构与功能发育不完善,不能完全消化胃肠内容物,从而出现腹胀、呕吐或胃潴留增加,既可为生理性成熟过程,应采用微量喂养、非营养性吸吮和缓慢加奶的策略,不轻易禁食;还可为感染或疾病的前兆,需密切加强监测,防止坏死性小肠结肠炎等疾病的发生。

随着我国早产儿尤其极低出生体重儿和超低出生体重儿的存活率逐渐升高,早产儿喂养不耐受成为新生儿医学中的常见问题。喂养不耐受（feeding intolerance）是指早产儿胃肠道不能消化肠内食物,出现胃潴留增加、腹胀和呕吐等症状。喂养不耐受常为不能顺利建立肠内营养的重要原因,可导致肠外营养时间延长、早产儿宫外生长迟缓等。

【流行病学】

不同胎龄及不同出生体重的早产儿喂养不耐受的发生率差异较大,胎龄越小、体重越低,发生率越高。见表6-3-1和表6-3-2。

表6-3-1　不同胎龄早产儿喂养不耐受的发生率

胎龄(周)	≤30	≤30	≤30	≤30
发生率(%)	55.5	50.3	23.9	13.9

表6-3-2　不同出生体重的早产儿喂养不耐受的发生率

体重(g)	≤1000	≤1500	≤2000	≤2500
发生率(%)	93.7	57.8	13.7	9.3

【病因及发病机制】

早产儿对食物的喂养耐受性取决于胃肠道发育的成熟程度。主要包括以下几方面:①胎龄20周时胃肠道解剖结构发育基本完成,但肠管延长和微绒毛生长需到妊娠后期才完成,使消化吸收功能不成熟。②胎龄26周时食管肌肉运动功能发育完善,但吞咽动作与食管下端括约肌运动不协调,胃肠蠕动力不足,胃排空时间与胎龄成线性负相关关系。③内脏自主神经调节不成熟,胃肠激素分泌不足;胃酸和消化酶分泌不足,胎龄34周的早产儿乳糖酶活性仅为足月儿的30%。④其他如出生后日龄、使用药物、食物、肠道微生物菌群等。直至胎龄34周前,早产儿的胃肠道动力功能如吸吮-吞咽协调、胃食管括约肌张力、胃排空、肠道动力等均未成熟,容易表现为胃食管反流、胃潴留、胎粪排泄延迟、腹胀等。

我国韩树萍等通过临床荟萃分析研究,共纳入471例喂养不耐受的早产儿,结果发现,伴有宫内窘迫、出生窒息、使用呼吸机、应用氨茶碱等是发生喂养不耐受的高危因素,胎龄越小、出生体重越低,喂养不耐受发生率越高,晚开奶(生后3天以上)也是喂养不耐受的危险因素。

早产儿发生感染和坏死性小肠结肠炎(NEC)或牛奶蛋白不耐受、胎儿生长受限(FGR)者也可表现为喂养不耐受的症状。

【临床表现】

早产儿喂养不耐受主要表现为胃潴留,但极早产儿出现胃潴留常为胃肠道发育未成熟的表现。因此单纯胃潴留并非疾病的表现,需要考虑胃潴留量、性状,当潴留量>2~5ml/kg时需要注意有无病理因素。临床研究发现,发生NEC的VLBW早产儿潴留量占总喂养量的百分比、最大潴留量和胃潴留次数占喂养次数百分比等均高于未发生NEC的早产儿。胃潴留液的性状(如色清、奶样、胆汁样、咖啡样、血性等)在早产儿的病理意义也很难确定。极早产儿因胃肠道发育不成熟,胃潴留液可为胆汁样,当发生胃黏膜损伤时可为血性或咖啡色。

尽管腹胀和呕吐也是喂养不耐受的表现,但其与早产儿喂养结局无明确相关性。使用无创通气的早产儿发生喂养不耐受常表现为腹胀,如同时伴有其他表现如腹壁颜色改变、血便、全身其他表现(如呼吸暂停、体温不稳定、酸中毒等)时,应考虑NEC或感染等病理因素,需对患儿进行全面的临床评估,以决定是否应该停止肠内喂养。

在进行管饲喂养时,胃潴留量常为评估早产儿胃肠道耐受性的指标。当胃潴留量超过3~4ml/kg或大于上次喂养量的30%~50%,或出现胆汁样物时,常考虑为喂养不耐受。但相关研究并未证实胃潴留的病理意义。因此,在无明显临床症状和体征的情况下,仅根据胃潴留量多就中断或减少肠内喂养是不合理的,维持充足的肠内喂养可促进胃肠道的成熟和改善喂养耐受性。

【诊断】

喂养不耐受通常指不能耐受肠内营养而出现的一系列症状和体征。目前国际上对于早产儿喂养不耐受尚无明确诊断标准。国内学者提出,出现下列情况之一者可考虑喂养不耐受:①频繁呕吐,每天超过3次以上;②奶量不增或减少,持续3天以上;③胃残余量超过上次喂养量的1/3或24小时胃残余量超过喂养总量的1/4;④腹胀(24小时腹围增加>1.5cm伴有肠型);⑤胃内咖啡物,大便潜血阳性,第2周末每次喂入量<8ml/kg。

当早产儿发生喂养不耐受时,需要对患儿进行全面的临床检查;如体检异常,需行腹部影像学如腹部B超或腹平片检查,除外NEC或腹膜炎等疾病。并根据具体症状对喂养方案进行个体化调整。检查异常者应暂禁食;如排除NEC或其他外科疾病后,应尽快恢复肠内喂养。

如仅根据临床症状做出诊治决策具有局限性,一方面可能导致早产儿肠内喂养过于谨慎,另一方面也会增加发生NEC的风险。近年来开展的一些客观检查方法,有助于客观评价早产儿喂养不耐受的原因,如胃肠道超声、胃电图、管腔内测压检查胃肠道动力、近红外光谱监测胃肠道血流动力学等,有助于临床对早产儿喂养不耐受进行全面客观评估,指导临床决策。

【治疗】

早产儿喂养不耐受常为自限性,一般经过暂缓加奶、减少奶量、延长喂养间隔时间至6~8小时,症状可逐渐缓解。对已禁食的患儿需进行全面体格检查,以决定是否重新开始喂养。还可轻柔刺激肛门或腹部按摩,促进肠动力以帮助排便。药物治疗如下:

1. 促胃肠动力药物

(1) 红霉素:红霉素作为一种胃动素受体激动剂,增加内源性胃动素释放,刺激胆碱能神经,增加消化间期传播的收缩活动,是近年最常用于早产儿喂养不耐受的治疗药物。小剂量(1~3mg/kg)可选择性刺激肠壁神经的胃动素受体,产生移动性运动复合波推动肠蠕动;大剂量(10mg/kg)则刺激肠壁肌肉的胃动素受体,诱导胃窦收缩和抑制肠蠕动。国内一项对口服红霉素防治早产儿喂养不耐受的荟萃分析结果显示,胎龄≤32周的早产儿口服小剂量红霉素(每天3~15mg/kg)能缩短达到全肠内喂养时间;治疗用大剂量(每天15mg/kg)红霉素能加快达到全肠内喂养时间,缩短住院时间,还能减少胆汁淤积的发生。国内多中心研究也证实了小剂量(5mg/kg,每8小时1次)和大剂量(12.5mg/kg,每8小时1次)红霉素口服7~10天,对早产儿(包括胎龄<32周者)喂养不耐受均有治疗作用,未见明显不良反应。鉴于红霉素的安全性及有效性仍存在较多争议,目前的研究证据仍不推荐红霉素作为肠动力药物治疗早产儿喂养不耐受,仅限于早产儿发生严重或持续喂养不耐受,并排除NEC等外科疾病后使用,最好口服给药,疗程不超过14天。

(2) 多潘立酮(domperidone,吗丁啉):第二代促胃动力药物,是多巴胺受体拮抗剂,不透过血-脑屏障,对中枢神经系统作用少。有报道,多潘立酮(0.3mg/kg,每8小时口服)能加速极低出生体重儿的胃排空。该药一般不引起严重副作用,但有报道会引起 QT 间期延长,因此临床应用须谨慎。

2. 益生菌　益生菌在肠道内能维持黏膜屏障的完整性、抑制细菌移位、调节细菌定植、激活免疫防御和调节小肠炎症反应,改善早产儿的胃肠功能。2010 年一个纳入 11 项 RCT(2176 例极低出生体重儿)的系统综述结果显示,补充益生菌可降低早产儿的 NEC 发病率和死亡率。尽管结果可能有效,但研究的异质性很大,故目前尚无充足证据推荐在极低出生体重儿中常规补充益生菌。

多数早产儿喂养不耐受症状是与其胃肠功能不成熟相关的一个良性症状,但由于其临床表现与 NEC 的前驱症状不易区分。因此,对喂养不耐受症状的处理是早产儿早期营养管理中的难点。过度干预早产儿喂养不耐受,可能导致营养不达标、延迟全肠内喂养时间和住院时间。早产儿喂养策略在于优先肠内营养而不增加 NEC 的风险。

【预防】

(一) 喂养方法

1. 非营养性吸吮(non-nutritive sucking)　非营养性吸吮通过兴奋口腔黏膜的迷走神经,刺激胃肠道酶和激素的分泌(舌脂肪酶、胃泌素、胰岛素和胃动素);还能促进吸吮反射动作的成熟。2005 年 Cochrane 系统综述指出,非营养性吸吮能加快从管饲到经口喂养的转换,使早产儿经口喂养动作更协调,并缩短住院时间,未发现明显不良反应。

2. 早期微量喂养(early trophic feeding)　生后 96 小时内开始喂养,喂养量为 10 ~ 20ml/(kg·d),并持续至生后 1 周。早期微量喂养有助于建立肠内营养,且不增加喂养不耐受和 NEC 的发生;2011 年一项共纳入 7 项 RCT(964 例极低出生体重儿)的 Cochrane 系统综述显示,延迟肠内喂养(生后 96 小时以后)不能降低极低出生体重儿(包括宫内生长受限儿)的 NEC 发生率。

3. 持续或间断性喂养(continuous/intermittent bolus feeding)　许多临床试验比较了持续或间断性喂养的作用及对喂养不耐受发生率的影响,两种方法各有利弊。持续喂养可克服早产儿胃容量小和胃排空慢的缺点,可降低能量耗费,增加十二指肠运动功能,维持高浓度的胰岛素、胃泌素和其他肠道激素而维持更好的代谢稳态,但是需要合适的输液泵,否则可能导致营养素(尤其脂肪和钙)的丢失较多。间断喂养操作方便,可促进胃肠道激素的周期性释放而更接近生理状态,可能减少胃食管反流发作次数。2011 年的系统综述比较了这两种喂养方法,共纳入 6 项 RCT(343 例早产儿),结果显示,持续喂养需要更长的时间实现全肠内喂养,但在 NEC 发生率上两者无差异。

4. 缓慢加量或快速加量(slow/fast advancement of enteral feed volumes)　在早产儿喂养加量时,临床医师经常需要平衡 NEC 风险和追赶生长,造成缓慢加量或快速加量的矛盾。国外一项 Cochrane 系统综述比较了两种不同加量方法对低出生体重儿的影响,快速加量为 20 ~ 35ml/(kg·d),缓慢加量为 10 ~ 20ml/(kg·d)。结果显示,快速加量能更快实现全肠内喂养,缓慢加量并未降低 NEC 的发生率,且增加了住院时间和达到全肠内喂养的时间。另有研究报道,即使对超低出生体重儿,快速加量也不会增加喂养不耐受、败血症或死亡的危险,但显著缩短了达全肠内喂养的时间和住院时间。

5. 幽门管饲或胃管喂养(transpyloric/gastric tube feeding)　2007 年国外一项 Cochrane 系统综述比较了幽门管饲和胃管喂养两种喂养方法,共纳入 9 项 RCT(379 例早产儿),结果显示两者在体重增长、头围及远期神经发育方面均无差异,但幽门管饲有明显胃肠紊乱的副作用,可增加死亡率。现有证据并不支持幽门管饲在早产儿中的应用。

(二) 喂养物质

1. 母乳　早产儿母乳喂养是最好的喂养方式。母乳中独特的营养组分及抗感染、抗炎症、免疫调节因子和益生菌对早产儿健康有很强的保护作用;同时,母乳富含消化酶、生长因子和激素,对婴儿不成熟的胃肠功能有益。母乳对早产儿胃肠道动力有促进作用。早产儿生后早期如没有母乳,捐赠母乳是极低出生体重儿次选的喂养方式。2014 年更新的一项系统综述表明,对早产儿或低出生体重儿,捐赠母乳喂养与配方奶喂养相比,能降低 NEC 的发病风险。当喂养耐受良好,肠内喂养量达 80 ~ 100ml/(kg·d)时,再使用母乳强化剂以满足早产儿营养需求。临床研究显示,合理添加母乳强化剂并不增加喂养不耐受的发生。

2. 水解蛋白配方奶　水解蛋白配方奶(hydrolyzed protein formula,HPF)可加速胃排空,增加大便次数,缩短达全肠道喂养时间;最近有报道,当伴有宫内生长受限的 VLBWI 发生严重喂养不耐受时,短期给予 HPF 是一种安全有效的方法。但由于其营养素不足,不推荐作为早产儿喂养不耐受的常规治疗方法。

3. 低乳糖配方喂养和乳糖酶添加配方　早产儿喂养不耐受可能与暂时性乳糖酶活性低下有关。2012 年国外一项共纳入 306 例早产儿的 RCT 研究结果显示,低乳糖配方喂养可增加肠内热卡摄取和体重增长,减少胃潴留和更快实现全肠内喂养的作用。另 1 项共纳入 130 例早产儿的 RCT 研究报道,给予早产儿乳糖酶添加配方喂养,可加快体重增长。目前关于低乳糖配方喂养和乳糖酶添加配方在早产儿中的应用尚需更多的 RCT 研究证实其有效性。

第四节　便　秘

【本节要点】

> 早产儿由于胃肠动力功能发育不完善,常出现胃排空延迟和便秘症状。临床需注意除外先天性巨结肠、胎粪性肠梗阻等外科疾病,腹胀严重时可暂禁食 2 ~ 3 次,观察腹胀是否缓解;通过微量喂养和非营养性吸吮,刺激胃肠动力和胃肠激素及消化酶的分泌,使便秘逐渐缓解。

新生儿一般在生后 48 ~ 72 小时胎粪排尽,大便转为黄色;99% 的早产儿在生后 48 小时内有胎粪排出。若新生儿在出生 72 小时后仍有胎粪排出,但每次排出量很少,临床伴有不完全性肠梗阻症状,为胎粪排泄延迟;少数病例在出生后第 7 天左右胎粪才排尽,最晚生后第 10 天仍有胎粪排出。

【病理生理学】

正常情况下,小肠内容物进入结肠后,结肠黏膜开始进行水和电解质的重吸收。粪质部分被推进降结肠并贮存;胃结肠反射推进粪质进入直肠。胃结肠反射一般在清晨和餐后被激活。肛门有内、外两种括约肌,前者为不随意肌,后者为随意肌,受意识控制。括约肌松弛引起排便。

早产儿因其结肠发育不成熟,胎粪黏稠滞留在回肠末段造成小肠梗阻。生后早期由于开奶晚、口服入量少等缺少喂养刺激,使肠道内分泌激素分泌不足,胃肠动力功能弱,容易出现便秘。另外,由于一系列器质性病变也可引起便秘,如胰腺纤维囊性变、胎粪阻塞综合征、小儿左结肠综合征、新生儿巨结肠等,其原发病不根治,排便就不能正常。孕母使用硫酸镁、麻醉止痛剂或海洛因等,也可引起新生儿便秘。

【临床表现】

患儿生后曾排胎便,但在近48小时内无大便。患儿常无特异性表现,可伴有溢奶、胃潴留或胃排空延迟。严重者可出现呕吐、腹胀。由于血清胆红素经肠道排泄不畅,皮肤黄疸可加重或不易消退。查体可发现腹胀,肠鸣音正常或减弱,腹部触诊可扪及左下腹结肠内坚硬粪块。肛查可见灰白色黏稠胎粪。

【诊断】

首先了解患儿在生后有无排便,以除外各种先天性胃肠道畸形、梗阻等疾病。详细询问孕母或新生儿有无用药史如鸦片类、抗组胺药、抗惊厥药物、抗酸剂等。体格检查应行肛门指检,明确肛门是否通畅。

实验室检查可行全血细胞计数和分类及血培养,除外败血症;对患儿及其母亲进行尿液药物筛查除外孕母使用麻醉剂情况;检测血生化除外低钾血症、高钙血症和高镁血症;检查血清甲状腺素(T_4)和甲状腺释放激素(TSH)水平,除外先天性甲状腺功能减退症。

腹部X线平片:行水平位和直立位X线平片检查,可发现低位小肠梗阻现象,液平面较浅;必要时可使用钡灌肠,以发现小结肠、穿孔、扭转或闭锁等征象。

【鉴别诊断】

1. **先天性巨结肠** 发病率为1/5000,由于直肠和远端结肠不同节段神经丛缺乏神经节细胞,受累阶段肠管蠕动停止,临床上常有胎便延迟排泄,64%病例在生后头3个月出现便秘、腹胀、呕吐、腹泻,大便外形细长,肛门指检可发现直肠狭窄,与功能性便秘可鉴别。

2. **胎粪栓塞** 由于胎便黏稠引起结肠下端和直肠梗阻,生后24~48小时不排胎便。最常见于糖尿病母亲的婴儿和早产儿。合并左小结肠综合征时,胎粪堵塞可达脾曲水平。这些患儿中先天性巨结肠的发病率高达10%~15%。对比灌肠有诊断性治疗作用。

3. **胎粪性肠梗阻** 当胎便在回肠末端堵塞时常常引起胎粪性肠梗阻。90%的患儿伴有囊性纤维化病变,需进行囊性纤维化相关检查。

4. **肠梗阻** 可继发于败血症、NEC、低钾血症、肺炎、孕母使用硫酸镁、先天性甲状腺功能减退症等,应进行相关检查,治疗原发病。

【治疗】

患儿如48小时无排便,可尝试手指直肠刺激,无效者可使用甘油栓剂,对于无呕吐但有进行性腹胀的早产儿,即使有小结肠征象,也主张保守治疗。腹胀严重者可常规给予胃肠减压、补液、定期灌肠(甘油、生理盐水)。腹胀严重时可暂禁食2~3次,观察腹胀是否缓解;尽量不轻易禁食,通过微量喂养和非营养性吸吮,鼓励初乳喂养,以刺激胃肠动力和胃肠激素及消化酶的分泌,使便秘逐渐缓解。

第五节　坏死性小肠结肠炎

> **【本节要点】**
>
> 坏死性小肠结肠炎是早产儿常见的胃肠道急腹症，临床上以腹胀、呕吐、腹泻、便血，严重者发生休克及多系统器官功能衰竭为主要临床表现，临床需加强监测，采取综合防治措施，降低其发病率和病死率。

坏死性小肠结肠炎（necrotizing enterocolitis，NEC）是一种严重威胁新生儿生命的疾病，也是 NICU 最常见的胃肠道急症。临床上以腹胀、呕吐、腹泻、便血，严重者发生休克及多系统器官功能衰竭为主要临床表现，腹部 X 线检查以肠壁囊样积气为特征。近年来，随着极低出生体重儿在围产期病死率的持续降低，NEC 的发病率逐渐增多。据美国国立儿童健康发展研究院（NICHD）统计，活产儿 NEC 发病率为 0.5‰~5‰，占 NICU 患儿的 2%~5%；90% 以上为早产儿，其中 VLBWI 患病率 7%~10%；病死率占发病人数的 23%~30%。NEC 的发病率和病死率随胎龄和体重增加而减少。据不完全统计，目前国内本病的病死率为 10%~30%。

【病因学及病理生理学】

1964 年，Person 首次报道 NEC，目前对其病因及发病机制仍未完全明了。目前一般认为是由多因素综合作用所致。其中涉及多个"I"，包括早产（immaturity）、感染（infection）、进食（ingestion）、缺血（ischemia）、氧合不足（insufficient oxygenation）、损伤（injury）、血管内置管（intravascular catheter）和免疫因素（immunological factor）等。上述因素通过影响肠黏膜血液供应，导致黏膜局部缺血，使肠道蠕动减弱，食物在肠腔内积聚，影响肠道功能并加速细菌繁殖，从而引发肠壁的缺血缺氧、炎症损伤，进而导致肠黏膜出血、糜烂和坏死。

1. **早产**　由于早产儿的肠道功能不成熟，血供调节能力差、胃酸生成不足，肠蠕动弱，食物易滞留及发酵，致病菌易繁殖；肠道黏膜屏障（细胞联接完整性和黏液分泌）不完善，对各种异种大分子和细菌的通透性高；肠道内 SIgA 含量低下，也利于细菌侵入肠壁繁殖。多数国内外学者认为 NEC 的主要病因是早产及早产儿的一系列并发症如窒息、肺透明膜病（HMD）、呼吸衰竭以及动脉导管开放（PDA）等；超过 20% 的 NEC 病例中，早产为其单一的致病因素。应用体外培养技术和免疫组化技术研究发现，未成熟的人类肠道细胞与成熟的人类肠道细胞相比，在细菌脂多糖、白细胞介素-1（IL-1）的刺激下，前者可产生更多的 IL-8，IL-8 的 mRNA 表达比足月儿肠道细胞的表达旺盛，说明未成熟的人类肠道在炎症因子刺激下更易产生炎症反应。早产儿一氧化氮（NO）生成减少，也是易发生 NEC 的原因。

2. **感染及其炎症反应**　很多研究认为感染和肠壁炎症是 NEC 的最主要病因，在 NEC 发病前，肠道菌群已发生质量改变，表现为菌落多样性降低和菌群紊乱，益生菌减少，肠道致病菌如克雷伯杆菌、大肠埃希菌、假单胞菌、艰难梭菌和表皮葡萄球菌等占相对优势。细菌移位（bacterial translocation）是指细菌侵入胃肠道后，其毒素或抗原损害肠上皮细胞，继之进入血液循环，导致全身炎症反应。国外有 NICU 流行 NEC 的报道，常伴有致病菌肠道感染的流行，同时伴有病房拥挤的情况。但也有研究发现，NEC 死亡病例血培养阳性率仅为 9.8%。现一般认为以感染为诱因的 NEC 多发病较晚。

Toll 样受体（TLRs）分布在机体肠上皮细胞表面，对微生物感染具有识别及感知功能，可参与免疫防御和炎症反应。新生儿可存在共菌定植现象,肠道病原菌和共生菌均可产生LPS与脂磷壁酸(LTA),属于TLRs的配体,从而激活TLRs,致使肠黏膜进一步损伤。

致病菌不但通过自身生成的内毒素脂多糖(LPS)对肠道产生直接损伤作用,还通过提高机体RhoA(即为信号肽分子)的活性,产生多种细胞炎症因子如细胞核因子κB(NF-κB)、肿瘤坏死因子(TNF-α)、白细胞介素(IL)及血小板活化因子(platelet activating factor,PAF)、前列腺素、白三烯等,引起炎症介质的级联反应,对肠壁产生持续性损害,参与了NEC的发病过程,同时导致体循环低血压、毛细血管液外漏、血管内溶血等。

3. **缺氧缺血** 出生时窒息缺氧、脐血管置管、红细胞增多症患儿NEC发病率增加,说明肠壁缺氧缺血和再灌注损伤可能是NEC发病的高危因素。新生儿窒息缺氧时引起机体的保护性反射(即潜水反射diving reflex),体内血液重新分布,为保证脑、心等重要器官的血供,胃肠道血供急剧下降,肠系膜动脉及腹主动脉血流速度明显减慢;缺氧还导致氧自由基释放(收缩因子)和局部组织NO合成(舒张因子)平衡破坏,早产儿由于血流动力学调节能力差,使其易在缺氧后再灌注阶段引发次黄嘌呤酶连锁反应,产生和释放大量氧自由基,引起器官损伤。PDA和左-右分流的CHD可导致肠黏膜血流减少,一项随机对照研究显示,手术结扎PDA的ELBWI比对照组发生NEC的比例大大降低(8%和30%);但由于吲哚美辛治疗PDA,由于影响肠道血液循环,反而增加NEC的风险。

4. **喂养不当** 90%NEC患儿于肠道喂养后发病,应用配方奶者明显多于母乳喂养者。不合理喂养如奶方渗透浓度高(>400mmol/L),增量快[>20ml/(kg·d)],可使新生儿肠黏膜受损,被认为是NEC发生的重要原因。由于新生儿各种消化酶活性较低,喂养量增加过多、过快,可导致蛋白和乳糖消化吸收不全,食物及其不完全消化产物积滞于肠道内,有利于细菌生长。

5. **输血制品相关性坏死性小肠结肠炎** 早在1987年,McGrady等研究发现输血与NEC的发生存在关联性。具有较高输血频率的VLBW儿在住院期间发生NEC的风险比未发生NEC的VLBW儿增加1.22倍。近年来,又有许多学者相继提出了输血相关性坏死性小肠结肠炎(transfusion-associated necrotising enterocolitis,TANEC)的概念,多是指胎龄≤28周的超未成熟儿在生后3~4周由于严重贫血输注浓缩红细胞后48小时内发生NEC疾病。有关TANEC的发病机制目前尚不明确,相关研究发现可能与以下3种机制有关:①输注浓缩红细胞后改变了肠道血流动力学、血管渗透压、血液黏度等,使肠道血供不均匀,发生局部缺血反应导致肠道损伤;输血后导致红细胞变形,氧化应激等产生一个过度剪切力,使未成熟的血管损伤,从而导致急性肠道损伤发生。②输血引起HLA抗体介导的组织兼容性抗原相关免疫反应,使血管内皮细胞活化、增生、凋亡,导致肠道损伤。③输注陈旧存储血液,红细胞NO活性显著减少,使血管扩张能力较差,在输血后肠道喂养过程中可能导致肠系膜毛细血管灌注不足,从而导致肠黏膜缺血、缺氧及坏死。近年来还有使用大剂量丙种球蛋白(IVIG)治疗后发生NEC的报道。IVIG应用可加重新生儿生理性高凝反应,使肠黏膜血液淤滞造成血栓;但也有学者认为是原发病如新生儿溶血病等造成红细胞破裂,生成大量磷脂类凝血活酶物质、红细胞素及血小板活化第三因子,造成血小板及内源性凝血的黏附,NEC的发生可能与患儿血小板黏附程度及内源性凝血具有一定相关性。

6. **药物与其他** H_2受体拮抗剂可提高胃内pH,降低蛋白水解酶活性,使早产儿消化道负荷加重,同时不利于病原菌灭活和抗原结构水解,增加NEC易感性;吲哚美辛能降低新生儿肠系膜血流,增加NEC患病率;其他药物还包括口服茶碱类、小苏打、钙剂、维生素E和非甾体类抗炎药如吲哚美辛、布洛芬等,均可增加肠道的渗透负荷;孕母用抗抑郁药文拉法辛、抗逆转录酶齐多夫定,新生儿使用阳离子交换树脂灌肠等也有引发 NEC 的报道。

足月儿发生 NEC 少见,仅占 NEC 病例的 5% ~10%,高危因素包括先天性心脏病(大血管转位、左心发育不良、PDA)、出生窒息、红细胞增多症、换血治疗和胎儿生长受限等。

综上所述,目前认为 NEC 的发病机制为在肠黏膜的屏障功能被破坏和肠腔内存在食物残渣情况下,细菌在肠腔和肠壁繁殖并产生大量炎症介质,最终引起肠壁损伤甚至坏死、穿孔和全身性炎症反应(SIRS),甚至发生休克、多器官衰竭。

NEC 病变常累及回肠末端、盲肠和近端结肠,但胃肠道的任何部位甚至整个肠道都可受累。主要损伤包括黏膜和黏膜下层糜烂、坏死、炎症和细菌侵入。严重者可发生肠壁全层坏死和穿孔。

【临床表现】

绝大多数的 NEC 发生在出生胎龄<34 周的早产儿,一般在出生 7 天后发病,多发生在经胃肠喂养后,生后 2 ~3 周较常见,约25%的病例在生后 1 个月发病。发病日龄与出生体重和胎龄相关,胎龄越小,起病越晚。据统计,胎龄<30 周的早产儿诊断 NEC 的日龄为 20 天,31 ~33 周的早产儿诊断 NEC 的日龄为 11 天,>34 周的早产儿诊断 NEC 的日龄为 5 ~6 天,而足月儿诊断 NEC 的日龄为 3 ~4 天。

NEC 的临床表现轻重差异很大,既可表现为全身非特异性败血症症状,也可表现为典型胃肠道症状如腹胀、呕吐、腹泻或便血三联症。①腹胀一般最早出现且持续存在,一般先出现胃潴留增加,很快发展为全腹膨胀,肠鸣音减弱;但也有少数患儿不出现腹胀;尤其是有些早产儿 NEC 早期腹胀表现不明显,以呼吸暂停、反应差、全身感染中毒症状为主。②呕吐先为奶液,逐渐可出现胆汁样或咖啡样物。③腹泻或血便出现较晚,便血可为黑便或鲜血。其他可有呼吸暂停、心动过缓、嗜睡、休克等感染中毒症状。

足月儿 NEC 发病稍早,主要表现为腹胀、呕吐、血便,病程进展快,全身症状少,出现肠穿孔、肠壁坏死和典型 X 线征象的比率少,病死率也低于早产儿(分别为 5% 和 12%)。早产儿 NEC 早期表现为非特异性,如喂养不耐受、胃潴留、反应差、精神萎靡、呼吸暂停等,呕吐和血便不明显。一旦腹胀明显,常提示病情严重或发生肠穿孔,早产儿 NEC 肠穿孔发生率高达 30%。不同出生体重的早产儿发生 NEC 的临床表现和预后见表 6-5-1。

表 6-5-1　不同体重早产儿 NEC 的临床表现和预后

特征	≤1500g	1501 ~2499g	P 值
病例数	95	46	—
出生体重(g)	988±29	1911±46	—
生后开奶时间(d)	13±1	3±1	0.0001
NEC 诊断日龄(d)	27±2	9±1	0.001
临床表现			
喂养不耐受	77(81%)	23(50%)	0.001
腹部异常发现	82(86%)	23(50%)	0.001
血培养阳性	62(65%)	10(21%)	0.001
血便	26(27%)	32(70%)	0.001
死亡构成比	26(27%)	3(7%)	0.05

引自 Martin RJ, Fanaroff AA, Walsh MC. Fanaroff and Martin's Neonatal-perinatal Medicine. Disease of the fetus and infant. 8th ed. Philadelphia: Elsevier Mosby, 2006: 1407

【诊断】

NEC 诊断的金标准为病理检查,但在实际工作中没有可操作性,目前常规结合临床表现和 X 线表现,使用 Bell 分级法进行诊断和评价病情的严重程度。

1. NEC 诊断与分期　见表 6-5-2。

表 6-5-2　新生儿坏死性小肠结肠炎修正 Bell 分期标准

分期			全身症状	胃肠道症状	影像学检查	治疗
Ⅰ:疑诊期	A	疑似 NEC	体温不稳定、呼吸暂停、心动过缓	胃潴留,轻度腹胀,便潜血阳性	正常或轻度肠管扩张	绝对禁食,胃肠减压,抗生素治疗 3d
	B	疑似 NEC	同ⅠA	肉眼血便	同ⅠA	同ⅠA
Ⅱ:确诊期	A	确诊 NEC(轻度)	同ⅠA	同ⅠA 和ⅠB,肠鸣音消失,腹部触痛	肠管扩张、梗阻、肠壁积气征	同ⅠA,绝对禁食,应用抗生素 7~10d
	B	确诊 NEC(中度)	同ⅡA,轻度代谢性酸中毒,轻度血小板减少	同ⅡA,肠鸣音消失,腹部触痛明显±腹壁蜂窝织炎或右下腹部包块	同ⅡA,门静脉积气,±腹水	同ⅡA,绝对禁食,补充血容量,治疗酸中毒,应用抗生素 14d
Ⅲ:进展期	A	NEC 进展(重度,肠壁完整)	同ⅡB,低血压,心动过缓,严重呼吸暂停,混合性酸中毒,DIC,中性粒细胞减少,无尿	同ⅡB,弥漫性腹膜炎、腹膨隆和触痛明显,腹壁红肿	同ⅡB,腹水	同ⅡB,液体复苏,应用血管活性药物,机械通气,腹腔穿刺
	B	NEC 进展(重度,肠穿孔)	同ⅢA,病情突然恶化	同ⅢA,腹胀突然加重	同ⅡB,气腹	同ⅢA,手术

摘自:Walsh MC,Kliegman RM,Fanaroff AA. Necrotizing enterocolitis:a practitioner's perpective. Pediatr Rev,1988,9:225

Bell 分级诊断有助于 NEC 的早期诊断及对病情程度的判断。Ⅰ期为疑似病例,临床表现为非特异性,以胃潴留增加为主要表现,也可能为喂养不耐受或其他良性胃肠道疾病表现,其中 1/3 的病例经内科治疗后可缓解,病情不再进展,一般持续 72 小时。Ⅱ期 NEC 可确诊。Ⅲ期 NEC 病情危重,病死率极高。表现为生命体征不稳定(SIRS、低血压、心动过速或过缓、呼吸暂停、低体温),代谢性酸中毒、DIC、中性粒细胞减少、毛细血管渗出和多器官功能不全(MODS)。病情突然恶化往往提示胃肠道穿孔,通过腹部 X 线检查若发现气腹征可确诊。若出现高度腹胀、腹壁红肿或极度腹壁压痛,常提示腹膜炎。

2. 辅助检查

(1) 血液常规检查:白细胞异常升高或降低,粒细胞总数、淋巴细胞和血小板减少,而幼稚粒细胞及幼稚粒细胞/粒细胞总数比例升高;C 反应蛋白虽对早期诊断的敏感性较差,但持续升高反映病情严重;如伴有难以纠正的酸中毒和严重的电解质紊乱,提示存在败血症和肠坏死。血培养阳性者仅占 1/3。

(2) 炎症标志物:近年来国内外开展了有关 NEC 炎症标志物的研究,试图通过检测外周血或粪便中的炎症标志物,达到早期发现和诊断 NEC 的目的。①非特异性指标包括血清淀粉样蛋白 A(serum amyloid A,SAA)、补体 C5a、血小板活化因子、降钙素原、肿瘤坏死因子及白细胞介素-6,8,10 等在 NEC 发病中均有重要作用,但其对 NEC 诊断和病情程度预测等应用价值仍需进一步考证;②特异性指标包括血清 β 葡萄糖苷酶、肠脂酸结合蛋白(intestinal fatty acid binding protein,I-FABP)、肝脂酸结合蛋白(liver fatty acid binding protein,L-FABP)和肠三叶因子及炎症因子综合评分系统以及粪钙卫蛋白(fecal calprotectin)可作为 NEC 发生及其严重程度的早期判断指标。由于 NEC 由多因素综合作用所致,单一的炎症标志物不能全面反映患儿机体的复杂病情变化,利用新兴生物学技术(如蛋白组学、代谢组学)筛选更为敏感、特异的生物学指标或联合诊断指标,都需要通过临床与基础研究进一步鉴定和验证。

(3) X 线检查:在发病开始 48 ~ 72 小时期间每隔 6 ~ 8 小时复查 1 次。非特异性表现包括肠管扩张、肠壁增厚和腹腔积液。具有确诊意义的表现包括:①肠壁间积气,仅见于 85% 的患儿。典型表现为肠壁间有条索样积气,呈离散状位于小肠浆膜下部分或沿整个小肠和结肠分布。②黏膜下"气泡征",类似于胎粪潴留于结肠的征象,其特异性不如肠壁间积气的意义。③门静脉积气,为疾病严重的征象,病死率达 70%。表现为自肝门向肝内呈树枝样延伸,特异性改变多于 4 小时内消失。④气腹征,提示肠坏死穿孔。采取左侧卧位摄片,易于发现,在前腹壁与肠曲间出现小三角形透光区。由于 NEC 是炎性肠穿孔,穿孔部位往往被假膜覆盖或者由于肠管粘连等原因未被发现,所以没有气腹不能否定消化道穿孔。有时卧位平片没有常见的膈下游离气体,但可见镰状韧带等气腹的其他征象(见图 6-5-1)。

2008 年,Coursey 等提出 Duke 腹部 X 线评分量表(DAAS),将腹部 X 线表现分为 0 ~ 10 分,在一定程度上量化了腹部影像学表现,见表 6-5-3。

表 6-5-3　NEC 诊断的腹部 X 线量表

分值	X 线腹部影像学表现	临床意义
0	肠腔正常充气	基本正常,警惕 NEC
1	肠腔轻度扩张	
2	肠腔中度扩张或正常充气伴粪便样球状透明影	轻度异常,结合临床考虑 Bell I 期
3	局部肠袢中度扩张	
4	局部肠间隙稍增宽或肠袢分离	
5	多发肠间隙增厚	中度异常,结合临床考虑 Bell II 期
6	肠壁积气可能,伴其他异常表现	评分≥7 分,提示可能发生肠坏死;评分越高病情越重,结合临床考虑 Bell III 期,需请外科会诊,必要时手术治疗
7	肠壁僵直或持续扩张	
8	肠壁积气(高度怀疑或者肯定)	
9	门静脉积气	
10	气腹	

X 线检查诊断 NEC 有较高的特异性,但敏感性低,阴性预测值低,还存在以下局限性:①静止图像。②诊断敏感度仅 40%,尤其是有些明显的肠穿孔可无异常征象。国内余加林等报道,在 343 例疑诊 NEC 病例中,仅 12.8% 出现具有确诊意义的 X 线征象(肠壁积气、肠穿孔和肝门积气)。③不便于随时复查。④射线暴露。

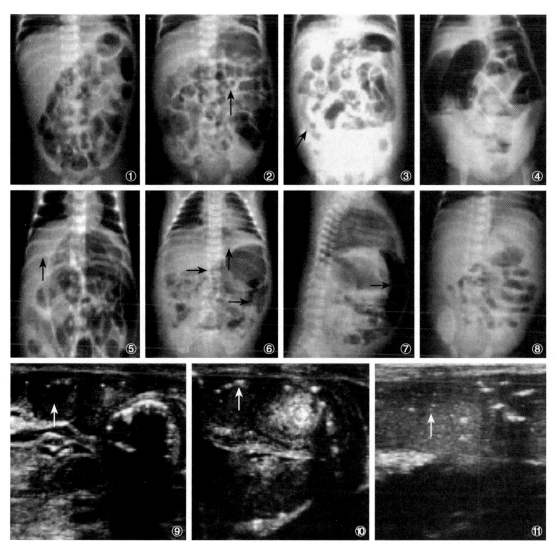

图 6-5-1 NEC 的腹部 X 线和 B 超表现

①肠道扩张性改变(大小肠曲普遍性充气、扩张,肠间隔未见明显增宽,未见明显肠壁积气及门脉积气征象,膈下未见明显游离气体);②部分肠间隙增宽;③部分肠曲僵硬;④不全性肠梗阻(立位可见数个长短不一液气平);⑤肠壁积气及门脉积气(肝区可见分支样低密度影,边界较清,部分肠壁可见积气征象);⑥气腹及肠壁积气(膈下肝影前方见游离气体影,肠壁间见透亮影,可见镰状韧带);⑦气腹,⑧腹腔积液(充气肠曲距侧腹壁的距离增宽);⑨坏死性小肠结肠炎腹部 B 超:A 示肠壁水肿(肠壁增厚,管腔狭窄);B 示肠壁积气(肠壁见点状强回声);C 示门静脉积气(肝脏门静脉内点状强回声)引自:王家蓉,余家林,李广红,等. 新生儿坏死性小肠结肠炎影像学与临床相关性回顾性分析. 中华儿科杂志,2013,51(5):331-335

(4)B 超检查:近年来,随着超声探头分辨率的显著提高,腹部超声在小儿胃肠道疾病诊断中的优势逐渐突显,其主要优势是能够提供无创安全、实时动态的图像,重复性强,减少放射线的暴露;与 X 线平片相比的主要优点在于可描绘腹腔积液、肠壁厚度和肠壁灌注。鉴于疾病发展过程,可每 6 ~24 小时通过动态评估随访。一般采用彩色多普勒超声诊断仪,线阵探头频率 10 ~13MHz。置患儿于仰卧位,经腹多切面扫查腹腔,动态观察肠管形态、肠壁回声,重点观察肠壁是否增厚(正常小婴儿小肠壁厚度<3mm),肠壁黏膜下或浆膜下是否有

气体回声,门静脉是否积气等征象。①肠壁增厚:增厚部位以小肠为主,小肠壁厚度>3.0mm。②肠壁积气:Kim 等最早在 2005 年描述肠壁积气的 B 超下表现为:肠壁黏膜下散在点状气体回声或颗粒状气体回声,浆膜下线状或短条状高回声。积气较多时可见点状或颗粒状高回声环绕肠壁,呈半圆形或圆形。③门静脉积气:比 X 线更有优势(B 超阳性率20%,X 线阳性率9%)。超声可见门静脉主干或分支内呈现气泡样或串珠样高回声光点,和(或)肝实质门静脉分支内高回声光斑或条片状高回声区。由于超声波对气体的高度敏感性和特异性,决定了腹部超声有助于 NEC 早期诊断。文献报道,超声可探测到小于 1mm 的气泡,但由于反射作用,对于大量气体反而无法探测。双脉冲多普勒超声检查腹腔干(coeliac axis,CA)和肠系膜上动脉(superior mesenteric artery,SMA)血流速度及其比值可作为 NEC 的预测指标。在 NEC 高危组,SMA 血流速度降低,CA/SMA 的流速比值升高。腹部动态实时超声已成为 NEC 诊断的常用技术。

【鉴别诊断】

1. **肠壁积气**　偶可见于各种急性或慢性腹泻病,这在营养不良婴儿中尤其常见。心导管或胃肠道手术后、先天性巨结肠、中性粒细胞减少症、肠系膜静脉血栓、先天性恶性肿瘤患儿也可能出现肠壁积气征。

2. **肠扭转**　常见于足月儿,且多发生于生后较晚期,可伴各种畸形,剧烈呕吐胆汁,X 线检查可发现近端十二指肠梗阻征象,中段肠扭转很少有肠壁积气征(1%～2%),以上特点可与 NEC 鉴别。若怀疑肠扭转,可用水溶性造影剂行上消化道造影或 X 线检查以除外十二指肠位置异常。腹部超声对诊断肠扭转也有一定帮助。

3. **气腹症**　NEC 是造成早产儿气腹症的最常见病因,但须与间质性肺气肿、气胸、纵隔积气造成的胸腔向腹腔漏气鉴别,后者常见于接受机械通气治疗的患儿。若无法鉴别,应做穿刺或上消化道造影除外肠穿孔。

4. **自发性肠穿孔**(spontaneous intestinal perforation,SIP)　自发性肠穿孔与 NEC 肠穿孔是两种截然不同的临床疾病,有着不同的疾病特点(表 6-5-4)。自发性肠穿孔好发于回盲部、脾曲、乙状结肠直肠交界区,在解剖结构上为肠管的 3 个特殊部位,血运供应相对不足,甚至可有发育不全或缺如,成为穿孔的好发部位,但穿孔部位局限,很少有类似 NEC 的严重临床表现,及时行腹腔引流和穿孔修补术,预后良好。另外,继发性肠穿孔偶可见于应用地塞米松、吲哚美辛治疗的患儿。

表 6-5-4　坏死性小肠结肠炎和自发性肠穿孔的临床特点

特点	NEC	SIP
VLBWI 发病率	7%～10%	2%～3%
发病日龄	2 天～6 周	0～14 天
肠壁积气	有	无
胃肠道喂养史	有	无
肠黏膜坏死病理改变	有	无
病死率	10%～30%	5%～15%

引自:Gleason CA,Devaskar SU. Avery's Diseases of the Newborn. 9th ed. Philadelphia:Elsevie Saunders,2012:1023

【预防】

1. 病因预防 如预防早产、防治围产期窒息、预防感染和限制抗生素的应用、规范输血方案与流程等。NEC 的发生与早产儿消化系统解剖结构和功能发育不成熟密切相关,预防早产可明显降低 NEC 患病率;不同部位、不同病原的感染都与 NEC 发生密切相关,积极防治感染,对 NEC 的预防非常重要;研究发现,生后 4 天内应用抗生素可降低新生儿肠道菌群多样性,改变菌群结构,益生菌生长受抑制,致病菌过度生长。因此,尽可能限制抗生素的使用,尤其是减少生后早期预防性使用抗生素,对预防 NEC 有重要意义。近年来国外研究显示,NEC 发生有一定的遗传易感性,与 Toll 样受体(TLR)途径基因变异、岩藻糖转移酶 2(FUT2)相关基因表达有关,寻找比较明确的易感靶点,可为 NEC 防治提供新思路。

2. 推广母乳喂养,制订标准化喂养方案 近 90% 的 NEC 发生在开始肠道喂养后。目前国内外学者均推荐,VLBWI 采用自己母亲的母乳喂养,以降低 NEC 的发病率。研究显示,纯母乳喂养每 10 例婴儿能避免 1 例发生 NEC,纯母乳喂养每 8 例婴儿能避免 1 例发生死亡或需手术的 NEC,母乳喂养的保护作用具有剂量相关性。禁食或延迟开奶可损伤肠道功能,美国儿科学会一项基于 9 个临床试验(样本量 754 例)的 meta 分析显示,早期微量喂养并未增加喂养不耐受甚或 NEC 的发病率。微量喂养是指出生 4 天内开始肠道喂养,对于有合并 NEC 危险因素的 VLBW 儿在生后最初 10 天内保持奶量 20ml/(kg·d)以下,可刺激胃肠激素分泌,营养肠黏膜,改善胃肠对喂养的耐受性,促进胃肠道动力的成熟,有利于预防 NEC。如果评估婴儿能够加奶,建议奶量增长速度为 15~35ml/(kg·d),对 NEC 的发病率无影响。

3. 避免或正确使用易发 NEC 的药物 很多临床研究显示,大剂量丙种球蛋白(500mg/kg,2~4 小时输入)、H_2 受体拮抗剂、吲哚美辛等与 NEC 发生相关。早产儿用药应严格掌握用药指征和剂量范围,尽可能避免使用容易发生 NEC 的药物。输注浓缩红细胞可增加早产儿 NEC 的发生风险,必须严格掌握早产儿输血指征,输血 48 小时内须密切观察病情变化,慎重或暂缓加奶。

4. 药物预防 动物实验证实,重组人类促红细胞生成素(recombination human erythropoietin,rhEpo)可减少肠道丙二醛及 IL-8 的产生,抑制 NO 大量生成,减轻肠上皮细胞的脂质过氧化。在小鼠 NEC 模型中,口服 EPO 可使 NEC 的发生率从 45% 降至 23%,表明 EPO 对新生儿 NEC 防治具有一定临床应用价值,但其有效性及安全性还需进一步的临床评价得出结论。谷氨酰胺是胃肠道黏膜细胞增殖的必需物质,且能提高肠黏膜细胞对生长因子刺激的敏感性,可预防 NEC 的发生。长链多不饱和脂肪酸(polyunsaturated long-chain fatty acid,PUFA)可减少 PAF 合成酶生成,弱化 PAF 受体在肠道上的表达,降低血中内毒素水平,调节肠道的炎症反应,降低 NEC 发病率和死亡率。其他可直接促进胃肠道成熟的生长因子和激素如表皮生长因子、IGF-1 及甲状腺素,均为未来 NEC 防治研究提供了广阔的思路。

5. 益生菌 围绕益生菌预防早产儿 NEC 的临床研究是近年来的热点问题。肠道益生菌的主要生物学作用包括以下几方面:①增强黏膜屏障的完整性;②促进肠道正常菌群定植;③激活和调节肠道免疫防御机制。2013 年 1 项在澳大利亚和新西兰开展的纳入 1099 例极早产儿的临床研究结果显示,使用益生菌可减少接近 1/2 的 NEC 的发生;2014 年 Cochrane 系统评价纳入了 24 个随机对照试验,包含 5000 多例早产儿,结果发现使用益生菌能显著降低 II 级以上严重 NEC 的发病率和综合因素所致死亡率。经系统评价研究显示,相较于使用糖皮质激素、母乳喂养、标准化喂养等可能预防 NEC 的措施,益生菌的预防效果似乎更显著。多数研究者认为应在病原菌定植和抗生素破坏肠道正常菌群前尽早给予益生菌制剂;持续摄入对保证足够益生菌的肠道定植很有必要。目前国际上推荐给 VLBW 早产儿在生后第 1 周开始服用乳杆菌和(或)双歧杆菌,常用剂量$(1 \sim 2) \times 10^9$ CFU/d,每天 1 次给药,疗程 3~6 周或持续到校正胎龄 35 周为止。对于已发生脓毒症、NEC 或者有围产期窒息者等危重症或肠道完整性被破坏的情况下应停用益生菌制剂,以防肠道细菌负荷过度导致不良反应发生。乳杆菌属和双歧菌属是目前在早产儿中使用较为普遍的益生菌菌种。2014年 Cochrane 系统评价结果显示,无论单用乳杆菌属菌株还是混合双歧菌菌株对降低严重NEC 的发病率和综合因素所致死亡率均有显著效果。总之,益生菌在早产儿应用的时机、疗程、剂量等问题,仍需大量临床和基础研究进一步深入细致的探索。

【治疗】

NEC 基本治疗措施包括禁食、胃肠减压、抗生素使用、对症治疗、拔除脐血管置管、监测(生命体征、腹围、出入液量、胃肠道出血等)、实验室检查(生化、脓毒症指标等)、影像学检查、手术治疗等。

治疗原则是使胃肠道休息,避免进一步损伤,纠正水、电解质和酸碱紊乱及减少全身炎症反应,绝大多数患儿的病情可以得到控制。病程如果从 I 期进展为 II 期,治疗手段、疗程、治疗方案的复杂程度也将相应增加,见表 6-5-5。

表 6-5-5　NEC 的治疗方法和目标

异常	干预措施	干预目标或评价指标
怀疑感染	广谱抗生素	清除感染、减轻肠道产气
腹膜炎/肠穿孔	抗生素和外科治疗(腹腔穿刺和引流)	清除感染灶、切除坏死肠管、消除腹水
肠管扩张/肠梗阻	绝对禁食、胃管引流	减少产气,胃肠减压、改善通气
低血压	扩容、缩血管药	恢复适龄正常血压
低灌注/低氧合	扩容、血管活性药、机械通气、供氧、输浓缩红细胞	血红蛋白 120~140g/L;氧饱和度>95%;血乳酸正常;心脏指数正常
器官功能不全	扩容、血管活性药、机械通气、供氧、输浓缩红细胞、血小板、新鲜冻干血浆、利尿剂	纠正器官功能异常: 肾脏:尿量、BUN、Cr 肝脏:胆红素、凝血功能、白蛋白 肺脏:$A-aDO_2$、高碳酸血症 心脏:血压、心脏指数 中枢神经系统:意识水平 血液系统:贫血、DIC(若有活动性出血)
营养摄入不足	胃肠外营养(经中心静脉或外周静脉)	减少分解作用,促进氮平衡和病变愈合,防止发生低血糖

（一）内科治疗

1. **常规治疗**

（1）禁食与持续胃肠减压:停止胃肠道喂养,并给予胃肠减压,禁食持续时间依病情的不同而有差异,一般认为可疑病例 2~3 天,确诊病例 10~14 天,目前主张禁食时间不宜太长。待腹胀消失,肠鸣音恢复,大便潜血转阴,一般症状好转后开始逐渐恢复饮食,推荐予以单纯母乳恢复开奶,注意恢复期肠内喂养量要严格控制,缓慢加奶[增加量<20ml/(kg·d)]。

(2) 抗生素治疗:抗生素治疗原则包括:①尽早开始静脉应用抗生素联合治疗,重度脓毒症和脓毒性休克强调1小时内使用;②初始经验性治疗应覆盖所有可能病原菌,并对感染部位有良好的组织穿透力;③每天进行抗感染方案评价,以保证疗效、防止耐药、减少毒性、节约费用;④经验性联合治疗不超过3~5天,应尽快按药敏选择单药治疗;⑤抗感染疗程7~10天,对临床反应差、无法引流的局部感染、免疫力低下者,适当延长疗程。

针对耐药细菌的抗生素用药策略:①产 ESBL 菌可应用碳青酶烯类、β-内酰胺酶抑制剂、头霉素类、氨基糖苷类等。②产 AmpC 菌可应用碳青酶烯类、四代头孢、喹诺酮/氨基糖苷类(辅助/联合用药)等。若病程进展至Ⅲ期,推荐加用克林霉素或甲硝唑,以覆盖厌氧菌。

(3) 监护与随访:Ⅰ期和Ⅱ期 NEC 患儿经上述治疗后,若生命体征稳定,胃肠道临床表现迅速改善,相应治疗(禁食、胃肠减压、抗生素治疗)可持续 7~10 天;若生命体征不稳定,有酸中毒或腹膜炎体征至少需治疗 14 天。

Ⅲ期 NEC 患儿病情危重,具有很高的病死率,极易发生小肠结肠坏死和胃肠道穿孔。全层肠坏死是 NEC 最具致死性的一种类型,表现为从十二指肠到直肠的不可逆性肠坏死。应连续进行腹部 X 线检查(左侧或右侧腹部卧位片,每6~8小时1次),观察有无气腹征以及时发现肠穿孔。此外还应连续监测血气、凝血功能、血电解质、尿素氮、肌酐,及时发现病情变化。

2. 治疗多器官功能不全　伴 SIRS 的 NEC,关键在于纠正 MODS。这需要密切监测心、肺和血流功能,以避免重要脏器供血不足,保证肠道供血,阻止小肠、结肠坏死。通过液体复苏和血管活性药的使用改善脏器灌注。复苏液体包括晶体液(生理盐水)或胶体液(白蛋白)。已证实发生 DIC 且出血明显,新鲜冻干血浆和血小板能在改善血容量的同时治疗凝血障碍。所有发生 NEC 和 SIRS 的患儿都可有外周水肿,必须密切监测患儿血容量,尤其要注意心率、血压、尿量和皮肤灌注情况,及一些可能发生的并发症如肺部啰音、高碳酸血症和低氧血症。后两项血气指标异常提示可能发生 ARDS,属于非毛细血管漏出性肺水肿。

3. 机械通气　所有心血管功能状态极不稳定及出现呼吸暂停、高碳酸血症(PaCO$_2$>50mmHg)或低氧血症的患儿,都需气管插管和机械通气。持续正压(CPAP)通气有益于纠正上述原因引起的低氧血症。若经积极补液后,患儿的严重低血压、低灌注状态仍然持续,必须应用血管活性药以解除由 SIRS 引起的心功能不全。超声心动图检查示心脏射血分数明显降低,左室舒张末容积增加。可单独使用或合用多巴胺或多巴酚丁胺,以 5μg/(kg·min)的速度开始,如有必要,最大可用至 20μg/(kg·min)。如不能取得明显疗效,选用肾上腺素有可能改善心脏功能。禁用肾上腺皮质激素。

(二) 外科治疗

疑似 NEC 的患儿应在三级 NICU 单位进行治疗,并能及时转诊至有小儿外科救治条件的三级 NICU 单位进一步救治。NEC 患儿一旦接受保守治疗无效,需要实施外科干预,包括剖腹手术或经皮腹腔引流术。

1. 外科会诊指征　包括以下情况:①腹壁蜂窝织炎;②X 线提示固定扩张的肠管;③腹腔硬性包块;④内科保守治疗效果不佳,包括顽固代谢性酸中毒、持续性血小板减少、CRP 升高、呼吸支持设置提高、第三间隙水分丢失增加、低血容量、少尿、高钾血症。

2. **手术适应证**　20%～40%病例需要外科治疗。肠穿孔导致气腹症是外科治疗的绝对适应证,因合并严重腹膜炎、休克,手术耐受力较差,围术期病死率较高,因此提出相对适应证,包括:①诊断NEC的Bell分期中Ⅲa期经保守治疗48小时无效或Ⅲb期,伴少尿、低血压、难以纠正的代谢性酸中毒。②腹部X线检查发现肠袢僵直固定、门静脉积气。③高度怀疑肠穿孔,但腹部X线检查未发现气腹者,若腹腔引流物为黄褐色浑浊液体,也是外科手术探查指征。可用18或20号远端带侧孔的导管针行腹腔穿刺诊断,导管置于左下腹前腋中线或脐下中部。④若不能确诊NEC,但肠扭转不能除外,也是手术探查指征。由于相对指征在临床上难以确定,不同单位和医师的把握度有较大差异,最佳手术时机难以确定。

某些肠道坏死较严重的NEC病例,经内科保守治疗病情恢复后,常发生肠狭窄,出现肠梗阻表现,可通过钡餐或钡剂灌肠造影检查,评估狭窄部位和严重程度,严重病例需外科手术治疗。

3. **外科治疗方法**　手术方式选择主要根据术中肠管坏死程度及范围决定。如病变肠管为局限性或单纯穿孔,腹腔污染不严重,可行肠穿孔修补术或坏死肠管切除肠吻合,腹腔冲洗以及造瘘术;如病变严重无法行肠切除或修补,或患者一般情况差,无法耐受手术,可先行腹腔冲洗置管引流术;如肠管难以判断坏死,可行利多卡因肠系膜根部封闭。待内科治疗基础上寻求二次手术机会,进一步行肠切除以及造瘘术。急性剖腹探查大多采用上腹部横切口,应尽量只切除完全坏死的肠管,避免过多切除周围组织,至少保留小肠25～40cm,否则将导致短肠综合征(手术病例发生率10%～15%)。若外科医师无法区分完全坏死的肠管和尚有微弱血供的肠管,或出现全层肠坏死表现(手术病例发生率10%～15%),于24～48小时内行2次手术观察,有助于判断真正的坏死范围。多数术者会选择切除坏死肠管后行肠造瘘术,联合式Mikulicz造瘘术或双腔造瘘术有利于观察肠道功能状况,并为早期(体重2500g时)行再次吻合术创造条件。若患儿病变局限,未累及远端肠管,或仅出现透壁性肠穿孔,不伴SIRS表现,可于初次手术时进行肠吻合。对于重症NEC患儿(NECⅢ期),NEC手术介入的时间一般在NEC诊治后1周内。但少数NECⅡ期患儿,如早期经内科保守治疗后仍有反复喂养困难,X线片提示肠粘连梗阻等表现,可考虑在发病4～6周后行肠粘连松解及根据肠道病变行肠切除吻合或造瘘术。NEC术后造瘘关闭的时间可因个体差异而不同,应仔细评估并发症的风险,一般在6个月左右。

4. **腹腔引流术**　近年来,腹腔引流术应用较广泛,通常应用指征有以下三种情况:①作为明确目标处理;②对VLBW儿NEC合并穿孔、不能耐受手术者,可作为剖腹手术前的初步处理;③作为明确剖腹手术前的计划性过渡。如果患儿病情在24～72小时未改善,再行剖腹探查。在局部麻醉下行腹腔穿刺和引流(灌洗或不灌洗均可),引流管通常置于右下腹,进行腹腔减压。美国一项对1375例接受外科手术治疗的NEC患儿的调查显示,经腹腔引流术后行剖腹手术能降低病死率,但费用成本显著增加。

(三)营养支持

关于恢复喂养时间,各家经验不一。临床上除穿孔病例外,大部分病例不需禁食3周,根据临床胃肠功能恢复情况及结合吸收试验,个体化地确定恢复胃肠道喂养时间。

为改善氮平衡,促进生长,在患儿生理状况稳定后即开始胃肠外营养。尤其肠切除术后患儿,往往需要长期的全胃肠外营养支持(TPN)。长期胃肠外营养支持对短肠综合征患儿的生长至关重要,此类患儿可间断采用 TPN 治疗。适当的 TPN 可促进病变愈合和组织修复,但应避免发生 TPN 相关并发症,如败血症、胆汁淤积和肝功损害等。经肠道少量摄入营养素可促进黏膜生长和肠道正常菌群建立,刺激胃肠道激素分泌,促进肠道生长并改善其适应能力,增加胆汁排泌。

【预后】

NEC Ⅰ期和Ⅱ期患儿的长期预后良好。经内科保守治疗即治愈者存活率达 80%,经手术治疗者存活率约 50%,其中 25% 有胃肠道的长期后遗症。术中探查发现多处肠穿孔(≥3处)及循环衰竭是预后不良的重要因素。

1. **胃酸分泌过多**　接受大范围肠切除的患儿可刺激胃泌素分泌,高胃泌素血症和由其引起的胃酸分泌过多,诱发消化性溃疡。H_2 受体阻滞剂或质子泵抑制剂能减少胃酸分泌,可用于治疗胃酸分泌过多。

2. **短肠综合征**(short bowel syndrome,SBS)　正常足月儿小肠长 200～300cm。新生儿发生 SBS 的最常见病因是 NEC(96%)、肠扭转、小肠闭锁和腹裂手术后。ELBWI、男婴和 SGA 为高危因素。由于手术缩短了肠管,回盲瓣被破坏,造成营养不良和水、电解质吸收障碍。

SBS 治疗为综合措施,包括肠内外营养支持、处理合并症如胆汁淤积,补充脂溶性维生素 A、D、E、K 及维生素 B_{12} 和微量元素如锌、镁等,阴离子交换树脂-考来烯胺缓解脂肪泻;肠外营养中加入鱼油可显著改善患儿预后,尤其是对于肝衰竭者。

由于回盲瓣被切除,使结肠内细菌反流进入远端回肠并定植,容易引发败血症。应用甲硝唑或万古霉素治疗可改善患儿的临床状况,近年来推荐应用益生菌治疗。其他治疗包括谷胱甘肽、内皮生长因子(EGF)和胰岛素样生长因子(IGF-1)还在临床试验阶段。

目前认为,足月儿回盲瓣完整时保留肠管 25cm、回盲瓣切除后需保留肠管 42cm;早产儿分别为 22cm 和 30cm,能够维持正常存活质量,患儿最终能耐受肠道喂养,一般需要 6～18个月的肠外营养治疗。

3. **肠狭窄**　无论是否手术,存活者发生肠狭窄的概率为 10%～35%,一般好发于左侧结肠部位。通常在病后 2～3 周再次出现肠梗阻表现(呕吐、腹胀、顽固性便秘),持续或反复发生直肠出血、肠穿孔,或反复发生败血症。无症状的部分性肠狭窄往往可自愈。对引起完全性肠梗阻的肠道狭窄,可行肠切除及吻合;而对仅造成部分梗阻的肠道狭窄,可行狭窄段成形术治疗。

4. **其他**　5% 的患儿可发生 NEC 复发,常出现在初次发病后 1 个月左右。原因不明,绝大多数病例经保守治疗即可痊愈。

早产儿 NEC 存活者可伴有脑室内出血、低氧血症、休克和败血症。经随访发现,与无 NEC 者相比,Ⅱ期以上 NEC 患儿长期神经发育损伤的风险明显增高达 57%;严重者可出现神经发育障碍,需定期随访智力筛查。

(童笑梅)

参 考 文 献

[1] Gleason CA,Devaskar SU. Avery's Diseases of the Newborn. 9th ed. Philadelphia:Elsevie Saunders,2012.

[2] American Academy of Pediatrics Section on Breastfeeding. Breastfeeding and the use of human milk. Pediat-

rics,2012,129:e827.

[3] Ruth A. Lawrence,Robert M. Lawrence. BREASTFEEDING:A GUIDE FOR THE MEDICAL PROFESSION. 8 EDITION,2016,Elsevier Inc.

[4] Guidelines on Optimal feeding of low birthweight infants in low-and middle-income countries. WHO,2011.

[5] 中华医学会肠外肠内营养学分会儿科学组,中华医学会儿科学分会新生儿学组,中华医学会小儿外科学分会. 中国新生儿营养支持临床应用指南. 中华小儿外科杂志,2013,34:782.

[6] 中国医师协会新生儿科医师分会营养专业委员会,中国医师协会儿童健康专业委员会母乳库学组,《中华儿科杂志》编辑委员会. 新生儿重症监护病房推行早产儿母乳喂养的建议. 中华儿科杂志,2016,54:13.

[7] Gleason CA,Devaskar SU. Avery's Diseases of the Newborn. 9th ed. Philadelphia:Elsevie Saunders,2012.

[8] Daniel R Duncan,Rachel L Rosen. Current Insights into the Pharmacologic and Nonpharmacologic Management of Gastroesophageal Reflux in Infants NeoReviews,2016,17:e203.

[9] Joseph Lopez,Gustavo Stringel. Gastroesophageal Reflux Surgery in Neonatal Pediatric Patients:A Review. Neo Reviews,2016,17:e271.

[10] 余章斌,韩树萍,陈玉林,等. 我国早产儿喂养不耐受危险因素的 Meta 分析. 中国新生儿科杂志,2010,25:345.

[11] 董梅,王丹华,丁国芳,等. 极低出生体重儿胃肠喂养的临床观察. 中华儿科杂志,2003,41:87.

[12] 曹云. 早产儿喂养不耐受及处理策略. 中国新生儿科杂志,2015,30:169.

[13] 夏红萍,朱建幸. 早产儿喂养不耐受. 中国实用儿科杂志,2015,30:95.

[14] Morgan J,Young L,McGuire W. Delayed introduction of progressive enteral feeds to prevent necrotising enterocolitis in very low birth weight infants. Cochrane Database Syst Rev,2011,5:CD001970. [update of Cochrane Database Syst Rev,2011,3:CD001970.

[15] Mihatsch WA,Braegger CP,Decsi T,et al. Critical systematic review of the level of evidence for routine use of probiotics for reduction of mortality and prevention of necrotizing enterocolitis and sepsis in preterm infants. Clin Nutr,2012,31:6 .

[16] 邵肖梅,叶鸿瑁,丘小汕. 实用新生儿学. 北京:人民卫生出版社,2011:485.

[17] Gleason CA,Devaskar SU. Avery's Diseases of the Newborn. 9th ed. Philadelphia:Elsevie Saunders,2012.

[18] Lemons JA,Bauer CR,Oh W,et al. Very low birth weight outcomes of the National Institute of Child health and human development neonatal research network,January 1995 through December 1996. NICHD Neonatal Research Network. Pediatrics,2001,7:E1.

[19] Gleason CA,Devaskar SU. Avery's Diseases of the Newborn. 9th ed. Philadelphia:Elsevie Saunders,2012.

[20] Gamma EF. La,Feldman A,Mintzer J. Red Blood Cell Storage in Transfusion- Related Acute Gut Injury. Neo Reviews,2015,16:e420.

[21] Evidence-Based Clinical Care Guideline For Infants with Necrotizing Enterocolitis. Health Policy &Clinical Effectiveness Program. 2010. http://www. cincinnatichildrens. org/svc/alpha/h/health-policy/nec. htm.

[22] Stritzke AI,John S,Anne S,et al. Transfusion-associated necrotising enterocolitis in neonates. Arch Dis Child Fetal Neonatal Ed,2013,98:F10.

[23] Coursey CA,Hollingsworth CL,Gaca AM,et al. Radiologists agreement when using a 10-point scale to report abdominal radiographic findings of necrotizing enterocolitis in neonates and infants. AJR,2008,191:190.

[24] Szajewska H. Probiotics and prebiotics in preterm infants:Where are we? Where are we going? Early Hum Dev,2010,86(Suppl 1):81.

[25] Ofek SN,Deshpande G,Rao S,et al. Probiotics for preterm neonates:what will it take to change clinical prac-

tice?. Neonatology,2014,105:64.

［26］张悦,高红霞,易彬,等.腹部 B 超在新生儿坏死性小肠结肠炎诊断中的价值.中国新生儿科杂志, 2014,29:398.

［27］杨磊,徐巍,李永伟,等.腹部超声在新生儿坏死性小肠结肠炎诊断及病情评估中的价值.中国当代儿 科杂志,2016,182(2):108.

［28］林慧佳,马晓路,施丽萍,等.新生儿坏死性小肠结肠炎手术介入治疗的临床分析.中国当代儿科杂 志,2012,14(12):906.

第七章

早产儿营养

随着围产医学的进展和新生儿重症监护技术的提高,早产儿尤其是极超低出生体重儿存活率在逐年提高,这种趋势使人们对早产儿的关注从提高抢救成功率转向改善早产儿的转归,关注对于长期生活质量的影响以及疾病和残疾负担。大量的研究显示营养管理对于早产儿的早期生长和远期预后具有关键作用。在 20 世纪 80 年代,英国 Alan Lucas 教授通过对早产儿前瞻性的队列研究提出"营养程序化"(nutritional programming)的概念,即在发育的关键期或敏感期的营养状况将对机体或各器官功能产生长期乃至终生的影响。他们的多中心随机对照营养干预实验,对象是出生体重<1850g 的早产儿,研究结果显示,在出生后30 天内摄入较多能量、蛋白质和营养素的男孩在新生儿期生长速度最快,在 7.5 ~ 8 岁时的智商较高,且脑瘫的发生率较低。随访至青春期发现,在<30 周的早产儿中智商持续较高,其大脑结构也存在着可检测性差异。这说明早期,也就是"窗口期",即使是短时间的营养选择也会影响远期的神经运动发育。一项超低出生体重儿的多中心队列研究,按住院期间的体重和头围的增长速度将早产儿分为 4 组,有 495 例随访至校正月龄 18 ~ 22 个月。发现随着早期生长速度的递增,脑性瘫痪、运动或智力发育指数<70 分、神经系统检查异常、再次住院率和宫外生长迟缓发生率等显著降低。在新生儿期生长速度快的婴儿中 29% 有神经损害,而在增长速度慢的婴儿中却高达 55%。此外,早期开始母乳喂养及出生后第一周较高的蛋白质和能量摄入均可改善神经发育结局。

在人类发育的进程中,细胞在不断地新陈代谢,对早期事件的"记忆"如何在一生中得以"贮存"和"表达"是目前人们探索早期营养程序化基本机制的主要内容。每个人与其他人的差异不仅来自出生时基因的差别,还来自基因表达在发育关键阶段所受到的如营养和其他因素的影响。在机体发育过程中,对多数器官和系统而言,这一"窗口期"是在胎儿期和出生后早期。这期间适宜的营养不仅有助于早产儿从疾病中康复、尽早出院,而且还为其早期脑生长提供了必要的物质基础,并影响日后的神经发育。此外,生命早期阶段的经历也将对代谢和其他生理功能刻下永久烙印。上述影响包括代谢和营养的不足和过剩,这些因素将决定成人慢性疾病(糖尿病、高血压、血脂异常和心血管疾病)的风险。如 Singhal 等发现虽然强化营养配方喂养组比起标准配方喂养组神经发育更优,但在 13 和 16 岁时胰岛素抵抗的发生率却更高,儿童期体重增长快的低出生体重儿成年时血压较高。由此看出,对早产儿来说,窗口期的营养不当同时关系到神经发育落后和代谢性疾病的风险,如何平衡和减少风险是一门艺术。

第一节　早产儿的营养需求

【本节要点】

如何满足早产儿的营养需求,一直是我们面临的挑战。早期营养状况不仅对早产儿的存活和生长发育具有重要意义,而且还是影响远期健康的重要因素。目前关于早产儿营养需求的界定是根据正常胎儿在宫内的生长和体质成分来估算的,不同胎龄和不同阶段的能量和营养素的需求有所不同。

国内外学术组织都曾发表针对早产儿的营养管理指南,目的是为这些早产儿提供适宜均衡的营养使其体重增长速度和体质成分接近相同胎龄的正常胎儿,维持其血液和组织中营养素的正常水平,以获得理想的功能发育。实现上述目标要求掌握胎儿宫内生长速度和早产儿的营养需要(表7-1-1)。但早产儿由于胃肠功能发育不成熟、代谢适应困难及并发症等多种因素还产生特殊的营养需求,要达到适当的生长速度和体质成分并非易事。因此,界定这些早产儿的营养需要不能简单地根据健康人群的需要进行推算,对他们的营养策略应当是个体化的。

表 7-1-1　不同胎龄胎儿的生长和营养需要量

kg/d	<28 周	28~31 周	32~33 周	34~36 周	37~38 周	39~41 周
胎儿生长						
体重增长(g)	20	17.5	15	13	11	10
瘦体重增长(g)	17.8	14.4	12.1	10.5	7.2	6.6
蛋白质获取量	2.1	2.0	1.9	1.6	1.3	1.2
营养需要量						
能量(kcal)	125	125	130	127	115	110
蛋白质(g)	4.0	3.9	3.5	3.1	2.5	2.0
蛋白质/能量比	3.2	3.1	2.7	2.4	2.2	1.4
(g/100kcal)						
钙(mg)	120~140	120~140	120~140	120~140	70~120	55~120
磷(mg)	60~90	60~90	60~90	60~90	35~75	30~75

引自：Koletzko B, Poindexter B, Uauy R, et al. Nutrition Care of Preterm Infants, scientific basis and practical guidelines. Karger,2014

一、早产儿的能量需求

早产儿的能量平衡可以用以下公式来表示：

$$能量摄入 = 能量排泄 + 能量储备 + 能量消耗$$

其中能量排泄主要通过粪便,一小部分通过尿液;能量储备主要指蛋白质和脂肪,前者的储备与蛋白质的摄入量直接相关,而后者的储备与能量摄入有关;能量消耗用于基础代谢、体温调节、活动与合成机体组织所需。早产儿的能量需求主要是基础代谢和生长所需,此外其特殊的生理和代谢情况也影响能量储备和能量消耗,不同营养方式的早产儿其能量需求略有不同(表7-1-2)。

表 7-1-2　早产儿的能量需求

营养方式	能量需求[kcal/(kg·d)]	营养方式	能量需求[kcal/(kg·d)]
肠内营养		肠外营养	
基础代谢	50	基础代谢	50
活动所需	0~15	活动所需	0~5
体温调节	5~10	体温调节	0~5
食物热效应	10	食物热效应	10
粪便能量损失	10	能量储存(生长)	25
能量储存(生长)	25~35	总计	85~89
总计	100~130		

不同临床状况能量需求有所不同,如需要机械通气、支气管肺发育不良、坏死性小肠结肠炎、败血症等严重疾病状态的早产儿和超低出生体重儿其能量消耗较高,而在中性温度、肠外营养时能量需求相对较低。

二、营养素的推荐摄入量

早产儿对营养物质的需求与胎龄密切相关,而且在制定营养支持目标时要基于不同的阶段来进行规划。第一阶段是生后 7 天以内,称"转变期",此时的目标是维持营养和代谢的平衡;第二阶段是临床状况平稳至出院,称"稳定-生长期",此时的目标是达到宫内增长率,如表 7-1-1 所示;第三阶段是出院至矫正年龄 1 岁,称"出院后时期",此时的目标是实现追赶性生长。这里不同胎龄反映了出生前宫内营养储备的差异,而不同的年龄阶段则反映了随着生后的成熟其生长和代谢的变化。表 7-1-3 列举了极低出生体重儿理想的营养摄入量,可以看出不同的营养支持方式所需的营养摄入量亦不尽相同。

表 7-1-3　极低出生体重儿理想的营养摄入量

		极低出生体重儿理想的营养摄入量		
		第 1 天[1] (per kg/day)	转变期[2] (per kg/day)	生长期[3] (per kg/day)
液体(ml)	肠外	70~90	90~140	120~160
	肠内	70~90	90~140	135~190
能量(kcal)	肠外	40~50	60~70	90~100
	肠内	50~60	75~90	110~130
蛋白质(g)	肠外	2	3.5	3.2~3.8
	肠内	2	3.5	3.4~4.2
碳水化合物(g)	肠外	7	5~12	9.7~15
	肠内	7	5~12	7~17

		极低出生体重儿理想的营养摄入量		
		第1天[1] (per kg/day)	转变期[2] (per kg/day)	生长期[3] (per kg/day)
脂肪(g)	肠外	1	1~3	3~4
	肠内	1	1~3	5.3~7.2
钠(mmol)	肠外	0~1	2~5	3~5(up to 7)
	肠内	0~1	2~5	3~5(up to 7)
钾(mmol)	肠外	0	0~2	2~3
	肠内	0	0~2	2~3
氯(mEq)	肠外	0~1	2~5	3~7
	肠内	0~1	2~5	3~7
钙(mmol)	肠外[4]	0.5~1.5	1.5	1.5~2
	肠内	0.8~2.5	2.5	2.5~5.5
磷(mmol)	肠外[4]	0[5]	1.5~1.9	1.5~1.9
	肠内	0.6~1.9	1.9~4.5	1.9~4.5
镁(mmol)	肠外	0	0.2~0.3	0.2~0.3
	肠内	0.1~0.3	0.3~0.6	0.3~0.6
铁(mg)	肠外	0	0	0.1~0.2
	肠内	0	0	2~4
锌(μg)	肠外	0~150	150	400
	肠内	0~1000	400~1200	1000~3000
铜(μg)	肠外	0	≤20	20
	肠内	0	≤150	120~150
硒(μg)	肠外1	0	≤1.3	1.5~4.5
	肠内	0	≤1.3	1.3~4.5
铬(μg)	肠外	0	≤0.05	0.05~0.3
	肠内	0	≤0.1	0.1~2.25
钼(μg)	肠外	0	0	0.25
	肠内	0	0	0.3
锰(μg)	肠外	0	≤0.75	1
	肠内	0	≤0.75	0.7~7.5
碘(μg)	肠外	0	≤1	1
	肠内	0	≤60	10~60
维生素 A(IU)	肠外	700~1500	700~1500	700~1500
	肠内	700~1500	700~1500	700~1500

续表

		极低出生体重儿理想的营养摄入量		
		第 1 天[1] （per kg/day）	转变期[2] （per kg/day）	生长期[3] （per kg/day）
维生素 D[6]（IU）	肠外	40 ~ 160	40 ~ 160	40 ~ 160
	肠内	150 ~ 400	150 ~ 400	150 ~ 400
维生素 E（IU）	肠外	2.8 ~ 3.5	2.8 ~ 3.5	2.8 ~ 3.5
	肠内	6 ~ 12	6 ~ 12	6 ~ 12
维生素 K（μg）	肠外	1000IM/child	10	10
	肠内	1000IM/child	8 ~ 10	8 ~ 10
维生素 C（mg）	肠外	15 ~ 25	15 ~ 25	15 ~ 25
	肠内	18 ~ 24	18 ~ 24	18 ~ 24
维生素 B_1（μg）	肠外	200 ~ 350	200 ~ 350	200 ~ 350
	肠内	180 ~ 240	180 ~ 240	180 ~ 240
维生素 B_2（μg）	肠外	150 ~ 200	150 ~ 200	150 ~ 200
	肠内	250 ~ 360	250 ~ 360	250 ~ 360
烟酸（mg）	肠外	4 ~ 6.8	4 ~ 6.8	4 ~ 6.8
	肠内	3.6 ~ 4.8	3.6 ~ 4.8	3.6 ~ 4.8
维生素 B_6（μg）	肠外	150 ~ 200	150 ~ 200	150 ~ 200
	肠内	150 ~ 210	150 ~ 210	150 ~ 210
叶酸（μg）	肠外	56	56	56
	肠内	25 ~ 50	25 ~ 50	25 ~ 50
维生素 B_{12}（μg）	肠外	0.3	0.3	0.3
	肠内	0.3	0.3	0.3
泛酸（mg）	肠外	1 ~ 2	1 ~ 2	1 ~ 2
	肠内	1.2 ~ 1.7	1.2 ~ 1.7	1.2 ~ 1.7
生物素（μg）	肠外	5 ~ 8	5 ~ 8	5 ~ 8
	肠内	3.6 ~ 6	3.6 ~ 6	3.6 ~ 6

引自：Reginald C Tsang, Ricardo Uauy, Berthold Koletzko, et al. Nutrition of the Preterm Infant. 2nd Ed. 2005 ;311-382

注释：1. 出生第 1 天肠外营养应当开始，如允许喂养，摄入量由母乳或配方奶的成分所决定

2. 指出生后生理和代谢不稳定的阶段，可持续 7 天左右

3. 临床状况稳定直至出院

4. 表中所列较高的量需要应用有机盐形式

5. 如生后第 1 天应用有机磷酸盐可给予 30mg/kg

由于早产儿的自身特点，在不同胎龄和不同生理阶段对各种营养素的需求不同。我们在制订早产儿的营养方案时，应针对每个孩子、每个阶段的不同特点来进行调整和规划，切不可千篇一律地照搬教条。

三、早产儿营养治疗的目标

早产儿理想的营养目标是获得与同孕周胎儿相似的体质结构,而不仅是达到相同的体重增长速度。鉴于临床实践中显著的多样性,如不考虑早产儿体重增长的"质量",可以通过各种不同的营养方法,获得所期望的相似的体重增长率。但由于造成过多脂肪沉积的营养方法会使早产儿长期处于负性健康状态,所以这类营养方法遭到质疑。因此,对于早产儿来说,出生后达到与宫内相同的体质结构是更加符合生理的营养方法。但目前对于早产儿实际体质结构的测量是十分困难的。

早产儿作为发育不成熟的、脆弱的特殊群体,我们对他们的营养需求不仅要考虑所有必需和条件必需营养素缺乏引起的健康问题,还要考虑这些营养素过多所带来的可能的风险;不仅要关注营养对早产儿体格发育的影响和血生化的改变,还要关注营养对促进早产儿成熟和人体功能的作用。如体重或线性生长速率、体质结构、组织代谢状况、胃肠功能、体液和细胞免疫、神经心理发育、近远期疾病的易感性等,都是在掌握营养平衡方面应当重视的问题。因此,对早产儿的营养支持应该说是一个系统工程,我们的着眼点不仅在生后早期住院期间,而且应当持续至出院后、婴幼儿阶段乃至青春期。

总之,早产儿营养治疗的目标应满足以下目的:①满足生长发育的需求;②促进各组织器官的成熟;③预防营养缺乏和过剩;④保证神经系统的发育;⑤有利于远期健康。

第二节　早产儿肠内营养

【本节要点】

> 早产儿尤其是极超低出生体重儿的肠内营养至关重要,其喂养实践具有极大的挑战性。早产儿胃肠功能不成熟与对营养物质需求高所形成的供需矛盾突出是临床的棘手问题。目前众多研究显示了母乳喂养和优化喂养策略对早产儿的益处,随着喂养方式和喂养进程的改善,争取更早达到全肠内营养,减少并发症,缩短住院时间,从而有利于早产儿的健康成长。

早产儿肠内营养的基本目的是满足其生长发育的需求,但从目前的观点来看并不是唯一的目的。因此不仅要争取早日达到足量喂养量,而且无论从乳类选择还是喂养方法都要从促进早产儿胃肠功能成熟的角度多方面进行考虑。胃肠道的成熟度对于早产儿顺利从宫内利用脐带经胎盘输送营养物质过渡为出生后依靠肠道吸收营养至关重要。研究表明,肠内营养时通过向黏膜上皮细胞提供营养素,刺激局部生长因子和胃肠激素的分泌,活化胃肠神经通路,促进早产儿胃肠道结构和功能尽快发育成熟,以适应出生后营养摄入的需要。

一、早产儿的乳类选择

(一) 早产母乳

早产母亲的乳汁如同宫内胎盘作用的延续,是赐予早产儿特殊的食物,其营养价值和生物学功能专门适合早产儿的生理需要。目前国内外学术组织均积极倡导在新生儿重症监护病房进行母乳喂养,以降低早产相关疾病的发生率,如喂养不耐受、坏死性小肠结肠炎、慢性肺疾病、早产儿视网膜病、生长和神经发育迟缓以及出院后再次入院。其保护机制在于母乳中含其他哺乳类动物乳汁中缺乏的成分如各种激素、生长因子、免疫活性成分、长链多不饱和脂肪酸、多种低聚糖等,具有促进胃肠功能成熟、调节免疫、抗感染、抗炎、抗氧化的作用。母乳中还含有多种未分化的干细胞,潜在影响早产儿的远期健康。迄今为止,已有大量的证据显示出早产母乳具有任何配方奶都无法替代的优势,并且其益处呈现出剂量与效应的关系,即早产儿摄入母乳量越多获益越大。

1. **营养**　早产母乳中蛋白质含量高,利于早产儿快速生长的需求;乳清蛋白与酪蛋白的比例达70∶30,而且主要是α-乳清蛋白,利于消化和加速胃排空;脂肪和乳糖量较低,易于吸收;钠盐较高,利于补充早产儿的丢失;钙磷易于吸收,利于骨骼发育。早产母乳与足月母乳成分的比较见表7-2-1。

表7-2-1　早产母乳与足月母乳成分的比较

成分 单位/L	早产过渡母乳 6 ~ 10 天	早产成熟母乳 22 ~ 30 天	足月成熟母乳 ≥30 天
蛋白质,g	19±0.5	15±1	12±1.5
IgA,mg/g 蛋白质	92±63	64±70	83±25
非蛋白氮,% 总氮	18±4	17±7	24
脂肪,g	34±6	36±7	34±4
碳水化合物,g	63±5	67±4	67±5
能量,kcal	660±60	690±50	640±80
钙,mmol	8.0±1.8	7.2±1.3	6.5±1.5
磷,mmol	4.9±1.4	3.0±0.8	4.8±0.8
镁,mmol	1.1±0.2	1.0±0.3	1.3±0.3
铁,mmol(mg)	23(0.4)	22(0.4)	22(0.4)
锌,μmol	58±13	33±14	15 ~ 46
铜,μmol	9.2±2.1	8.0±3.1	3.2 ~ 6.3
锰,μg	6.0±8.9	7.3±6.6	3.0 ~ 6.0
钠,mmol	11.6±6.0	8.8±2.0	9.0±4.1
钾,mmol	13.5±2.2	12.5±3.2	13.9±2.0
氯,mmol	21.3±3.5	14.8±2.1	12.8±1.5

引自:Reginald C Tsang,Ricardo Uauy,Berthold Koletzko,et al. Nutrition of the Preterm Infant. 2nd Ed. 2005;311-382

2. **胃肠道**　母乳中的某些成分,包括激素、肽类、氨基酸、糖蛋白,可促进早产儿胃肠道成熟。最主要与早产儿胃肠道动力有关,母乳喂养可增加胃排空速度,减少胃潴留和腹胀,并可较快地增加喂养量。此外,母乳还可降低肠道通透性,减少病原菌的侵袭,这也是预防早产儿败血症和 NEC 发生的关键因素之一。早产儿的胰腺消化脂肪的功能不完善,母乳中的胆汁-刺激脂肪酶在乳儿十二指肠内被胆盐激活后,乳化母乳中的脂肪成小微团,有利于脂肪消化吸收。

3. **免疫**　母乳喂养为早产儿提供最理想的免疫防御,这是其最值得推荐的原因之一。

母乳中有防御作用的物质包括抗微生物因子(分泌型 IgA、乳铁蛋白、溶菌酶、低聚糖和脂肪的消化产物)、抗炎症因子(抗氧化物、表皮生长因子、细胞保护因子和炎性介质的降解酶)和白细胞(中性粒细胞、吞噬细胞和淋巴细胞)。母乳中的溶菌酶浓度高于牛乳中数倍。溶菌酶可以溶解大部分 G^+ 菌和少部分 G^- 菌。表皮生长因子、转移因子-α 促进消化道成熟,减少微生物在肠道中移行。母乳中的白细胞在新生儿胃肠道内存活并有可能移行至其他组织。母乳中的低聚糖能促进乳酸杆菌、双歧杆菌的生长,有助于婴儿建立正常的肠道微生态、限制肠道炎症反应以及病原菌的生长。母乳中的核苷酸在性质和数量上都不同于牛乳,能够增强受损小肠的修复。母乳喂养的早产儿比配方奶喂养的早产儿粪便和尿液中的 IgA 和转铁蛋白含量更高,粪便菌群中所含致病菌更少。尤其初乳含有更高的 IgA、乳铁蛋白、抗炎细胞因子、寡糖、可溶性 CD14、抗氧化成分等保护性物质。孕期越短,保护性成分含量越高。母乳不仅提供保护性物质,还对早产儿免疫功能的发育起调节作用。大量的临床研究证明,在坏死性小肠结肠炎和晚发性败血症的发生率方面,母乳喂养的早产儿较人工喂养者明显降低。在超低出生体重儿的大样本队列研究证实母乳的保护作用具有明显的剂量依赖性,研究表明早产儿出生后最初 2 周内,每增加 100ml/kg 的母乳摄入量,则患儿 2 周后发生 NEC 的风险降低。

4. **神经发育**　长链多不饱和脂肪酸(LCPUFA),特别是二十二碳六烯酸(DHA)和花生四烯酸(AA)在神经系统和视网膜发育方面具有重要作用。在母亲妊娠最后 3 个月内,胎儿通过胎盘获得足够的 LCPUFA,其脑组织中的 LCPUFA 绝对含量随胎龄增加而增加。早产儿由于提早出生缩短了 LCPUFA 在胎脑中继续积累的过程,加之体内亚油酸和亚麻酸的代谢与转换能力不成熟,故 LCPUFA 储存量不足;早产儿在热卡相对不足的情况下,体内合成 LCPUFA 的前体物质易被氧化,也使 LCPUFA 合成减少;早产儿生长发育快,对 LCPUFA 的需要量大,易发生 LCPUFA 缺乏。而早产母乳中富含 LCPUFA,如 DHA、AA 和牛磺酸,是足月成熟乳含量的 1.5～2 倍,对促进早产儿中枢神经系统和视网膜的发育有着积极的意义。

5. **心理**　直接哺乳时通过皮肤接触、目光交流能增进母婴感情,激发母爱和增强母亲的自信心。母乳喂养的优势不仅体现在母乳的营养成分及其生物学作用,还在于喂养过程中对母婴双方的益处。

6. **远期健康**　大量研究证实婴幼儿期母乳喂养时间越长,将来发生代谢综合征(肥胖、高血压、2 型糖尿病、心脑血管病)的概率越低。从公共卫生的角度来讲,母乳喂养是最经济有效的一级预防措施。

以上这些方面的益处均可正面影响早产儿的健康和远期预后。

(二) 捐赠人乳

近年来的研究表明极超低出生体重儿使用捐赠人乳比配方奶更有益处,尤其是在降低坏死性小肠结肠炎发生率方面。因此,当早产儿的母亲不能向其婴儿提供母乳时,应选择经巴氏灭菌的捐赠母乳喂养。捐赠人乳必须通过筛查以避免发生感染(艾滋病病毒、巨细胞病毒、肝炎、梅毒)或者存在其他毒性污染物(药物、毒品、酒精、烟草制品)。捐赠人乳必须经过细菌检查和巴氏灭菌,以避免出现细菌或病毒污染。巴氏灭菌(30 分钟,62.5℃)可保证捐赠人乳的微生物学安全性,但经此方法消毒的捐赠人乳的营养和生物学质量不如新鲜母乳。关于人乳热处理的新技术目前正在研究中,目的是提高经过巴氏灭菌后的人乳的生物活性,同时保持巴氏消毒的安全性。国外已有关于捐赠人乳的采集、筛查、储存和使用的标准和指南,我国母乳库的建设已经起步。

（三）母乳强化剂

虽然早产母乳有很多营养、免疫和代谢方面的优势，但随着泌乳时间的延长，母乳中一些营养素的水平明显降低，包括蛋白质、钙、磷等使其不能满足早产儿生长的需求。目前对早产儿营养摄入的推荐基于胎儿在宫内营养素的储积速率，但早产儿出生后面临的代谢消耗增加和加速生长的需要使得实际需求量大于胎儿期。2010 年欧洲早产儿喂养指南推荐：对出生体重<1000g 的早产儿蛋白质推荐量为 4.0 ~ 4.5g/（kg·d），对出生体重在 1000 ~ 1800g 之间的早产儿蛋白质推荐量为 3.5 ~ 4.0g/（kg·d）。早产母乳中的蛋白质在初乳中含量较高，约 19g/L，2 ~ 3 周后降至 15g/L，甚至更少且含量不稳定。即使摄入母乳 200ml/（kg·d），但早产儿仍不能达到推荐的蛋白质摄入标准，也很难达到最低 15g/（kg·d）的宫内生长速率，机体处于负氮平衡状态，表现为生长落后、血清白蛋白和尿素氮水平低。胎儿宫内骨骼的生长需要提供足够的蛋白质、能量和矿物质，胎儿体内总钙量的储备从妊娠 6 个月末的 5g 增加到足月 30 ~ 35g。在此阶段钙储积率为 120 ~ 160mg/（kg·d），磷 60 ~ 75mg/（kg·d）。早产儿既有宫内储备缺乏，又有生后摄入不足，早产母乳中钙磷含量虽略高于足月母乳，但远不能满足早产儿的生长所需。而且，随泌乳时间延长，钙磷水平逐渐降低。30% ~ 50% 纯母乳喂养的早产儿会出现骨矿物质含量降低，即使摄入母乳达 180 ~ 200ml/（kg·d），与宫内相比较，也只能获得 1/3 的钙磷储积率。纯母乳喂养的早产儿尤其极低出生体重儿会出现钙磷代谢失调，血清碱性磷酸酶增加，血磷降低，发生代谢性骨病，10% 的极低出生体重儿在矫正胎龄 36 ~ 40 周时易发生骨折。

多年来，美国儿科学会和欧洲儿科胃肠、肝病和营养学会一贯推荐母乳喂养的低出生体重早产儿使用含蛋白质、矿物质和维生素的母乳强化剂（human milk fortifier，HMF），以确保满足预期的营养需求。国外许多前瞻性随机对照研究发现，强化母乳喂养能优化蛋白质摄入，促进体格增长和骨骼矿化，这已成为不争的事实。

HMF 在国外有多种商品化产品，已有 30 余年的应用历史。从最初单一营养物质的强化发展到目前多种营养成分的强化，并在不断完善，几种常用的 HMF 的成分见表 7-2-2。以早产母乳中蛋白质 15g/L 计算，若体重 1500g 的早产儿摄入母乳 160ml/（kg·d），相当于摄入蛋白质 2.4g/（kg·d），能量 107kcal/（kg·d），还需一些肠外营养的补充；而 HMF 使每100ml 母乳中增加 1g 蛋白质，因此给予强化母乳 160ml/（kg·d），可提供蛋白质 3.8g/（kg·d），能量达 128kcal/（kg·d），在摄入母乳量相同的情况下达到推荐摄入标准。目前早产儿理想的生长目标不仅是达到正常胎儿在宫内的生长速率，同时要达到相似的体成分及满意的功能状态。当蛋白/能量比适宜，且摄入能量>100kcal/（kg·d）时，可使体成分接近宫内参照值。若蛋白质摄入<3.5g/（kg·d），而能量摄入很高，虽能保持宫内增重速率，但体脂含量大大高于胎儿的比例，由此可增加成年慢性疾病的风险。

表 7-2-2　每 100ml 母乳中加入足量母乳强化剂后增加的营养物质

营养成分	单位	/5g FM85	/4g Enfamil	/4g Similac
热卡	kcal	17.35	14	14
蛋白质	g	1.0	1.1	1.0
脂肪	g	0.019	1	0.36
碳水化合物	g	3.3	<0.40	1.8

续表

营养成分	单位	/5g FM85	/4g Enfamil	/4g Similac
维生素 A	IU	441	950	620
维生素 D	IU	100	150	120
维生素 E	IU	2	4.6	3.2
维生素 K	μg	4	4.4	8.3
维生素 B_1	μg	50	150	233
维生素 B_2	μg	100	220	417
维生素 B_6	μg	50	115	211
维生素 B_{12}	μg	0.1	0.18	0.64
烟酸	μg	800	3000	3570
叶酸	μg	50	25	23
泛酸	μg	400	730	1500
生物素	μg	3	2.7	26
维生素 C	mg	10	12	25
钙	mg	75	90	117
磷	mg	45	50	67
镁	mg	2.4	1.0	7.0
铁	mg	1.3	1.44	0.35
锌	mg	0.8	0.72	1.0
锰	μg	6	10	7.2
铜	μg	40	44	170
钠	mg	20	16	15
钾	mg	42	29	63
氯	mg	17	13	38

注:表中数据来自各母乳强化剂的产品说明

1. **强化母乳喂养的对象**　我国《早产/低出生体重儿喂养建议》中指出胎龄<34 周、出生体重<2000g 的早产儿应首选强化母乳喂养。

2. **HMF 添加时间**　传统的做法是当早产儿耐受了 100ml/(kg·d)的母乳喂养之后开始添加 HMF。但近年来有学者主张可以提早添加,以保证早期的蛋白质与能量摄入。当早产儿耐受 50~80ml/(kg·d)的母乳喂养之后,开始半量强化,根据耐受情况,在 2~4 天内达到足量强化。一般按标准配制的强化母乳可使其热卡密度至 80~85kcal/dl。如果需要限制喂养的液体量[~130ml/(kg·d)],例如患慢性肺部疾病或先天性心脏病合并心功能不全时,可增加强化母乳的热卡密度至 90~100kcal/dl,以在有限的液体摄入下提供足够的能量和营养素。

3. 注意事项

（1）不同品牌 HMF 有不同的配制方法，在使用前需认真阅读使用说明，按照标准的配制方法进行添加。应在每次喂奶之前由护士进行配制，添加 HMF 后充分摇匀，配制后的母乳要及时喂哺，不易久放。一般按标准方法配制的强化母乳每 100ml 热卡密度 80~85kcal，蛋白质 2.5~2.6g，钙 100~130mg，磷 50~80mg，其他各种矿物质、微量元素和维生素也有相应强化。由于不同品牌 HMF 的成分不尽相同，故临床上在给早产儿额外补充维生素和矿物质时应注意将 HMF 中的营养素计算在内。

（2）强化母乳喂养过程中需密切观察早产儿的耐受情况。因母乳经强化后渗透压有所增加，个别早产儿会出现不耐受的情况，尤其在添加的早期阶段。应注意观察腹部体征，有无腹胀、肠鸣音减弱，有无呕吐、胃潴留增加，有无腹泻或便秘等。如发现异常及时评估，根据情况采取暂停或减量，待耐受之后再逐渐添加。应注意在严重感染尚未控制期间不要添加 HMF。

4. 强化母乳喂养的进展　30 多年来，HMF 的配方在不断改进，以更适合早产儿的生理需求。目前绝大多数 HMF 的蛋白质为牛乳来源。鉴于早产儿免疫功能不成熟，喂养耐受性差，有的 HMF 制剂为深度水解蛋白配方，近年还开始研制从捐赠人乳来源的 HMF。人乳来源的 HMF 不影响母乳本身的抗微生物特性，更好地为早产儿所耐受，与牛乳来源的 HMF 相比，明显降低 NEC 的发生。虽然人乳来源的 HMF 价格更贵，但有研究通过成本-效益分析发现，由于预防和减少了 NEC 的发生，应用人乳来源 HMF 母乳喂养的极低出生体重儿在 NICU 的住院时间缩短、总住院费用降低。

近年来关于母乳强化的方式有一些研究。传统的标准强化是根据固定的配制要求将一定比例的 HMF 添加至母乳中，是目前绝大多数 NICU 的普遍做法。但由于每个早产儿有其自身特点，如胎龄和出生体重反映了宫内储备不同，生后并发症反映了代谢变化不同，对营养素的需求是不一样的；而且母乳的营养成分随泌乳时间和饮食习惯会有所变化，非一成不变。有研究显示，标准强化的早产儿不能达到理想的蛋白质摄入标准，是导致生长迟缓的原因之一。现有学者认为，早产儿母乳强化应强调个体化原则，可通过检测母乳中蛋白质含量和能量密度进行"目标性"强化，还可通过对早产儿代谢状况（如血清尿素氮）检测进行"可调整性"强化。这种个体化的强化母乳喂养值得倡导和推荐，是今后发展的方向。

（四）早产儿配方奶

早产儿配方奶可分为液体和粉状两种。前者是按冲调比例配制好的即食瓶装奶液，后者是配方粉。在液体配方奶的生产过程中，液体经过足够时间的高温处理，可以使终产品达到商业无菌的要求，而早产儿配方粉则难以制成无菌产品，在调配过程中需予以注意。

早产儿配方奶保留了母乳的优点，补充母乳对早产儿营养需要的不足，适当提高热量，使配制的蛋白、糖、脂肪等营养素易于消化和吸收等。各种早产儿配方奶的共同特点是：

1. 蛋白质　早产儿配方奶中蛋白质含量高，为 2.7~3.0g/100kcal，这种蛋白/能量比值（P：E）有利于早产儿的体重增长和体质结构接近于其宫内生长发育的情况。在蛋白质组成方面，乳清蛋白与酪蛋白比例为 60：40 或 70：30。乳清蛋白的氨基酸组成更适合早产儿快速增长的生理需要。例如，早产儿必需的赖氨酸含量适宜；供应足量的胱氨酸（牛磺酸的前体，也是胆汁盐合成过程中的重要氨基酸）；而苯丙氨酸、酪氨酸、蛋氨酸的含量相对较低，而这些氨基酸可以累积并影响神经系统的发育。研究显示以乳清蛋白为主的配方奶喂养的早产儿，其新陈代谢指标和血浆氨基酸水平更接近于母乳喂养儿的水平。

2. **脂肪** 足量、易吸收的脂肪可提供必需脂肪酸,有助于满足生长所需的高热量,同时辅助其他重要营养成分如钙、脂溶性维生素的吸收。在早产儿配方奶中热量的 1/2 来自脂肪。由于中链脂肪酸(MCT)的吸收不需要胆盐的参与,是早产儿理想的脂肪来源。在早产儿配方奶中 MCT 占 40% 左右,易于消化吸收。必需脂肪酸包括亚油酸和亚麻酸的含量和比例适宜,有些配方强化了长链多不饱和脂肪酸如花生四烯酸(AA)和二十二碳六烯酸(DHA),使其达到母乳含量,利于早产儿神经系统的生长发育。

3. **碳水化合物** 早产儿在出生后早期不能够充分消化乳糖,因为乳糖酶是在胎儿期最后出现的一种双糖酶。由于早产儿肠道乳糖酶的活性低于足月儿,降低乳糖比例并用其他碳水化合物取而代之是有帮助的。早产儿配方奶通常包括 40% ~ 50% 乳糖和 50% ~ 60% 多聚葡萄糖组成的碳水化合物混合体,供给所需要热量,而不增加血渗透压。

4. **维生素** 早产儿出生时维生素蓄积水平较低,吸收率较低,但需求量高,易发生维生素缺乏。虽然在早产儿配方奶中进行了维生素的强化,但在出生的最初几周内,由于奶量摄入少,并不能满足对于所有维生素的需要,尤其是维生素 A、D、K、E 和叶酸。

5. **矿物质** 出生婴儿 2/3 的矿物质储备都是在孕期最后两个月完成的。出生后要使早产儿矿物质的沉积达到孕后期的速度非常困难,而当矿物质供给量不足时,会导致生长发育障碍。在早产儿配方奶中添加了更多的钙、磷、铁、钠、铜和硒等矿物质,以满足其快速生长的需要。

因此说早产儿配方奶能补充母乳中各种营养成分的不足,但缺乏母乳中的许多生长因子、酶、IgA 和巨噬细胞等。一般来说,适合胎龄<34 周、出生体重<2000g 早产儿的乳类是母乳+母乳强化剂或早产儿配方奶,别无其他选择,而前者无论从营养价值还是生物学功能都应为首选。目前对于 NICU 住院早产儿的乳类推荐依次为:新鲜母乳、冷冻母乳、捐赠人乳和配方奶。

(五)早产儿过渡配方奶

既往的营养支持策略重视早产儿住院期间的营养,而当其体重 2000g 以上、达出院标准时即转为未经强化的母乳或普通婴儿配方奶喂养。但人们开始注意到,这种营养方案不能填补早产儿生后早期在能量和蛋白质方面的累计缺失,不能满足追赶性生长的需求,由此研究产生了早产儿出院后过渡期的特殊配方奶。此外也适用于出生胎龄>34 周的晚期早产儿。

以下是几种奶方的主要成分比较(表 7-2-3):

表 7-2-3 不同奶方主要成分表(每 100ml 奶的含量)

	婴儿配方奶	早产儿配方奶	早产儿过渡配方奶
热卡(kcal)	67.2 ~ 68.0	80.0 ~ 81.0	72.0 ~ 74.0
蛋白质(g)	1.45 ~ 1.69	2.20 ~ 2.40	1.85 ~ 1.90
脂肪(g)	3.5 ~ 3.6	4.1 ~ 4.3	3.4 ~ 4.1
碳水化合物(g)	7.3 ~ 7.6	8.6 ~ 9.0	7.7 ~ 8.0
钙(mg)	51 ~ 53	134 ~ 146	77 ~ 90
磷(mg)	28 ~ 36	67 ~ 73	46 ~ 49

续表

	婴儿 配方奶	早产儿 配方奶	早产儿 过渡配方奶
铁(mg)	1.0 ~ 1.2	1.2 ~ 1.4	1.3 ~ 1.4
钠(mmol)	0.71 ~ 1.17	1.3 ~ 1.5	1.0 ~ 1.1
钾(mmol)	1.74 ~ 1.89	2.1 ~ 2.7	1.9 ~ 2.2
氯(mmol)	1.13 ~ 1.44	1.9 ~ 2.0	1.5 ~ 1.7
维生素 A(IU)	200 ~ 204	250 ~ 1000	330 ~ 340
维生素 D(IU)	40.5 ~ 41.0	70.0 ~ 192.0	52.0 ~ 59.0
维生素 E(IU)	1.35 ~ 1.36	3.2 ~ 5.0	2.6 ~ 3.0
维生素 K(μg)	5.4 ~ 5.5	6.5 ~ 9.7	5.9 ~ 8.0

二、喂养方法

早产儿,尤其是极超低出生体重儿的肠内喂养具有极大的挑战性。喂养不耐受和发生坏死性小肠结肠炎的风险是 NICU 经常面临的问题。对这些问题的担忧导致肠内喂养建立延迟、喂养量增加速度减慢,从而使早产儿早期营养摄入不足。肠内营养不足增加了对肠外营养的需要,并可能导致导管相关血行感染和肠外营养相关的胆汁淤积等并发症。此外,还可引起胃肠黏膜萎缩,胃肠功能紊乱,增加细菌移位和患坏死性小肠结肠炎的风险。

(一)适应证

无先天性消化道畸形及严重疾患、血流动力学相对稳定的早产儿应尽早开始喂养。出生体重>1000g 的早产儿、病情相对稳定者可于出生后 6 ~ 12 小时内开始喂养。有严重围产窒息、病情危重或超低出生体重儿可适当延迟喂养,但不超过 48 小时。

有以下情况应暂缓喂养:①先天性消化道畸形等原因所致消化道梗阻;②怀疑或诊断坏死性小肠结肠炎;③血流动力学不稳定:如需要液体复苏或血管活性药多巴胺>5μg/(kg·min);④各种原因所致多器官功能障碍。

(二)喂养方式的选择

1. 经口喂养 胎龄>34 周、病情稳定、呼吸频率<60 次/分的早产儿。母乳喂养可以直接哺乳。32 ~ 34 周稳定的早产儿可在密切监护下尝试和学习经口喂养。

2. 经管饲喂养

(1)适应证:①胎龄<32 ~ 34 周;吸吮和吞咽功能不全的早产儿。②因疾病本身或治疗因素不能经口喂养的早产儿。③作为经口喂养不足的补充。

(2)管饲途径:①口/鼻胃管喂养,是经管饲喂养的首选方法,喂养管应选用内径小而柔软的硅胶或聚亚胺酯导管,最好选择自口腔插入;②经幽门/幽门后喂养,包括鼻十二指肠、鼻空肠、胃空肠和空肠造瘘/经皮空肠造瘘,适用于上消化道畸形、胃动力不足、吸入高风险、严重胃食管反流的新生儿。

(3)管饲方式:①间歇输注法:每 2 ~ 3 小时一次,输注速度不要过快,或依靠重力作用将奶液滴入胃管;②持续输注法:连续 20 ~ 24 小时用输液泵输注喂养法,输液泵中的营养配方应每 3 小时进行更换。有系统评价比较了持续喂养和间歇性喂养对于 VLBW 早产儿的作用,结果显示这两种喂养方法在达到全肠道喂养的时间、出生后生长、住院时间和 NEC 发生率上无差异。管饲喂养量与添加速度见表 7-2-4。

表 7-2-4　管饲喂养用量与添加速度

出生体重(g)	间隔时间	开始用量[ml/(kg·d)]	添加速度[ml/(kg·d)]	最终喂养量[ml/(kg·d)]
<750	q2h	≤10	15	150
750 ~ 1000	q2h	10	15 ~ 20	150
1001 ~ 1250	q2h	10	20	150
1251 ~ 1500	q3h	20	20	150
1501 ~ 1800	q3h	30	30	150
1800 ~ 2500	q3h	40	40	165
>2500	q4h	50	50	180

（三）微量喂养

早产儿尤其极超低出生体重儿的消化系统功能不成熟,表现在胃肠动力差、胃肠激素水平低、消化酶含量少且活性低,加上出生后处于应激状态和肠道微生态系统不能正常建立,进一步影响了消化功能。微量喂养一般是指在出生后早期以<10 ~ 20ml/(kg·d)的奶量进行喂养的方法,旨在促进早产儿胃肠功能的成熟、尽早达到满足营养需求的足量喂养。微量喂养首选母乳。

早期微量喂养有助于胃肠道组织结构的完整及消化功能的成熟。动物实验表明,完全肠外营养的小鼠禁食 3 天就会出现肠黏膜萎缩、肠绒毛变平以及乳糖酶发育受阻。早期微量喂养可以增加肠道组织细胞的发育,提高胃肠道黏膜酶的分泌及活性。微量喂养使肠腔直接接受营养,促进胃肠道运动功能的成熟。对缺乏成熟的吸吮吞咽机制和对胃肠道喂养不能耐受的早产儿,尤其是实行全肠外营养的危重儿,能提高胃肠激素的水平,促进胃肠功能及代谢的成熟,从而尽早从肠外营养过渡到经口喂养,提高治疗的成功率。早期微量喂养还有助于促进肠蠕动和胆红素在粪便中的排泄,减少胆红素肠-肝循环。而且临床实践证明并不增加坏死性小肠结肠炎的发生率。

对于胎龄<28 周的早产儿在开始喂养前可用新鲜初乳进行口腔护理。初乳富含细胞因子和其他免疫因子,具有抑菌或杀菌、抗病毒、抗炎和抗感染的免疫调节作用。研究证明,早产儿母亲的初乳比足月儿母亲初乳含有浓度更高的保护因子,如 SIgA、低聚糖、乳铁蛋白、表皮生长因子、白细胞介素-6 等。在用初乳口腔护理的过程中,通过口咽淋巴组织的免疫调节,帮助早产儿建立保护屏障和有利的微生态环境。

（四）非营养性吸吮

早产儿在管饲法喂养期间应同时进行非营养性吸吮,其对早产儿的益处包括:

1. 促进胃肠动力及胃肠功能的成熟　胎儿 15 周时有吸吮动作,但直到 25 周时吸吮仍不能合成完整的摄入吞咽功能,有效的吸吮和吞咽要到 34 周及出生后逐步发育成熟。采用非营养性吸吮给早产儿造成视觉、感觉的刺激,促进吸吮反射,使迷走神经兴奋,促进胃肠蠕动,加速胃排空和胎粪的排出,从而有助于早产儿从肠外营养过渡到胃肠营养,缩短管饲喂养到经口喂养的时间,加快其生长发育,缩短住院天数。

2. **促进新生儿胃肠激素的分泌**　迷走神经兴奋会刺激胃窦 G 细胞释放胃动素、胃泌素,促进胃酸分泌,加快胃肠功能的成熟。

3. **改善早产儿的生理行为**　研究表明,管饲喂养会明显地减少安静睡眠周期,增加烦躁的时间。而给予非营养性吸吮的早产儿安静睡眠时间明显增加,活动睡眠和烦躁时间减少。

营养性吸吮为患儿提供营养,而非营养性吸吮可使患儿感到舒适和安全。这说明非营养性吸吮虽不能改变管饲所造成的生理变化,但可通过减少激惹、减少能量消耗,加快临床状态改善的进程,从而促进生长。

(五) 极超低出生体重早产儿的优化喂养策略

近年来,关于极超低出生体重早产儿的喂养方案有很多临床研究与实践,并根据系统综述的证据级别给出了合理策略的建议和指南(表 7-2-5)。

表 7-2-5　极超低出生体重早产儿肠内喂养的合理策略

	ELBW 早产儿	VLBW 早产儿
首选乳类	母乳	母乳
首次喂养时间	出生后 6~48h 以内	出生后 6~48h 以内
开始微量喂养	0.5ml/(kg·h)或 1ml/kg q2h	1ml/(kg·h)或 2ml/kg q2h
微量喂养持续时间	1~4 天	1~4 天
加奶速度	15~25ml/(kg·d)	20~30ml/(kg·d)
如果持续喂养	+0.5ml/kg q12h	+1ml/kg q8h
如果 q2h 间歇性喂养	+1ml/kg q12h	+1ml/kg q8h
强化母乳	在母乳摄入为 100ml/(kg·d)之前	在母乳摄入为 100ml/(kg·d)之前
目标能量摄入量	110~130kcal/(kg·d)	110~130kcal/(kg·d)
目标蛋白质摄入量	4~4.5g/(kg·d)	3.5~4.0g/(kg·d)

引自:Koletzko B,Poindexter B,Uauy R,et al. Nutrition Care of Preterm Infants,scientific basis and practical guidelines. 2014

2015 年加拿大极低出生体重早产儿喂养指南中提出,出生体重<1000g 的早产儿争取在 2 周内达到足量肠内营养[150~180ml/(kg·d)],出生体重 1000~1500g 者 1 周内达到足量肠内营养。出生体重<1000g 早产儿可能不耐受过大的喂养量[如≥180ml/(kg·d)],需个体化处理。

(六) 喂养耐受性的判断和处理

极低出生体重早产儿在出生后一周内和逐渐增加奶量的过程中常会有喂养不耐受的表现,如何进行判断和处理是临床上面临的较棘手的现实问题。

1. **观察胃潴留量**　传统做法是管饲喂养的早产儿每次喂养前先抽取胃中残余奶量,如潴留量<喂养量的 50%,将残余打回,连同母乳或配方奶达到预期喂养量。如>喂养量的 50%,则减量或停喂一次。目前不建议出生后早期常规检查胃潴留,仅在达到最小喂养量后于每次喂奶前检查胃潴留量。最小喂养量的定义:出生体重<500g 者 2ml,500~749g 者 3ml,750~1000g 者 5ml。但如潴留液中含血液、胆汁等则应禁食,查找病因。注意检查胃潴留时用小体积注射器,抽吸要轻柔。

2. **观察腹部体征**　如腹围增加,肠型明显,腹胀且有张力,肠鸣音减弱或消失时应减量或停喂一次,并进行全面评估和查找病因。因腹围测量常具有一定的主观性,故无必要进行常规监测。

3. **胃食管反流**　不应轻易将早产儿呼吸暂停、血氧饱和度下降、心率减慢,或呕吐、咳嗽、易激惹等表现作为胃食管反流的诊断依据。如疑有胃食管反流时,应头部抬高30°,喂奶后将婴儿置于左侧卧位,30分钟后再俯卧位。减少每次喂养量,缩短喂养间隔。如高度怀疑GER且体位治疗无效,可延长喂养时间至30~60分钟,但需尽快缩短延长的时间。持续喂养或经幽门喂养是治疗的最后手段,尽量避免。不建议将多潘立酮、H_2受体阻滞剂或质子泵抑制剂用于胃食管反流的治疗。目前仍无足够证据推荐红霉素用于预防或治疗喂养不耐受。

4. **坏死性小肠结肠炎**　当出现明显胃肠道异常表现(呕吐、严重腹胀、伴有肠型、便血)时,或胃肠道表现与呼吸暂停、心动过缓、低灌注和或血流动力学不稳定等全身症状相关时,喂养不耐受表现就更明显,在这些情况下,应考虑NEC可能,需禁食并对患儿进行全面的临床评估。

开奶延迟、反复禁食、配方奶喂养、机械通气、小于胎龄儿尤其伴有舒张末期脐血流消失或反流者、胎粪黏稠等常常是喂养不耐受的高危因素。而极超低出生体重儿在出生后1~2周内出现的胃潴留、喂奶后腹胀等,在多数情况下是其胃肠功能不成熟的表现,而非病理征象。随着喂养进程,这些症状会逐渐减轻和消失,因此不应成为延迟喂养和禁食的理由。总之,在早产儿的喂养过程中应根据不同个体的情况决定喂养策略和处理方法,首选母乳喂养,鼓励袋鼠妈妈式护理方式,严密观察腹部体征,不要轻易禁食,保证排便通畅,以尽早达到全肠内营养,减少并发症。

第三节　早产儿肠外营养

【本节要点】

由于早产儿宫内营养储备有限,出生后建立肠内营养需要时间,肠外营养作为一种满足早产儿营养摄入量且相对安全的方法,被广泛应用于早产儿尤其极超低出生体重儿出生后早期的营养支持。目前推荐标准化的肠外营养方案,更早更积极地为早产儿提供能量和必需营养素,避免早期的营养摄入不足所致的宫外生长迟缓,从而改善早产儿的近远期预后。但在肠外营养的使用中,功效与风险并存,需要临床判断以权衡利弊。

肠外营养是当早产儿不能或不能完全耐受经肠道喂养时,完全或部分由静脉供给热量、液体、蛋白质、碳水化合物、脂肪、维生素和矿物质等来满足机体代谢及生长发育需要的营养支持方式。研究提示超低出生体重儿在无外源性营养供给的情况下,其体内的能量仅能满足出生后最初2~3天的需要。超未成熟儿的出生应被视为营养治疗的急诊指征。肠外营养已成为大多数早产儿出生后最初阶段的常规治疗。在坏死性小肠结肠炎等疾病导致胃肠功能紊乱的早产儿中,肠外营养也尤为重要。

一、肠外营养的指征

因各种原因不能进行胃肠道喂养 3 天以上或经胃肠道摄入不能达到所需总热量 70%。

二、肠外营养的途径

（一）周围静脉

操作简便，并发症少，适合短期（<2 周）应用，但反复穿刺增加感染机会。由于易引起静脉炎，葡萄糖浓度应<12.5%，氨基酸浓度应<4%，液体渗透压不超过 900mOsm/L。

（二）中心静脉

①脐静脉导管：操作简便，但应注意插管深度和留置时间。②经周围静脉导入中心静脉置管（Peripherally Inserted Central Catheter，PICC）：留置时间长，但需严格按护理常规操作与护理，防止导管阻塞、感染等并发症。③中心静脉导管：经颈内、颈外或锁骨下静脉置管进入上腔静脉。留置时间长，但操作复杂，并发症较多。

三、肠外营养的输注方式

（一）多瓶输液

氨基酸与葡萄糖电解质溶液混合后，以 Y 型管或三通管与脂肪乳剂体外连接后同时输注。适用于不具备无菌配制条件的单位。但工作量相对大，易出现血糖、电解质紊乱，且不利于营养素充分利用。

（二）全合一

将所有肠外营养成分在无菌条件下混合在一个容器中进行输注，推荐使用。全合一输注方式有以下优点：

1. 减少各营养液污染机会。

2. 提高营养支持的效果，如氨基酸与非蛋白热源同时输入，可提高氮的利用，有利于蛋白质合成。

3. 减少并发症的发生，如高血糖及肝损害等。

4. 简化护士操作，便于护理。

此输注方式需严格按无菌操作技术进行配制。混合顺序：①电解质溶液、水溶性维生素、微量元素制剂先后加入葡萄糖溶液或（和）氨基酸溶液；②将脂溶性维生素注入脂肪乳剂；③充分混合葡萄糖溶液与氨基酸溶液后，再与经步骤②配制的脂肪乳剂混合；④轻轻摇动混合物，排气后封闭备用。避光、4℃保存，现配现用。注意避免在肠外营养液中加入其他药物。

四、肠外营养液的组成和需求

肠外营养液基本成分包括氨基酸、脂肪乳剂、碳水化合物、维生素、电解质、微量元素和水。

能量与液体需要量

临床上早产儿在绝大多数情况下应用部分肠外营养，故肠外营养提供的能量以 60 ～ 80kcal/（kg·d）为宜。在奶量摄入极少的情况下，短时间内可达 80 ～ 100kcal/（kg·d）。随着肠内营养量的逐渐增加，减少肠外营养的能量摄入，直至完全建立肠内营养。

液体需要量随不同日龄、不同出生体重、不同环境和不同病情而有所不同（表 7-3-1）。胎龄小、出生体重低的早产儿由于皮肤角质层发育不成熟、不显性失水增加，每天液体需要量较多。置辐射抢救台、光疗、发热、排泄丢失等需增加液体量,气管插管辅助通气时经呼吸道不显性失水减少,心、肺、肾功能不全时需控制液体量。建议总液体量在 20~24 小时均匀输入,需要应用输液泵。

表 7-3-1 新生儿每天液体需要量[ml/(kg·d)]

出生体重(g)	1 天	2 天	3~6 天	>7 天
<750	100~140	120~160	140~200	140~160
750~1000	100~120	100~140	130~180	140~160
1000~1500	80~100	100~120	120~160	150
>1500	60~80	80~120	120~160	150

引自:中华医学会肠外肠内营养学分会儿科学组,中华医学会儿科学分会新生儿学组,中华医学会小儿外科学分会新生儿外科学组.中国新生儿营养支持临床应用指南.中华小儿外科杂志,2013,34(10):782

1. **氨基酸** 小儿氨基酸代谢特点:

(1) 除维持体内蛋白质代谢平衡外,还需满足生长发育的需要。

(2) 需要更多的氨基酸种类,由于婴儿,尤其是早产儿肝脏酶系统发育未成熟,某些非必需氨基酸不能从必需氨基酸转变而来。

(3) 支链氨基酸需要量多,因其主要在骨骼肌内代谢,不增加肝脏负担,对小儿未成熟的肝脏有一定好处。

(4) 精氨酸需要量大,精氨酸有刺激生长激素分泌防止高氨血症和提高免疫作用。

(5) 需要牛磺酸,促进小儿神经系统发育,增加免疫功能。

小儿专用氨基酸溶液的特点是氨基酸种类多(19 种),必需氨基酸含量高(占 60%),如组氨酸、酪氨酸、半胱氨酸、牛磺酸等,支链氨基酸含量丰富(占 30%),适于婴幼儿尤其新生儿和早产儿使用。

以往氨基酸推迟到生后数天才开始。这种推迟的原因与极低出生体重儿(VLBW)分解氨基酸的能力以及刚出生数天内普遍病情危重影响耐受程度有关。但如生后头几天禁食,且仅输注葡萄糖,患儿可每天丢失储存蛋白质的 1%,从而引起早期营养不良。目前主张从生后数小时就开始应用氨基酸是为了避免早期营养不良。早产儿刚出生时,尤其是 VLBW 存在营养输入的暂时中断。尽可能将其减少到最小是积极营养的第一个目标。

在胎儿低胰岛素水平的情况下,母体给胎儿输送葡萄糖的速度基本与胎儿能量消耗相吻合。胎盘主动转运氨基酸给胎儿,动物研究显示胎儿对氨基酸的摄取远超过自身蛋白质堆积所需,其中约 50% 作为能量来源参与氧化,并产生尿素。人类和动物的胎儿尿素产生率都比新生或成年者高,提示胎儿期相对高的蛋白质转化和氧化率。在开始 PN 后血尿素氮常常升高并非毒副作用的表现,而是氨基酸或蛋白质摄取增加的正常伴随现象。

及早积极应用氨基酸的一个强有力证据是它可以避免"代谢休克"。VLBW 从断脐起一些必需氨基酸的浓度就开始下降。如同依靠血糖浓度一样,胰岛素的分泌也依靠这些氨基酸的血浓度。氨基酸缺乏会使胰岛素以及胰岛素样生长因子减少,从而限制葡萄糖的转运和能量代谢。葡萄糖在细胞膜上的转运下调会引起细胞内能量减少,导致 Na^+-K^+-ATP 酶活性下降。这会直接引发细胞内钾漏出细胞外,造成非少尿性高钾血症。而且这种代谢休克会触发以内生性葡萄糖为特征的饥饿反应,难以抑制的葡萄糖产生会引发所谓的"糖耐量低减",常常限制 VLBW 的能量摄入。因此,我们提倡从胎儿期到出生后的代谢转变平顺过渡,避免持续数天不用肠外营养引发不必要的代谢危机。许多临床研究已观察到及早获得氨基酸可以很大程度地改善 VLBW 的糖耐量,减少高钾血症的发生。

这一策略可以减少生后体重下降并及早恢复出生体重,这意味着 VLBW 发展成宫外生长迟缓的可能性减小。很多对照研究都显示了在生后 24 小时内使用氨基酸的有效性和安全性,没有观察到高血氨、代谢性酸中毒或异常氨基酸谱等代谢紊乱。

目前主张生后数小时内开始给予氨基酸,起始量 2.0g/(kg·d),递增速度 1.0g/(kg·d),最终目标量 3.5~4.0g/(kg·d)。

2. 脂肪乳剂 脂肪酸是中枢神经系统发育的重要营养物质。胎儿在宫内对脂肪摄取很少,依靠脂肪的能量代谢到孕晚期才开始,并且到近足月时才逐渐增加。VLBW 的脂肪储备低,若用无脂的肠外营养液,72 小时之内会出现必需脂肪酸缺乏。采用 0.5~1.0g/(kg·d)的脂肪乳剂摄入即可预防必需脂肪酸的缺乏。

理想的脂肪乳剂需提供必需脂肪酸,维持长链多不饱和脂肪酸(PUFA)水平和免疫功能,并减少脂类过氧化。中链脂肪酸(MCT)和长链脂肪酸(LCT)各占 50% 的脂肪乳剂具有新的特性,其血中清除率更快,因 MCT 的代谢无须肉毒碱转运而直接通过线粒体膜进行 β-氧化;不在肝脏和脂肪组织内蓄积,不干扰胆红素代谢,对肝功能无不良影响;供能迅速,可增加氮贮留;减少对免疫系统的抑制作用。所以含 MCT 的脂肪乳剂更有利于危重患者,推荐新生儿尤其早产儿应用 20% 浓度的中长链脂肪乳剂。

迄今为止,广泛应用于新生儿的脂肪乳剂是大豆油(SO)脂肪乳剂。SO 含丰富的 ω6 PUFA 亚油酸,其代谢产物中含有可诱发毒性作用和促炎性细胞因子的过氧化物。目前已有新制剂,有些 SO 被椰子油(富含中链甘油三酯)和橄榄油等其他油类替代,从而减少了亚油酸的含量。同时,目前还有含鱼油的脂肪乳剂,其富含长链 ω3 脂肪酸(DHA,EPA)。长链 ω3 脂肪酸是抗炎介质的前体。短期益处包括降低脂类过氧化作用和脂肪酸水平。有研究报道,改变肠外营养配方可改善肠功能衰竭相关的肝脏疾病。这些改变包括减少或停用豆油脂肪乳剂、混合使用含鱼油脂肪乳剂,或者是使用低剂量的纯鱼油脂肪乳剂。

脂肪乳剂在生后 24 小时内开始给予,起始剂量 1.0~1.5g/(kg·d),按 0.5~1g/(kg·d)增加[超低出生体重儿起始剂量 1.0g/(kg·d),按 0.5g/(kg·d)增加],总量 2.5~3.0g/(kg·d)。影响脂肪清除的最重要因素是脂肪乳剂的输入速度,应 20~24 小时均匀输入,最快速度 <0.12~0.15g/(kg·h)。高胆红素血症、出血倾向或凝血功能障碍、严重感染时应减少用量。

脂肪乳剂进入体内可产生大量游离脂肪酸,竞争白蛋白上的结合位点,影响游离胆红素的代谢。但一些研究说明,脂肪乳剂剂量在 1.0~3.0g/(kg·d)时,一般不会影响体内胆红素的代谢。

3. 葡萄糖 早产儿静脉输注葡萄糖的速度从 4mg/(kg·min)开始。如能耐受,可以每天增加 1~2mg/(kg·min),最大不超过 12mg/(kg·min)。

在生后最初几天,如改变输注葡萄糖的速度,或血糖水平不稳定,应每 4~6 小时测一次血糖。建议维持血糖 <8.3mmol/L(150mg/dl)。葡萄糖输注速度上限[12mg/(kg·min)]是由葡萄糖的氧化能力决定的,该能力取决于能量产生和肝糖原沉积,且受到胎龄和临床状况的影响。高血糖症常见于早产儿,可能引发儿茶酚胺升高、胰岛素生成减少以及胰岛素抵抗,还可能增加死亡率及脑室内出血、败血症和慢性肺部疾病的发生率。如有高血糖[8.3~10.0mmol/L(150~180mg/dl)],葡萄糖输注速度按 1~2mg/(kg·min)逐渐递减,如 4mg/(kg·min)仍不能控制高血糖,可用胰岛素 0.05IU/(kg·h)。PN 中的蛋白质供应(如氨基酸,尤其是精氨酸和支链氨基酸)可能通过刺激胰岛素/IGF-1 轴介导的机制,从而降低葡萄糖水平。不推荐早期常规使用胰岛素预防高血糖的发生,临床研究表明这种治疗方法是无

益的,且可能导致低血糖症并增加死亡率。

4. **维生素**　肠外营养时需补充 13 种维生素,包括 4 种脂溶性维生素(A,D,E,K)和 9 种水溶性维生素(B_1,B_2,B_6,B_{12},C,烟酸,叶酸,泛酸和生物素),见表 7-1-3。

5. **电解质及微量元素**　对于电解质的生理需要量,由于生后第 1 天新生儿体液中钠和氯的含量高,补液时通常不需补给。同样,新生儿血钾在生后 1~2 天内偏高,尤其早产儿升高程度与胎龄呈负相关,这可能是由于细胞内钾向细胞外转移所致。随着肾脏排钾后,血钾浓度逐渐下降。脐血钙浓度随着孕周增加而逐渐增高,并可高于母亲血钙水平。分娩后,钙经胎盘转运终止,新生儿血钙下降,生后 48~72 小时达到最低点。血钙下降刺激甲状旁腺素(PTH)分泌增加,PTH 从骨中动员钙使血钙水平回升。临床低钙血症多见于早产儿、窒息儿和母糖尿病的新生儿,主要是由于 PTH 分泌受抑制所致。

如 TPN 时间超过 2 周,需在营养液中加入微量元素。早产儿肠外营养时每天矿物质及微量元素的推荐量见表 7-1-3。

五、肠外营养时的监测

(一) 水电解质平衡

每天记录出入量、测体重,观察皮肤弹性、前囟,监测尿量及比重、电解质、肌酐、血细胞比容等。

在早产儿出生早期液体平衡的最佳指标是体重下降每天 1%~2%,最大下降幅度不超过 10%;尿量 2~3ml/(kg·h),比重 1.008~1.012。

(二) 生长参数

每天测体重,每周测身长、头围。

(三) 实验室检查

血常规、血糖、血气、肝肾功能、血脂等。

第四节　早产儿出院后的营养管理

【本节要点】

　　早产儿营养管理是一项系统工程,出院后喂养指导是住院期间营养支持的延续,同样关系到早产儿的终生健康。在早产儿出院时进行营养风险程度的评估是出院后个体化营养指导的基础。母乳喂养仍为早产儿的首选喂养方式,喂养方案的选择既要考虑到早产儿营养风险程度的分类,又要根据随访中监测的早产儿生长速率和水平、摄入奶量等综合因素进行调整,使早产儿达到理想适宜的生长状态。高、中危早产儿强化营养的时间存在个体差异,达到追赶目标,则可逐渐终止强化喂养。早产儿出院后营养管理的重点包括喂养、生长和营养代谢的评估,定期随访应规范和制度化。

　　随着围产医学和重症监护技术的不断进步,越来越多小胎龄、低出生体重的早产儿得以存活,出院后科学的营养管理不仅关系到早产儿的体格生长,而且影响神经系统发育,与成年期慢性疾病相关。目前我国较多医疗机构在早产儿院内营养支持策略方面已有显著改善,早产儿宫外生长迟缓的发生率有所下降,但出院后管理未引起足够重视,尚未形成早产儿监测随访的保健体系,如随访制度不健全,喂养指导不规范,生长监测不到位,存在较多误区。早产儿在出生胎龄、宫内生长状况、住院期间营养策略、并发症严重程度和可能的遗传因素等方面存在个体差异,出院时的营养状况差异很大,因此不可能用统一的标准化营养指南涵盖所有出院后早产儿的需要。鉴于大多数胎龄小的早产儿出院时还未到预产期(胎龄40周),生后早期在能量和各种营养素方面已有或多或少的累积缺失,因此早产儿出院后的喂养指导是出院后医学管理的重要内容。

一、出院时营养风险程度的分类

早产儿出院前应进行喂养和生长的评估,根据胎龄、出生体重、喂养状况、生长评估以及并发症将营养风险的程度分为高危、中危和低危三类(表 7-4-1),这是出院后个体化营养指导的基础。该评估由新生儿科医师完成,并给予出院后喂养的初步建议。

表 7-4-1　早产儿营养风险程度的分类

分类	胎龄(周)	出生体重(g)	胎儿生长受限	经口喂养	奶量[ml/(kg·d)]	体重增长(g/d)	宫外生长迟缓	并发症[a]
高危早产儿	<32	<1500	有	欠协调	<150	<25	有	有
中危早产儿	32~34	1500~2000	无	顺利	>150	>25	无	无
低危早产儿	>34	>2000	无	顺利	>150	>25	无	无

注:[a]并发症包括支气管肺发育不良、坏死性小肠结肠炎、消化道结构或功能异常、代谢性骨病、贫血、严重神经系统损伤等任一条

引自:《中华儿科杂志》编辑委员会,中华医学会儿科学分会儿童保健学组,中华医学会儿科学分会新生儿学组. 早产/低出生体重儿出院后喂养建议. 中华儿科杂志,2016,54(1):6

早产儿营养风险程度的分类是相对的,如中危或低危分类中具备高危分类标准(如表中第3~8条之一)者应升为高危或中危级别进行管理。

二、个体化喂养方案

(一) 根据出院时营养风险程度评估选择喂养方案(表 7-4-2)

出院后母乳仍为早产儿的首选喂养方式,并至少应持续母乳喂养至 6 月龄以上。

表 7-4-2　早产儿个体化喂养方案

早产儿分类	母乳喂养	部分母乳喂养	配方喂养
高危早产儿	足量强化母乳喂养(80～85kcal/100ml)至 38～40 周后,母乳强化调整为半量强化(73kcal/100ml);鼓励部分直接哺乳、部分母乳+人乳强化剂的方式,为将来停止强化、直接哺乳作准备	①母乳量>50%,则足量强化母乳+早产儿配方至胎龄38～40 周,之后转换为半量强化母乳+早产儿过渡配方; ②母乳量<50%,或缺乏人乳强化剂时,鼓励直接哺乳+早产儿配方(补授法)至胎龄 38～40 周,之后转换为直接哺乳+早产儿过渡配方(补授法)	应用早产儿配方至胎龄 38～40 周后转换为早产儿过渡配方
	据早产儿生长和血生化情况,一般需应用至校正 6 月龄左右,在医师指导下补充维生素 A、D 和铁剂		

早产儿分类	母乳喂养	部分母乳喂养	配方喂养
中危早产儿	足量强化母乳喂养（80～85kcal/100ml）至38～40周后母乳强化调整为半量强化（73kcal/100ml）；鼓励部分直接哺乳、部分母乳+人乳强化剂的方式，为将来停止强化、直接哺乳作准备	①母乳量>50%，则足量强化母乳+早产儿配方至胎龄38～40周后转换为半量强化母乳+早产儿过渡配方； ②母乳量<50%，或缺乏人乳强化剂时，鼓励直接哺乳+早产儿配方（补授法）至胎龄38～40周，之后转换为直接哺乳+早产儿过渡配方（补授法）	早产儿配方至胎龄38～40周后转换为早产儿过渡配方
	根据早产儿生长和血生化情况，一般需应用至校正3月龄左右。在医师指导下补充维生素A、D和铁剂		
低危早产儿	直接哺乳，给予母亲饮食指导和泌乳支持；按需哺乳，最初喂养间隔<3h，包括夜间；特别注意补充维生素A、D和铁剂	直接哺乳+普通婴儿配方（补授法），促进泌乳量	采用普通婴儿配方
	如生长缓慢（<25g/d）或血碱性磷酸酶升高、血磷降低，可适当应用人乳强化剂，直至生长满意及血生化正常	如生长缓慢（<25g/d）或奶量摄入<150ml/（kg·d），可适当采用部分早产儿过渡配方，直至生长满意	

引自：《中华儿科杂志》编辑委员会，中华医学会儿科学分会儿童保健学组，中华医学会儿科学分会新生儿学组．早产/低出生体重儿出院后喂养建议．中华儿科杂志，2016,54（1）:6

喂养方案的选择既要考虑到早产儿营养风险程度的分类，又要根据随访中监测的早产儿生长速率和水平、摄入奶量等综合因素进行调整，使早产儿达到理想适宜的生长状态。

（二）强化营养的时间和乳类转换

强化营养是指出院后采用强化母乳、早产儿配方或早产儿过渡配方喂养的方法，主要对象是高、中危的早产儿，强化营养的时间有个体差异。一般来说，中危、生长速率满意的早产儿需强化喂养至校正月龄3个月左右；而高危、并发症较多和有宫内外生长迟缓的早产儿则需强化的时间较长，可至校正月龄6个月左右，个别早产儿可至1岁。但需要特别注意的是，即使营养风险程度相同的早产儿其强化营养的时间也存在个体差异，更科学的方法是根据体格生长各项指标在校正同月龄的百分位数决定是否继续或停止强化营养，最好达到P_{25}～P_{50}，小于胎龄儿>P_{10}，再参考个体增长速率的情况，注意避免体重/身长>P_{90}。达到追赶目标，则可逐渐终止强化喂养。

准备停止强化喂养时应逐渐降低配方的能量密度至67kcal/100ml，即转换为纯母乳或普通婴儿配方。转换期间需监测早产儿的生长情况和血生化指标，如生长速率和各项指标的百分位数出现下降及血生化异常等，可酌情恢复部分强化，直至生长速度恢复正常。

（三）半固体食物和固体食物引入

早产儿引入半固体食物的月龄有个体差异，与其发育成熟水平有关。一般为校正月龄4～6个月，胎龄小的早产儿发育成熟较差，引入时间相对延迟。引入半固体食物过早会影响摄入奶量，或导致消化不良；引入过晚会影响多种营养素的吸收或造成进食技能发育不良。引入方法可参照2009年《中华儿科杂志》编辑委员会和中华医学会儿科学分会儿童保健学组撰写的"婴幼儿喂养建议"。注意观察对各种食物的耐受程度,循序渐进地添加。进食技能的培养是逐步的过程,要根据早产儿的发育成熟度,适时锻炼咀嚼功能和口腔运动能力。

(四) 其他营养素补充

为促进早产儿的理想生长,尚需补充其他重要营养素。

1. **维生素** 由于母乳中脂溶性维生素和水溶性维生素均难以满足早产儿追赶生长的需要,尤其是维生素 A 和维生素 D。根据 2008 年《中华儿科杂志》编委会、中华医学会儿科学分会儿童保健学组、全国佝偻病防治科研协作组"维生素 D 缺乏性佝偻病防治建议",早产/低出生体重儿生后即应补充维生素 D 800 ~ 1000U/d,3 月龄后改为 400U/d,直至 2 岁。该补充量包括食物、日光照射、维生素 D 制剂中的维生素 D 含量。2010 年欧洲儿科胃肠病肝病和营养学协会(ESPGHAN)推荐早产儿维生素 A 摄入量 1332 ~ 3330U/(kg·d),出院后可按下限补充。

2. **矿物质** 根据 2011 年世界卫生组织的《低-中等收入国家低出生体重儿喂养指南》和 2009 年我国《早产/低出生体重儿喂养建议》,早产儿生后 2 ~ 4 周需开始补充元素铁 2mg/(kg·d),直至校正年龄 1 岁。钙推荐摄入量 70 ~ 120mg/(kg·d),磷 35 ~ 75mg/(kg·d)。所有矿物质推荐量包括配方奶、人乳强化剂、食物和铁钙磷制剂中的含量。

3. **长链多不饱和脂肪酸(LC-PUFA)** 对早产儿神经发育有重要作用,尤其二十二碳六烯酸(DHA)和花生四烯酸(ARA),两者应在早产儿喂养时进行补充。母乳喂养是获得 LC-PUFA 的最佳途径,早产母乳中 DHA 高于足月母乳,但受母亲膳食影响较大,建议进行哺乳期营养指导。目前对早产儿的推荐量:DHA 55 ~ 60mg/(kg·d),ARA 35 ~ 45mg/(kg·d),直至胎龄 40 周。

三、出院后定期评估

根据我国各地医疗条件,参与早产儿出院后随访的专业人员包括新生儿科、儿科和儿童保健医师。在早产儿出院前,新生儿科医师负责详细的分级评估并记录,作为早产儿出院后医学管理的依据,使随访系统制度化和规范化。早产儿出院后管理的重点包括喂养和生长代谢的评估,监测频率为出院后 6 月龄以内每月 1 次,6 ~ 12 月龄每 2 个月 1 次。高危早产儿第一年应每月 1 次,尤其出院后 1 ~ 2 周内应进行首次评估。

(一) 喂养评估

喂养情况包括早产儿的进食需求及状态转换、喂养方式(乳类)、每天奶量,有无呕吐、腹胀等,排尿和排便的次数和性状。出院后首次评估时尤其要注意哺乳过程中生命体征的变化、吸吮吞咽与呼吸的协调、每次喂奶所需时间、体重增长情况和住院期间并发症的治疗与转归等。母乳喂养还应评估每天哺乳次数(包括夜间)、每次哺乳持续时间、哺乳时有吞咽动作的时间、单侧或双侧喂哺、直接哺乳或泵出母乳奶瓶喂哺、有无添加母乳强化剂及添加量、尿量、睡眠、体重增长、母亲对自己奶量的估计、饮食习惯和身体情况等。对开始引入半固体食物的婴儿应了解食物种类、添加次数、接受程度和进食技能等,避免过多引入半固体食物影响奶量摄入。

(二) 生长评估

生长结局体现喂养效果,需定期监测早产儿的生长指标。目前国际上对早产儿体格生长的评价按照胎龄 40 周前和 40 周后采用不同的方法。

1. **胎龄 40 周前**　按照 2013 年修订后的 Fenton 早产儿生长曲线图,可在网址 http://ucalgary. ca/fenton 输入早产儿的生长指标进行 Z 评分和百分位的实际评估(图 7-4-1、7-4-2)。

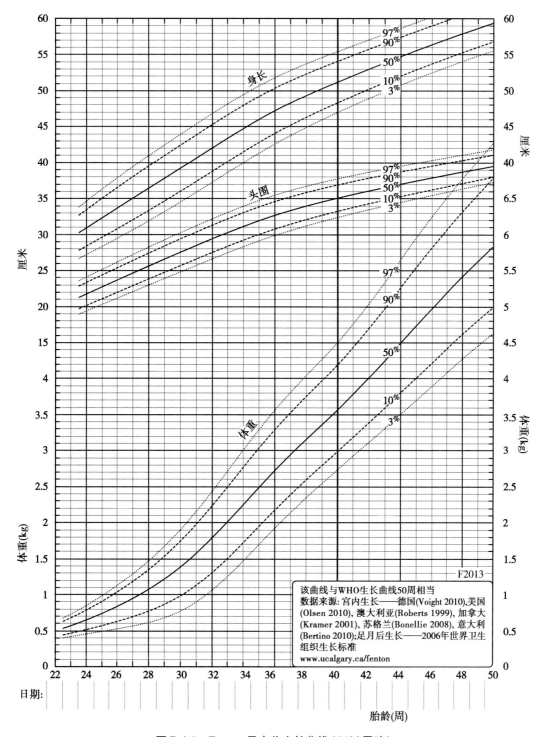

图 7-4-1　Fenton 早产儿生长曲线 2013(男孩)

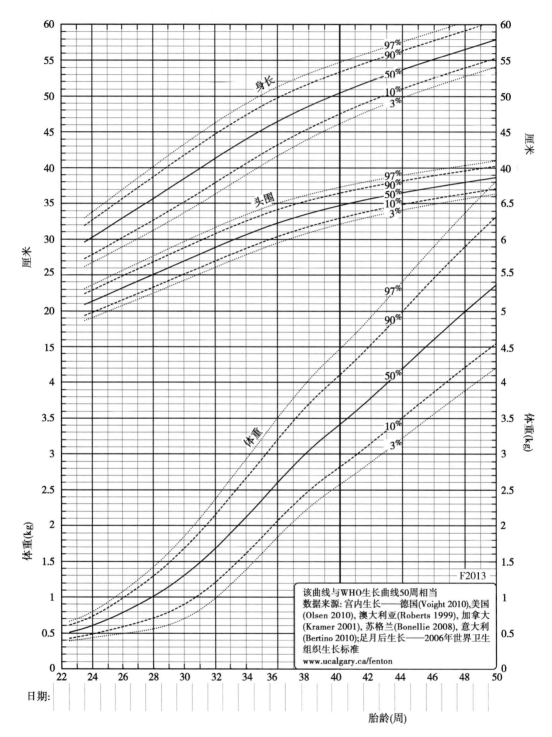

图 7-4-2　Fenton 早产儿生长曲线 2013（女孩）

早产儿早期的生长也可参照正常胎儿在宫内的生长速率,即 15～20g/(kg·d)。胎儿在宫内的生长是非匀速的,因此评估不同胎龄早产儿生长速率需要参考胎龄(表7-4-3)。

表 7-4-3　胎儿宫内的生长速率

胎龄(周)	体重增长[g/(kg·d)]	胎龄(周)	体重增长[g/(kg·d)]
<28	20.0	34～36	13.0
28～31	17.5	37～38	11.0
32～33	15.0	39～41	10.0

引自:《中华儿科杂志》编辑委员会,中华医学会儿科学分会儿童保健学组,中华医学会儿科学分会新生儿学组. 早产/低出生体重儿出院后喂养建议. 中华儿科杂志,2016,54(1):6

2. 胎龄 40 周后　按照校正年龄参照正常婴幼儿的生长标准进行,与群体的横向比较采用 2006 年世界卫生组织儿童生长标准,网址:http://www.who.int/childgrowth/standards/en/(图 7-4-3～7-4-8)。

纵向生长速率也可参照表 7-4-4。

正常胎儿在宫内的生长速率和早产儿出生后生长速率参照值为纵向比较,可反映早产儿的生长趋势和追赶生长的特点。Fenton 宫内生长曲线和世界卫生组织儿童生长标准属于横向比较,反映个体早产儿与同月龄群体间的差异。

在评估早产儿生长状况时要注意全面衡量其体重、身长和头围各项指标及其关系,包括:①年龄别体重(weight-for-age);②年龄别身长(length-for-age);③年龄别头围(head circumference-for-age);④身长别体重(weight-for-length)。

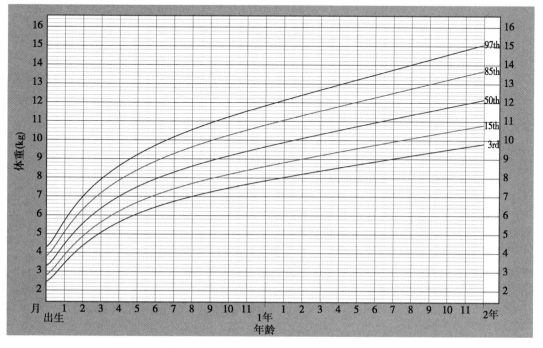

图 7-4-3　WHO 0～2 岁男婴体重生长曲线

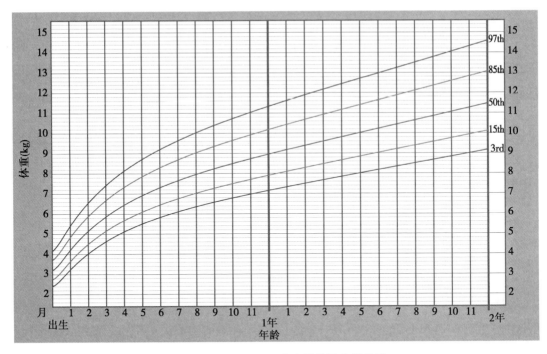

图 7-4-4 WHO 0~2 岁女婴体重生长曲线

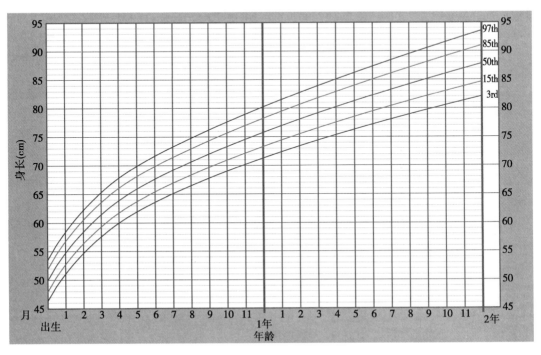

图 7-4-5 WHO 0~2 岁男婴身长生长曲线

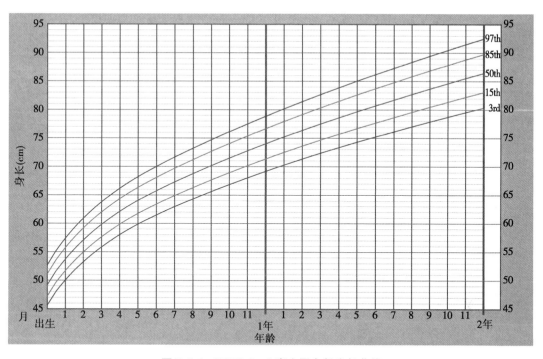

图 7-4-6 WHO 0～2 岁女婴身长生长曲线

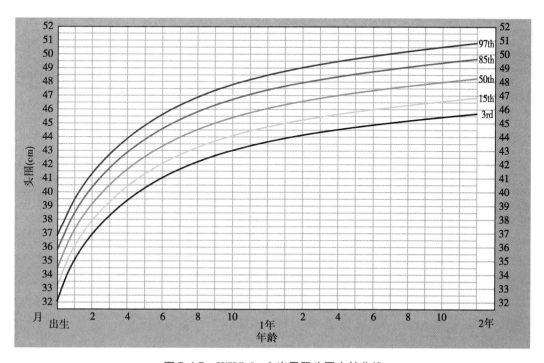

图 7-4-7 WHO 0～2 岁男婴头围生长曲线

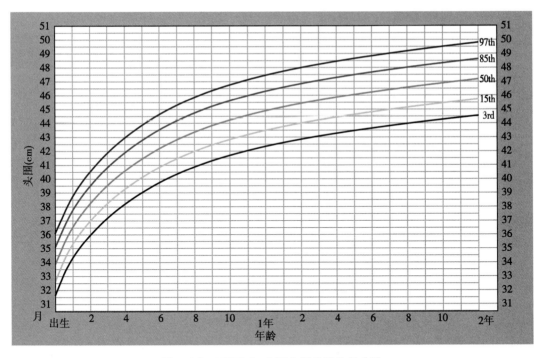

图 7-4-8 WHO 0~2 岁女婴头围生长曲线

表 7-4-4 早产儿半岁以内的生长速率

校正月龄	体重增长（g/周）	身长增长（cm/周）	头围增长（cm/周）
足月至校正 3 个月	170~227	1.0	0.5
校正 3~6 个月	113	0.5	0.2

引自：Oregon Pediatric Nutrition Practice Group. Nutrition practice care guidelines for preterm infants in the community（revised 2013）.［DB/OL］. http://www. eatrightoregon. org/opnpg

　　早产儿的生长评估重要的是关注其生长趋势。要根据个体生长曲线的动态变化及其与标准生长曲线的关系，对早产儿进行客观的评价，以进行有针对性的干预和指导。

　　（三）营养代谢评估

　　判断早产儿的喂养结局和营养状况不仅是生长监测，尤其对高危儿应结合血营养代谢指标等多项检查结果全面评估。常用的指标包括血红蛋白（Hb）、尿素氮（BUN）、碱性磷酸酶（ALP）、钙（Ca）、磷（P）、前白蛋白（PA）和 25-羟维生素 D（25-OH-D）水平等。对铁缺乏高风险的早产儿来说，Hb 低已是贫血期的表现，还应关注平均红细胞容积（MCV）和平均红细胞血红蛋白含量（MCH）的变化，必要时检测血清铁蛋白，及早识别铁缺乏。血清磷<1.8mmol/L，同时 ALP>500U/L 提示早产儿代谢性骨病，母乳喂养儿应尤其注意。如出院时血营养代谢指标异常，则出院后 1 个月需复查。当出现生长迟缓或准备乳类转换时也要重新复查进行评价。

（王丹华）

参 考 文 献

［1］Lucas A. Long-term programming effects of early nutrition-implications for the preterm infant. J Perinatol,

2005,25:S2.

[2] Lucas A,Morley R,Cole TJ,et al. Early diet in preterm babies and developmental status at 18 months. Lancet, 1990,335:1477.

[3] Lucas A,Morley R,Cole RT. Randomized trial of early diet in preterm babies and later intelligence quotient. BMJ,1998,317:1481.

[4] Isaacs EB,Morley R,Lucas A. Early diet and general cognitive outcome at adolescence in children born at or below 30 weeks gestation. J Pediatr,2009,155:229.

[5] Ehrenkranz RA,Dusick AM,Vohr BR. Growth in the Neonatal Intensive Care Unit Influences Neurodevelopmental and Growth Outcomes of Extremely Low Birth Weight Infants. Pediatrics,2006,117:1253.

[6] Corpeleijn WE,Kouwenhoven SM,Paap MC,et al. Intake of own mother's milk during the first days of life is associated with decreased morbidity and mortality in very low birth weight infants during the first 60 days of life. Neonatology,2012,102:276.

[7] Stephens BE,Walden RV,Gargus RA,et al. First-Week Protein and Energy Intakes Are Associated With 18-Month Developmental Outcomes in Extremely Low Birth Weight Infants. Pediatrics,2009,123:1337.

[8] Singhal A,Cole TJ,Fewtrell M,et al. Is slower early growth beneficial for long-term cardiovascular health? Circulation,2004,109:1108.

[9] Koletzko B,Poindexter B,Uauy R,et al. Nutrition Care of Preterm Infants,scientific basis and practical guidelines. Karger,2014.

[10] Reginald C Tsang, Ricardo Uauy, Berthold Koletzko, et al. Nutrition of the Preterm Infant. 2nd Ed. 2005: 311-382.

[11] 《中华儿科杂志》编辑委员会,中华医学会儿科学分会新生儿学组,中华医学会儿科学分会儿童保健学组. 早产/低出生体重儿喂养建议. 中华儿科杂志,2009,47:508.

[12] Meier PP,Engstrom JL,Patel AL,et al. Improving the Use of Human Milk During and After the NICU Stay. Clin Perinatol,2010,37:217.

[13] Quigley M,McGuire W. Formula versus donor breast milk for feeding preterm or low birth weight infants. Cochrane Database Syst Rev,2014,22:CD002971.

[14] Human Milk Banking Association of North America:2011 Best Practice for Expressing,Storing and Handling Human Milk in Hospital,Homes,and Child Care Setting,ed 3. Fort Worth,Human Milk Banking Association of North America(HMBANA),2011.

[15] ESPGHAN Committee on Nutrition,Agostoni C,Buonocore G,Carnielli Enteral VP,et al. Nutrient Supply for Preterm Infants:Commentary From the European Society for Paediatric Gastroenterology,Hepatology,and Nutrition Committee on Nutrition. Journal of Pediatric Gastroenterology and Nutrition,2010,50:1.

[16] Vachharajani AJ,Mathur AM,Rao R. Metabolic Bone Disease of Prematurity. NeoReviews,2009,10:e402.

[17] Keinman RE. Pediatric Nutrition Handbook[M]. 6th Ed. American Academy of Pdiatrics,2009:23-46.

[18] Ganapathy V,Hay JW,Kim JH. Costs of necrotizing enterocolitis and cost-effectiveness of exclusively human milk-based products in feeding extremely premature infants. Breastfeed Med,2012,7:29.

[19] Arslanoglu S,Moro GE,Ziegler EE. The Wapm Working Group On Nutrition. Optimization of human milk fortification for preterm infants:new concepts and recommendations. J Perinat Med,2010,38:233.

[20] Arslanoglu S,Moro GE,Ziegler EE. Adjustable fortification of human milk fed to preterm infants:does it make a difference? J Perinatol,2006,26:614.

[21] 中华医学会肠外肠内营养学分会儿科学组,中华医学会儿科学分会新生儿学组,中华医学会小儿外科学分会新生儿外科学组. 中国新生儿营养支持临床应用指南. 中华小儿外科杂志,2013,34(10):782.

[22] Rodriguez NA,M eier PP,Groer MW,et al. A pilot study to determine the safety and feasibility of oropharyn-

geal administration of own mother's colostrum to extremely low—birth—weight infants. Adv Neonatal Care,
2010,10:206.

[23] Dutta S,Singh B,Chessell L,et al. Guidelines for feeding very low birth weight infants. Nutrients,2015,7
(1):423.

[24] 《中华儿科杂志》编辑委员会,中华医学会儿科学分会儿童保健学组,中华医学会儿科学分会新生儿
学组. 早产/低出生体重儿出院后喂养建议. 中华儿科杂志,2016,54(1):6.

[25] 《中华儿科杂志》编辑委员会,中华医学会儿科学分会儿童保健学组. 婴幼儿喂养建议. 中华儿科杂
志,2009,47(7):504.

[26] World Health Organization. Guidelines on optimal feeding of low birth-weight infants in low- and middle-in-
come countries, 2011. [DB/OL]. http://www. who. int/maternal_child_adolescent/documents/infant_
feeding_low_bw/en/.

[27] Fenton TR,Kim JH. A systematic review and meta-analysis to revise the Fenton growth chart for preterm in-
fants. BMC Pediatr,2013,13:59.

[28] World Health Organization. The WHO Growth Charts. 2006 [DB/OL]. http://www. who. int/childgrowth/
standards/en/.

[29] Oregon Pediatric Nutrition Practice Group. Nutrition practice care guidelines for preterm infants in the com-
munity(revised 2013). [DB/OL]. http://www. eatrightoregon. org/opnpg.

第八章

早产儿营养代谢性疾病

第一节　早产儿营养代谢特点

【本节要点】

早产儿生长发育不成熟,脏器功能不完善,容易发生代谢紊乱,本节主要就早产儿的能量代谢、糖、蛋白质、脂肪代谢特点进行了阐述。超低出生体重儿静脉输注葡萄糖宜从小量开始,逐渐增加剂量,过程中应监测血糖。早产儿为达到宫内生长速度,所需氨基酸剂量多于足月儿,但需要注意肾脏负荷。早产儿应给予 20% 的脂肪乳,可提供必需脂肪酸及供能。

早产儿胃肠道功能发育不完善,各脏器功能不成熟,但生长发育比足月儿迅速,营养需要量比足月儿高,在全身脏器功能低下的状况下,保证高额的能量供给是一项细致而艰巨的工作。因此,充分了解早产儿能量需要和营养代谢特点对提高早产儿生存质量具有非常重要的意义。

一、能量代谢

早产儿肝糖原和脂肪能量储存少,胎龄 24 周的胎儿脂肪积蓄量为体重的 1%,28 周时为 3.5%,足月儿占到 12% 以上。肠道的解剖结构在 28 周时已经分化完全,但功能性的小肠蠕动在胎龄 30 周时才开始,34 周左右才有系统的肠道蠕动;β-半乳糖苷酶的活性在胎龄 26~34 周时尚不充分,因此早产儿的能量代谢处于脆弱的状态。

能量需要取决于日龄、体重、活动、环境、入量、器官成熟程度、食物种类等多种因素。早产儿热卡供应的目标是使早产儿的生长能够达到宫内生长的速度,以弥补胎龄不足所致的体重过低,但入量又不可过高,以免增加代谢负荷。早产儿能量需要与足月儿一样,包括基础代谢、活动、生长、食物特殊动力和排泄损失等。早产儿需要的总热卡比新生儿高,足月儿出生后第一周为 251.0~334.7kJ/(kg·d)[60~80kcal/(kg·d)],第二周 334.7~418.4kJ/(kg·d)[80~100kcal/(kg·d)],第三周以后为 418.4~502.1kJ/(kg·d)[100~120kcal/(kg·d)],早产儿为 502.1~627.5kJ/(kg·d)[120~150kcal/(kg·d)]。在适宜的中性温度或胃肠道外营养时可以减少热卡 10%~25%,当寒冷、感染或手术时应该适当增加热量供应。皮温降低 1℃,热卡需要增加 10%~15%。

由于早产儿活动少,排泄损失量小,经常将早产儿的能量需要粗略分为基础代谢需要和生长发育需要两部分。

在适宜的中性温度和良好的湿度环境下,早产儿基础代谢需要量比足月儿低,足月儿基础代谢所需的能量约为 209.2kJ/(kg·d)[50kcal/(kg·d)],极低出生体重儿第一周基础代谢需要约为 170kJ/(kg·d)[40kcal/(kg·d)],超低出生体重儿的基础代谢需要约为 130kJ/(kg·d)[31kcal/(kg·d)]。有意思的是婴儿和足月儿手术后静息能量消耗都有轻度的增加,而超低出生体重儿手术前后静息能量消耗并没有增加,不必补充额外的能量[术前(37.2±9.6)kcal/(kg·24h)vs 术后(34.8±10.1)kcal/(kg·24h)]。由于早产儿皮下脂肪少,相对体表面积大,不利于保温;早产儿皮肤菲薄,角质层少,保湿能力差,通过皮肤蒸发的不显性失水明显增加,水分蒸发的同时将消耗大量热卡。因此,如果不能提供良好的生存环境,早产儿基础代谢消耗的热卡将明显超过足月儿。

早产儿需要的热卡中约半数应该用做体重增长,早产儿接受 200kJ/(kg·d)[50kcal/(kg·d)]非蛋白热卡和2.5g/(kg·d)蛋白就可以保持正氮平衡,如果按照妊娠后期胎儿宫内生长速度每天增加 10~15g/kg 计算,需要另增加能量 200~313kJ/(kg·d)[50~75kcal/(kg·d)],因此要达到妊娠后期宫内生长速度共需要热量 500~600kJ/(kg·d)[120~150kcal/(kg·d)],蛋白质2.7~3.5g/(kg·d)。

热量来源中碳水化合物应占 40%~50%,脂肪占 30%~40%,蛋白质占 5%~10%。

二、糖代谢特点

小肠绒毛膜刷面存在双糖分解酶,例如麦芽糖酶、蔗糖酶、异麦芽糖酶、α-葡萄糖苷酶等,其活性在胎龄 10~12 周已经出现,26~30 周几乎达到成人水平。早产儿能使上述糖类水解为单糖,被机体吸收和利用。β-葡萄糖苷酶的活性在胎龄 24 周后开始增加,胎龄 34 周的活性仅为足月儿的 30%。消化道中乳糖酶发育最晚,当胎龄 26~34 周时其活性只有足月儿的 30%,乳糖酶的活性至出生时仍较低,因此新生儿期大便次数较多,可出现乳糖不耐受现象。人乳中糖类全部为乳糖,牛乳中乳糖约占糖类的1/2。乳糖在乳糖酶作用下分解为葡萄糖和半乳糖,乳糖能增加钙和镁的吸收。淀粉酶在出生 4 个月内处于欠缺状态。通过胰腺以外淀粉酶的作用,使得早产儿也能够通过糖氧化酶对多糖体进行消化。人初乳中含有丰富的淀粉酶,早产儿初乳中淀粉酶活性高,可以抵抗早产儿胃酸直接到达小肠,作用于多糖体。葡萄糖能够被机体直接吸收、利用,但葡萄糖增加肠道渗透压,不宜加之过多。

糖类主要用于提供热量,足月儿糖类需要量 10~12g/(kg·d),早产儿需要量根据胎龄、日龄以及早产儿的承受能力而定。临床上供糖时既要考虑到早产儿对糖的耐受能力,也要考虑到早产儿能量的需要,两者不可偏废。糖在早产儿热量供应中所占的比例与足月儿相似。

葡萄糖是理想的热量来源,每克提供 16.7kJ(4kcal)。早产儿对葡萄糖的耐受性差,胎龄越小,肝细胞对胰岛素越不敏感,对输入的葡萄糖耐受性越差,容易发生高血糖。出生体重<1000g 的超低出生体重儿出生后 1~2 天按 4~6mg/(kg·min)速度静脉点滴时,有引起高血糖和糖尿的危险。持续的高血糖会造成肝细胞对胰岛素反应低下,进一步加重高血糖。建议超低出生体重儿开始静脉点滴葡萄糖时使用5%葡萄糖,输糖速度逐渐增加到 4~6mg/(kg·min),出生体重 1000~1500g 者可先从 4~6mg/(kg·min)开始,近足月儿可以从 5~8mg/(kg·min)开始给予。出生后数天早产儿的糖耐量能力将逐渐增加,到出生 2~3 周时

葡萄糖耐量的能力可达到 12 ~ 14mg/（kg·min）。使用周围静脉输液时葡萄糖浓度不能超过 12.5% ,20% 以上的高渗糖必须经中央静脉输入。

输糖过程中应监测血糖,血糖不应高于 7mmol/L（125mg/dl）。血糖 > 8.3mmol/L（150mg/dl）时可导致糖尿、渗透性利尿和血渗透压升高,有引起高渗性脱水、酸中毒和颅内出血的危险。高血糖还可以使 CO_2 产生增加,对使用呼吸机治疗的早产儿不利。

静脉输入葡萄糖发生高血糖时应立即减少糖的补给,主要靠调整输糖速度维持血糖在正常水平。如果用 4mg/（kg·min）时仍有高血糖,为保证早产儿适宜的热量供应,可慎用胰岛素。早产儿高血糖时使用胰岛素可以造成严重低血糖和低血钾,应提高警惕,密切监测血糖变化。

三、蛋白质代谢特点

早产儿的蛋白酶相对比较成熟。早在胎儿初期小肠黏膜上皮细胞微绒毛膜上的寡肽酶及其胞液中的二肽酶和三肽酶已经初具活性,可以将寡肽分解为氨基酸;胎龄 24 周时具备氨基酸的主动运转能力;胎龄 26 ~ 28 周胎儿即有足够的蛋白酶,也就是说胎儿出生前体内蛋白质分解酶的活性已经存在,胎龄 28 周以上就具有一定的蛋白质消化和吸收功能,只是早产儿肠道内的蛋白酶、肠激酶等与儿童比较处于低水平,对蛋白质的消化、吸收有一定的限度。

有 9 种氨基酸为新生儿和早产儿所必需,它们是赖氨酸（lysine）、组氨酸（histidine）、亮氨酸（leucine）、异亮氨酸（isoleucine）、缬氨酸（valine）、甲硫氨酸（methionine）、苯丙氨酸（phenylalanine）、苏氨酸（threonine）、色氨酸（tryptophan）。组氨酸以前被认为是一种非必需氨基酸,体内可以自身合成。近年来发现幼龄动物和婴儿体内组氨酸的合成量不能满足机体正常生长,即使是成年动物,如果不从食物中补充组氨酸,体内合成的组氨酸也不能满足需要。组氨酸虽然是一种必需氨基酸,但是与其他必需氨基酸相比,一般不容易出现缺乏,只有在蛋白质较低的膳食中才需要额外添加,但对于早产儿是不容忽视的必需氨基酸。胱氨酸、酪氨酸和牛磺酸为半必需氨基酸,因为早产儿缺乏合成此类氨基酸的能力,必须提供足够的量才能满足早产儿的需要。例如牛磺酸在视网膜、脑、心脏和肌肉中含量很高,牛磺酸能促进新生儿和早产儿神经系统和视网膜的发育,促进神经细胞之间信号的传导,还具有稳定细胞膜、抗氧化、解毒、调节渗透压和胆酸结合等作用。早产儿接受含有牛磺酸的奶粉可以改善脂肪酸的吸收,尤其是饱和脂肪酸的吸收。早产儿牛磺酸缺乏时可出现脑干听诱发电位异常等。

母乳中含有丰富的游离氨基酸,能迅速进入新生儿血液循环,被机体组织利用。母亲初乳中含量最丰富的游离氨基酸是牛磺酸,足月儿和早产儿母亲初乳中牛磺酸的含量分别为 36μmol/L 和 28μmol/L,是牛乳含量的 36 倍和 28 倍。谷氨酸/谷氨酰胺是母乳中第二丰富的游离氨基酸,并随着泌乳期的延长上升为含量最丰富的氨基酸。谷氨酸/谷氨酰胺属于人体内的兴奋性氨基酸,能促进中枢神经系统的发育,并参与三羧酸循环供给体内能量。早产儿母乳中的亮氨酸含量始终高于足月儿,亮氨酸可以促进蛋白质的合成,延迟蛋白质的降解,有利于早产儿快速的生长发育。早产儿母亲初乳中蛋白比足月儿略低,过度乳和成熟乳中游离氨基酸和构成蛋白质的各种氨基酸含量均比足月儿乳含量丰富,氨基酸的总供应量大于足月儿。早产儿母乳的特性适合于早产儿快速生长发育需要,因此应该强调早产儿应用自己母亲的乳汁喂养自己的婴儿。

孕 24～36 周胎儿在宫内氮的积聚量约为 320mg/(kg·d)。出生后如果热量补充少于 210kJ/(kg·d)[50kcal/(kg·d)]时，供应的氨基酸只能用于产生热量，不能用于组织的修复与合成。对于极低出生体重儿和超低出生体重儿，经静脉给予何种类型的氨基酸及其配比尚无统一的意见。早产儿为达到宫内生长速度，蛋白质的需要量比足月新生儿高，优质蛋白的需要量应该达到 3g/(kg·d)以上，由于早产儿肾脏功能低下，过高的蛋白质供应将导致氮质血症、高氨基酸血症、代谢性酸中毒、生长缓慢等影响早产儿生长发育的现象，因此蛋白供给量一般不要超过 4g/(kg·d)。早产儿如果完全以母乳喂养，出生 2 个月以后，母乳中蛋白质的含量不能满足婴儿的需要，容易发生低蛋白血症，应该及时添加人乳蛋白强化剂，以适应婴儿生长发育的需要。

四、脂肪代谢特点

早产儿胰脂酶的活性低，胆酸的肠肝循环差，对脂肪的消化和吸收不良。人乳中存在一种胆盐刺激脂酶，可以促进脂肪酸分解，对于极低出生体重儿和超低出生体重儿的脂肪消化起重要作用。胎儿唾液腺中的脂酶在胎龄 25 周时已经开始分泌，在没有胆酸帮助的情况下，可在胃酸的作用下活化，起到消化脂肪的作用，但是极低出生体重儿和超低出生体重儿早期经口喂养困难，很难发挥作用。

母乳喂养儿能量的 40%～50% 来自乳汁中的脂肪。脂肪主要是供应热能，总需要量 3.6～7g/(kg·d)。脂肪在小肠被脂酶分解后，经过胆盐的乳化成为甘油三酯被吸收，中链脂肪酸属于不饱和脂肪酸，不需要卡泥汀的帮助，容易被早产儿吸收。长链不饱和脂肪酸中的亚油酸和亚麻酸为必需脂肪酸，需要量分别为 0.5～0.7g/(kg·d)和 0.07～0.15g/(kg·d)，两者适合的比例为 10：1。牛乳中亚麻酸约为人乳中的 50%。必需脂肪酸对脑组织和视网膜的发育起促进作用。初乳中花生四烯酸和二十二碳六烯酸显著高于成熟乳，有利于初生婴儿的生长发育。必需脂肪酸缺乏时还可引起生长迟缓、皮肤损害、头发稀疏、大便次数增多等临床表现。

经静脉给予脂肪乳的目的是提供热量和补充必需脂肪酸。脂肪乳中含有亚油酸、油酸、棕榈酸和亚麻酸。亚麻酸含量不足可导致 Omega-6 必需脂肪酸缺乏，症状出现最快。另一种 α-亚麻酸为 Omega-3 脂肪酸，是脑和视网膜磷脂的重要成分，对新生儿眼、脑发育很重要。不能经口喂养的早产儿静脉给予 0.5mg/(kg·d)脂肪乳剂能够满足必需脂肪酸的需求，如果使用无脂肪乳的胃肠道外营养给婴儿，出生后 2～3 周即可出现必需脂肪酸缺乏症状。多数脂肪乳用以补充热量，脂肪乳的优点是高热量、低渗透压、CO_2 产生少，肾溶质负荷轻。超低出生体重儿对经静脉补充的脂肪利用度很小，主要因为超低出生体重儿的脂蛋白脂酶活性低下，使得细胞对脂肪酸的利用能力明显降低。卡泥汀是脂肪分解所必需的，而超低出生体重儿的卡泥汀合成能力低下，如果给予不含肉毒碱卡泥汀的静脉营养液，将加重卡泥汀的相对不足。超低出生体重儿第一次补充脂肪不能超过 1g/(kg·d)，可以逐渐增加到 3g/(kg·d)，持续时间不宜超过 3 天。如果血液中的甘油三酯超过 1.7mmol/L，应停止静脉补充脂肪乳。

脂肪酸的清除靠肌肉、脂肪组织的毛细血管壁内皮细胞表面的脂蛋白脂酶水解。部分游离脂肪酸在肝、心脏和骨骼肌利用，并在肝脏内转化为极低密度脂蛋白。由于早产儿、小于胎龄儿脂蛋白脂酶活性差，细胞摄取，利用脂肪酸能力低，应缓慢输入。

10% 的脂肪乳剂给早产儿应用后血中中链甘油三酯、胆固醇和磷脂增高，可能是由于

10%乳剂中磷脂含量高(磷脂/甘油三酯比为0.12)。因此认为给极低出生体重儿用20%脂肪乳剂(磷脂/甘油三酯为0.06)优于10%的制剂。

早期经静脉补充脂肪会产生许多合并症,例如慢性肺疾病等。如果脂肪乳不超过6~7g/(kg·d),一般不会引起血液酸性化,也不会对肺气体交换产生不良影响。游离脂肪酸能与血液中的白蛋白结合,使游离胆红素增加,血清总胆红素超过171μmol/L,白蛋白小于30g/L时,脂肪乳的供给补充必须控制在1g/(kg·d)以内。患有败血症的新生儿对脂肪的利用低下,脂肪的补充不应超过2g/(kg·d)。

(徐放生)

第二节　早产儿体液平衡紊乱及管理

【本节要点】

体液及电解质代谢特点,包括早产儿生理需要量的影响因素,不同状况下不显性失水的变化,肾脏对水代谢的调节以及体液平衡的管理。

早产儿水、电解质紊乱比足月儿多见,孕周越少,水、电解质紊乱发生率越高,发达国家资料显示,即使在精心护理下超低出生体重儿也有50%以上发生水、电解质紊乱。早产儿出现水、电解质紊乱的病因与足月新生儿相似,由于早产儿发育更加不成熟,导致调节和耐受水、电解质能力差,更容易出现内环境紊乱。关于新生儿水、电解质的病因及其论述请参阅相关文章,本文主要讨论由于发育不成熟导致的早产儿水、电解质紊乱。

为了更好地理解早产儿水、电解质紊乱问题首先复习新生儿和早产儿水、电解质代谢特点。

新生儿和早产儿水、电解质代谢特点

(一) 体液总量和分布

在胎儿发育过程中,总体水分和细胞外液随着胎龄的增加而减少,胎龄越小,体液总量所占体重的比重越大。妊娠16周时胎儿总体液量约占体重的90%,1000g体重的早产儿约占体重的85%,2000g体重的早产儿占80%;足月儿占75%。总液量的不同主要是细胞外液中的间质液量的改变,而细胞内液和血浆液的比例与儿童相似。足月儿出生时细胞外液占新生儿体重的45%,出生后由于不显性失水、肾脏功能改善、尿量增多,细胞外液逐渐下降,出生后一周降至体重的39%,表现为出生体重逐渐下降,每天约下降1%~2%,出生后5~6天降至最低,占体重的5%~10%,称为生理性体重下降。早产儿细胞外液更多,体重下降更明显,极低出生体重儿平均每天下降2%~3%,生理性体重下降可以达到出生体重的15%~20%。

(二) 生理需水量

正常新生儿每天所需水量与热量消耗成正比。由于新生儿所需热量较高,按单位体重计算每天需水量明显高于儿童和成人。胎龄、出生体重和日龄愈小,出入水量愈多。成人每天消耗水量为体重的2%~4%,健康足月新生儿为体重的10%~15%。早产儿受成熟度和环境因素影响大,每天出入水量变化很大,最高可达到20%以上。

新生儿生理需水量包括不显性失水、排尿、排便失水和生长发育所需水分,减去内生水量。由于新生儿处于生长发育时期,生成新组织需要保留水分和其他物质,因此准确地说正常新生儿和早产儿都是处于水的正平衡状态,只是量较少,通常忽略不计,而超低出生体重儿相对量较多,肾脏调节能力极其低下,也应该考虑在内。

1. **不显性失水**　不显性失水是指经呼吸和皮肤蒸发而丢失的水。足月新生儿代谢旺盛,所需热量较多,体表面积与体重的比例大,不显性失水相对较多,按体重计算约为成人的 2 倍,在一般的室温、相对湿度和基础情况下为 $17 \sim 38ml/(kg \cdot d)$,其中通过肺和皮肤蒸发的水量分别为 1/3 和 2/3。极低出生体重儿体表面积相对更大,不显性失水量更多,平均不显性失水 $24.2 \sim 70.5ml/(kg \cdot d)$。超低出生体重儿皮肤角质极其薄弱,从皮肤散发的水分接近物理蒸发量,随着环境湿度、对流因素等不同,超低出生体重儿出生后早期不显性失水量可达到 $50 \sim 150ml/(kg \cdot d)$,即可能有接近循环血量 1.5 倍的水分从皮肤丢失。

影响不显性失水量的因素:①胎龄越小,出生体重越低,不显性失水越大;②呼吸增快时经肺的不显性失水可增加 20% ~ 30%;③体温每升高 1℃,不显性失水约增加 10% ~ 20% 或 $0.5ml/(kg \cdot h)$;④环境温度高于中性温度时,不显性失水量增加,在 35℃ 以上时增加 3 ~ 4 倍;⑤应用光疗或远红外线辐射保温时,不显性失水可增加 40% ~ 190%;⑥啼哭或活动时不显性失水增加 30% 左右;⑦环境湿度或吸入空气的湿度增加时不显性失水减少,呼吸机治疗时肺不显性失水可为零,有时还可以进入水分。

皮肤破损或正常皮肤覆盖物缺乏可使不显性失水增多,如皮肤破损后去除覆盖物可使不显性失水增加,当脐膨出、神经管畸形、大疱性表皮松解症等可使不显性失水增加。

表 8-2-1　暖箱中不同体重早产儿每天不显性失水量

日龄(d)	出生体重(g)					
	≤750	~1000	~1250	~1500	~1750	~2000
0 ~ 7	100	65	55	40	20	15
~14	80	60	50	40	30	20

2. **尿液中排出的水分**　新生儿和早产儿尿量变化大,取决于肾溶质负荷和肾脏最大稀释及浓缩能力,足月儿为 $1 \sim 3ml/(kg \cdot h)$,早产儿 $2.5 \sim 4ml/(kg \cdot h)$。

3. **大便中排出的水分**　每天从大便排出的水分为 $5 \sim 10ml/(kg \cdot d)$。腹泻时可增至 $20 \sim 40ml/(kg \cdot d)$。禁食新生儿排便量很少。

4. **生长保留水量**　生成新组织 1g 需水约 0.85ml。足月儿每天体重增加约为 10g/kg,早产儿约为 15g/kg,一般短期液体疗法可不必考虑,但对极低出生体重儿和超低出生体重儿应当计算在内。

5. **内生水量**　机体氧化代谢的内生水量约为 12ml/418kJ。

一般情况下所指新生儿生理需水量只包括不显性失水量、尿量及粪便中失水量,三项相加总量为 100 ~ 130ml/418kJ。

生理需水量按照热量消耗计算更为合理,为方便临床使用常按体重计算,足月儿两种计算方法结果接近。但早产儿不同孕周和不同日龄每千克体重的热量需要差异很大,同时受环境因素影响,应根据临床情况和实验室检查结果精确计算后给予。

表 8-2-2　足月儿和早产儿基础代谢的需水量[ml/(kg·d)]

途径	<1500g	~2500g	>2500g
不显性失水量	25 ~ 30	15 ~ 35	20 ~ 30
大便	0 ~ 5	5 ~ 10	5 ~ 10
尿	40 ~ 80	50 ~ 90	25 ~ 60
合计	60 ~ 140	75 ~ 150	50 ~ 120

表 8-2-3　足月儿和早产儿不同日龄的生理需水量

日龄	<1000g	~1500g	~2500g	>2500g
第 1 天	70 ~ 100	70 ~ 100	60 ~ 80	60 ~ 80
第 2 天	60 ~ 100	80 ~ 120	80 ~ 110	80 ~ 110
第 3 ~ 7 天	80 ~ 120	100 ~ 120	100 ~ 120	100 ~ 120
第 4 ~ 8 周	100 ~ 150	120 ~ 150	110 ~ 150	110 ~ 120

（三）水、电解质平衡的调节

人体主要依靠肾脏调节水、电解质平衡,肾脏对水和电解质的调节受到神经内分泌激素的调控。下丘脑-垂体后叶抗利尿激素和精氨酸血管加压素增加远曲肾小管对水的吸收;肾素-血管紧张素-醛固酮增加远曲肾小管对钠的重吸收;右心房分泌的心钠素能减少肾小管对钠盐的重吸收。早产儿对血浆肾素和醛固酮的反应低下,钠泵主动运转钠的能力也低,排钠量较多,易于失钠,同时早产儿将血流从保钠的近髓肾单位转向失钠的皮质肾单位的能力很低,又易于潴钠,发生高钠血症和细胞外液扩张。

下面重点讨论早产儿肾脏对水、电解质调节的特点。

1. **胎儿肾脏的发育**　胎儿肾脏的肾小球、肾小管在胎龄 5 周时开始增殖,胎龄 20 周后急速增加,至 36 周时肾小球、肾小管的数量已经能满足新生儿的生理需要,肾脏的发育基本完成。极低出生体重儿在出生后早期的肾被膜下存在着新生的肾单位带,正处于活跃的增殖期中,功能尚不成熟。

2. **肾小球滤过率**　新生儿出生后第 1 天由于肾小球血管处于收缩状态,阻力高,肾小球滤过率(glomerular filtration rate,GFR)低下,约为 10 ~ 30ml/(1.73m^2·min),表现为尿量少,超低出生体重儿的 GFR 更低,多数在 10ml/(1.73m^2·min)以下。足月儿的 GFR 在生后 2 周可增加 2 倍左右,胎龄大于 34 周的新生儿出生后 2 ~ 3 天 GFR 开始增加,尿量相应增多,胎龄小于 34 周的早产儿在纠正胎龄达到 34 周以后 GFR 才与足月儿相似。极低出生体重儿和超低出生体重儿的 GFR 呈缓慢增加的趋势,日龄 0 ~ 2 天与日龄 3 ~ 5 天相比,后者 GFR 仅有轻度的上升。早产儿低下的 GFR 反映了肾脏对水分调节的能力低下,即增加少量的输液量,都有可能超过超低出生体重儿肾脏对水分的调节范围,引起水潴留。

3. **肾脏的浓缩、稀释功能**　新生儿和早产儿肾浓缩功能差。成人尿可以浓缩到 1200mOsm/L,足月儿仅可浓缩到 800mOsm/L,早产儿只能浓缩的 600mOsm/L。当摄入水量不足或失水过多时,容易超过肾脏浓缩能力的限度,产生代谢产物潴留和高渗性脱水。新生儿出生 5 ~ 7 天后肾脏稀释功能已经完善,1 个月时几乎与成人相仿,但由于肾小球滤过率低,水的排泄速度较慢,若摄入水量过多则易致水肿和低钠血症。尿渗透浓度接近等渗时(300mOsm/L,比重1.010),肾脏浓缩或稀释所需的功最小,新生儿以维持尿渗透浓度150~400mOsm/L(比重1.008~1.012)较为适宜。

4. **肾脏的电解质调节功能**　早产儿肾小管钠的再吸收能力差,钠排泄分数高,从胎儿期开始就呈高钠尿状态,一直延续到出生后。缺氧、呼吸窘迫、高胆红素血症或应用氨茶碱、利尿剂等药物均可致钠排泄分数增高。母乳中钠的浓度随着出生后天数增加逐渐减少,单纯母乳喂养的极低出生体重儿在相当一段时间内处于负钠平衡状态,可能出现晚期低钠血症。极低出生体重儿钠排泄分数的适应范围很小,对钠的调节幅度有限,既容易发生钠潴留、高钠血症和水肿,又容易发生低钠血症。

极低出生体重儿在出生后1~2天内处于一种并非由于尿少而引起的高钾血症状态,并在生后24小时左右达到高峰。以前认为早产儿高钾血症原因是肾小管对钾的排泄率低下所致,现在的资料显示,出生后0~2天内肾脏的钾排泄分数与胎龄周数呈负相关,提示早产儿肾小管排钾能力很高,排钾能力强于排钠和排氯的能力。有人提出早产儿排钾能力低下是由于受到了肾小球滤过率低下的影响,容易出现高钾血症。高钾血症对早产儿危害很大,应及早处理。

5. **尿量**　早产儿尿量变化较大,为50~100ml/(kg·d)[2.5~4ml/(kg·h)],少尿的定义是指尿量<1ml/(kg·h),如果不足2ml/(kg·h)也要考虑少尿的可能。尿量取决于肾脏的浓缩、稀释能力和肾溶质负荷。新生儿和早产儿肾脏浓缩功能差,排泄同量溶质所需的水量较成人多,故尿量较多。肾溶质主要来自蛋白质代谢产生的含氮产物和电解质,1g蛋白质约产生溶质负荷4mmol/L,排泄所需水量随肾溶质负荷的多少而改变。母乳喂养儿肾溶质负荷约为10mmol/L,只接受静脉滴注葡萄糖和低电解质溶液的肾脏溶质负荷约为20mmol/L,牛乳喂养儿约为30mmol/L。禁食时蛋白质分解增多和产生酮酸等使肾脏溶质负荷增加,可达到30mmol/L。根据不同喂养方式及新生儿肾脏溶质负荷和肾脏浓缩稀释能力可估算出排尿所需的水量,当肾脏溶质负担为10、20或30mmol/L时,排尿所需的水量分别为33ml/418kJ、66ml/418kJ或100ml/418kJ。

(四) 体液平衡的管理

水与电解质平衡密切相关,两者中任何一项发生了量或分布的变化,必然影响另一项出现相应的改变,加上早产儿调节能力低下,更容易导致水、电解质平衡的紊乱。早产儿出现水、电解质紊乱包括2类情况,一类是疾病状况下发生的紊乱,另外一类是由于早产儿生理特点导致的紊乱。关于疾病状况下发生的紊乱,请参阅有关文章。

早产儿范畴很宽,从近足月儿、极低出生体重儿到超低出生体重儿,其生理病理特点相差很多,不能使用相同的管理模式,应该根据早产儿的胎龄、出生体重、日龄、肾脏成熟度、疾病、个体差异以及各医院的环境情况、管理习惯等多种因素制定每一名早产儿的水、电解质管理方案,才能达到理想的效果,本文仅提出几点液体管理原则。电解质紊乱管理的考虑鉴别诊断及治疗在之后集中叙述。

早产儿液体管理

(1) 早产儿液体消耗量变化:早产儿不同胎龄和不同日龄液体消耗量变化很大,其中变化最大的是不显性失水量和尿量。不显性失水量:胎龄越小,出生日龄越少,不显性失水越多。出生后由于皮肤增厚和角质层的增加,不显性失水日渐减少。尿量的变化:生后第1天由于血流动力学的改变,血浆内皮素高,肾血管处于收缩状态,肾小球滤过率低,尿量少,大约 1ml/（kg·h）。出生 1～2 天后缺氧改善，肾小球滤过率增加，尿量增加，同时出生后右心房容量扩大，分泌的心钠素增加，至出生后 48～72 小时达到最高水平。心钠素能减少肾小管对钠盐的重吸收，在排钠的同时带出大量的水分，起到利钠和利尿的作用。此段利尿时间足月儿可以持续 2～3 天，早产儿持续时间长，极低出生体重儿可以持续 1 周左右，尿量可达5～7ml/（kg·h）。以后心钠素逐渐下降，尿量恢复正常，足月儿 1～3ml/（kg·h），早产儿2.5～4ml/（kg·h）。

（2）早产儿的液体管理原则

1）首先要顺应上述液体需要量的变化，根据每天消耗量的不同制订相适应的补液方案。

2）极低出生体重儿和超低出生体重儿每天消耗水量极大，在干燥环境中每天损失水量可能达到 200ml/（kg·d）以上，如果不加以纠正，必然会造成严重的高张性脱水，如此大的液体出入量单纯依靠外界调整来维持难度比较大。管理的方法可以采用提高环境相对湿度的方法解决，例如使用隔热罩、保温毯等，或者用塑料布、薄膜覆盖身体，可以减少早产儿的不显性失水 30%～60%。如果将环境相对湿度调到 85%～95%，不显性失水的丧失量仅占50% 相对湿度时的 10%。日本学者对超低出生体重儿推荐高湿度环境，方法是在封闭式暖箱内加用雾化装置，营造 100% 的相对湿度环境 3～4 天，以后减少为 90% 左右的相对湿度，能使不显性失水控制在 20～30ml/（kg·d），生后当天的液体补充从 50ml/（kg·d）开始，方便了水、电解质平衡的管理。同时高相对湿度减少了水分的蒸发，有利于维持体温、降低了热量消耗。

3）每天的补液量应该根据早产儿的尿量、不显性失水量、体重、临床表现和血清电解质浓度调整。

4）输入液量过多，有增加极低出生体重儿动脉导管未闭、坏死性小肠结肠炎的可能，如果没有明显的脱水，输液量以 120ml/（kg·d）为宜。对于需要较长时期吸氧，存在支气管肺发育不良可能的高危患儿，液体量最好能控制在 100ml/（kg·d）。

第三节　早产儿常见电解质紊乱及处理

【本节要点】

分别就低钠血症、低钾血症、高钾血症、高钠血症等常见临床状况发生时的临床思路进行了阐述，包括检测结果的影响因素、病因的鉴别诊断、临床处理。明确是真性异常还是假性异常是处理的基础和进一步完善检查明确病因的前提。

早产儿由于其胎龄小，自身发育不成熟，极有可能发生水、电解质紊乱。本节主要就早产儿低钠血症、低钾血症、高钾血症、高钠血症的临床思路做进一步阐述。

一、低钠血症

在早产儿中，低钠血症的发生较高钠血症为多，证据显示在极早产儿（胎龄<33 周）中低钠血症是一个严重的状况，因为其血钠浓度波动水平较大，他们在 2 岁时面临不良神经运动预后的风险。由于限制钠盐摄入，早产儿低钠血症的风险增高，可以导致早产儿生长受限，

10～13岁龄不良的神经发育结局。低钠血症也是感觉神经性耳聋、颅内出血、脑瘫的高危因子。如果经历围产期窒息的新生儿存在低钠血症将会面临死亡率升高。

（一）临床首先需要考虑的问题

1. **是否存在惊厥？** 在重度低钠血症（血钠<120mmol/L）患儿可见到惊厥，属于危重症，需要即刻输注含钠液体纠正。

2. **患儿摄入的钠及水量是多少？** 体重增加了还是降低了？确定已给予足量的钠离子且水分摄入并未过量。正常的钠离子摄入为2～4mmol/(kg·d)，低钠血症时体重的增加可能是容量负荷过多的结果，尤其是生后前两天，预期应有生理性体重下降时。

3. **婴儿获得了何种医疗干预？** 是否给予了导致肾脏失盐的药物？利尿剂比如呋塞米可导致低血容量性低血钠，其他可引起低钠血症的药物包括茶碱、卡马西平、氯丙嗪、蚓达帕胺、胺碘酮、选择性的5-羟色胺再摄取抑制剂。

这些药物中多数可引起不适当的抗利尿激素分泌综合征（syndrome of inappropriate anti-diuretic hormone release,SIADH）。吗啡和巴比妥也可引起低钠血症。

4. **尿量是多少？** 由于抗利尿激素分泌不足综合征，尿量减少，如果尿量增加[>4ml/(kg·h)]，需要完善尿钠的检查确定是否尿钠丢失多。

母亲是否接受了低张性静脉液体输注或过量的后叶催产素？在分娩中母亲是否存在低钠血症？如果存在，婴儿出生时存在低钠血症，有低钠血症母亲的婴儿在分娩后存在低钠血症。

5. **是<1周龄的婴儿（早发性低钠血症？）还是生后第3～4周（晚发性低钠血症？）。** 早发性低钠血症是由于水过量，或者是由于分娩时或围产期非渗透性释放抗利尿素（可发生于围产期窒息、呼吸窘迫综合征、双侧气胸、脑室内出血，或者有某些药物使用）。也可能发生于过多的水摄入而液体中钠摄入不足。晚发性的低钠血症通常是由于钠摄入不足，或者肾脏钠的丢失过多。晚发性也可能由于过量的抗利尿激素释放导致，但不常见。>28周的早产婴儿对钠的排泄分数增高。

（二）鉴别诊断

在作出鉴别诊断时，需要确定是否这一测定值是真实的？某些情况可引起假性低钠血症。给予的钠量是否足够？之后需要确定低钠血症是否由总体钠量缺乏引起？还是水的丢失引起？是否存在排出水能力不足？是否存在过度的钠的丢失？是否存在药源性低钠血症？导致低钠血症的原因决定了如何治疗。新生儿低钠血症的最常见的原因是低张力性低钠血症（稀释性），由于过量的液体摄入引起，或者由于水潴留引起。

1. **假性低钠血症** 可由于高脂血症、高蛋白血症、高血糖症等引起。在高血糖患儿中，钠离子随着葡萄糖值的升高而降低。假性结果也可能发生于稀释的样本，取自低钠液体输注的留置导管中。

2. **不足够的钠摄入** 通常维持正常钠水平的钠摄入应在2～4mmol/L。

3. **低钠血症伴细胞外液过量（容量过多）** 发生于细胞外液量过多。存在正性水平衡。体内总钠量及体内总水量增加。细胞外液量增加，导致水肿及体重增加。原因如下：

（1）充血性心力衰竭。

（2）败血症伴心输出量降低。

（3）神经肌肉无力伴液体潴留（如:巴夫龙）。

（4）肾衰竭。

（5）肝衰竭（肝硬化）。

（6）肾病综合征。

（7）坏死性小肠结肠炎。

（8）吲哚美辛治疗（可引起水潴留）。

4. 低钠血症伴低血容量（细胞外液缺乏）　这发生于细胞外液的缺乏,可由于肾脏丢失或肠道外丢失。体内总钠量及总体液量及细胞外液均降低。

（1）肾脏丢失（随机尿钠>20mmol/L）

1）利尿剂。

2）肾脏功能紊乱:①肾脏不成熟:新生儿肾脏不成熟,早产儿由于肾小球滤过率低,近端肾小管重吸收钠较低,在疾病时精氨酸加压素水平增高,容易发生低钠血症。通常情况下极低出生体重儿表现为肾小管钠和水丢失增加导致低钠血症。②盐丢失性肾病。③急性/慢性肾脏功能紊乱。④肾小管酸中毒。⑤梗阻性尿路病:可引起尿钠丢失过多。⑥Bartter综合征/Fanconi综合征。⑦肾血管疾病引起的新生儿高血压低血钠综合征。

由于肾微血栓引起的肾出血可能是原因。如果放置了脐动脉导管或者存在单侧的肾动脉狭窄时应疑诊本病。

3）盐皮质激素缺乏（肾上腺盐皮质激素缺乏引起的盐丢失）:①艾迪生病;②醛固酮缺乏症;③先天性肾上腺皮质增生症;④假性醛固酮减少症;⑤垂体功能减退。

4）脑性低钠综合征:继发于急性或慢性中枢神经系统损伤时尿中丢失钠过多可导致。中枢神经系统损伤包括出血、颅内压升高等。细胞外液量降低,血尿素氮、白蛋白、血细胞比容升高。

5）高血糖引起的渗透性利尿（新生儿少见）,高渗血症。

（2）肾外丢失（尿钠<20mmol/L）

1）胃肠道丢失:比如呕吐、腹泻、鼻胃导管丢失。

2）第三间隙:腹水、坏死性小肠结肠炎、胸膜腔渗出、肠梗阻、皮肤脱落等。

5. 低钠血症伴细胞外液量增加　体内总液量增加可以代替（体内总水量增加）,总钠量正常或轻度降低,细胞外液轻度减少但无水肿。

（1）过量的静脉液体输注,水分摄入过多,或用稀释（低张配方奶）。是新生儿低钠血症的常见原因。母亲液体负荷过重（输入含糖无钠的液体）,或母亲水中毒是新生儿低钠血症的原因。这与低尿比重及排尿过多相关。

（2）SIADH:常见于中枢神经系统疾病:如颅内出血、脑水肿、出生时窒息、脑膜炎等,但也许与肺部疾病相关（气胸及正压通气）。此症常见于重症早产儿及足月儿。也可见于疼痛及疼痛的药物使用相关,比如阿片类、巴比妥、卡马西平、茶碱、噻嗪类。

（3）内分泌相关:甲状腺功能减退或肾上腺皮质功能减退症。

6. 药物相关的低钠血症　利尿剂（经常用于支气管肺发育不良/慢性肺疾病）可导致钠丢失。吲哚美辛可引起水潴留（稀释性低钠血症）。SIADH可能是由于药物干预的结果,正如前述。输注甘露醇或高张葡萄糖可引起高渗状态伴盐丢失。母亲的药物使用也可引起婴儿的低钠血症（如利尿剂、催产素、葡萄糖输注）。

（三）实验室检查的评估

1. 床旁评估

（1）监测体重：体重增加可能有稀释性低钠血症的存在，体重降低可见于细胞外液量降低同时伴有低钠血症。

（2）监测24小时液体的出入量情况：通常婴儿会保留2/3的液体摄入量，其余的通过尿液及不显性失水丢失，如果摄入远远大于出量，患儿也许会有液体潴留，会发生稀释性低钠血症。

（3）评估尿量及尿比重：尿量减少，尿比重高，通常可见于SIADH。而液体过多时可见到尿比重降低及尿量增多。

2. 病史及查体　是否有母亲因素存在（低张性静脉液体或过量的催产素）或者是否存在分娩期母亲低钠血症？注意有无惊厥？（眼运动异常，四肢抽动、吐舌），有无前囟隆起，昏睡？是否存在水肿，液体负荷量过多（肾衰竭，充血性心力衰竭）。皮肤弹性下降及黏膜干燥，可见于脱水。婴儿是否存在休克？婴儿是否存在生殖器色素沉着（先天性肾上腺皮质增生症）？是否存在女性男性化及两性畸形？是否存在男性婴儿的尿道下裂（3-B-羟类固醇脱氢酶）。

3. 实验室检查

（1）特异性检查

1）血清钠及渗透压。

2）尿钠，渗透压，尿比重。

3）血清电解质，肌酐，总蛋白评估肾功能。

（2）实验室检查结果

1）容量负荷过多（稀释性低钠血症）：①过量的静脉液体，尿量增加，尿渗透压降低及尿比重降低。②其他（充血性心力衰竭或心功能不全伴有液体潴留），尿量降低及尿比重增加。

2）钠丢失增加：①肾脏丢失，利尿剂或肾上腺皮质功能不足，尿排出增加，尿钠排出增加，尿渗透压及尿比重降低；②皮肤及胃肠道丢失及第三间隙潴留，尿量及尿钠降低，尿渗透压及尿比重增加。

3）SIADH：诊断需要具备以下症状体征及完善以下化验检查：尿量少，尿渗透压高于血清渗透压，血清钠水平降低，血清渗透压降低，尿钠及尿比重高。可检测血浆ADH浓度及血浆心房钠肽。如果血清渗透压降低同时ADH增高，尿渗透压升高，可确诊。

见表8-3-1。

表8-3-1　不同原因导致低钠血症的鉴别

尿量	尿钠	尿渗透压	尿比重
过量静脉液体输注	增加		减少
SIADH	降低	增加	增加
胃肠/皮肤/第三间隙	降低	降低	增加
肾脏丢失	增加	增加	降低
液体潴留	降低		

SIADH：不适当的抗利尿激素分泌综合征

4. 影像学及其他 通常不需要行此项检查,除非必要,头颅超声及脑磁共振可以显示是否存在颅内出血,颅内出血时可发生继发于 SIADH 的低钠血症。

（四）治疗

治疗非常重要。治疗目的为保持血钠在正常范围,尤其对于早产儿,非常重要,因为低钠血症可引起预后不良。

1. **急症处理** 如果婴儿有低钠血症同时伴有低钠血症导致的惊厥(通常血清钠<120mmol/L),应给予高张盐水(3%氯化钠)。

当纠正血清钠 3~5mmol/L 时,低钠惊厥可停止。快速纠正(尤其在慢性低钠血症或血清钠 24 小时上升>8mmol/L)可引起脑损伤(中枢脑桥髓鞘溶解症)。如果在纠正低血钠过程中发展为脑神经功能障碍或四肢轻瘫应疑诊。磁共振显示在脑桥区域有圆形损伤。一旦症状缓解,血清钠>120mmol/L,应当缓慢纠正,24 小时内血钠上升不超过 8mmol/L。关于给药的速度和如何给予有不同的意见,可以遵循以下的指南:

（1）15 分钟静脉推注(3% NaCl 1~3ml/kg,513mmol/L Na$^+$)这一方法应用于有惊厥的病人,有反复的呼吸暂停需要气管插管,或由于低钠血症引起的难治性惊厥/惊厥持续状态的病人(有争议的)。

（2）按小时纠正:给予 3% NaCl 2ml/(kg·h),应该可以提升钠离子浓度 2mmol/L,直至钠离子>120mmol/L。

（3）24 小时纠正:钠缺乏总量可以计算出,半量在 12~24 小时内给予。

（4）抗惊厥治疗:如果 3%的盐水给予后惊厥仍在持续应考虑进一步医疗干预。注意:用抗惊厥药物可能无效,可能会引起呼吸暂停。

2. **一般处理** 应注意有无以下疾病,有基础疾病者给予干预。

（1）高容量性低钠血症:限制钠及水量。

（2）低容量性低钠血症:补充钠及水,纠正不足,补充丢失。

（3）正常容量性低钠血症:细胞外液量正常,需要限制水摄入。

3. **特殊处理**

（1）容量负荷过多(稀释性低钠血症):限制液体,液体总量应减少 20ml/(kg·d),每 6~8 小时应监测血清钠。一定需要进一步检查明确潜在的原因并进行进一步的治疗。

（2）钠摄入不足

1）钠维持足月儿需要 2~4mmol/(kg·d),在早产儿需要量更多。计算病人需要的钠量,调整静脉输液钠的摄入,如果存在低钠血症。

2）如果只摄入配方奶,需要查看配方奶的钠含量。

低钠配方奶如 similac(雅培)PM 60/40 或母乳(钠水平较低)可能导致低钠血症。此时用添加氯化钠或含稍高些钠的配方奶是必要的。

3）用以下公式计算总钠的缺乏:结果是纠正低钠血症所需要的钠量。在 12~24 小时只需给予半量。

$$[预期的钠浓度(130 \sim 150mmol/L) - 婴儿钠测定值] \times 体重(kg) \times 0.6 = 总钠缺乏$$

（3）钠丢失增多:处理潜在疾病及增加钠给予纠正钠丢失。

（4）药物相关性低钠血症:如果使用可导致肾脏失盐药物如呋塞米,尽管饮食中给予了足量的钠,血清钠水平也会降低。比如对于 BPD/CLD 婴儿使用利尿剂,需要增加钠摄入。

许多病人经口喂养,因此应使用经口氯化钠添加。开始时 1mmol/d,3 次,喂养,需要时作出调整。某些婴儿需要 12～15mmol/d。钠水平应当保持在 130mmol/L,因为高水平可导致液体潴留,又需要使用利尿剂。吲哚美辛导致的低钠血症通过限制液体来治疗。

（5）SIADH:原因通常为明显的,如果没有明确的原因,需完善检查(头颅超声,胸部 X 线检查除外肺部疾病)。在治疗中,监测血清钠、渗透压、出量(尿量)确定病人是否对治疗有反应。

1）惊厥存在,血清钠<120mmol/L。①高张盐(3% 氯化钠)。②呋塞米(呋喃苯胺酸,速尿):1mg/kg iv 每 6 小时。③抗惊厥治疗:有病例报道一新生儿由于 SIADH 及难治性低钠血症惊厥用苯妥英钠成功治疗的病例。④限制液体:通常 40～60ml/(kg·d)。

2）血清钠>120mmol/L 而不伴惊厥:液体限制:通常 40～60ml/(kg·d),这一原则没有考虑到液体丢失比如暖台使用及光疗额外丢失液体。呋塞米可以使用。

二、低钾血症

（一）临床会遇到的问题

正常的血清钾值随着实验室检测仪器的不同有所变化,但通常在 3.5～5mmol/L。低钾血症被定义为血清钾<3.5mmol/L。轻度低钾血症为血清钾 3.0～3.5mmol/L,中度低钾血症为血清钾 2.5～3.0mmol/L;严重低钾血症为<2.5mmol/L。严重低钾血症可引起心律失常。

（二）临床首先需要考虑的问题

1. 什么是中央血清钾? 如果从足跟血获得的标本测定值低应当取静脉血测定中央血钾,因为也许中央血钾值较足跟血更低,因为后者的测定值还会受到红细胞溶血的影响。还有是否标本即刻被送往实验室?如果标本在温暖的区域放置数小时,可能发生假性低钾血症。

2. 婴儿是否使用利尿剂? 是否为排钾利尿剂或者使用地高辛?新生儿的低钾血症通常发生于长期利尿剂使用。低钾血症时如果使用地高辛可能会引起严重心律失常。

3. 婴儿应摄取多少钾? 正常维持量为 1～2mmol/(kg·d)。

4. 是否存在由于腹泻导致的胃肠道丢失,是否存在鼻-胃管/口胃管或者回肠造瘘术后的丢失? 大量胃肠液体的丢失可引起低钾血症。严重呕吐可引起低钾血症比如在婴儿肥厚性幽门梗阻时。

5. 婴儿的镁水平如何? 低镁血症可引起低钾血症。如果经补充低钾血症仍未得以纠正应考虑低镁血症。

（三）鉴别诊断

低钾血症可由于长期的钾摄入不足、胃肠道丢失、肾脏丢失、跨细胞间的转运及重新分布引起。胃肠道及肾脏丢失更为常见。药物(利尿剂)是最常见的引起 NICU 新生儿低钾血症的原因。

1. 假性低钾血症 如果血标本在温暖环境中放置时间过久可引起,或出现于伴有非常高的白细胞计数时(由白细胞摄取钾),或者由于采自足跟血。

2. 真性低钾血症(总钾缺乏)

（1）可由于静脉输注或经口摄入不足引起钾摄入不足。

（2）胃肠道丢失

1）经由鼻胃管的液体丢失(常见),如果通过鼻胃管的电解质丢失或经回肠造瘘术引流过多未得到及时补充可引起。

2）腹泻:先天性失氯性腹泻,任何胃肠道瘘管,短肠综合征。

3）呕吐:可引起低钾血症比如肥厚性幽门梗阻伴有呕吐。

4）药物:聚磺苯乙烯可引起粪便排泄钾增多。

（3）肾脏丢失

1）药物:①利尿剂使用:尤其长期用噻嗪类药物或袢利尿剂治疗,是最常见的药物相关的原因。②皮质类固醇或类固醇样药物。③抗生素:高剂量青霉素,阿莫西林,羧苄西林、万古霉素。在极低出生体重儿氨基糖苷类及万古霉素的联合治疗可引起小管功能紊乱,导致肾小管钾丢失。④镁缺乏症治疗:比如两性霉素 B 及氨基糖苷类,两性霉素 B 可引起直接肾小管损伤,伴随钾丢失。

2）任何原因引起的多尿。

3）肾小管丢失:肾小管酸中毒:Ⅰ型及Ⅱ型。

4）低镁血症:通过增加远端肾小管钾分泌加重钾丢失。

5）Barter 综合征（新生儿）:是钾丢失的少见形式,继发于氯通道异常,假性 Barter 综合征可表现为与 Barter 综合征相同的表现,在临床及生物学特征上,但不伴有原发性肾小管功能异常。先天性低钾血症伴高钙尿症表现与 Barter 综合征类似。其他综合征:Liddle、Gitelman 及 Fanconi 综合征。

（4）血钾跨细胞的转移:从血清到细胞。

1）碱中毒:（代谢性或呼吸性）可使钾离子进入细胞内,引起低钾血症,pH 每升高 0.1U 可引起血清钾下降 0.6mmol/L。呼吸性碱中毒较代谢性碱中毒对血钾影响,前者下降略少。

2）胰岛素治疗:引起细胞内钾摄取增加。

3）药物:可引起细胞内钾摄取增加,包括 β-肾上腺素激动剂（比如:肾上腺素,减充血剂,支气管扩张剂,保胎药）及黄嘌呤衍生物（茶碱,咖啡因）。过量相关:胰岛素,维拉帕米。

4）低温可使血钾进入细胞内降低血清钾浓度。

5）内分泌疾病可引起血钾丢失（不常见）。①先天性肾上腺皮质增生症:11β-脱氢酶缺乏占 5% ~ 10% 的病例,可引起高血压、低血钾碱中毒、盐潴留。②原发性高醛固酮血症/Conn 综合征:高血压、低血钾、抑制肾素活性是这一疾病的主要表现。继发性高醛固酮血症可发生于肾动脉狭窄,肾素分泌型肿瘤,主动脉缩窄。③Cushing 综合征:肾上腺皮质肿瘤可引起肾上腺皮质功能亢进。④盐皮质激素过多综合征。可能是先天性的,可引起低血钾。⑤甲状腺功能亢进。

（四）临床及实验室检查

1. **体格检查**　轻度低钾血症不会出现任何体征。低钾血症的症状可影响到骨骼肌（肌无力,腱反射减弱,麻痹,感觉异常）,胃肠道（恶心,呕吐,腹泻,肠梗阻）,及中枢神经系统体征（嗜睡）。但以上表现很难评估婴儿。在严重低钾血症患儿中,可出现嗜睡,肠梗阻（腹胀,肠鸣音减弱）;心律失常（极少见,除非<2.5mmol/L）;膈肌麻痹或弛缓;心动过缓伴心血管功能衰竭。在肥厚性幽门狭窄,扩大的幽门,及"幽门橄榄"可能出现于 23% 的时间（在喂养结束后或喂养过程中出现）。

2. **实验室检查**

（1）重复检测血清钾水平。

（2）随机检测尿电解质。定期检测尿钾水平,以确定是否尿中丢失量很高。如果近期使用电解质会影响到测定结果。

（3）血清电解质及肌酐:评估肾脏状况及其他电解质失衡状况。

（4）血气情况:碱中毒可以引起或加重低钾血症(如,氢离子从细胞内到细胞外,钾离子进入细胞,引起血清钾离子降低),纠正酸中毒会加重低钾血症。

（5）血镁:测定血清镁除外低镁血症。

（6）药物筛查:如果患儿使用任何可引起低钾血症的药物,最好能检测其浓度,如果患儿使用地高辛,需要监测地高辛血药浓度。低钾血症可加重地高辛导致的心律失常。

（7）血清 ACTH 水平、可的松、肾素、醛固酮水平:可用来评估肾上腺皮质增生症、Conn 综合征、Cushing 综合征。

（8）血清胰岛素及 C-肽测定:用来评估高胰岛素血症。

3. 影像学检查及其他检查

（1）腹部 X 线检查:如果疑诊肠梗阻患儿需要完善。

（2）腹部超声检查:如果疑诊幽门狭窄,需要完善此项检查。当疑诊肾上腺肿瘤及肾上腺皮质增生症时也需完善此项检查。

（3）心电图:低钾血症时心电图可能表现正常,或表现为传导异常。如果患儿病情不稳定且存在低钾血症,心电图可以表现为传导异常,比如 QT 间期延长,明显的 U 波,T 波平坦或双向,ST 段降低。也许会发展到房性或室性心律失常。U 波有时与房颤需要区分。注意心电图表现也可见于低镁血症。低钾血症时地高辛毒性增加。

（4）MRI:如果有指征可行头部 MRI 检查,可除外下丘脑肿瘤。

（五）治疗

1. 一般治疗　在 NICU 中因为利尿剂的广泛使用,低钾血症发生率增加。治疗的目的是增加钾的摄入以维持正常的血钾水平。短期静脉给予钾可引起静脉损伤,偶尔可发生高钾血症,当血钾没有快速平衡时。因为高钾血症有潜在的心血管合并症的风险,不推荐快速补充的方法纠正。纠正应缓慢,通常 24 小时以上,如果给予一剂大剂量补充,可发生心搏骤停。应 4~6 小时监测一次血清钾水平,直至完全纠正。一旦血钾到正常高值,应降低钾的给予量。多数病例可通过每天给予钾 1~2mmol/(kg·d)得到纠正。

（1）如果存在碱中毒,在纠正钾异常前先予纠正。

（2）如果存在酸中毒,可给予醋酸钾或枸橼酸盐。酸中毒的治疗可能加重低血钾。

（3）纠正低镁血症。

2. 威胁生命的心律失常的急症治疗或血清钾<2.5mmol/L 静脉补钾应同时进行心电图监测。不要大剂量给予。只有在极危重症可考虑给予 0.5~1mmol/(kg·次),静脉维持 1 小时以上,同时连续监测心电图[最大剂量:1mmol/(kg·h)]。

3. 症状性低血钾(不是威胁生命的)应当静脉补充钾,这可以通过增加静脉液体中钾的含量或纠正时间在 24 小时以上达到。

4. 轻度低钾血症无须治疗即可缓解。如果患儿为经口喂养,应给予经口补充氯化钾,通常 2~3mmol/(kg·d),分 3~4 次给予(喂养时奶液稀释后给予),并根据血清钾浓度进行调整。

5. 低钾血症伴有低血容量应静脉补充氯化钾。

6. 特殊治疗　任何特殊疾病(如肾功能缺陷、肾上腺功能异常、某些代谢性疾病)需要特殊检查进行评估及特殊治疗。

（1）钾摄入不足，计算应给予的正常维持量，并做相应的增加（正常维持量为 1～2mmol/（kg·d），只有在生后第一天之后需要）。

（2）不正常的钾丢失

1）药物：如果患儿摄取了排钾药物，需要增加钾的维持量（如，长期呋塞米治疗的支气管肺发育不良的病人，应当给予氯化钾的经口补充，1～2mmol/（kg·d）分 3～4 次给予，喂养时给予）。依据血清钾水平进行调整。如果使用保钾利尿剂应降低钾的补充量。然而随机对照研究显示血清电解质钠及钾不受螺内酯的影响。

2）胃肠道丢失：纠正严重腹泻。停止经口喂养使胃肠道得以休息并且给予静脉钾的补充[最初的氯化钾剂量，1～2mmol/（kg·d）]，监测血清钾水平，调整静脉剂量鼻胃管引流/严重呕吐，估计每次量，给予补充用 1/2 的生理盐水配以 10～20mmol 的 KCl。

3）幽门狭窄：如果存在脱水予以纠正，如果存在指征给予手术治疗。

4）肾脏钾丢失：除药物因素之外其他因素。①Barter 综合征：经口补充钾，起始剂量 2～3mmol/（kg/d），必要时增加剂量以维持正常血清钾的水平。②高醛固酮血症：如果有指征手术或地塞米松治疗。③Cushing 综合征：药物治疗或外科治疗。

5）肾小管酸中毒Ⅰ型或Ⅱ型：如果需要给予治疗碱中毒补充钾。

6）钾在体内的重新分布：①碱中毒：确定代谢性及呼吸性碱中毒的原因，治疗潜在的疾病，在补充钾之前先纠正碱中毒。②药物：如果可能停止用影响钾浓度的药物，或者改用其他不影响钾代谢的药物。

三、高钾血症

（一）临床问题

病房中有一个极低出生体重儿的血清钾水平 6.5mmol/L。正常血清钾水平通常为 3.5～5.5mmol/L。多数定义新生儿高钾血症为>6mmol/L。高钾血症在极低出生体重儿常见。高钾血症为最严重的电解质紊乱，因为它可以引起致命性的心律失常。如果心电图变化与存在的高钾血症相关，意味着危重状况。

（二）临床需要考虑的问题

1. 高血钾的标本是如何采集的？ 中央血清钾水平是多少？测定值是真实的水平还是不可信的虚假值？如果从足跟取血或者从微针取血可能会得到假性血清钾升高，这是源于溶血导致的继发性升高。凝血块的形成可能会引起血清钾假性升高。采血时不能从肝素抗凝的脐导管采集（可从肝素抗凝的脐导管释放苯甲烷铵，而后者可升高测定的血钾值）。注意：血清钾水平较血浆钾水平高大约 0.4mmol/L。

2. 心电图是否出现了高钾血症时会出现的心脏电活动改变？ 心电图改变可能是高钾血症的首发表现。在新生儿，血清钾>6.7mmol/L 可能会出现心电图的变化。早期心电图的变化包括：高尖 T 波，帐篷状的 T 波，P 波低平或消失，QRS 波增宽，ST 段低平，心动过缓，QRS-T 波融合，一度房室传导阻滞，室性心律失常，如果血钾水平持续升高最终会出现心脏停搏。

（1）血清钾 5.5～6.5mmol/L。窄基底高尖 T 波。

（2）血清钾 6.5～8mmol/L。高尖 T 波，PR 间期延长，P 波低平或消失。R 波振幅减低，QRS 波增宽。

（3）血清钾>8mmol/L，P 波消失。QRS 波增宽，双向。进展性 QRS 波增宽，与 T 波融合,束支传导阻滞,室性纤颤,心搏停止。

3. 婴儿每天应当给予多少钾? 维持血钾水平正常每天需要给予 1～3mmol/(kg·d)。

4. 血清尿素氮及肌酐水平? 尿量及体重是多少? BUN 及肌酐水平升高,提示存在肾功能不全。提示肾衰竭的另外指征是尿量减少或不足,同时存在体重增加。

5. 是否存在低钠血症、低血糖、低血压? 低血钠,低血糖,高血钾,低血压,考虑存在肾上腺功能不足。

6. 早产儿是否具有高钾血症的倾向? 包括小于胎龄儿、女性婴儿、严重呼吸窘迫综合征、极低出生体重,需要外源性表面活性物质,需要正性肌力药物,延迟喂养。生后 6 小时内轻度血钾升高(>5.6mmol/L)及血磷水平升高(>2mmol/L),可能预示将会发展为高钾血症。

(三) 鉴别诊断

真性高钾血症可能由于血钾摄入增加(如果肾脏能排出钾通常就不是问题),钾离子释放增加,肾脏排出钾离子降低或不能,或者钾离子由细胞内转移到细胞外,或者由于醛固酮活性受损导致肾脏对钾的分泌减少。

1. 假性高钾血症是假性血钾水平升高(血浆钾是正常的) 可能是由于溶血导致(创伤引起红细胞破坏,钾离子外溢),可能由于穿刺时细胞损伤,足跟血采集,或者在输注钾的静脉通路远端取血。如果标本未离心放置或者标本处理延迟(采集后 2 小时后),钾离子可能从细胞内释放,导致血钾水平升高。实验室误差(多种原因导致,多处理变量)也可能是原因。血小板增多症及白细胞增多症可以导致血清钾的假性升高,因为在血液凝集时钾离子从升高的白细胞或血小板中漏出。血小板计数每升高 100 000/ml,血清中钾离子升高 0.15mmol/L,两个少见的遗传综合征中可以导致假性高钾血症的疾病是家族性假性高钾血症及遗传性球形红细胞增多症。

2. 真性高钾血症

(1) 高钾血症常见的原因

1) 钾摄入增加:静脉液体中钾摄入过量,口服补钾过量[支气管肺发育不良/慢性肺疾病患儿中过量的氯化钾(KCl)摄入],或者包含钾的药物摄入过量。在生后第一天钾摄入通常不是必需的,通常在生后第三天也不是必需的,通常需要量为 1～2mmol/(kg·d)。这是常见的原因,因为肾脏可以排出过量的钾离子。

2) 红细胞病理性溶血:可以是继发于脑室内出血,低张葡萄糖溶液使用(<4.7% 葡萄糖),败血症(最常见,铜绿假单胞菌),血管内溶血,颅内血肿,出血,窒息,或者 Rh 血型不合引起的溶血。

3) 组织坏死及溶解:在某些疾病如坏死性小肠结肠炎,组织坏死可能发生,可能产生高钾血症。创伤及严重低体温可引起横纹肌溶解症。

4) 肾功能衰竭/肾功能不全:肾功能损伤可能导致高钾血症,少尿可引起钾清除减少,高钾血症发生。

5) 不成熟相关的非少尿型高钾血症(NOHK):大约极低出生体重儿中 50% 婴儿会发生,在没有急性肾衰竭/急性肾损伤血钾水平>6.5mmol/L 可以认为存在高钾血症,或者生后前 72 小时,尿量≥1ml/(kg·h),血清钾≥7mmol/L,可以认为高钾血症。它发生于没有钾摄入或者少尿的情况下。可能是由于钾离子从细胞内转移到细胞外,肾小管功能不成熟,或者肾小球功能不成熟引起,或者是由于对醛固酮的反应降低。高钾血症通常与高血糖相关,可能是胰岛素抵抗的结果,或者是细胞内能量的衰竭(高血糖-高血钾综合征)。

6）代谢性酸中毒：引起钾离子转移出细胞，导致高钾血症。pH 每降低 0.1U，血清钾升高 0.3～1.3mmol/L。呼吸性酸中毒很少引起严重的高钾血症。

7）脱水：引起高钾血症。容量负荷耗竭或者充血性心力衰竭可引起肾脏低灌注因而引起高钾血症。

8）包含钾的药物摄入：可以升高血清钾的水平。地高辛治疗可以通过血钾的重新分布导致高钾血症。储钾的利尿剂可引起钾丢失的减少。普萘洛尔及去氧肾上腺素与高钾血症相关。高葡萄糖负荷可以导致继发于血浆渗透压升高的高钾血症。其他的药物包括氨基丁三醇、吲哚美辛、血管紧张素转换酶抑制剂、β 受体阻滞剂、肝素、甲氧苄啶、甲巯丙脯酸、非甾体抗炎药物都与高钾血症相关。

9）肾上腺皮质功能不全：见于先天性肾上腺皮质增生及双侧肾上腺出血。在失盐先天肾上腺皮质增生症中，婴儿血清钠降低，血清氯降低，血糖降低；血钾水平升高；低血压。在双侧肾上腺出血、贫血、血小板减少症、黄疸可见，双侧肾上腺包块可触及。肾小管性高钾血症/Ⅳ型高钾血症性远端肾小管酸中毒可继发于低醛固酮血症。婴儿可表现为代谢性酸中毒及高钾血症。在肾上腺功能异常患儿（低醛固酮血症，先天性肾上腺皮质增生症）及梗阻性尿路病，肾体积减小，肾脏反流性疾病，尿道感染，假性醛固酮减少症患儿可见到。

10）胰岛素水平降低：与高钾血症相关。胰岛素驱使钾进入细胞，胰岛素缺乏可引起高钾血症。

11）输血诱导的高钾血症：钾离子从输注的贮存的红细胞内漏出，这可以导致因输血引致高钾血症从而诱导的心律失常。洗涤的辐照红细胞可以降低血钾及乳酸负荷。交换输血可能也是原因之一。

12）高渗透压：由于不适当的稀释的配方奶引起、高渗透压氨基酸溶液、葡萄糖输注。

（2）高钾血症少见的原因

1）新生儿 Bartter 综合征（由于 ROMK 突变引起，可以引起早期的高钾血症）：是一组以肾小管功能异常表现为低钾血症、代谢性酸中毒为特征的综合征。

2）遗传性高钾血症：遗传性假性高钾血症，遗传性高钾性间歇性麻痹，不同类型的低醛固酮血症，遗传性小管缺陷可引起高钾血症。

3）可引起肾脏排泄钾障碍的疾病：艾迪生病，盐皮质激素缺乏症，原发性低醛固酮血症，醛固酮合成缺陷症，假性低醛固酮血症。

（四）临床及实验室检查

1. 体检 婴儿可以表现为没有任何体征，或出现心动过缓、室性纤颤，或其他的心律失常，或休克。需要特殊注意的是腹部 NEC 体征（如：腹胀，肠鸣音减弱，可见肠形。）根据体征评估是否存在潜在的疾病。很难确定何时会出现高钾血症的临床体征，但是多数人认为当血清钾升高到>7mmol/L 可能会出现。体征可能是多尿，腹胀，乏力。如果血钾>8mmol/L，肌力减弱可能发生，但是在新生儿却很难评估。腱反射可能降低。

2. 实验室检查

（1）立即需要完善的检测

1）正确采集静脉血标本测定血清钾水平，重复检测血清钾水平，在治疗前需要进行。

2）血清及尿电解质。

3）全血细胞计数及分类，排除败血症及溶血。

4）血清离子及总钙水平,低钙血症可能加重高钾血症的症状,因需要此维持正常的血清钙浓度。

5）血清 pH 及碳酸氢盐:可排除酸中毒,后者可加重高钾血症。

6）BUN 及血清肌酐水平:可以反映是否存在肾功能不全。

7）尿比重及尿常规检查:当存在继发于溶血的组织分解及破坏,为了评估肾脏的状态及血、血红蛋白含量。检测管型及沉渣。

（2）进一步检查

1）血清皮质醇、17-羟孕酮、11β-羟化酶、21-羟化酶:明确是否存在先天性肾上腺皮质增生症。

2）血清肾素、血管紧张素、醛固酮:确定是否存在低醛固酮血症。

3）影像学检查及其他检查:①腹部放射学检查:如果疑诊存在 NEC,需要完善;②EEG 可出现高钾血症导致的心电图改变,可提供基线研究。

（五）治疗

首先,确定血清钾的水平,当出现血钾水平异常时,重复检测,确定。记录心电图的变化,如果存在医学急症,需要即刻处理。

1. 非常重要的措施

（1）停止所有钾摄入,静脉液体,口服补充,含钾药物。

（2）检查静脉液体中钾离子的给予量,确认未给予过量的钾离子。

（3）用等张盐水纠正低血容量,促进小管排泄钾。

（4）治疗原发性疾病,肾衰竭可用限制液体治疗,如果肾上腺皮质功能不全存在,用替代治疗。

（5）治疗中监测心电图变化。

（6）早产儿:胰岛素及葡萄糖结合使用可以直接治疗高钾血症,并且比用聚磺苯乙烯治疗更优选。

（7）记住:钙剂可以通过稳定心肌细胞膜防止发生心律失常,其对血清钾没有任何影响。胰岛素、葡萄糖、沙丁胺醇、碳酸氢钠可以通过转移钾离子到细胞内从而降低血清钾水平,这一点可以降低高钾血症的合并症风险,但是并不能从体内排出血钾。呋塞米、聚磺苯乙烯及透析(交换输血,腹膜透析)通过肾脏、胃肠道丢失或通过透析从体内排出钾离子。

2. 高钾血症伴心电图改变　高钾血症导致的心律失常很难治疗。如果不降低血清钾水平,除颤通常的步骤,肾上腺素,或者抗心律失常药物都不起作用。注意:血钙通常保护心肌,但并不降低血钾。首先,给予钙剂保护心脏,其次给予药物降低血清钾水平但是并不降低体内钾贮备量,之后给予药物促使钾排泄,降低体内钾贮量。

（1）停止给予静脉液体补钾:可考虑停止任何含钾药物的给予,或已知的诱导高钾血症的药物。

（2）使用钙剂保护心脏免受钾的毒性作用(并不降低血钾):钙剂可使心肌稳定,降低阈电位,保护心脏防止发生心律失常。给予静脉输注 10 分钟以上,缓慢输注,最好通过中央静脉通路,不要通过头皮针。在输注药物过程中观察心电图。心电图的改善发生在推注过程中的 1~5 分钟。一旦心律失常或心电图改变消失,推注停止。此法可降低心肌的兴奋性。有必要立即给予降低血钾的药物。如果婴儿处于地高辛治疗期间,记住钙剂的治疗将会加重地高辛的毒性,有必要更缓慢的推注。10% 葡萄糖酸钙[100~200mg/(kg·剂)]稀释后静脉给予,10~30分钟推注。

（3）开始药物治疗以降低血清钾水平:碳酸氢钠,葡萄糖及胰岛素,β-肾上腺素激动剂可引起细胞摄取钾。碳酸氢钠可直接降低血钾;葡萄糖,胰岛素,沙丁胺醇至少需要15分钟起效。决定用哪种药物取决于单位的偏好。对于早产儿,多数学者支持使用胰岛素及葡萄糖,这是一线治疗。推荐使用碳酸氢钠或者胰岛素葡萄糖直到血钾下降,之后给予呋塞米或者聚磺苯乙烯。

1）碳酸氢钠:即便血清pH正常也可使用（有争议的）。对于早产儿用有争议的或者不推荐的作为单一疗法应非常谨慎。协作网综述显示结果是模棱两可的（碳酸氢钠可提高血清pH）。一些学者建议仅仅用于威胁生命的高钾血症或者不用。可给予纠正碱不足或者给予1~2mmol/kg,10~30分钟,静脉输注（5~10分钟起作用）。诱发碱中毒（血液碱化）可使钾离子进入细胞内。在非常小的婴儿,碳酸氢钠可能与众多风险相关。避免快速输注碳酸氢钠可以降低脑室内出血的风险。如果接受气管插管,机械通气,高通气可能引起呼吸性碱中毒（0.1单位pH增加可引起血清钾下降0.6mmol/L）,这可以降低脑的灌注。

2）胰岛素及葡萄糖:胰岛素可促进钾离子进入细胞内。胰岛素必须与葡萄糖同时给予避免发生低血糖。通常的剂量为0.1~0.2U/（kg·h）胰岛素同时给予0.5g/（kg·h）葡萄糖持续静脉输注。监测血糖及血钾浓度调整输注速度。在开始输注后15~30分钟,监测葡萄糖水平。

3）β-肾上腺素能受体激动剂（有争议的）可以使钾进入细胞内,起效快速,最通常使用的药物是沙丁胺醇雾化0.1~0.5mg/（kg·剂）（最小剂量2.5mg）,如果需要可每2~6小时一次。早产儿雾化吸入沙丁胺醇是有效的。

3. 不伴有心电图改变的高钾血症　血清钾离子>6~6.5mmol/L（有争议的）。确定用哪种药物取决于你所在的机构医院。

（1）停止静脉输注含钾的液体。应当停止任何含钾的药物或者已知的可以诱导高钾血症的药物。

（2）频繁的进行心电图检查,行心脏监测。

（3）频繁检测血清钾离子直至钾稳定（1~2小时监测一次）。

（4）呋塞米（呋喃苯胺酸）:促进钾自尿液的排出,如果肾功能正常,可以给予。通常的剂量是1mg/kg静脉给予,每12小时一次（有争议的）。大约需要5~10分钟起效。如果肾衰竭价值有限,可能需要较高的剂量。如果高钾血症同时伴有充血性心力衰竭或者低醛固酮血症是有用的。

（5）吸入沙丁胺醇（有争议的）。

（6）聚磺苯乙烯（kayexalate）:一种钾离子交换树脂,可以给予。它可以使钾离子从肠道排出（1g树脂去除1mmol钾离子）,用钾交换钠（游离山梨醇推荐用于新生儿因为山梨醇可引起肠道坏死及钠离子潴留）。通常的剂量为1g/（kg·剂）口服每6小时一次,或者灌肠每2~6小时一次。肠道给药较口服为佳,因为起效较口服快1~2小时（在4小时时失效。）口服给予可较慢地降低血清钾的水平,因而使血钾迅速下降的价值有限。这项治疗不应被用于极低出生体重儿因为其引起肠道激惹、出血性结肠炎、胃肠道出血、结肠坏死、钠负荷过重及NEC。这项治疗可以提高钠离子及钙离子的浓度,重复的直肠使用可以起局部出血。在肠梗阻性疾病患儿不要使用,婴儿肠道运动减弱的患儿不应使用（有小肠坏死的风险)。

4. 持续性高钾血症 推荐使用持续输注胰岛素及葡萄糖,有慢性肾病的患儿也许需要低钾饮食、碱性液治疗、交换树脂及腹膜透析。

5. 难治性高钾血症 如果所有的措施都不能降低血钾水平,其他措施如用新鲜的压积红细胞与血浆混合进行交换输血或者腹膜透析。这些方法可以立即起效,并且非常有效,但是只能短暂的维持,并且操作非常复杂。如果高钾血症是继发于细胞破裂,建议使用交换输血。

6. 对于极低出生体重儿 非少尿型高钾血症的治疗和预防钾不应在生后第一天给予,除非尿量排出正常,血清钾正常,并且没有上升。生后第一天钾离子应当每6小时监测一次。早期给予氨基酸(生后第一天)可以刺激内源性胰岛素分泌,预防胰岛素输注的需要可能。持续静脉输注胰岛素也许是必需的。协作网文献回顾对于早产儿非少尿型高钾血症的治疗没有建议,除了胰岛素及葡萄糖较聚磺苯乙烯更优先使用外。

四、高钠血症

血清钠值 135 ~ 145mmol/L,这一值说明体内钠平衡处于稳态。较宽的范围为 131 ~ 149mmol/L,它是钠的低限及高限,高于或低于此值是临床高钠血症及低钠血症的指征。

血清钠浓度>150mmol/L 称为高钠血症(hypernatremia)。可由于水缺乏或钠过多所致,也可由于水缺乏伴轻度钠缺乏所致。高钠血症均伴有高渗综合征,体液和体钠总量可以减少、正常或增加。

(一)原因

包括肾脏水丢失增多和(或)不显性失水增加,主要通过皮肤,尤其是极低出生体重儿及超低出生体重儿。

(二)临床表现

体重下降,低血压,心动过速,尿量减少或无尿,尿比重增加。高孕周早产儿高钠血症可出现发热、烦渴、尿少、黏膜、皮肤干燥等症状,但其脱水征较相同失水量的等渗性和低渗性脱水为轻,周围循环障碍的症状也较轻,严重脱水亦也可发生休克。高钠血症常伴有神经系统症状如烦躁不安、嗜睡、昏睡、昏迷、震颤、肌张力增高、腱反射亢进、尖叫、惊厥等。重症患儿可发生颅内出血或脑血栓形成而有神经定位损害的症状和体征。钠潴留过多的高钠血症可发生皮肤水肿和肺水肿。与早产儿低钠血症一样,极低出生体重儿缺乏明显的临床表现。根据病史、临床表现及血清钠测定可以作出诊断。高钠血症时常伴有高渗综合征,应注意中枢神经定位损害和颅内高压状况,明确是否诱发颅内出血或脑血栓形成。

(三)治疗

需要非常慎重的液体管理,首要的目标是水替换,次要的目标是维持钠离子的平衡。两个目标均需要达成而不发生快速的水及钠离子在细胞内液和细胞外液间的转移,尤其是在神经系统的细胞中。过度快速纠正高钠血症可以导致惊厥。高钠性脱水并不代表身体钠的缺乏。输液治疗应当以降低血清钠不超过 0.5mmol/(L·kg·h),或更少,总的纠正时间应当在 24 ~ 48 小时。可以考虑用葡萄糖盐水作为初始输注液体来纠正。

细胞外液增加和高钠血症:

1. 原因 在围产期窒息患儿伴有代谢性酸中毒及低血压进行复苏时或复苏后治疗时给予过量的生理盐水及碳酸氢钠。

2. **临床表现**　体重增加及水肿。如果心输出量不足,会出现水肿及体重增加。依赖于心脏状态、心率、血压,尿量可能会波动于正常范围或降低。

3. **治疗**　确定心脏状态,确定输注液体的量,限制液量;此外限制血钠摄入直至血清钠恢复正常范围。

（米　荣）

第四节　早产儿糖代谢紊乱

【本节要点】

就早产儿低血糖/高血糖的诊断、临床检测的影响因素、低血糖/高血糖的病因鉴别、包括暂时性及永久性低血糖的病因分析,急救处理进行了阐述。

机体内葡萄糖水平的调节是一个复杂的过程,既要满足机体各脏器对葡萄糖的需求,又要及时处理体外提供的糖和自身体内产生的糖,并通过一系列激素加以调节,使血清葡萄糖保持在一定范围内。在宫内母体持续平稳地提供胎儿所需的葡萄糖,维持胎儿正常的生长发育,出生后稳定的葡萄糖来源突然中断,转变为间断进食,需要迅速建立起自身的葡萄糖调节系统。新生儿早期正是处在这样的过渡阶段,调节不当就会出现糖代谢紊乱。早产儿进食少、开奶延迟、调节能力差、葡萄糖耐受能力低下等,更容易发生糖代谢紊乱,出现低血糖或高血糖。据统计有半数以上早产儿在生后 24 小时内可出现低血糖。另外,宫内的异常也能够影响胎儿和新生儿的葡萄糖调节能力,导致糖代谢的紊乱,例如糖尿病母亲分娩的新生儿等。

新生儿低血糖

新生儿的正常血糖值尚无统一标准。关于新生儿低血糖(neonatal hypoglycemia)的界定,过去常采用足月儿出生 3 天内全血血糖低于 1.7mmol/L(30mg/dl),3 天后低于 2.2mmol/L(40mg/dl);早产儿和小于胎龄儿出生 3 天内血糖低于 1.1mmol/L(20mg/dl),3 天后低于 2.2mmol/L(40mg/dl),称为低血糖症。但目前多数人认为上述值过低,主张一律采用血糖低于 2.2mmol/L(40mg/dl)作为低血糖的界定值。也有人提出将新生儿低血糖的值界定在 2.8mmol/L(50mg/dl)。美国新生儿低血糖管理指南指出,新生儿出生后 24 小时内,血糖水平应持续>2.5mmol/L;出生>24 小时,血糖水平应持续>2.8mmol/L,若低于上述水平,则为新生儿低血糖。临床定义症状性低血糖需符合 Whipple 三联症:经准确方法测得低血糖值;出现低血糖的症状及体征;低血糖纠正后,症状和体征消失。如果单独注射葡萄糖不能使患儿血糖恢复正常,或葡萄糖的滴注速度≥12mg/(kg·min)才能维持正常,以及低血糖持续或反复发生>7 天者,称为新生儿顽固(持续)性低血糖,临床上发生持续性低血糖时常提示代谢性疾病存在。

一、临床诊断标准

美国儿科学会对于胎儿及新生儿低血糖有如下陈述:低血糖没有特定的诊断值或范围,因为没有基于证据的研究可以确定新生儿低血糖相关的临床表现是什么?因为每一例新生儿来讲,确定需要干预的单一血糖水平是不可能的,因而确定低血糖的治疗具有挑战性。因为出生后头 12～24 小时的血糖水平较低,一些临床医师用较低的血糖值来确定生后 24 小时之内新生儿低血糖诊断。治疗决定依靠临床状况及婴儿表现。注意:因为低血糖与不良的神经发育结局相关,因而应进行积极的筛查。发病率随着临床因素的变化而不同,临床因素包括胎龄及病因。

1. 晚期早产儿(34～36 6/7 周),足月儿(小于胎龄儿),糖尿病母亲婴儿,大于胎龄儿。美国儿科学会的指南推荐以下低血糖治疗方案:

(1) 任何年龄的症状性低血糖,血浆葡萄糖水平<2.2mmol/L(40mg/dl)。

(2) 无症状性婴儿(出生～生后 4 小时),血浆葡萄糖<2.2mmol/L(40mg/dl)。

(3) 无症状婴儿(4～24 小时),血浆葡萄糖<2.5mmol/L(45mg/dl)。

2. 美国儿科学会推荐在常规喂养前目标血浆葡萄糖值>2.5mmol/L(45mg/dl)。

3. 早产儿<34 周,血浆葡萄糖<2.5mmol/L(45mg/dl)(有争议的:最好根据本医疗机构的标准)。对于早产儿没有相关的指南,但文献低血糖的范围为 2.2～2.8mmol/L(40～50mg/dl)。

4. 高胰岛素血症婴儿低血糖定义为<3.3mmol/L(60mg/dl)。

二、临床需要考虑的问题

1. **血糖测定值是否已进行重复检测?** 是否已送检血清标本检测血糖? 血糖试纸可能测得的检测值是不正确的,尤其在低值范围时[<2.2～2.8mmol/L(40～50mg/dl)]可能得到的检测值是不精确的。不能单独根据血糖试纸测定值诊断低血糖。开始治疗前一定送检血清标本。床旁的血糖测定仪用于院内时足够灵敏及精确,但只用于筛查。需要记住:有红细胞增多症时可能得到假阳性的低血糖结果,而半乳糖血症时可能得到假阳性的高血糖结果。另外需要注意:血浆葡萄糖较血清葡萄糖高 10%～18%。

2. **母亲是否存在任何可导致婴儿低血糖的高危因素?** 比如孕期胰岛素依赖性糖尿病大约 40% 的胰岛素依赖性糖尿病母亲的婴儿有低血糖。在孕期,糖尿病母亲可能存在高血糖事件,导致胎儿高血糖。胎儿的高血糖导致胰腺 b 细胞增生,这可导致高胰岛素血症,分娩后高胰岛素血症持续,导致低血糖。不伴有葡萄糖不耐受的肥胖母亲的婴儿也可增加婴儿低血糖的风险。母亲伴有先兆子痫,或在分娩中接受葡萄糖输注的婴儿,或母亲正在口服特布他林也能增加婴儿的风险。

3. **婴儿是否存在低血糖的风险?** 早产、胎儿生长受限、LGA/SGA、IDMs、低体温、组织缺氧/窒息、生后交换输血、疾病(呼吸窘迫综合征,败血症)、红细胞增多症可增加低血糖的风险。如果母亲接受了分娩时葡萄糖输注,或正在用 β 受体阻滞剂,或者在使用降血糖药物,婴儿也会面临低血糖风险。

4. **婴儿接受了多少葡萄糖?** 葡萄糖需求根据孕龄、体重及婴儿的日龄不同有所不同。在出生后最初 24 小时,足月儿正常的初始葡萄糖需求为 5～8mg/kg/min。对于极低出生体重儿,通常需要低至 4～6mg/(kg·min)。如果葡萄糖医嘱不是基于体重基础计算出来,可能婴儿不能获得足够的葡萄糖。

5. **是否婴儿表现出低血糖的体征?** 婴儿可能存在化验检查证实的低血糖但却没有任何临床表现,没有能确定低血糖诊断的体征,尽管低血糖的体征不具有特异性,可见于许多其他疾病(败血症、中枢神经系统疾病、先天性心脏病、严重呼吸窘迫综合征、肾衰竭、肝功能衰竭、肾上腺皮质功能不全、代谢紊乱)。低血糖的体征有:兴奋、震颤、抖动、嗜睡、肌张力低、松软、呼吸暂停、喂养困难、发绀、拥抱反射亢进、眼转动、呼吸急促、惊厥、哭声低弱或高调的哭声。如果这些体征在治疗或葡萄糖水平正常后消失,那么可能这些体征是由于低血糖引起的,而不是其他的疾病导致。惊厥及昏迷通常发生在严重的、持续的、反复发生的低血糖。

三、鉴别诊断

低血糖可以分类为暂时性及持续性低血糖。暂时性低血糖是指持续几天或几周的低血糖。低血糖可能由于高胰岛素血症导致。高胰岛素血症可能表现为暂时性或持续性低血糖,是由于葡萄糖的生成降低、糖原贮存的降低或耗竭,葡萄糖的利用增加导致。

1. 暂时性低血糖　在新生儿时期多数患儿低血糖是暂时性的,持续几天时间,通常见于喂养延迟的婴儿。一些暂时性低血糖的病例也许会持续长于几天的时间,会持续数周或月。这些病例是由于高胰岛素血症引起的,或者由于围产期应激导致而非遗传性因素。其病理生理机制尚不清楚,婴儿可能存在出生时窒息、母亲毒血症、早产、SGA、胎儿窘迫的新生儿。通常暂时性低血糖的原因包括以下各项:

(1) 静脉事件:新生儿突然停止高张葡萄糖或静脉输注是常见原因。

(2) 热卡摄入不足或者开始喂养延迟。

(3) 胰岛素使用剂量的相关事件。

(4) 在供应胰腺的血管附近的脐动脉进行置管(腹腔及肠系膜上动脉),可刺激胰岛素释放。

(5) 分娩期母亲葡萄糖给予。

(6) 母亲药物治疗:胰岛素、口服糖尿病治疗的药物(磺脲类,格列奈类药物、列汀类药物),β受体阻滞剂(普萘洛尔、盐酸拉贝洛尔),特布他林,利托君,氯噻嗪。

(7) LGA、SGA、IUGA 婴儿。

(8) 胰岛素依赖型糖尿病母儿,不伴糖耐量异常的肥胖母亲婴儿。

(9) 早产儿,过期产儿。

(10) 感染,败血症。

(11) 休克。

(12) 呼吸窘迫。

(13) 围产期应激。

(14) 窒息或缺氧缺血性脑病。

(15) 红细胞增多症/高黏滞血症综合征。

(16) 胎儿红细胞增多。

(17) 复苏后或换血术后。

(18) 先天性心脏病。

(19) 吲哚美辛输注。

(20) 特发性(无明确原因)。

2. 持久性低血糖　通常定义为确定存在低血糖持续时间超过 7 天或者需要较高的葡萄糖输注的婴儿,输注速度[10~12mg/(kg·min)]以维持正常的血糖水平超过一周。

也有定义确定为持续性低血糖的概念为低血糖持续进入婴儿期(>1m)。因为某些类型的暂时性低血糖可以持续超过 1 个月,则持久性低血糖通常被用作描述更严重的低血糖,由较为少见的原因引起,比如先天性高胰岛素血症,内分泌疾病或先天性遗传代谢性疾病。

(1) 高胰岛素血症:先天性高胰岛素血症(HI)(较老的术语包括胰岛细胞增生症,婴儿特发性低血糖,婴儿持续性高胰岛素血症性低血糖,婴儿高胰岛素血症性低血糖)。高胰岛素血症是由于胰岛 B 细胞分泌的胰岛素不适当或过量引起的一组遗传学异常。它是最常见的引起持续性低血糖的原因。*ABCC8* 及 *KCNJ11* 的基因突变占到 60% ~ 75% 病例数,是最常见的原因。发病率为 1/5000 ~ 1/2500。

1) 基因异常:几个基因引起先天性高胰岛素血症的遗传学异常。

A. 腺嘌呤三磷酸钾高胰岛素血症(KATP):最常见的遗传性高胰岛素血症,表现为弥漫性或局灶性组织学异常。是由 *ABCC8* 及 *KCNJ11* 基因突变引起。大部分突变为隐性的,可以引起严重的低血糖,对于治疗表现为无反应。极少的显性突变可引起较轻的低血糖,对二氮嗪治疗有反应。

B. 谷氨酸脱氢酶高胰岛素血症(GDH-HI)(高胰岛素血症-高氨血症综合征):是第二种最常见的类型,可以由谷氨酸脱氢酶 1 基因突变引起。它表现为较晚出现(6 月龄后)及较轻的低血糖。

C. 葡萄糖激酶突变(GCK):可引起高胰岛素血症,引起的低血糖可能非常容易控制或者很难控制。

D. SCHAD-HI:由短链-3-羟辅酶 A 脱氢酶(HADH)基因缺陷。它可引起轻-重度的低血糖。

E. 其他原因:*HNF4A*、*UCP2*、*SLC16A1* 基因突变。

2) 可以产生胰岛素肿瘤的局部病变包括 B 细胞腺瘤或胰岛组织腺瘤。B 细胞增生/发育不全包括腺瘤、磺脲类受体缺陷。胰岛瘤在儿童少见。

3) 高胰岛素血症相关综合征(症状性高胰岛素血症):多数病人为 Beckwith-Wiedemann 综合征(低血糖,巨舌,内脏增大,脐膨出,耳部折痕征/耳部凹陷,肾脏发育异常,巨大儿),其他疾病包括高胰岛素血症/高氨血症综合征,Perlman、Kabuki、Ondine、Costello、Usher Ic 型,Simpson-Golabi-Behmel 及 Sotos 综合征。

4) 先天性糖基化缺陷疾病蛋白质糖基化遗传性缺陷:有两种类型(Ⅰa/Ⅰb 型)有许多亚型,可以引起低血糖。CDG-Ⅰa 可以表现为心脏缺陷/心脏疾病,脑萎缩/脑发育不良,色素性视网膜炎。

5) 胰岛素抵抗综合征可以引起禁食后高胰岛素血症性低血糖,可能是自身免疫性的或先天遗传性的。

(2) 内分泌异常激素缺乏症(极少):由皮质醇、肾上腺素、胰高血糖素以及生长激素缺乏引起。某些激素缺乏可以同时并存高胰岛素血症。

1) 生长激素缺乏(单独的)。

2) 肾上腺功能不全(皮质激素缺乏):先天性肾上腺皮质增生症,X-连锁肾上腺皮质功能低下,肾上腺出血,肾上腺生殖器综合征。

3) 先天性垂体功能低下:由于垂体前叶发育不全或萎缩。

4) 先天性促肾上腺皮质激素缺乏或家族性糖皮质激素缺乏。

5) 非常少见:中线中枢神经畸形比如先天性视神经发育不良,先天性甲状腺功能减退,糖原缺乏症,肾上腺素缺乏症。

（3）先天性遗传代谢性疾病：低血糖更常见于碳水化合物代谢异常或脂肪酸氧化异常，也可见于氨基酸代谢异常、有机酸尿症、呼吸链缺陷。

1）碳水化合物代谢异常：包括半乳糖血症，遗传性果糖不耐受，糖原贮存病。在肝糖原贮积病，低血糖是其主要表现，是低血糖患儿中最常见的与先天性代谢异常相关的疾病。肝糖原贮积病最常见在禁食期间出现低血糖。半乳糖血症及遗传性果糖不耐受均有低血糖。

2）脂肪酸氧化缺陷：表现为孤立的非酮症性低血糖，或有高氨血症，代谢性酸中毒，转氨酶升高，最常见的是中链乙酰辅酶 A 脱氢酶缺乏症，其他的包括长链-3-羟乙酰辅酶 A 脱氢酶缺乏及肉碱缺乏症。

3）氨基酸代谢异常：遗传性酪氨酸血症及枫糖尿症是氨基酸代谢异常，可以引起低血糖。

4）有机酸尿症可以表现为低血糖：甲基丙二酸血症，丙酸血症，glutaric academia Ⅱ 型，3-羟-3-甲基 glutaric 尿症。

5）呼吸链缺陷（氧化磷酸化缺陷）：可表现为低血糖。

（4）葡萄糖转运缺陷综合征：神经性低血糖血症是一少见的状况，婴儿缺乏转运蛋白，（葡萄糖转运因子1）可转运葡萄糖进入脑。

四、临床及实验室检查

1. 病史及体格检查 评估婴儿有无低血糖的体征。

（1）有诊断价值的表现：是否存在败血症或休克？婴儿是否存在红细胞增多症？有无假两性畸形（先天性肾上腺皮质增生症）？是否存在中线缺陷或者小阴茎（全垂体功能减退症）？是否存在白内障（半乳糖血症及宫内感染）？尿是否闻起来有枫糖味（先天遗传代谢性疾病）？是否存在生长异常（FGR/SGA 或 LGA）？肝大吗（Beckwith-Wiedemann 综合征，半乳糖血症，果糖血症）？婴儿是巨大儿吗？很多婴儿是巨大儿。婴儿是否有毛茸茸的耳廓（一般说明有 IDM）？婴儿痉挛（少见）可见于高胰岛素血症性低血糖，有先天性高胰岛素血症的婴儿可能存在面部畸形（高额头，小鼻尖，短小柱，方脸），婴儿可表现为抽搐。

（2）症状性高胰岛素血症的特异性表现：Beckwith-Wiedemann 综合征，大于胎龄儿，大而突出的舌，大的突出而醒目的眼，耳垂皱褶，低位耳，腹壁缺陷，睾丸未降，腹直肌分离症，常染色体隐性遗传 Perlmann 综合征（巨胎症，心脏缺陷/发育畸形，胎儿 Wilms 肿瘤的风险，眼窝深、塌鼻梁，胼胝体发育不全），Costello 综合征（心脏缺陷/发育畸形，皮肤松弛症，大嘴），Usher 综合征 1C 型：小肠发育畸形，耳聋，色素性视网膜炎；Sotos 综合征：LGA，骨骼发育畸形，心脏缺陷/发育畸形；Timothy 综合征：并指，并趾，心脏缺陷/发育畸形，长 Q-T 综合征；Kabuki 综合征：骨骼发育畸形，尿道异常，心脏缺陷/心脏疾病，小肠发育畸形；Simpson-Golabi-Behmel 综合征：眼距宽，巨口，LGA，骨骼发育畸形，心脏缺陷/心脏畸形，小肠发育畸形，肿瘤风险，胼胝体发育不全，小脑萎缩/小脑发育不良，耳聋。

2. 实验室检查

（1）美国儿科学会低血糖筛查指南：正常妊娠及分娩后的健康足月婴儿（无临床症状，无风险）：不必须筛查及监测。只对有临床体征或风险的足月婴儿进行筛查。高危的晚期早产儿或足月儿。基于高危因素进行筛查，胰岛素依赖型糖尿母儿可能早至生后 1 小时出现低血糖，SGA 或 LGA 婴儿可能在生后 3 小时出现低血糖，但也可能生后 10 天出现低血糖。

1）筛查无症状性高危儿，应当包括生后前几小时内监测血糖，并且在喂养期间继续监测血糖。应在生后 1 小时喂养，并且在喂养后 30 分钟进行筛查。

2）34 周以上的胰岛素依赖型糖尿病母儿（LGA）：继续筛查至 12 小时，维持血糖>2.2mmol/L（40mg/dl）；晚期早产儿及足月儿 SGA，在每次喂养前筛查至少到生后 24 小时，每 2~3 小时喂养一次。24 小时后如果葡萄糖仍然<2.5mmol/L（45mg/dl），继续在每次喂养前筛查。

3）具有临床体征的任何婴儿提示存在低血糖者需要即刻测定血糖（数分钟内）。

（2）<34 周婴儿实验室检测推荐：对于这些婴儿没有正式的指南推荐。对于这些婴儿应当经常床旁监测葡萄糖水平，直至达到稳定的血气水平。一个推荐方案为住院时进行筛查，之后在生后 2、4、6、12、24、48 小时进行监测。根据各自医院的指南进行监测。

3. 暂时性低血糖的初始检查

（1）血清葡萄糖水平测定确定是否存在低血糖。

（2）白细胞及分类用以评估败血症，排除红细胞增多症。

4. 对于存在持续性低血糖婴儿的化验检查在低血糖时取血，做必要的化验检查。可能有许多检查需要完善，需首要除外的是明确是否存在高胰岛素血症。

（1）初步检查

1）血清葡萄糖及胰岛素（I/G 水平）：在高胰岛素血症性低血糖患儿，血清胰岛素水平非常高，可通过血清葡萄糖及胰岛素确定两者的比值。正常的 I/G<0.30，而 I/G>0.30 说明高胰岛素血症性低血糖的病因。

2）血清酮体：在存在高胰岛素血症时血清酮体很低或缺乏，而在生长激素及皮质醇缺乏时酮体水平很高。

3）β-羟基丁酸及自由脂肪酸：水平降低可能提示过量的胰岛素。

4）血清乳酸：在代谢缺陷时可能升高。

5）血氨：除外高胰岛素血症/高氨血症综合征。

6）C-肽水平：在高胰岛素血症及胰岛素瘤升高。

7）胰岛素样生长因子结合蛋白（IGF-BP1）：在高胰岛素血症患儿降低。

8）血清胰岛素、C-肽、胰岛素原水平升高及血清葡萄糖、自由脂肪酸、酮体、IGF-BP1 水平降低可以诊断先天性高胰岛素血症。

（2）诊断高胰岛素血症性低血糖的关键实验室检查

1）血浆胰岛素>2μU/ml。

2）血浆游离脂肪酸<1.5mmol/L。

3）血浆 β-羟基丁酸<2μmol/L。

4）胰高血糖素刺激实验 0.03mg/kg iv 血糖升高>2.2mmol/L（40mg/dl）。

（3）鉴别代谢缺陷、垂体功能减退症、高胰岛素血症：在胰高血糖素静脉给予之前及 15 分钟后，测定相关的化验检查。包括：血清葡萄糖，酮体，脂肪酸，乳酸，丙氨酸，尿酸，胰岛素，生长激素，皮质醇，胰高血糖素，T_4，TSH。

（4）其他检测：血清 pH（代谢性紊乱），皮质醇及 ACTH（肾上腺皮质功能不全），生长激素水平（生长激素缺乏症），血氨（半乳糖血症，高胰岛素血症/高氨血症），T_4 和 TSH（甲状腺功能减退），血乳酸水平（糖原贮积病），尿酮体及氨基酸有机酸水平异常（先天性代谢性疾病），游离脂肪酸水平（脂肪酸氧化缺陷），血浆乙酰肉碱（3-羟基辅酶脱氢酶缺乏）。

（5）遗传基因检查：诊断任何遗传性疾病。

5. 影像学及其他检查

（1）超声/CT:检查胰腺,寻找腺瘤。

（2）超声心动图:在暂时性高胰岛素血症患儿可显示存在肥厚型心肌病。

（3）串联质谱检测可检测先天遗传代谢性疾病。

（4）氟 18-左旋多巴正电子成像术(^{18}F-DOPA PET/CT)可在术前对局部病变进行定位,接受外科切除。

表 8-4-1　持续性低血糖的鉴别诊断(静脉给予胰高血糖素前后)

检测项目	高胰岛素血症		垂体功能减退症		代谢缺陷	
	前	后	前	后	前	后
葡萄糖	↓	↑↑↑	↓	↑/N	↓	↓/N
酮体	↓	↓	N/↓	N	↑	↑
游离脂肪酸	↓	↑	N/↓	N	↑	↑
乳酸	N	N	N	N	↑	↑↑
丙氨酸	N	?	N	N	↑	↑↑
尿酸	N	N	N	N	↑	↑↑
胰岛素	↑↑	↑↑↑	N/↑	↑	N	↑
生长激素	↑	↑	↓	↓	↑	↑
皮质醇	↑	↓	↓[a]	↓[a]	↑	↑
TSH/T$_4$	N	N	↓[a]	↓[a]	N	N

Rudolph's Pediatrics,22nd Edition

注:N,正常或没有变化

↑,上升;↓,降低;?,未知

[a]依赖于垂体功能减退的程度反应有所不同

五、治疗

1. 一般治疗计划　有许多不同的治疗推荐。最好遵循本机构的原则。AAP 对于高危早产儿及足月儿的建议,对于<34 周的早产儿的治疗推荐如下。总体目标是维持正常血糖,有低血糖风险的及已确定有低血糖的患儿应当每 1 ~ 2 小时监测血糖,直到血糖水平稳定,之后每 4 小时监测一次。一旦血糖水平稳定,下一步就是确定低血糖的原因。有时原因是明显的,比如糖尿病母亲婴儿,或有胎儿生长受限的婴儿,如果原因不明显,有必要进行进一步检查明确。

（1）AAP 推荐:高危的晚期早产儿及足月儿(>34 周):低血糖体征包括青紫、惊厥、呼吸暂停事件、呼吸急促、哭声低弱或哭声尖直,松软或乏力,喂养困难,兴奋性高,易激惹,眼球转动。

1）有症状性低血糖表现婴儿:如果血糖<2.2mmol/L(40mg/dl),需要静脉推注葡萄糖,给予 2ml/kg,10% 的葡萄糖,以 1ml/min 速度给予。之后给予持续输注,5 ~ 8mg/(kg·min)[80 ~ 100ml/(kg·d)],可以使血浆葡萄糖达到 2.2 ~ 2.8mmol/L(40 ~ 50mg/dl)。

2）无症状性低血糖:见表 8-4-1。

3）如果 24 小时后葡萄糖水平不能维持在>2.5mmol/L(45mg/dl)[当给予 10% 葡萄糖 5~8mg/(kg·min)],当床旁血糖<2.2mmol/L(40mg/dl),应考虑高胰岛素血症性低血糖,并且送检血清胰岛素及血浆葡萄糖。应有内分泌医师会诊。

(2) <34 周早产儿的推荐(有争议的)

1）无症状性低血糖的治疗是有争议的:治疗如下:一些临床医师基于葡萄糖水平、临床状况、胎龄、日龄,建议通过早期喂养治疗。其他一些临床医师根据血浆葡萄糖水平(通常<1.38mmol/L(25mg/dl)),对这些婴儿用静脉补充葡萄糖治疗,遵循各自医院的指南。

A. 取血标本并且送到实验室,画出 STAT 血浆葡萄糖基线水平。

B. 血浆葡萄糖<1.4mmol/L(25mg/dl)的婴儿,开放静脉,输注葡萄糖 5~8mg/(kg·min)。即便是在病人未出现低血糖症状的时候(有争议)。最初,葡萄糖水平应当每 30 分钟监测一次,直至血糖稳定。在输注中应当逐渐增加葡萄糖的量,直至血糖稳定。一剂葡萄糖推注在无症状性低血糖患儿是禁忌的,因为这可以导致低血糖的反弹(有争议的)。

C. 血浆葡萄糖 1.4~2.5mmol/L(25~45mg/dl)的婴儿:如果没有低血糖的危险因素,婴儿在临床上是稳定的,应给予 5% 葡萄糖稀释于水中或配方奶中的早期的喂养(如果必要进行鼻饲)。应 30~60 分钟监测血糖水平,直至稳定,之后每 4 小时一次监测。如果葡萄糖维持在较低的水平,应当开始静脉输注葡萄糖 5~8mg/(kg·min)。

2）症状性低血糖(暂时性):静脉输注葡萄糖治疗症状性低血糖是常使用的方法,尽管也有争议。

A. 取标本检测血糖了解血浆葡萄糖基线。

B. 静脉开放并且开始葡萄糖输注:推注小剂 10% 葡萄糖,2ml/kg(通常不会导致低血糖的反弹),速度 1.0ml/min。然后开始持续滴注葡萄糖 5~8mg/(kg·min),或者 80~100ml/(kg·d)。必要时增加葡萄糖的滴速,以达到维持正常(>2.2~2.8mmol/L(40~50mg/dl)),应当持续监测,30~60 分钟一次,直到稳定。葡萄糖输注的最高浓度为外周血管 12.5%。一项研究发现对于早产儿,1500~2500g,12.5% 葡萄糖优于 10% 的葡萄糖,如果需要浓度更高的液体,应放置中央静脉导管,较高的浓度为高张力,可能损伤静脉,而且,如果静脉置管困难,应当急诊脐血管置管。

(3) 如果没有静脉通路,婴儿有足够的糖原贮备,可以给予婴儿胰高血糖素。这对于部分糖尿病母儿有效,对于宫内生长发育迟缓的婴儿及小于胎龄儿不太有效,因为其肌肉容积小,糖原贮备少。剂量是 0.02~0.30mg/(kg·剂),总剂量不超过 1.0mg。当血管通路未建立起时可以用皮下或肌内注射。

(4) 持续超过几天的暂时性高胰岛素血症(超过 2~3 个月),这些婴儿有较高的葡萄糖需求[>20mg/(kg·min)],患儿对二氮嗪反应良好,临床上短暂需要。

(5) 持续性低血糖:确定为低血糖持续存在或反复超过 7 天,或者当婴儿需要>12mg/(kg·min)葡萄糖维持正常血糖时。这些婴儿的管理可能非常复杂,因为它们常常伴有液体超负荷或者心力衰竭。许多婴儿需要中央静脉给予高水平的葡萄糖输注。一些婴儿需要胃造口术以便喂养。患儿需要得到内分泌及外科医师的会诊。

1）持续静脉输注葡萄糖及增加静脉输注葡萄糖的速率到 16~20mg/(kg·min)。速度>20mg/(kg·min)通常是无效的。如果此刻婴儿仍有低血糖的问题存在,应当开始使用治疗低血糖的药物。

A. 皮质类固醇:是常用于治疗持续性低血糖的药物,一些医院仍然以皮质类固醇作为一线的治疗用药。但因为它的副作用目前不再推荐使用,只有在有明显的肾上腺皮质功能不全的证据时才用。

B. 也可尝试使用以下药物:在试用一种新的药物时不必停用目前的药物。治疗的选择是变化的,不同的医院不同。如果能得到基因亚型对治疗是有帮助的。如果患儿基因亚型为 *GLUD1*、*HNF4A*、*HADH*、*GCK* 及 *UCP2* 突变,较之 *ABCC8* 及 *KCNJ11* 基因突变,对二氮嗪的反应较好。由父系的 *ABCC8/KCNJ11* 突变引起的为高胰岛素血症为局灶性的,可能对外科治疗有反应。由于围产期应激及症状性高胰岛素血症引起的暂时性高胰岛素血症可能对二氮嗪有反应。

2)二氮嗪一线的治疗选择:初始治疗 10mg/(kg·d)口服,分为每 8 小时一次。范围为 5~15mg/(kg·d),同样,每天口服剂量分为 3 次,每 8 小时一次。氯噻嗪通常与此同用,因为可起到协同作用,并且减少液体潴留。二氮嗪可实验性治疗 5 天。判断为有反应:基于在正常喂养情况下及 4 小时禁食期间无低血糖症。如果无反应,下一步应尝试奥曲肽。

3)奥曲肽:长效的生长激素抑制素的模拟物,较之生长激素抑制素更优,因为后者有较短的半衰期。如果婴儿对于二氮嗪无反应可使用奥曲肽。开始的剂量为 2~10μg/(kg·d),皮下注射,每 6~12 小时一次,或者持续静脉输注。最大剂量可以增加到 40μg/(kg·d),每 6~8 小时一次,奥曲肽可以结合喂养长期使用。

4)胰高血糖素:如果婴儿有较好的糖原贮备,可使用胰高血糖素。通常只用于临时的状况(如等待静脉通路/中央静脉通路,等待外科手术,或者在有高胰岛素血症婴儿使用奥曲肽的短期稳定期间)。每剂剂量是 0.02~0.30mg/kg,静脉注射或肌内注射,或皮下注射。可以每 20 分钟重复一次。(最大剂量 1mg)。

5)硝苯地平:某些婴儿可以使用,但因为有严重的低血压且缺乏长期的经验,并不被经常使用。

6)内分泌缺陷性疾病的药物干预:生长激素缺乏时可使用生长激素,肾上腺素缺乏症时使用肾上腺素,锌鱼精蛋白胰高血糖素被用于胰高血糖素缺乏的婴儿。葡萄糖转运酶缺乏症可用升酮饮食治疗。

(6)胰腺外科:如果药物治疗不起作用,对于局灶性病变推荐外科治疗。(部分胰腺切除)。一些弥漫性病变患儿比如 B 细胞增生症(次全胰腺切除),一些婴儿也许需要全胰腺切除以控制高胰岛素血症。

2. 特殊治疗计划

(1)新生儿高胰岛素血症:胰腺切除术(切除至少 95% 的器官)通常是必要的。如果显示小部分区域的胰腺存在高分泌状态,应采用部分胰腺切除术。研究显示近十年,一些先天性高胰岛素血症病例可以被二氮嗪及奥曲肽有效控制。

(2)先天性垂体功能低下:通常对于皮质醇及静脉输注葡萄糖治疗有反应,人生长激素的给予也许是必要的。

代谢缺陷:

1)Ⅰ型糖原贮积病:频繁少量喂养,避免果糖或半乳糖,也许是有益的。

2)遗传性果糖不耐受:免果糖饮食。

3)半乳糖血症:当疑诊本病时,立即开始免乳糖饮食。

3. 手术治疗药物治疗无效的胰岛细胞增殖症或胰岛细胞腺瘤等应予手术治疗,需要在术前明确病理学类型决定手术方式,手术切除范围应慎重考虑。基因检查及 PET/CT 检查已成功用于鉴别病理类型及定位方法。灶性病变可通过切除局部胰腺达到治疗目的,弥漫性胰腺病变需要切除大部分胰腺,切除面积达80%、90%甚至更多,弥散性病变手术效果差异较大,在术式选择上,腹腔镜下切除术有逐渐取代开腹手术趋势。常见术后并发症有胃轻瘫,尤其是胰腺大部分切除术患儿,部分患儿由于切除范围小术后可能仍会出现低血糖症,甚至仍需短期药物治疗低血糖症。有些可能需要再次手术。有部分患儿因切除过大,可能会出现胰岛素分泌过少,出现糖尿病需要胰岛素治疗。恰当手术范围的界定是一个难题。结合目前手术前检查存在的诸多难以确定的问题及我国现状,及手术复杂性,建议:二氮嗪治疗反应好者继续予以药物治疗,并且密切随访,二氮嗪治疗无反应者如果准确定位病变在尾部,可行手术切除根治,如果不能准确定位或定位在胰腺头部,积极行药物保守治疗,尽量控制病情,严密随访,必要时手术治疗。

六、预防

强调出生后尽早喂养。对可能发生低血糖者从生后0.5~1小时内开始口服10%葡萄糖液,每次5~10ml/kg,每小时1次,连续3~4次,可有效预防早期新生儿低血糖。

七、预后

有人认为症状性低血糖预后较差,1/4~1/2存活者出现脑损伤。早产儿、小于胎龄儿和伴有原发性疾病的患儿预后依本身情况和原发病的严重程度而定。典型和严重反复发作型,低血糖持续时间较长者,对智力发育的影响比无症状性低血糖大。因低血糖引起的神经系统后遗症与原发病引起的后遗症不易区分。

新生儿高血糖

新生儿高血糖(neonatal hyperglycemia)尚无统一的诊断标准,目前多将全血血糖>7.0mmol/L(125mg/dl),或血浆血糖>8.12~8.40mmol/L(145~150mg/dl)定义为新生儿高血糖。因为新生儿肾脏糖阈值低,血糖大于6.67mmol/L(120mg/dl)就可出现尿糖,因此出现少量尿糖时并不一定达到了高血糖的程度,应进一步检测血糖。

一、新生儿高血糖发生率

在早产儿较足月儿为高。在极低出生体重儿(ELBW)中发生率为60%~80%。高血糖的定义及治疗是有争议的。以下是定义:

1. 全血血糖>6.67~7.0mmol/L(120~125mg/dl)或血浆葡萄糖>8.12~8.40mmol/L(145~150mg/dl),不论胎龄及生后日龄及体重。

2. 足月儿全血血糖>7.0mmol/L(125mg/dl),或早产儿全血血糖>8.40mmol/L(150mg/dl)。

3. 全血血糖>7.0mmol/L(125mg/dl)(操作性定义 per Edmund Hey)。

二、临床需要考虑的问题

1. **实验室测定的血清葡萄糖值** 床旁试纸法测定被广泛地用于临床筛查,但在开始治疗时最好能采集静脉血测定血清葡萄糖。全血血糖测定低于血浆葡萄糖10%~15%。

2. **葡萄糖是否经尿溢出(糖尿)?** 糖尿并不总是高血糖导致,因为在正常血糖水平时也可发生。轻度高血糖可能会发生轻度糖尿或没有尿糖阳性。如果尿中有微量的糖可以认为是正常的,是可以接受的。如果尿葡萄糖水平为+、++或更高,肾糖阈可能达到渗透性利尿的阈值。某些机构可能接受尿葡萄糖水平为+,对病人无须干预(这一点也是有争议的)。一些学者建议当尿糖>+,认为存在渗透性改变,应该予以治疗。注意:血糖水平每升高0.99mmol/L(18mg/dl)可以引起血浆渗透压升高1mOsm/L。

3. 病人接受了多少葡萄糖? 在早产儿引起高血糖的常见原因为高的葡萄糖摄入。当葡萄糖摄入水平为 10~12mg/(kg·min)可以导致高血糖,当婴儿处于应激时高血糖可能出现在较低水平的葡萄糖输注时。没有经口喂养的正常足月婴儿第一天初始维持葡萄糖速度为 6~7mg/(kg·min),第 2~7 天为 8~9mg/(kg·min)。极低出生体重儿应当开始于 4~6mg/(kg·min)。

4. 是否存在应激? 应激状况如外科手术可通过诱导应激反应引起高血糖(儿茶酚胺介导的)。

5. 婴儿是否存在坏死性小肠结肠炎或者败血症? 如果婴儿原来血糖水平正常,在没有静脉葡萄糖输注的情况下出现高血糖,或者单纯经胃肠喂养的婴儿突然发生高血糖,应考虑是否存在败血症或者坏死性小肠结肠炎? 在真菌感染患儿中较细菌感染引起高血糖更常见。在念珠菌败血症患儿,在其他临床体征出现前可能存在 2~3 天的高血糖。

6. 婴儿的出生体重是多少? 低出生体重对任何胎龄儿都是导致高血糖的最重要的高危因素。其发生率在>2000g 的婴儿中,是 0~2%,在<1000g 的婴儿发生率是 45%,在<750g的婴儿发生率是 80%。

7. 是否婴儿存在任何引起高血糖的高危因素高危因素? 包括胎龄<37 周,生后日龄<72 小时,体重<2500g(低出生体重),低氧血症,感染,用血管收缩剂、脂肪输注,葡萄糖输注速率高,呼吸窘迫综合征,败血症。这些婴儿应当频繁监测其血糖。

8. 婴儿在使用何种药物激素(最常见) 血管活性药物,茶碱类药物使用可引起高血糖。

三、鉴别诊断

高血糖可以引起高渗透压、渗透性利尿、继发性脱水。高血糖在早产儿及极低出生体重儿(ELBW)非常常见,与死亡率增高相关,并且与脑核磁白质密度减低、颅内出血、Ⅱ/Ⅲ期NEC,败血症风险(如果高血糖发生于出生后前几天),在 ELBW 早产儿视网膜病变,发育迟缓相关。病因包括过量的给予或产生,不足的胰岛素分泌或胰岛素抵抗,葡萄糖不耐受,葡萄糖调节激素的分泌有缺陷。

1. 人为(假性)高血糖症

(1) 从静脉通路中取血,静脉通路包含葡萄糖或刚用葡萄糖冲过管路。

(2) 葡萄糖测定仪测定的假性床旁高血糖:一些血糖测定仪可能由于方法学问题,酶的特异性缺乏,导致对于半乳糖血症患儿会出现测定值高估。因此应当对于血糖测定值高的患儿测定血清葡萄糖水平。

2. 真性高血糖

(1) 过量的葡萄糖给予:是高血糖的主要原因,如果给予婴儿的葡萄糖量超过了其能够处理的葡萄糖量,就需要首先评估这一可能性。不正确的计算葡萄糖的水平或静脉输液中配方量的错误可能导致高血糖。

（2）代谢葡萄糖能力受限：可发生于早产儿或继发于败血症或应激的患儿中。最常见的情况是在全静脉营养的情况下小婴儿合并有高血糖，因为其葡萄糖不耐受。

（3）葡萄糖稳态的受损

1）极低出生体重儿（<1000g）：这些婴儿因为有不成熟的肾功能及不显性失水增加因而有较高的液体需求。这一点通常可导致较多的液体量及给予过多的葡萄糖。他们有胰岛素抵抗，不成熟的胰岛素反应，当给予静脉葡萄糖时不能停止糖异生。

2）早产儿/小于胎龄儿：早产儿接受葡萄糖的供给后胰岛素水平显示了动态的分泌增加，这与胰岛素抵抗是一致的。这一抵抗可能与外周受体的不成熟与下调相关。暂时性高血糖可见于 SGA 婴儿，缘于葡萄糖稳态的受损。

（4）败血症：可以引起高血糖，具有正常血糖水平的疑诊为败血症的新生儿在输注葡萄糖的情况下可能血糖没有变化。其病因包括应激反应，减少了外周对于葡萄糖的利用，或者减少了胰岛素的释放。高血糖在真菌感染患儿中较细菌性败血症患儿中更常见到。高血糖症可能是新生儿败血症的首要表现。在真菌败血症可能表现为较其他体征出现早 2~3 天。

（5）高渗乳汁喂养：询问配方奶是如何冲配的？不合适的稀释可以导致高渗的配方奶，这可以引起暂时性新生儿血糖不耐受。由于胃肠炎导致的严重的脱水可以导致高钠血症和高钾血症。

（6）脂肪乳输注：接受脂肪乳输注的婴儿即便只接受了低速度的葡萄糖输注也可导致高血糖的发生。脂肪乳在葡聚糖溶液中被乳化。脂肪乳成分可以引起血糖反应及外周葡萄糖利用的降低，可以抑制胰岛素的作用。一项研究显示给予脂肪乳输注增加了血浆葡萄糖浓度超过基线水平 24%。

（7）应激：疼痛，疼痛操作（静脉穿刺、血管切开及其他），外科操作（外科手术或手术后），NEC，急性脑室内出血，缺氧，儿茶酚胺输注，呼吸窘迫，其他都可以引起继发于皮质醇增加引起的高血糖。

（8）缺氧：可引起葡萄糖的产生增多。

（9）药物：比如母亲使用二氮嗪，可引起婴儿高血糖。可引起高血糖的用于婴儿的药物包括：咖啡因，茶碱（轻度增高），类固醇（常见），血管活性药物，苯妥因。在一例病例报道中前列腺素 E_1 可引起高血糖。

（10）新生儿糖尿病：糖尿病极少见，当患儿出现持续性高血糖持续超过 2 周，需要胰岛素治疗时提示患儿可能存在糖尿病。新生儿糖尿病发生于 6 月龄以下小婴儿，它不是自身免疫性疾病，通常由基因缺陷引起。分子生物学检测显示存在 6 号染色体的异常，并且 *KCNJ11* 和 *ABCC8* 基因检测可用以鉴别暂时性或永久性新生儿糖尿病。有新生儿糖尿病的婴儿可能存在代谢性酸中毒、酮症、糖尿。存在两种类型。

1）暂时性新生儿糖尿病（TNDM）（50%~60% 病例）：胰岛素产生的发育异常导致，并且可以得到缓解。其主要是基因异常（染色体 6q24 异常及 KATP 通道缺陷）。大多数婴儿是 SGA，有胎儿生长受限；表现为持续 2 天~6 周的高血糖，需要胰岛素治疗。它持续超过 2 周，3~4 个月缓解。常见的表现为高血糖，脱水，糖尿，多尿，进展性消瘦，低胰岛素血症，酮症，代谢性酸中毒同时不出现酮尿，尿及血清中暂时性的低 C 肽水平。在 33% 病人中有阳性家族史。约半数病例在青少年及成人继续发展为胰岛素依赖性糖尿病。

2）永久性新生儿糖尿病（PND 及 PNDM）（较 TNDM 少见）：新生儿阶段出现，并且没有缓解。基因突变是常见的原因（*KCNJ11*、*ABCC8* 及 *INS* 基因）。与胎儿生长受限不相关。

3）胰岛素依赖型糖尿病（1 型）：自身免疫性疾病，发生于儿童及青少年。

3. 特发性没有发现明确的病因，确诊需要排除性诊断。

四、实验室检查

1. **病史及查体**　婴儿是否为早产儿、SGA 或 FGR？如果有糖尿病家族史要询问母亲及婴儿用药史，有高血糖的婴儿通常没有明显的体征。查体需要注意是否存在脱水、体重减轻、发热。评估是否存在败血症的潜在体征（比如，体温不稳定，外周灌注的变化）或者如果婴儿在经口喂养需要注意胃部引流物的变化。注意是否存在 NEC 的体征。

2. 实验室检查

（1）初步检查

1）血清葡萄糖水平：任何床旁试纸的快速检查结果需要血清葡萄糖检测证实。建议在治疗前重复检测血清葡萄糖。

2）尿试纸检测尿糖：尿糖升高说明存在渗透性利尿。

3）全血细胞计数及分类：筛查检测鉴别败血症。

4）血培养、尿培养、脑脊液培养：如果有指征需要行相关检查。

5）血清电解质：高血糖可引起渗透性利尿，这可以导致电解质丢失及脱水。在高血糖病人中应监测血清电解质水平。

6）动脉血气：如果明确缺氧状况行血气检查。在败血症及新生儿糖尿病患儿可出现代谢性酸中毒。

（2）进一步检查

1）血酮体：新生儿糖尿病患儿可出现尿酮体阳性。但尿酮体可能阴性或出现弱阳性。

2）血清胰岛素水平：在暂时性糖尿病患儿，非常低到正常。而在败血症患儿可能出现正常或增高。

3）血清或尿 C-肽水平：在暂时性新生儿糖尿病患儿降低。

4）分子生物学检测染色 6q24 异常或者 *KCNJ11* 及 *ABCC8* 基因异常，这对鉴别暂时性或永久性新生儿糖尿病有帮助。

5）基因检测：可以帮助确定永久性糖尿病的类型，是对口服磺酰脲类治疗有反应还是需要胰岛素治疗。

3. 影像学及其他研究　通常无须做。然而，在评估呼吸窘迫及败血症患儿时应行胸部影像学检查，评估是否存在 NEC 应行腹部影像学检查。早产儿如果为了排除颅内出血可行头部超声检查。

五、治疗

高血糖的标准治疗是仅需观察或降低给予葡萄糖的量或者给予胰岛素或者结合限制葡萄糖给予及胰岛素。最直接的风险是由于葡萄糖负荷引起的渗透性利尿。当治疗高血糖时，维持足够的营养摄入以达到最好的生后生长速度，因为这与死亡相关。通过 Cochrane 综述分析，大规模随机对照研究是必需的，以确定高血糖是否存在以及如何治疗？没有证据证实在 VLBW 婴儿治疗高血糖可以降低死亡率及发病率。因为多数病例是暂时性的高血糖，因而建议保守治疗。

1. **初步治疗**　排除假性高血糖。确认婴儿没有接受过多葡萄糖。尝试降低葡萄糖的输注量,考虑到任何潜在的高血糖原因(败血症、低血氧、疼痛、呼吸窘迫、停用药物、配方奶稀释的方法及其他。)

2. 过量葡萄糖给予

(1) 尿葡萄糖水平阳性:糖尿≥+可以增加渗透性压。降低静脉输液中葡萄糖的浓度或逐渐降低输注速度。速度可以每2～4小时降低1～2mg/(kg·min)。多数开始没有喂养的婴儿需要葡萄糖的输注速度5～7mg/(kg·min)以维持正常血糖。每4～6小时监测葡萄糖的水平,同时每次监测尿葡萄糖。

(2) 阴性尿葡萄糖水平:如果为了增加热卡摄入给予葡萄糖,给予较高的血清葡萄糖水平,只要葡萄糖没有从尿中溢出,就是可以接受的。每4～6小时监测床旁的葡萄糖,并每次都查尿中的葡萄糖。

3. 不能代谢葡萄糖　有高血糖的婴儿应考虑是否存在败血症。如果全血细胞计数可疑或临床有败血症体征,应予抗生素治疗3天,如果培养阴性,应停止抗生素治疗。通常初步给予的抗生素为阿莫西林及氨基糖苷类抗生素。如果婴儿不能对葡萄糖进行代谢,需要采取以下的治疗:

(1) 降低葡萄糖的浓度及输注速度直到达到正常的血清葡萄糖水平。但需要注意不能用低于4.7%的葡萄糖溶液。这样的溶液是低渗的,可引起溶血,导致高钾血症。

(2) 如果可能尽早喂养:或者静脉输注营养液或者经胃肠喂养,这可降低高血糖的发生。即便极少量的胃肠道喂养也可导致胰岛素的分泌,如果临床状况严重,喂养也许是不可能的。

(3) 胰岛素:如果高血糖持续或渗透性利尿发生,胰岛素使用可能是必需的。推荐使用的水平变化很大。但如果血糖水平在9.99～13.87mmol/L(180～250mg/dl)(一些人推荐>16.65mmol/L(300mg/dl)),多数人认为应当给予胰岛素。不同的机构可能不同,而且有争议。早产儿给予胰岛素治疗成功,而且可以给予更多的能量摄入,促进葡萄糖的耐受性,促进这些婴儿的体重生长。对于极早产儿,在新生儿期需要用胰岛素治疗的高血糖死亡发生率较高,存活患儿在2岁时行为及神经系统异常发生率较高。在极低出生体重儿早期胰岛素治疗几乎没有临床益处,Cochrane综述显示:对于极低出生体重儿并不支持常规使用胰岛素以避免高血糖,胰岛素治疗可能带来低血糖的风险。胰岛素使用的几个原则:

1) 一剂给予:胰岛素0.05～0.1U/(kg·剂),每4～6小时一次,每次时间15～20分钟。每30～60分钟监测血糖。如果分次给予不起作用,2～3剂后考虑给予静脉输注。

2) 持续输注(最常用的优选方法):胰岛素负荷剂量为0.05～0.1U/(kg·dose)静脉给予超过15～20分钟,之后维持0.01～0.1U/(kg·h)持续静脉输注。在袋内加入白蛋白以防止胰岛素从接合部位到管道中现在被认为是不必要的。用含有足够量(>25ml)的含胰岛素的溶液去冲管,管道的所有部位都将被含胰岛素的液体所充满。应在液体中加入钾以减少低钾血症。床旁葡萄糖测定一定每30～60分钟测定一次直到葡萄糖稳定。

3) 胰岛素皮下注射:0.1～0.2U/(kg·dose),每6～12小时一次,持续静脉胰岛素输注是优选方法。床旁葡萄糖测定需要每60分钟一次,直到葡萄糖水平稳定。

4) 早期胰岛素治疗防止高血糖发生。不推荐。

5) 氨基酸及脂肪乳给予:提供糖异生的物质并且在婴儿接受葡萄糖时帮助刺激胰岛素释放。

6) 当给予胰岛素治疗时需要监测血钾及葡萄糖水。胰岛素可以引起低血钾及低血糖。

4. 暂时性及永久性新生儿糖尿病

（1）给予静脉或口服液体：监测尿量，血液 pH，血清电解质。

（2）给予胰岛素：或者持续静脉输注或者皮下注射。每 4～6 小时床旁血糖试纸监测血糖水平。看疾病是否能在数天或数月缓解。

（3）持续皮下胰岛素输注（CSII）：用胰岛素泵，用于有糖尿病的新生儿，葡萄糖变化轻微。因为使用的病例极少，因而缺乏指南。

（4）口服磺脲类药物治疗：对有些病人来说，是有用的治疗选择，因为皮下胰岛素对于一些育婴人员很难接受。

（5）重复血清胰岛素测定：除外永久性糖尿病。应做早期的遗传检测。

（6）KCNJ11-及 ABCC8-相关永久性新生儿糖尿病：对口服磺脲治疗有反应。GCK-及 IPF1-相关的新生儿糖尿病需要胰岛素治疗。

（7）请儿科内分泌医师会诊。

5. 药物

（1）如果婴儿接受了茶碱，血清茶碱浓度应当被检测确定毒性，茶碱可能导致高血糖。茶碱的其他毒性包括心动过速、震颤、喂养不耐受、惊厥。如果茶碱水平很高，剂量需要改变或者需要停药。

（2）母亲使用二氮嗪，婴儿可能出现心动过速、低血压以及高血糖，婴儿的毒性通常是自限的，只需要观察即可。

（3）咖啡因及苯妥因：如果可能可以调整或中断使用。

（4）类固醇：在慢性肺疾病婴儿中皮质类固醇疾病的给药时机、给药过程及药学剂量如下。当使用类固醇为必需时，降低剂量及频繁程度减少，减少高血糖不良反应。

6. 高渗透压补液　是必需的。如果高渗乳汁导致高血糖，停止高渗乳汁的喂养，对于如何使配方奶按照冲配方法，有具体的指导。

六、预防

合理静脉输糖是预防新生儿高血糖的重要措施之一。由于胎龄、疾病、用药等影响，患儿对糖耐受的个体差异很大，应该根据每个患儿的情况制订给糖计划，并随时监测血糖水平，及时调整。极低出生体重儿静脉输糖速度从 4～5mg/（kg·min）开始，同时根据血糖变化及时调整输糖速度，并将外周静脉输糖的浓度控制在 12.5% 以下。极低出生体重儿脂肪乳用量增加时，有可能伴随着血糖水平的升高，应引起注意。超低出生体重儿单纯经肠道营养时也应间断监测血糖水平。

（米　荣）

第五节　早产儿晚期代谢性酸中毒

【本节要点】

早产儿晚期代谢性酸中毒临床可见，指不伴其他疾病者。非母乳喂养患儿容易发生。发生时应明确是否急症，及时给予适当治疗。

早产儿晚期代谢性酸中毒(late metabolic acidosis,LMA)是早产儿、低出生体重儿常见的代谢问题,其发病与饮食中蛋白质的质和量、肾脏酸负荷过高和肾功能发育不完善有关。晚期代谢性酸中毒是指不伴有其他疾病的新生儿出现的代谢性酸中毒,多见于早产儿,常发生在出生后的第1~3周,以血pH<7.30,碱剩余低于-7.0mmol/L为特点,同时伴有一系列临床表现的代谢性疾病。

一、病因与发病机制

新生儿晚期代谢性酸中毒的发生主要与体内非挥发性酸产生过多而肾脏泌酸功能不足有关。

1. 饮食中蛋白质的质和量　早产儿出生后希望达到宫内生长速度就需要增加热量和蛋白质供应的量,高蛋白质饮食时摄入净酸的量增大。酪蛋白中苯丙氨酸及甲硫氨酸含量较高,新生儿尤其是早产儿肠道中缺乏转换这两种氨基酸的酶,如以酪蛋白为主的牛乳或配方乳喂养,可使这两种氨基酸在血中浓度升高,血尿素氮和血氨也明显增加,形成酸中毒。

另外,早产儿小肠黏膜细胞双糖酶缺乏,摄入乳类食物后肠道内乳酸增加,乳酸吸收入体内后,也可导致乳酸性酸中毒。

2. 肾脏排酸能力不足　新生儿在代谢过程中产生大量的酸性物质,包括挥发性酸和非挥发性酸。前者分解为二氧化碳和水,二氧化碳通过肺排出体外。非挥发性酸主要由蛋白质代谢过程中产生,体内生成的固定酸与摄入的蛋白量成正比,糖和脂肪代谢过程中也产生少量的非挥发性酸。非挥发性酸主要由肾远曲小管分泌H^+、产氨等酸化尿的过程排出体外,同时重新生成HCO_3^-,用以保证体内酸碱平衡的稳定。足月儿肾脏排净酸的能力基本成熟,而胎龄29~36周的早产儿出生后3周才能达到足月儿水平。早产儿肾处理酸负荷的能力较差的原因为:①与正常足月儿相比,早产儿肾脏碳酸氢钠阈值偏低,足月儿>21mmol/L,早产儿<19mmol/L;②早产儿对碳酸氢钠丢失的代偿能力较差;③肾小管排泌氢离子,降低尿pH的能力差。这种肾脏调节酸碱失衡的能力至生后4~6周逐渐增强。故早产儿晚期代谢性酸中毒的发生率明显高于足月儿。

有人观察到极低出生体重儿即使蛋白负荷不重时,在出生后第4~6天就可出现代谢性酸中毒,认为是由于肾脏排酸能力不足所致,其中氨排泌低下是最重要的原因。

二、发病率

晚期代谢性酸中毒主要见于早产儿,足月儿也可发生。足月儿晚期代谢性酸中毒发病率约为4.8%,早产儿的发病率随着蛋白质摄入量的不同而变化,摄入蛋白质量为2.4g/(kg·d)、3.3g/(kg·d)和5.7g/(kg·d)时的发病率分别为10.3%、24.5%和37.5%。改用人乳或早产儿配方乳后发病率明显下降。约2/3超低出生体重儿在出生后几天内呈现代谢性酸中毒,即使是纯母乳喂养时也可出现。

三、临床表现

多见于早产儿,孕周越小,发病时间越早,近足月儿发病时间以出生后第2周末或第3周多见,极低出生体重儿常在生后10~21天出现晚期代谢性酸中毒,超低出生体重儿发病时间可早至日龄4~6天,即新生儿早期就可以发生。晚期代谢性酸中毒持续时间一般为1~3周,以后逐渐减轻,随着肾脏排酸能力的完善,出生4周左右可自然痊愈,极低出生体重儿和超低出生体重儿持续时间较长,可以达到 2 周左右。多数患儿临床症状不明显,以体重不增或增长缓慢为突出表现,酸中毒较重时表现为皮肤颜色苍白、食欲减退、贫血等,部分患儿表现有腹胀、腹泻、反应低下,也有表现周身衰弱、体温下降甚至出现呼吸暂停者。血气分析血 pH<7.30,碱剩余<−7.0mmol/L,严重病例血 pH 值可降至 7.15 左右,碱剩余可降至 −12mmol/L以下,PO_2 和 PCO_2 一般都在正常范围。早产儿胎龄愈小,出生体重愈低,晚期代谢性酸中毒的发生率愈高,出现的时间愈早,持续的时间愈长。

四、诊断

人工喂养的新生儿和早产儿、极低出生体重儿,出生后 1~3 周出现不明原因体重增加缓慢或不增,血 pH<7.30,碱剩余低于−7.0mmol/L 应考虑新生儿晚期代谢性酸中毒。由于新生儿晚期代谢性酸中毒的症状均非特异性,当新生儿患其他疾病时也可出现类似症状,同时伴有代谢性酸中毒。因此,对晚期代谢性酸中毒的诊断应慎重,要分析其摄入蛋白质的质和量是否容易引起晚期代谢性酸中毒,并应做必要的检查,除外其他可能的病因。

五、治疗

晚期代谢性酸中毒的治疗主要是调整摄入蛋白的质和量,人工喂养者改为母乳喂养或人乳喂养,在没有母乳情况下,可使用以乳清蛋白为主的早产儿配方乳喂养,多数患儿可以缓解。对有症状、酸中毒较重的患儿可用碳酸氢钠治疗,但目前没有统一的治疗指征,有人以 pH 7.25 作为给予碳酸氢钠治疗的指征,并取得良好的效果。当 pH<7.20 时属于急症,应该立即给予碳酸氢钠,使 pH 维持在 7.25 以上。碳酸氢钠的常用量为 5mmol/(kg·d),静脉滴注或加入配方乳中口服均可。随着酸中毒程度减轻可逐渐调整剂量,一般疗程为 1~2 周。调整饮食后可缩短疗程。

六、预防

对新生儿尤其是早产儿应大力提倡母乳喂养,若必须人工喂养时,应选择以乳清蛋白为主的早产儿配方乳喂养。有研究表明,改变配方乳的成分如增加枸橼酸钾、氯化钙和碳酸钙或乳酸钙,或者采用低磷配方,能有效预防或减少晚期代谢性酸中毒的发生。

(徐放生)

第六节　早产儿代谢性骨病

【本节要点】

早产儿代谢性骨病(metabolic bone disease,MBD)在极低或超低出生体重儿中发病率很高,临床表现不典型,血清磷及碱性磷酸酶(serum alkaline phosphatase,ALP)是相对敏感指标,当血清磷<1.8mmol/L、ALP>500IU/L 时要高度警惕。应积极补充钙、磷及维生素 D,监测血磷、钙及 ALP,减少利尿剂及茶碱使用。

代谢性骨病是由于骨质吸收和形成平衡失调引起的一组代谢性疾病。早产儿代谢性骨病表现为骨小梁数量减少、骨组织含量减少,伴或者不伴有佝偻病样表现,严重者可出现骨折。

一、早产儿代谢性骨病病因

1. **早产和低体重** 在出生体重<1500g 的早产儿中发生率约为 23%，而在出生体重<1000g 早产儿中发生率达 55%。胎儿期最后 3 个月骨骼发育最快，当骨骼发育被提前终止或受阻时，矿物质包括钙、磷等沉积将受到很大影响。早产儿出生后由于肠道发育不成熟，钙磷摄入少，肾发育不完善又使尿中钙磷排泄多，导致矿物质流失。

2. **母亲患病或胎盘功能异常** 母亲吸烟、低钙摄入、多胎妊娠等都会降低胎儿的骨矿物质含量。妊娠期间，钙和磷从母亲主动转移到胎儿，在 32～36 周妊娠达到吸积率峰值，每天可达到每千克胎儿体重钙 100～130mg、磷 60～70mg 的速度。胎盘组织形态学改变及慢性损伤，如感染、先兆子痫等也可使母体营养的供给改变，导致胎儿宫内的钙磷等贮备不足。

3. **喂养方式的影响** 纯母乳喂养或足月儿配方粉不适合小早产儿喂养，纯母乳喂养早产儿代谢性骨病发病率 40%，而配方奶喂养发病率 16%；早产儿母乳量达到 200ml/kg 时仍难满足其机体钙磷需要。

4. **维生素 D 缺乏** 妊娠期母亲维生素 D 摄入不足，母乳中维生素 D 含量为 50IU/L，远低于早产儿机体需求。

5. **药物与胆汁淤积** 甲基黄嘌呤（咖啡因）、类固醇、利尿剂可导致钙磷排泄增加，产前或生后糖皮质激素的使用会抑制成骨细胞活性，导致成骨减少，胆汁淤积和短肠综合征等疾病状态下，相关的胆汁盐缺乏也会限制维生素 D 吸收，并导致钙吸收不良。

6. **甲状旁腺功能亢进** 母亲与胎儿的甲状旁腺素（parathormone，PTH）一般不会通过胎盘，而钙浓度可以调节 PTH 分泌。当母体钙浓度下降后胎儿血钙浓度下降，会刺激胎儿血中 PTH 升高。出生时母体供应的钙中断，可导致 PTH 迅速升高。极低出生体重儿 PTH 升高的反应较为迟钝，会导致低血钙，随后仍可使 PTH 升高，继发性甲状旁腺功能亢进可导致骨钙丢失。

7. **机械刺激少** 早产儿过早出生，减少了蹬踢子宫壁产生的骨负荷，对胎儿骨形成和骨强度产生不利的影响。多数超低出生体重儿出生后需要呼吸支持，长期卧床制动状态下，骨骼一直处于低负荷水平。

二、临床表现

多发生于长期使用呼吸支持、肠外营养及利尿剂的极低或超低出生体重儿。早期没有明显临床表现，症状晚于影像学表现，典型影像学改变时骨矿物质丢失已达 30%～40%。一般发生于出生后 5～16 周，严重时自发性骨折。骨折多发生在肱骨或股骨，也有发生在锁骨（图 8-6-1、图 8-6-2）。

三、实验室改变

1. **碱性磷酸酶（ALP）** 新生儿 90% 的 ALP 来源于骨骼，随着骨吸收的增加 ALP 逐渐呈上升趋势，当 ALP>500IU/L 时应高度关注。

2. **血磷** 血磷的下降数天即可开始，有研究显示低血磷（<1.8mmol/L）合并高血 ALP（>900IU/L）诊断 MBD 的灵敏度可高达 100%，特异性可达 70%。

3. **影像学检查** 由于影像学出现 X 线典型变化时，骨矿物质已经大量丢失，故 X 线检

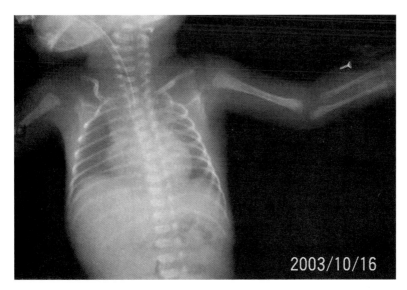

图 8-6-1　早产儿骨代谢病 A
（注：29 周，男婴，780 克，生后当日 X 线显示的长骨骨密度）

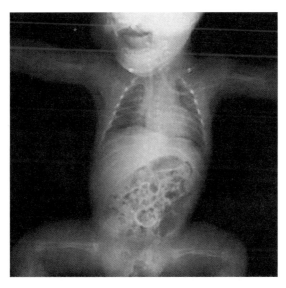

图 8-6-2　早产儿骨代谢病 B
（注：63 天 X 线显示的长骨骨密度明显降低，干骺端
毛糙，伴股骨干骨折）

查不是最佳早期诊断方法。

4. **双能 X 线吸收测量法**（dual-energy X-ray Absorptiometry，DXA）　可精确有效地测量骨矿物质含量，可测量骨骼的大小、骨容积和骨密度，但临床使用不便。

5. **定量超声检查**（quantitateultrasonography，QUS）　通过监测超声波在骨中传递速度来评价骨密度，能够进行定性和定量的评估，如测量骨矿化和骨皮质厚度、骨弹性及微细骨结构。并且 QUS 无创伤性，无辐射性，使用方便。

6. 肾小管重吸收相关检查尿钙和磷排泄作可为生后骨骼矿化的生物标志物，当尿钙超过 1.2mmol/L、尿磷超过 0.4mmol/L 提示高水平骨矿化。由于 23～25 周早产儿磷的肾排泄阈值很低,且磷不与血浆蛋白结合,即使血清磷很低时尿磷也会升高。因此,肾小管磷重吸收率(renal tubular reabsorption of phosphate,TRP)是最好的生物标志物,当TRP>95%则显示补充不足。TRP升高也可以与钙摄入不足及血清甲状旁腺素浓度增加有关,除了摄入量以外,TRP也受到影响药物如呋塞米或茶碱的影响。

四、预防与治疗

1. **钙与磷的补充**　生后第一天钙摄入量为 $0.6 \sim 1mmol/(kg \cdot d)$,逐渐达到 $1.6 \sim 2.5mmol/(kg \cdot d)$(钙 $1mmol=40.07mg$);生后第一天磷摄入量为 $0.6 \sim 1mmol/(kg \cdot d)$,逐渐达到 $1.6 \sim 2.5mmol/(kg \cdot d)$(磷 $1mmol=30.97mg$)。

2. **维生素D**　补充800U/d,要考虑到其他摄入途径的剂量,同时进行25-(OH)D$_3$监测。

3. **被动肢体训练**　每周5天,每天1次,每次锻炼内进行腕、肘、肩、膝、踝和髋关节被动伸展和屈曲5次。研究显示,通过4周的被动运动,28周左右超低出生体重儿的体重、身长、胫骨长度增长均显著高于对照组,且定量骨超声SOS值显著高于对照组。

4. **动态监测钙磷代谢**　每周监测血钙、P、ALP,维持血清Ca浓度在 $2.05 \sim 2.75mmol/L$ 和血清磷 $1.87 \sim 2.91mmol/L$。如果血清 P<1.8mmol、ALP>500IU/L,应进行TRP检测。如果TRP超过95%,应考虑OOP,予以积极治疗。警惕高钙尿症及肾结石。

5. **关注高危因素早产儿**　注意轻柔护理,当早产儿长期静脉营养、使用利尿剂及茶碱类药物、出现代谢性酸中毒及神经肌肉改变时应提高警惕。

(马雅玲　张巍)

参 考 文 献

[1] Garza JJ,Shew SB,Keshen TH,et al. Energy expenditure in ill premature neonates. J Pediatr Surg,2002,37: 289-293.

[2] Dollberg S,Yacov G,Mimouni F,et al. The effect of positioning on energy expenditure in preterm infants:a feasibility study. Am J Perinatol,2004,21:291-294.

[3] Bauer K,Laurenz M,Ketteler J,et al. Longitudinal study of energy expenditure in preterm neonates < 30 weeks' gestation during the first three postnatal weeks. J Pediatr,2003,142:390-396.

[4] Kerner JA Jr,Poole RL. The use of IV fat in neonates. Nutr Clin Pract,2006,21:374-380.

[5] Sala-Vila A,Castellote AI,Campoy C,et al. The source of long-chain PUFA in formula supplements does not affect the fatty acid composition of plasma lipids in full-term infants. J Nutr,2004,134:868-873.

[6] NaokiUga,YukoNemoto,Tetsuya Ishii,etal. Antenatal steroid treatment prevents severe hyperkalemia in very low-birthweight infants[J]. Pediatr Int,2003,45:656-660.

[7] Singh BS,Sadiq HF,Noguchi A,etal. Efficacy of albuterol inhalation in treatmentof hyperkalemia in premature neonates. J Pediatr,2002,141:16-20.

[8] Andreoli SP. Acute renal failure in the newborn[J]. Semin Perinatol,2004,28:112-123.

[9] Arnoux JB,Verkarre V,Saint-Martin C,et al. Congenitalhyperinsulinism:current trends in diagnosis and therpy. Orphanet J Rare Dis,2011,6:63.

[10] Arnoux JB,De Lonlay P,Ribeiro MJ,et al. Congenitalhyperinsulinism. Early Hum Dev,2010,86(5): 287-294.

[11] Rozenkova K,Guemes M,Shah P,et al. The diagnosis and management of hyperinsulinaemic. J Clin Res Pediatr Endocrinol,2015,7(2):86-97.

[12] 黄佳,陈超. 新生儿先天性高胰岛素血症的治疗进展. 中国实用儿科杂志,2015,30(2):116-120.

[13] Dillon PA. Congenital hyperinsulinism. Curr Opin Pdiatr,2013,25(3):357-361.

[14] 杨琳,杨晓燕,石晶,等. 新生儿先天性高胰岛素血症诊治进展. 2016,12(1):100-103.

[15] International Diabetes Federation,International Society for Pediatric and Adolescent Diabetes. Global IDF/IS-PAD Guideline for Diabetes in Childhood and Adolescence[EB/OL]. (2011-11-16)[2012-09-12]. http://www.idf.org/sites/default/files/Diabetes-in-Childhood-and-Adolescence-Guidelines.pdf.)

[16] Baraton L,Ancel PY,Flamant C,et al. Impact of changes in serum sodium levels on 2-year neurologic outcomes for very preterm neonates. Pediatrics,2009,124:e655-e661.

[17] Moritz ML,Ayus JC. Hyponatremia in preterm neonates:not a benign condition. Pediatrics,2009,124:e1014. 10.1542/peds.2009-1869.

[18] Vemgal P,Ohlsson A. Interventions for non-oliguric hyperkalaemia in preterm neonates. Cochrane Database Syst Rev,2012:CD005257.

[19] Glucose homeostasis in late-preterm and term infants. Pediatrics,2011,127:575-579.

[20] Colin D. Rudolph,Abraham M. Rudolph,George E. Lister,Rudolph's Pediatrics,22nd Edition. Chapter 545. Endocrine Causes of Hypoglycemia. McGraw-Hill Education/medical,2011.

[21] Michael S. Kappy,David B. Alien,Mitchell E. Geffner,Pediatric Practice:Endocrinology,2nd Edition. Chapter 12:Hypoglycemia. McGraw-Hill Education/medical,2014.

[22] David K. Stevenson,Philip Sunshine,Ronald S. Cohen,Neonatology:Clinical Practice and Procedures,Chapter 45:Hypoglycemia in the Newborn,illustrated edition,New York McGraw-Hill Education,2015.

[23] Neonatology:Clinical Practice and Procedures,Chapter 75:Management of Transient Hypoglycemia.

[24] David K. Stevenson,Philip Sunshine,Ronald S. Cohen,Neonatology:Clinical Practice and Procedures Chapter 105:Persistent Hypoglycemia and Hyperinsulinemia,illustrated edition,New York McGraw-Hill Education,2015.

[25] AnupamSiba,Sarath Gopalan,AkshayKapoor,et al. Textbook of Pediatric Gastroenterology,Hepatology and Nutrition. FirstEdition. NewDelhi,India:Jaypee Brothers Medical Publishers(P)Ltd,2015:123-138.

[26] Moghis Ur Rehman,HassibNarchi. Metabolic bone disease in the preterm infant:Current stateand future directions. World J Methodol,2015,5:115.

[27] Haley1S,Gulliver1 K,Baldassarre1R,etal. Stimulation (TKS) interventionimproves outcomes in weanling rat bone in aneonatal stress model. J Musculoskelet Neuronal Interact,2013,13:157.

第九章
早产儿血液系统特点与疾病

第一节　早产儿血液系统解剖生理特点

┌─ 【本节要点】 ─

　　胚胎期血细胞生成分为中胚层造血期、肝脾造血期及骨髓造血期三个阶段。三个阶段不是截然分开的,而是互相交错,此消彼长。胎儿期红细胞体积大,血红蛋白含量高,红细胞平均体积及红细胞平均血红蛋白含量明显地高于成人,而红细胞平均血红蛋白浓度与成人相似。在胚胎 28 周后粒细胞数迅速增加,出生时粒细胞计数高于成人。在胚胎 18 周时血小板计数即与成人相似。早产儿生后血红蛋白下降速度快且幅度大,生理性贫血较足月儿出现早,程度重。新生儿生后白细胞总数高,中性粒细胞比例相对高,至生后 4~7 天,淋巴细胞开始占优势,但早产儿中性粒细胞绝对值较足月儿低。不论胎龄大小,生后血小板计数<150×10^9/L 即表示血小板减少。

└─

一、胚胎期造血系统的发育

　　根据造血组织的发育和造血部位发生的先后,可将此期分为三个不同的阶段。

　　1. **中胚层造血期**(mesoblastic hematopoiesis period)　于胚胎第 2~3 周起在卵黄囊壁上的中胚层间质细胞开始分化聚集成细胞团,称之为血岛。血岛外周的细胞分化为血管的原始内皮细胞,而局限在中心的细胞则分化为原始血细胞,此细胞呈强碱性,尚无血红蛋白,进一步分化后形成含血红蛋白的初级原始红细胞。自胚胎第 8 周后,这种血管内中胚层期红细胞生成的活力开始下降,至胎儿 3 个月末即完全消失。

　　2. **肝脾造血期**(liver spleen hematopoiesis period)　胚胎第 5~6 周在肝脏出现活动的造血组织。胚胎第 6~18 周期间,肝脏体积增加 40 倍,能产生所有的血细胞系列,胎儿 3~5 个月时,原始的红细胞占此器官有核细胞总数的 50%。在胎儿 6 个月后,肝造血逐渐减少,但继续存在直至生后 1 周。从胚胎 3~4 个月起在胸腺、淋巴结、肾脏及脾脏也可观察到造血活动。

　　3. **骨髓造血期**(myeloid hematopoiesis period)　胚胎第 6 周时开始出现骨髓,胚胎 4 个月时出现骨髓造血活动,到胎儿第 6 个月骨髓成为主要造血器官,第 7 个月即胎儿 30 周时骨髓内各系列血细胞量最多,而造血组织在骨髓内则继续增加直至出生。

二、胎儿期各类血细胞的发育

1. **红细胞**　胎儿红细胞体积大,血红蛋白含量高,在胚胎 22 ~ 23 周时胎儿红细胞平均体积(mean corpuscular volume,MCV)为 135fL 或更大,而成人为 88fL±8fL。胎儿红细胞平均血红蛋白含量(mean corpuscular hemoglobin,MCH)大于 45pg,而成人为 29pg±2pg。胚胎中晚期胎儿 MCV 及 MCH 逐渐下降,但在足月时,新生儿 MCV 及 MCH 仍明显地高于成人正常值的上限。然而在整个胎儿期,红细胞平均血红蛋白浓度(mean corpuscular hemoglobin concentration,MCHC)与成人相似。胚胎第 10 周时红细胞计数为 $(0.5 ~ 1.5)×10^{12}$/L,循环血中 5% ~ 10% 为有核红细胞,网织红细胞约占 80%,血红蛋白浓度范围 60 ~ 90g/L,血细胞比容为 0.20 ~ 0.30。至胎龄 24 周时,血红蛋白上升至 140g/L,血细胞比容为 0.4,红细胞计数为 $3.5×10^{12}$/L,循环血中有核红细胞仅占 1%,网织红细胞降至 ≤1%,从此时至胎龄 40 周,血红蛋白、红细胞、血细胞比容缓慢上升(表 9-1-1)。

表 9-1-1　不同胎龄红细胞正常值

胎龄	红细胞($×10^{12}$/L)	血红蛋白(g/L)	血细胞比容(%)	红细胞平均体积(fL)
18 ~ 21	2.85±0.36	11.7±1.3	37.3±4.3	131.11±10.97
22 ~ 25	3.09±0.34	12.2±1.6	38.6±3.9	125.1±7.84
26 ~ 29	3.46±0.41	12.9±1.4	40.9±4.4	118.5±7.96
>36	4.7±0.4	16.5±1.5	51.0±4.5	108±5

血红蛋白(Hb)在中胚层造血期主要为 HbGowerl($\xi 2\varepsilon 2$),Hb Gower2($\alpha 2\varepsilon 2$),还有少量 HbPortland($\delta 2\gamma 2$)。胎儿 3 个月时这些血红蛋白消失,代之以血红蛋白 F($\alpha 2\gamma 2$)。胎儿 6 个月时血红蛋白 F 占血红蛋白总量的 90% ~ 96%,其余 5% ~ 10% 为成人血红蛋白 Al($\alpha 2\beta 2$),胎儿 6 个月后前者下降、后者上升,出生时前者为 70% ~ 90%,后者为 30% 左右。不同类型的血红蛋白的基本功能相似,但与氧的亲和力不同,胎儿血氧向组织中释放的能力仅相当于成人的 1/4 ~ 1/3,随胎儿血红蛋白逐渐向成人血红蛋白演变,其氧亲和力降低,以使新生儿适应从宫内向宫外发育的变化。

胎儿红细胞的生成主要通过促红细胞生成素(erythropoietin,EPO)来调节。EPO 是一种糖蛋白,在胎儿肝脏产生,孕后期转移至肾脏。红细胞生成是由 EPO 的反馈机制控制,即红细胞数量减少时 EPO 增加,后者促进红细胞生成而使红细胞数量上升,同时又降低 EPO 产生。孕后期胎儿处于相对缺氧状态,而肾脏对缺氧的敏感性比肝脏高,EPO 产生部位的迁徙变化和肝脏对组织缺氧的敏感性差,可能是早产儿贫血的原因之一。早产儿 EPO 浓度低于足月儿,贫血程度重、持续时间长,为应用人类重组 EPO 治疗早产儿贫血提供了理论基础。

2. **粒细胞**　粒细胞最早出现在胚胎第 5 周,首先在卵黄囊壁上生成,直到胎儿 10.5 ~ 11 周骨髓腔中才出现粒细胞,这些最初的粒细胞没有分叶或杆状核,含有过氧化物酶,并具有原始粒细胞和早幼粒细胞的细胞表面特征。从胚胎 14 周到足月,骨髓腔中最常见的细胞类型是粒细胞。在胚胎早期,循环血中粒细胞数极少,平均仅 $0.19×10^9$/L,在胚胎 28 周后粒细胞数迅速增加,出生时粒细胞计数高于成人。

3. **淋巴细胞**　胚胎第 8 周在淋巴丛可见淋巴细胞生成,胚胎第 9 周胸腺中有淋巴细胞生成,从第3个月起在淋巴结中有淋巴细胞生成。胚胎7~8周时在胎儿血液循环中有少量淋巴细胞,以后逐渐增加,至第20周时达$10×10^9$/L,以后淋巴细胞数逐渐减少,足月时为$3×10^9$/L。

4. 巨核细胞　胚胎5~6周在卵黄囊壁上可见巨核细胞生成,在肝脾造血期肝脏开始生成巨核细胞,直至妊娠末期。胎儿3个月后骨髓产生大量巨核细胞。胚胎第8周时周围血液循环中可见巨核细胞,胚胎第11周时周围血液循环中可见血小板。在胚胎18周时血小板计数即与成人相似。与成人的巨核细胞相比,胎儿的巨核细胞体积在各个成熟阶段都较小,未成熟巨核细胞比例较高,直到2岁时巨核细胞大小才同成人。

三、生后造血

生后主要是骨髓造血,骨髓是生成红细胞、粒细胞和巨核细胞的唯一器官,同时也生成淋巴细胞和单核细胞。淋巴器官包括胸腺、脾脏及淋巴结是产生淋巴细胞的场所。在正常情况下,出生2个月以后骨髓外造血停止(除淋巴细胞和吞噬细胞外)。当婴幼儿处于感染、急性失血、溶血等需要造血代偿时,肝、脾、淋巴结适应造血的需要恢复胎儿期的造血功能,临床表现为肝脾淋巴结肿大,外周血中出现有核红细胞及幼稚中性粒细胞,病因去除后又恢复至病前正常状态。

四、新生儿血象和骨髓象特点

(一) 新生儿期血象特点

1. **血红蛋白、血细胞比容、红细胞计数及红细胞指数**　出生时脐血平均血红蛋白值约为170g/L,范围在140~200g/L者可认为是正常;血细胞比容平均为0.55,正常范围0.43~0.63;红细胞计数平均为$5.5×10^{12}$/L。生后数小时因代偿胎盘输血和分娩时循环中红细胞容量的增加,血浆移出血管外,故血红蛋白、血细胞比容及红细胞计数均有上升,以后逐渐下降,1周末与脐血值相似。1周以后足月儿及早产儿上述值均下降,早产儿降低幅度大且迅速,因此生理性贫血出现较足月儿早,最低值水平也较足月儿低。与成人相比,新生儿MCV相对较大,早产儿MCV值更高。新生儿MCH亦高,但MCHC与正常成人相似。

新生儿特别是早产儿红细胞形态不规则,异形红细胞如裂殖细胞、棘红细胞、钝锯齿状细胞等在早产儿更常见。新生儿红细胞膜的变形能力低下,早产儿更为明显,生后4~6周红细胞膜的特性接近成人。足月儿红细胞寿命(80~100天)较成人短,早产儿红细胞寿命(60~80天)更短,这是由于新生儿尤其是早产儿红细胞变形能力差造成的。

2. **网织红细胞比例、有核红细胞**　生后前几天网织红细胞比例相对高,正常新生儿出生时周围血网织红细胞比例较年长儿及成人高,为0.03~0.07,早产儿比例更高,可达0.06~0.1。随后快速下降,在生后第1周末网织红细胞比例降至0.005~0.01的低水平。以后随生理性贫血的出现而短暂上升,随前者恢复而再次下降,婴儿期以后与成人相同。

正常新生儿生后第1天在周围血内可见到有核红细胞,有核红细胞范围是0~10个/100个白细胞,出生后有核红细胞快速降低,第3~4天在血液循环内消失。但早产儿有核红细胞数较足月儿高,持续时间长,超未成熟儿生后第7天周围血中仍可见到有核红细胞。

3. **白细胞计数及分类**　正常足月新生儿生后白细胞总数较成人高,出生时白细胞总数$15×10^9$/L,生后6~12小时达$(21~28)×10^9$/L,然后逐渐下降,1周时平均为$12×10^9$/L,婴儿期白细胞数维持在$10×10^9$/L。

白细胞分类的变化主要是中性粒细胞与淋巴细胞比例的变化。出生时中性粒细胞比例相对高,生后 12~14 小时中性粒细胞数达到最高值(7.8~14.5)×10^9/L,生后 72 小时下降至最低,约为 1.8×10^9/L,此后逐渐升高,在生后第 5 天达 5.4×10^9/L,并在以后整个新生儿期维持稳定。健康的极低出生体重儿中性粒细胞绝对值与足月儿明显不同,出生时 0.5×10^9/L,生后 18~20 小时升高至 2.2×10^9/L,61 小时降低到 1.1×10^9/L,28 天时为 6.0×10^9/L。如果不考虑到胎龄的因素,多数早产儿会被诊为中性粒细胞缺乏。新生儿生后中性粒细胞比例高是暂时的,至生后 4~7 天,足月儿淋巴细胞开始占优势,并维持到儿童早期。嗜酸性粒细胞在足月儿生后 19 小时平均值为 0.27×10^9/L,范围(0.02~0.85)×10^9/L,早产儿生后第 1 天可能找不到嗜酸性粒细胞,但以后增加。当合成代谢建立时,70% 早产儿在第 3 周末有嗜酸性粒细胞增多症,并持续 16 天左右。在新生儿重症监护室中,至少 35% 的婴儿有 1 次表现出嗜酸性粒细胞增多。新生儿接受药物治疗、胃肠道外营养或败血症恢复期时常见到嗜酸性粒细胞增多现象。

4. **血小板**　出生时及新生儿期血小板计数与成人相似,并且血小板形态学特点与成人也没有明显差异。第 1 个月末足月儿及早产儿血小板计数可升高至(300~400)×10^9/L。由于胚胎 18 周时血小板计数即与成人相似,因此不论胎龄大小,血小板计数<150×10^9/L 即表示血小板减少。

(二) 新生儿期骨髓象特点

出生时骨髓细胞增生活跃,体内大多数骨髓腔正常情况下都有血细胞生成,因此缺乏骨髓造血储备功能,如有溶血,为了增加红细胞的造血量,会出现骨髓外肝、脾造血。

生后第 1 周骨髓细胞数减少,1~3 个月达成人水平。生后第 1 天,红细胞系列占整个骨髓有核细胞数的 0.32~0.40;第 1 周末为 0.08~0.12。粒细胞系统出生时占整个骨髓有核细胞数的 0.46~0.77,第 1 周末为 0.50~0.77。粒:红比例在出生后第 2 个月末达成人水平 2.5:1~3.0:1。淋巴细胞计数及百分比在生后最初 60 天是增加的,到第 3 个月占骨髓细胞的 50%。早产儿骨髓细胞数较足月儿多,分类无明显差异。骨髓中巨核细胞在第 1 周逐渐增加,出生时为 58.1 个/(1.5cm×3cm),8 天时为 82.9 个/(1.5cm×3cm),骨髓中浆细胞<1/5000 个有核细胞,周围血中见不到浆细胞。

(三) 影响新生儿血象的因素

许多因素如采血部位及时间、采血量是否足够且精确、血标本的处理及检验手段等都可以影响到新生儿血象检查结果。

1. **采血部位**　与静脉血及动脉血相比,新生儿毛细血管血的血红蛋白、血细胞比容、红细胞数均较高。血液灌注状态、代谢状态等可进一步影响到毛细血管血液成分,导致毛细血管血的血细胞比容值明显高于静脉血。因此,对于危重新生儿应小心评价毛细血管血的血细胞比容结果,以免忽视了贫血的存在。红细胞指数中毛细血管血的 MCV 低于静脉血,而MCH 毛细血管血与静脉血相同。

白细胞及中性粒细胞计数在不同采血部位取的血中亦有差异。静脉血白细胞计数低于毛细血管血,而动脉血白细胞计数更低。这种差异与胎龄、生后日龄及临床状态无关。

采血部位对血小板计数的影响尚不清楚,虽然有些研究发现动脉血、静脉血及足跟血中的血小板计数没有差异,但也有研究发现皮肤针刺取血的血小板计数低于静脉血。

早产儿毛细血管血与动脉血的血红蛋白含量及粒细胞数差异更明显。有研究发现早产儿毛细血管血的血红蛋白含量比动脉血平均高 23g/L(6~49g/L),而白细胞数平均高 1.8×10^9/L[(0.4~5.9)×10^9/L]。

2. **采血时间**　在生后最初数小时,由于不显性失水及排出小便等,体内液体分布移动,使循环内血浆容量减少,血管内红细胞增加,血细胞比容在生后最初 2 小时从原有水平升高 10% ~20%。

3. **影响新生儿血象的围产因素**　脐带结扎时间的早晚可以影响到新生儿生后血红蛋白的水平。延迟脐带结扎最少 30 秒,虽然可能引起无症状的红细胞增多症,但可以显著增加生后 24 小时内循环血容量,减少红细胞输注的需求。分娩方式也可能影响新生儿周围血白细胞计数,阴道分娩的新生儿周围血白细胞计数高于剖宫产儿。

(童笑梅　曾超美)

第二节　早产儿贫血

【本节要点】

早产儿贫血的病因包括红细胞寿命较足月儿短且生成不足、生长发育速度快导致血液稀释、营养因素及医源性失血等。新生儿重症监护病房中,危重症早产儿常规监护所致的医源性失血是造成早产儿贫血及输血治疗的重要原因。早产儿贫血常伴随一系列临床症状,常需要治疗,因此,对于这样的早产儿不应视为生理性。输血目前仍然是国内外治疗早产儿贫血的最主要的方法。

早产儿贫血(anemia of prematurity,AOP)是早产儿在宫外生长发育过程中最常见的并发症之一。与足月儿相比,早产儿生后血红蛋白下降速度更快(生后 4 ~6 周即可达最低值),血红蛋白最低值水平更低(可降至 60 ~80g/L),这种特殊的血液学现象被称为早产儿贫血。由于早产儿贫血常伴随一系列临床症状且需要治疗,因此,对于这样的早产儿不应视为生理性。

一、病因

1. **红细胞寿命较足月儿短且生成不足**　①足月儿红细胞半衰期为 80 ~100 天,晚期早产儿为 60 ~80 天,而极低出生体重儿为 35 ~40 天,因此,早产儿红细胞寿命更短。②早产儿红细胞中 HbF 含量较足月儿高。③EPO 产生减少:早产儿特别是极低出生体重儿血红蛋白下降与 EPO 上升的相关性很差,导致 EPO 产生明显不足。早产儿生成 EPO 的部位在肝脏,出生数周后才过渡到肾脏,胎龄越小其肝脏所产生的 EPO 比例越大,而肝脏对于缺氧的敏感性比肾脏弱,致使早产儿 EPO 生成低于足月儿。早产儿骨髓对 EPO 的反应亦相对迟钝。

2. **生长发育速度快**　早产儿相对快速生长,而骨髓造血功能不足,血浆容量扩张导致血液稀释。

3. **营养因素**　在早产儿晚期发生的贫血中营养因素起重要作用,其中主要是铁、维生素 E、叶酸及铜等。

(1) 铁储备不足:胎儿通过胎盘从母体获得铁,以孕后期 3 个月获得铁量多。因此,早产儿从母体获得的铁较少,尤其是低出生体重儿。铁在体内的储存共有 3 种形式,即血红蛋白铁,组织铁与储存铁,其中 75% 储存在血红蛋白中。因此,新生儿体内铁的容量主要取决于血容量与血红蛋白的浓度,而血容量与出生体质量成正比。出生后如生长迅速,血容量增长也快,对铁的需要增加,早产儿增加更快,加之本身铁的储存量偏少,仅动用储存铁难以维持。

（2）早产儿出生时体内维生素E储存量少：维生素E为抗氧化剂，具有保护生物膜的作用，缺乏时红细胞易受损，出现溶血而致贫血。胎儿期，维生素E可以通过胎盘，但并不完全，因此早产儿体内维生素E含量低。出生时早产儿血清维生素E浓度为 $7.2 \sim 16.8 \mu mol/L$，是母亲维生素E浓度的 $1/3 \sim 1/2$。胎龄愈小血清维生素E浓度越低，出生体质量3500g者体内维生素E储存量为20mg，而出生体质量1000g者储存量仅3mg，因此，早产儿容易出现贫血。

（3）叶酸储备不足：早产儿肝脏叶酸储存量仅 $159 \mu g$，而足月儿为 $224 \mu g$。新生儿血清叶酸水平高于成人 $2 \sim 3$ 倍，由于生长迅速代谢活力高，需要量为成人的 $4 \sim 10$ 倍，生后 $3 \sim 4$ 周内常降至缺乏范围。低出生体重儿下降更快，<1500g早产儿血清叶酸降低导致"叶酸缺乏"的发生率为 $10\% \sim 30\%$，在生后3个月内可见巨幼红细胞性贫血。

（4）铜储备不足：妊娠最后12周，胎儿肝内铜的贮存量增加，因此早产儿常有铜缺乏。血浆中90%以上的铜在正常情况下是与铜蓝蛋白结合，其促进铁的吸收及储存铁的释放。铜缺乏亦可产生低色素性小细胞贫血，且伴中性粒细胞减少。

4. **医源性失血**　新生儿重症监护病房中，危重症早产儿常规监护所致的医源性失血是造成早产儿贫血及输血治疗的主要原因。如早产儿体质量为1500g，抽血量如累积达 $7.5 \sim 15ml$，失血量可达总血量的 $5\% \sim 10\%$。住院期间抽血量越多，贫血发生的时间越早，程度越重。

二、临床诊断

早产儿贫血大多发生于生后 $3 \sim 6$ 周，早产儿贫血常伴有面色苍白、吸吮力弱、活动减少，较重者可表现呼吸暂停、心率增快以及腹胀、消化不良、体重增长不满意等症状，症状经输血可缓解。50%的早产儿虽有贫血，但无症状。一般根据临床表现和血常规检查，即可作出贫血诊断，但应注意寻找贫血原因，如出血、溶血等，给予纠正病因治疗。

三、防治

1. **输血疗法**　目前输血仍然是国内外治疗早产儿贫血的最主要方法。早产儿出生体重越小，输血概率越高，出生体重<1000g、$1000 \sim 1499g$ 和 $1500 \sim 1999g$ 的早产儿需要接受输血治疗的概率分别为 90%、58% 和 28%。早产儿各个系统和脏器发育均不成熟，因此更易患输血相关的不良反应。对于所有受血者来说，病毒的传播是最主要的风险，如CMV、肝炎病毒（A、B、C、G）、HIV、微小病毒B19等感染。由于早产儿的特殊性，还可发生输血相关性NEC、肺损伤、容量负荷过度及IVH等，故输血前应明确输血指征。

目前各国早产儿输血指南存在差异，输血指征主要取决于早产儿胎龄、年龄、临床表现、血红蛋白或血细胞比容水平（表9-2-1、表9-2-2）。

表 9-2-1　美国 2010 年输血指南中不同临床情况下输血时血细胞比容维持水平

临床情况	血细胞比容	临床情况	血细胞比容
严重心肺疾病	>40%（35% ~ 45%*）	有症状贫血	>25%（20% ~ 25%*）
中等程度心肺疾病	>30%	无症状贫血	>20%
大手术	>30%		

* 新生儿医师可根据临床情况在此范围内选择

表 9-2-2　Venkatesh 等提出的基于生后日龄和新生儿不同呼吸支持状态下的输血指征

临床情况	血红蛋白水平(g/L)	临床情况	血红蛋白水平(g/L)
生后即有贫血	<120	氧疗和(或)经鼻持续正压通气	
机械通气		日龄<1 周	<100
日龄<1 周	<120	日龄>1 周	<90
日龄>1 周	<110	病情稳定并且停止吸氧>1 周	≤75

　　早产儿在最初数周应该每周监测血红蛋白和网织红细胞计数。但对于无合并症、发育正常的早产儿,不需要过度监测。当网织红细胞计数大于$(75.0 \sim 100.0) \times 10^9$/L 时,提示短期内血红蛋白水平即会升高,如果患儿无临床症状且医源性丢失不多时,输血对于这些患儿可能并非必需。

　　早产儿红细胞输注量一般为每次 10 ~ 20ml/kg,3 ~ 4 小时输入。目前主张将同一供血者的红细胞分装成数小袋,专供同一早产儿使用,以降低暴露于多个供血者的风险。国外有研究者采用随机双盲对照试验比较早产儿输注新鲜红细胞(7 天内)和输注标准制备的红细胞有无差异,结果没有发现新鲜血与陈旧血输注对输血结果有影响,所以不必特别强调新鲜红细胞输注。目前大多数新生儿机构应用去除白细胞的红细胞制品以减少患儿 CMV 感染的机会。

　　2. **延迟脐带结扎**　国外多个随机对照试验表明,早产儿延迟脐带结扎最少 30 秒(最长生后 2 ~ 3 分钟)与生后早结扎脐带相比可以显著增加生后 24 小时内循环血容量、稳定循环、减少红细胞输注的需求及减少脑室内出血的发生率。研究表明,虽然延迟脐带结扎可能引起无症状的红细胞增多症,有可能使因高胆红素血症而需光疗的患儿增多,但不会导致进入 NICU 的患儿数增多,也不会增加新生儿的病死率。

　　3. **减少医源性**　医源性失血是 NICU 内早产儿贫血的重要原因。因此临床应注意限制不必要重复性采血,每次采血后记录累积采血量,尽量开展微量标本实验技术,鼓励在 NICU 开展无创监护技术等。近年来有研究者采取脐带血作为 NICU 早产儿的初始检测标本用于做血常规、血培养、代谢病筛查等生后基本检查,以减少医源性失血。

　　4. **重组人类促红细胞生成素**(recombinant human erythropoietin,rHuEPO)疗法　早产儿血液中内源性 EPO 含量低是早产儿贫血发生的重要原因,这为应用 rHuEPO 治疗早产儿贫血提供了理论依据。有关应用 rHuEPO 防治早产儿贫血的研究,归纳为以下几个方面:①用药时机:Aher 和 Ohlsson 对国际上应用 rHuEPO 治疗早产儿贫血的随机对照试验进行系统回顾及 Meta 分析表明,与晚期使用 EPO(出生 8 ~ 28 天)相比,早期使用 EPO(出生 8 天内)并不能减少早产儿输血的次数和输血的总量,并且早期使用 EPO 会增加早产儿患重症早产儿视网膜病变(ROP≥3 期)的风险。晚期应用 EPO 治疗贫血可以有效减少每个患儿的输血次数,但是并不能改变其输血总量(ml/kg)。晚期使用 EPO 除了有可能增加 ROP 的患病率外,并不会增加或减少其他早产相关严重并发症(IVH、NEC 及 BPD 等)的发生率。由于多数极低或超低出生体重儿于生后早期即需要输血治疗,因此,无论是早期还是晚期应用EPO 都不能有效减少其血制品暴露风险。②剂量及方法:国内外应用 rHuEPO 防治早产儿贫血的剂量各不相同,从 70～5000IU/(kg·周)均有报道,现国内外多倾向于 500～750IU/(kg·周),分次应用。目前多数采用 rHuEPO 皮下注射,因该途径血中有效浓度稳定,持续时间长,并且给药方便。早产儿如果缺铁会影响 rHuEPO 治疗的疗效,临床研究发现 EPO 联合铁剂、维生素 E 等较单用 EPO 或单用铁剂、维生素 E 等治疗更能有效地降低早产儿贫血的发生率,减轻贫血程度。因此在 rHuEPO 治疗早产儿贫血过程中应注意补充足够的铁剂。③副作用:有关不良反应的报道较少。少数早产儿用药后血小板增加,也有中性粒细胞计数下降现象,罕见有用药后血压升高。目前较关注的是 EPO 对早产儿 ROP 的影响。

5. 合理的营养补充　早产儿体内铁的贮存量少且生后由于实验室检查而致医源性失血的风险增加,故早产儿生后铁的需求增加。生后早期补铁有可能改善早产儿生后 2～3 个月体内铁的贮存量,但目前还没有证据表明铁剂补充可以减少早产儿输血的需求。虽然早产儿铁剂补充的益处及合适的补铁剂量仍有争议,但目前多数指南推荐早产儿早期补充铁剂 2～3mg/(kg·d),开始时间为能够耐受肠道喂养 100ml/(kg·d)时(生后 2～4 周)直至生后 1 年。在 EPO 治疗早产儿贫血过程中应注意补充足够的铁剂,这样不仅可以改善机体的低血清铁及低铁蛋白状态,同时能够提高 EPO 治疗早产儿贫血的疗效。大量失血的婴儿,无论急性或慢性失血均应补充铁剂,以补充其贮存量。

充足的蛋白质摄入是刺激 EPO 生成的一个重要因素,并因此可预防早产儿贫血的发生。1985 年,Rönnholm 和 Siimes 第一次证实极低出生体重儿日摄入蛋白量 3.5～3.6g/kg 与日摄入蛋白量 1.8～1.9g/kg 相比,平均生后血红蛋白含量高 10～16g/L。蛋白质的补充应从出生后就开始。另外,早产儿维生素 E、叶酸、维生素 B_{12}、铜等贮存量均较足月儿少,生后应注意补充。

(曾超美)

第三节　血小板减少症

【本节要点】

新生儿血小板减少症是 NICU 中最常见的血液系统疾病,其发生与胎儿生长受限、新生儿败血症及坏死性小肠结肠炎等密切相关。早产儿较足月儿更容易发生较为严重的血小板减少。血小板减少症与新生儿出血之间的关系尚未明确,需要密切监测高危患儿的血小板水平以及出血表现目前虽然尚无明确的血小板治疗性以及预防性输注的血小板计数安全阈值,但血小板输注仍是目前血小板减少症唯一有效的治疗措施。

血小板减少症(thrombocytopenia)是新生儿,尤其是早产儿最常见的血液学异常之一。相比于足月儿来说,早产儿更容易发生较为严重的血小板减少,并因此出现各脏器出血甚至影响患儿生命,因此对于早产儿,应积极监测,争取尽早发现异常表现,并积极治疗。

一、胎儿和新生儿血小板的产生及功能特点

血小板在妊娠 5～6 周即出现在胎儿循环中,此后胎儿血小板计数持续增长,至妊娠初期结束阶段,胎儿血小板水平可升至 $150×10^9$/L,至妊娠中期(约 22 周),胎儿血小板水平即

可稳定维持在正常成人水平。血小板生成素是调节胎儿和新生儿以及成人血小板水平的主要细胞因子。与成人不同,当发生血小板减少时,由于胎儿巨核细胞存在成熟障碍,难以及时增大其体积来应对血小板增长的需求,因此胎儿和新生儿往往通过增加巨核细胞数量来达到提高血小板的目的。

胎龄 30 周以下的早产儿在生后第一周发生血小板减少症以及相关出血的风险明显高于足月新生儿。早产儿生后第一天的出血时间明显长于足月新生儿,其中,胎龄 33 周以下的早产儿,出血时间几乎可达足月儿的 2 倍,这反映了早产儿血小板的低反应性。同时早产儿血小板黏附能力较低,这与 VWF 抗原活性无关,而与其固有的血小板功能发育异常有关。早产儿血小板的低反应性可能持续至生后 3~4 天,但在生后 10~14 天会逐渐恢复正常,但血小板的低黏附能力则可以持续约 10 周。对于早产儿来说,各种临床异常,例如感染、贫血等的发生以及药物的使用都可能导致患儿血小板反应性的进一步降低,从而使其出血时间延长,导致更为严重的出血等情况发生。

二、流行病学

约有 1% 的足月以及 15%~22% 的早产儿在出生后 2 周内出现不同程度的血小板减少。病因主要为血小板消耗增加或生成减少,或两者的共同作用。胎龄过小是引发新生儿血小板减少症的主要因素,当早产儿体重<1000g 和<750g 时,其发生血小板减少症的概率分别为 75% 和 85%~90%,但其中大部分为轻-中度的减少,只有 2%~25% 为重度减少(血小板<50×10^9/L)。另外,新生儿窒息以及胎儿生长受限等疾病与血小板减少症的发生密切相关,其中胎儿生长受限可能与多达 80% 的早发型新生儿血小板减少症相关。一般来说,新生儿血小板减少症的发病率相对较低,为 0.7%~0.9%,但对于患病新生儿来说,其发病率则显著增高,在所有入住新生儿重症监护病房的新生儿中,血小板减少症的发生率可达 12%~35%,这是引起患病新生儿多种临床并发症的重要原因之一。但约有 60% 患有血小板减少症的患儿,其引起血小板减少症的诱因是不明确的。

三、病因

1. **免疫性血小板减少症**　是一组由于体液免疫反应引起的血小板减少性疾病,其发病机制主要是由于母亲血中存在抗血小板抗原的免疫性抗体 IgG,其可以通过胎盘进入胎儿血液循环,与胎儿血小板结合,使其被单核-吞噬系统破坏,从而导致胎儿出生后发生血小板减少症,并引发出血。血小板抗体可分为同族免疫抗体(仅破坏胎儿血小板)和自身免疫性抗体(同时破坏母亲和胎儿血小板)两种,可以分别引起新生儿同族免疫性血小板减少性紫癜和新生儿自身免疫(先天性被动免疫性)血小板减少性紫癜,多见于患有特发性血小板减少性紫癜或系统性红斑狼疮的孕妇。

2. **感染性**　宫内或生后感染均可引起新生儿血小板减少。其中宫内感染以病毒,例如巨细胞病毒、疱疹病毒等感染为主,而生后感染则以细菌,例如金黄色葡萄球菌及革兰阴性杆菌感染多见。胎儿期或新生儿期感染可通过以下机制导致血小板减少:①细菌感染:通过对骨髓巨核细胞的毒性抑制和对末梢循环中血小板的破坏性消耗而导致血小板减少;②病毒感染:病毒在巨核细胞内复制,直接抑制骨髓巨核细胞产生血小板,或产生血小板抗体,导致补体参与的血小板免疫复合物的破坏,引起血小板减少;③脾大和网状系统功能亢进。

3. 先天性或遗传性　先天性巨核细胞增生不良或者遗传性血小板减少例如 Wiskott-Aldrich 综合征等均可引起新生儿血小板减少。其发生可能与遗传性缺陷、单核-巨噬细胞系统增生、过敏或者慢性感染等因素有关。

4. 药物性　新生儿因药物引起的血小板减少一般分为先天性(孕妇服用某些药物所致)和后天性(婴儿服用某些药物所致),多数停药数天后可消失。

5. 其他　例如巨大血管瘤、骨髓浸润性疾病、血栓性血小板减少症以及围产期并发症,例如围产期窒息等均可引起新生儿血小板减少。

四、分类

临床上以新生儿血小板减少症发生的时间为标准,将血小板减少症分为两个亚型:早发型(出生 72 小时内)和迟发型(出生 72 小时后)。

1. **早发型血小板减少症**　其发生诱因主要与围产期因素有关,例如围产期缺氧等;其次,免疫性血小板减少、宫内病毒感染、肾静脉血栓、染色体病、先天性白血病等均可导致早发型血小板减少。对于早产儿来说,发生早发型血小板减少的诱因最常见的是:①胎儿生长受限导致的胎儿慢性缺氧(EPO 增加,从而抑制骨髓血小板生成),此类新生儿往往合并其他血液系统异常,例如中性粒细胞减少症或者巨核细胞减少等;②妊娠期高血压及先兆子痫:妊娠期高血压可引起全身小血管痉挛、缺氧导致血管内皮细胞损伤,血小板黏附聚集且消耗增加,从而导致血小板数量减少;③HELLP 综合征;④妊娠期糖尿病;⑤晚期早产儿的血小板减少症与红细胞增多症有一定关系,5.5% ~51% 患有红细胞增多症的早产儿可能同时患有血小板减少症,但确切的病因尚不明确,可能与红细胞增多促进血小板聚集和黏附有关,也可能与 EPO 增多导致的血小板前体细胞抑制有关。此类血小板减少,程度以轻中度居多,且多数不需要干预,在发病后 7 ~10 天内自行痊愈。

2. **迟发型血小板减少症**　其发生诱因主要为生后细菌感染,例如新生儿败血症以及新生儿坏死性小肠结肠炎等。弥散性血管内凝血引起血小板消耗增多,是导致感染患儿发生血小板减少最常见的诱因,其他诱因包括导管相关性血栓形成、病毒感染、范可尼贫血、药物性血小板减少等。此类血小板减少症发生迅速,程度相对较重,血小板计数多低于 $50\times10^9/$ L,病程长,且常需要反复血小板输注。

五、临床表现

血小板减少症患儿最主要的临床表现为出血。NICU 中患有血小板减少症的婴儿中,5% ~15% 会有出血表现,其中最严重的出血是颅内出血,其次是肺出血和胃肠道出血。早产儿比足月儿发生出血的危险性高近 30% ,而这其中有 75% 的出血在生后 48 小时内发生。出生体重<1500g 的早产儿有 25% 会在出生一周内发生颅内出血。但胎儿生长受限引起的血小板减少症,绝大多数不会发生出血。

血小板减少症和出血之间关系紧密但又缺乏严密证据,出血本身是多因素共同作用的结局,因此与出血风险有关的因素不仅有血小板水平,还包括胎龄、日龄、疾病进程、血小板功能、出凝血状态等。有研究指出,在所有血小板减少症的新生儿中约只有 9% 发生主要脏器的出血,而在患有颅内出血的早产儿中,可能有 25% ~38% 并无血小板减少症。同时对轻-中度血小板减少症[(50~150)×10^9/L]的早产儿进行血小板输注治疗,并不能降低其颅内出血的发病率及严重程度,因此血小板水平降低本身可能并不是出血的诱因。相对来说,胎龄与出血之间的关系较为明确,约有90%患有严重血小板减少症并且出现明显临床出血表现的患儿均为胎龄小于28周且出生2周内的早产儿。同时也有研究指出,胎龄<34周以及生后患有坏死性小肠结肠炎是明确增加出血事件概率的因素。

六、诊断

血小板减少症的诊断需要结合患儿的病史、血小板减少发生时间、血小板减少的程度、孕期及围产期相关因素(例如胎龄、出生体重等)、临床表现、体格检查、其他疾病状态、用药情况以及治疗反应等多种因素综合判断。5%~10%的血小板减少是由于化验误差,因此发现血小板减少,首先应注意复查。另外,由于免疫性血小板减少症有可能发生在胎龄小于24周的胎儿,因此当早产儿发生不明原因的或者其他病因无法解释的早发型中重度血小板减少时,需要警惕存在免疫性血小板减少症的可能,应注意排查。

传统标准一般认为,当检查确认血小板计数低于150×10^9/L时,即可确认血小板减少症的诊断,如血小板计数低于50×10^9/L,则考虑为重症血小板减少症。但目前也有研究指出,应对不同胎龄患儿采取不同的诊断标准,即当患儿血小板计数低于参考标准的第5百分位时,可考虑血小板减少症诊断,据此参考标准,对胎龄小于32周的早产儿低于104×10^9/L时诊为血小板减少症,而对于足月儿和晚期早产儿,则是低于123×10^9/L诊为血小板减少症,此标准尚需要进一步的研究证实。

七、治疗

1. **一般治疗**　一旦发现患儿血小板减少,应注意尽量制动,减少不必要的触碰搬动等,保证能量供应。积极治疗原发病,注意预防和控制感染,寻找并停用可能影响血小板数量的药物,如果已发现脏器出血,尤其颅内出血等,注意及时止血治疗。

2. **药物治疗**　免疫性血小板减少症患儿可应用药物治疗:①糖皮质激素:当患儿血小板低于30×10^9/L,或伴有明显出血表现患儿,可考虑给予泼尼松1~2mg/(kg·d),重症可加量至2~3mg/(kg·d),静脉给药,待患儿出血控制,血小板恢复并稳定在正常水平后,换用口服激素(等剂量静脉换算),此后2~4周缓慢减停。如足量激素治疗2~4周无效,则应尽快减停,并寻找其他诱因。②静脉输注丙种球蛋白:丙种球蛋白可中和血小板抗体,减少血小板的破坏,因此确认存在免疫性血小板减少,且血小板有短期内进行下降的患儿,可给予静脉输注丙种球蛋白,推荐短期大剂量治疗,1g/(kg·d)×1~2天,也可以给予0.4g/(kg·d)×5天。

3. **血小板输注**　虽然存在诸多争议,但目前除了针对病因的治疗以外,对于新生儿血小板减少症唯一有效的治疗方式仍是血小板输注。

血小板输注方式分为治疗性血小板输注以及预防性输注。当患儿血小板水平低于50×10^9/L,且有活动性出血时,推荐进行治疗性血小板输注,少数国家推荐对所有活动性出血的患儿进行治疗性血小板输注。而对于预防性血小板输注的必要性及阈值,目前世界范围内仍有较大争议且缺乏可靠的临床证据。已有大量证据显示,多数患儿并不需要预防性血小板输注,预防性血小板输注有可能并无临床疗效,且可能存在各种已知及未知的风险。现有的血小板预防性输注指南在世界各国甚至各医院之间均存在较大差异,但所有的指南均是基于专家观点,而缺乏实质性的证据支持。目前各国推荐的预防性血小板输注阈值自 $(20 \sim 100) \times 10^9/L$ 不等,多数医疗机构在足月儿血小板 $<25 \times 10^9/L$、早产儿血小板 $<30 \times 10^9/L$ 时会考虑给予血小板输注治疗。由于血小板输注有一定风险,因此确切的干预阈值还有待确认。

由于血小板需要室温储存,因此相比于其他血制品,在血小板输注过程中更容易出现细菌污染,其发生相应不良事件概率约为 $1:5000$,是红细胞以及血浆输注的 2 倍以上。常见的血小板输注风险包括:细菌性或非细菌性感染、同种免疫反应、发热反应、过敏反应、溶血反应、输血相关肺损伤等,但由于早产儿自身免疫系统发育尚不成熟,因此血小板输注相关免疫反应在早产儿中发生概率较低。

血小板输注剂量推荐为 $10 \sim 20ml/kg$ 或 $(10 \sim 20) \times 10^9$ 血小板 $/kg$,推荐使用 ABO 血型相合、经过放射处理的血小板,以预防输血相关的宿主免疫反应病(GVHD)。由于将血小板储存于室温时,容易发生细菌感染,因此血小板到达 NICU 后,应及时输注。

血小板输注的效果主要依靠临床表现的改善,即活动性出血的停止、未发生出血或者测量输注前后血小板水平来评估。

另外,现有研究提示,血小板输注可能导致新生儿死亡率的增高。除了由于需要血小板输注的新生儿往往患有严重疾病,其死亡率本身较高外,血小板输注本身可能也直接对新生儿有害,从而导致新生儿死亡率的增高。

(张晓蕊)

参 考 文 献

[1] Albert E Reece, John C Hobbins. Clinical Obstetrics The Fetus & Mother. 3rd edition. Blackwell Publishing Ltd, 2007:132-140.

[2] MacDonald MG, Mullett MD, Seshia MMK. Avery's neonatology-pathophysiology and management of the new-born. 6th ed. Philadelphia:Lippincott Williams & Wilkins, 2005. 1170.

[3] Proytcheva MA. Issues in Neonatal Cellular Analysis. Am J Clin Pathol, 2009, 131:560.

[4] 邵肖梅,叶鸿瑁,丘小汕. 实用新生儿学. 第 4 版. 北京:人民卫生出版社, 2014:584-589.

[5] Strauss RG. Anaemia of Prematurity:Pathophysiology & Treatment. Blood Rev, 2010, 24:221.

[6] Venkateshv, Khan R, Curley A, et al. How we decide when a neonate needs a transfusion. Br J Haematol, 2013, 160:426.

[7] Fergusson DA, Hébert P, Hogan DL, et al. Effect of fresh red blood cell transfusions on clinical outcomes in premature, very low-birth-weight infants:the ARIPI randomized trial. JAMA, 2012, 308(14):1443-1451.

[8] Rabe H, Reynolds G, Diaz-Rossello J. A systematic review and meta-analysis of a brief delay in clamping the umbilical cord of preterm infants. Neonatology, 2008, 93:138-144.

[9] Baer VL, Lamber DK, Carrol PD, et al. Using umbilical cord blood for the initial blood tests of VLBWI neonates results in higher hemoglobin and fewer RBC transfusions. J Perinatal, 2013, 33:363.

[10] Aher SM, Ohlsson A. Late erythropoietin for preventing red blood cell transfusion in preterm and/or low birth weight infants. Cochrane Database Syst Rev, 2014, 23:CD004868.

[11] Janet M Rennie. 罗伯顿新生儿学. 刘锦纷,译. 第 4 版. 北京:北京大学医学出版社, 2008:811.

[12] 黄绍良,陈纯,周敦华. 实用小儿血液病学. 北京:人民卫生出版社, 2013:406-409.

［13］ Gunnink SF,Vlug R,Fijnvandraat K,et al. Neonatal thrombocytopenia:etiology,management and outcome. Expert Rev Hematol,2014,7:387.

［14］ Holzhauer S,Zieger B. Diagnosis and management of neonatal thrombocytopenia. Semin Fetal Neonatal Med, 2011,16:305

［15］ Janet M Rennie,NRC Roberton. Textbook of neonatology. 3rd edition. Churchill livingstone,1999:801-802.

［16］ Wiedmeier SE,Henry E,Sola-Visner MC,et al. Platelet reference ranges for neonates,defined using data from over 47,000 patients in a multi hospital healthcare system. J Perinatol,2009,29:130.

第十章

早产儿泌尿系统特点与疾病

第一节 早产儿泌尿系统发育特点

【本节要点】

早产儿泌尿系统发育尚未完善,其肾功能发育与胎龄有关,在肾小球滤过率、尿浓缩稀释、排尿特点及尿量以及尿素氮、肌酐等都与足月儿存在差异,在评价早产儿肾功能时要考虑这一特点。

(一) 肾脏生理发育

胎儿在宫内,因为胎盘的作用,肾脏调节电解质和水平衡的功能很少。产前肾脏最重要的功能是形成和排泄尿液以维持足够的羊水。新生儿肾脏出生时已具有与成人数量相同的肾单位,但组织学上还未成熟。生后,肾脏功能与新生儿生长发育平行同步成熟。出生后肾功能的发育与胎龄有关,早产儿较足月儿肾脏体积小,同时肾功能发育慢。

(二) 肾血流

随着胎龄增加,肾血流和心排血量的比例稳步增加。人胎儿的肾脏重量超过150g,接受心排血量的4%,足月儿接近6%。由于肾素-血管紧张素-醛固酮和交感神经系统的活性增加导致胎儿肾血流相对低而肾血管阻力相对高。生后,由于肾血管阻力下降、心排血量和灌注压增加使肾血流增加,生后一周达到心排血量的8%～10%。在2岁时到成人水平,相当于心排血量的20%～25%。

(三) 肾小球滤过率

在胎儿和早产儿肾小球滤过率(glomerular filtration rate,GFR)随着肾脏体积增大及胎龄增加逐步提高。在孕28～35周肾小球滤过率迅速增加,孕32～34周,GRF 14ml/(min·1.73m^2),足月时可以达到21ml/(min·1.73m^2),生后还会持续增加。在2岁时接近成人120ml/(min·1.73m^2)。

在早产儿特别是极低出生体重儿和肾结石的患儿,达到成人GFR的时间会有所延迟。由于肾小球灌注压提高,生后最初几周GFR会逐步提高。在生后2年内随着肾血流增加、肾小球毛细血管表面积增加和肾皮质的成熟,GFR进一步增加。

(四) 尿的浓缩和稀释

新生儿浓缩尿液的能力有限,足月儿最大尿渗透压800mOsm/kg,2岁时接近成人1400mOsm/kg。相反,其最大稀释能力很强,可以达到成人水平50mOsm/kg。早产儿的尿液稀释能力较足月儿差,尿渗透压可以达到70mOsm/kg。但是,由于早产儿肾小球滤过率低和肾单位稀释部分的钠转运蛋白活性下降,当急性水负荷过多时代偿能力有限。由于尿浓缩功能差,当排出同等溶质时,新生儿所需水分比成人多2～3倍。早产儿肾小球滤过率及钠、氯、尿素廓清率均较足月儿差,过多的液体摄入使早产儿处于稀释性低钠和容量负荷过高,而出现水肿现象。同时,由于喂养不耐受,易出现酸碱失衡。

(五) 排尿及尿量

正常胎儿期已有排尿功能,约1/3的新生儿出生后数小时内即排尿,93%的新生儿在出生24小时内排尿。99.4%的新生儿应在生后48小时内排尿。个别可以在72小时后。新生儿每次排尿量及排尿次数随日龄增加而增加。

由于新生儿逼尿肌-括约肌协同失调,导致早产儿自由排尿模式以量小、频繁、尿量不一及膀胱残余尿多。早产儿间断排尿发生率60%,足月儿发生率为33%。

早产儿和足月儿排尿方式存在明显差异,早产儿排尿次数、排尿量及排尿时清醒明显低于足月儿。

新生儿正常尿量为3ml/(kg·h)。每小时尿量低于1ml/h,为少尿。低于0.5ml/h,为无尿。

(六) 肾功能指标

1. **血尿素氮**(blood urea nitrogen,BUN)　血清尿素氮正常值为1～3.6mmol/L。当肾小球滤过率或尿素清除率降至正常的50%以下时,BUN才升高。在感染、脱水、心力衰竭、血压降低时均可升高。早产儿的血清尿素氮水平随胎龄的增加而降低。

2. **血肌酐**　血肌酐浓度升高反映肾肌酐清除率下降。只有当肾小球滤过率下降到正常的1/3时血肌酐才明显升高。血肌酐的正常值为26.5～88μmmol/L。肾损害时BUN与肌酐比值常小于10,而肾外因素使肾小球滤过率下降,但尿素在肾小管中的重吸收,BUN与肌酐比值大于10,以此鉴别肾前和肾后性损伤。新生儿生后即刻血肌酐,反映母亲肾功能。血肌酐正常值与胎龄和出生日龄有关(表10-1-1),越不成熟而血肌酐越高,足月儿生后24～36小时内血肌酐轻度升高,随后降低,约5天稳定。早产儿生后2～3天血肌酐达高峰,6天稳定。

表 10-1-1　出生时不同胎龄血浆肌酐水平

胎龄(w)	23～26	27～29	30～32	33～45
肌酐(μmol/L)	68.1～92.8	67.2～90.2	61.9～70.7	68.1～79.6

第二节　泌尿系统感染

【本节要点】

早产儿泌尿系统感染中真菌感染逐渐增多,其中白假丝酵母菌较为常见。由于临床表现缺乏特异性,清洁尿液细菌培养为主要诊断依据。应根据尿液细菌培养及药敏试验结果选用有效抗生素。

新生儿泌尿系感染多是全身感染的一部分。因为新生儿感染多以血行感染为主。男婴发病率高,与婴儿期女婴发病较多不同。泌尿系感染主要包括肾盂肾炎、膀胱炎及尿道炎。

由于感染病变难以局限在尿路某一部位,临床上统称为泌尿系感染。早产儿免疫系统发育不成熟,更易发生感染。

（一）泌尿系统感染的发病机制

既往泌尿系感染多以细菌感染为主,大肠埃希菌是最常见致病菌。随着早产儿救治水平的提高及机械通气、深静脉置管、长期静脉营养以及广谱抗生素应用,早产儿的真菌感染发生有所增加且越来越受到关注。

真菌中白假丝酵母菌由于其特有的黏附及增殖特性,易附着在血管及细小管道内皮细胞上,泌尿系统肾小球肾小管血管丰富、迂曲,故白假丝酵母菌感染后易并发泌尿系真菌感染且不易清除。

感染途径:早产儿泌尿系统感染血源性感染为主要途径,其次为上行感染。由于新生儿尿路的特点是肾盂和输尿管宽,输尿管管壁肌肉和弹力纤维发育不良,弯曲度大,容易受压和扭转,导致尿潴留引流不畅。膀胱输尿管连接处的瓣膜功能较弱,当膀胱充盈压力增高时尿液向上逆流而感染。新生儿女婴尿道段且外口暴露离肛门较近,上行感染机会多。男婴虽尿道较长,但每次排尿时膀胱内尿液不能排空,也易发生上行感染。同时,由于肠道与肾脏、泌尿道之间有淋巴通路,因此还可以由淋巴感染及直接邻近周围组织感染至泌尿系统。

（二）临床表现

由于泌尿系感染多是新生儿全身感染的一部分。因此临床表现缺乏特异性。主要为全身感染症状;表现为喂养不耐受、体重增长不良,有时发热或低体温。可以出现呼吸暂停、心率增快。重者可有持续发热、呕吐、腹泻、腹胀、嗜睡、皮肤发花发暗、面色苍白。

真菌感染后往往发生真菌性脑脓肿、脉络膜视网膜炎、泌尿系统感染、真菌性关节炎真菌性皮肤脓肿。早产儿真菌感染易发生侵袭性真菌病并发侵袭性泌尿系真菌感染较高。临床症状隐匿,很少能获得早期诊断且容易复发。

（三）诊断

泌尿系感染的诊断主要依据清洁尿液细菌培养。

对于新生儿原因不明的发热或者体温不升、呕吐、腹泻、反应弱、嗜睡,及时做尿液检查及早诊断。

1. **尿常规检查**　尿液沉淀后沉渣镜检如白细胞>10 个/高倍视野,或不离心尿标本的镜检白细胞>5 个/高倍视野,考虑为泌尿系感染。如尿中有管型,尤其颗粒管型提示肾实质受损。

2. **尿培养及菌落计数**　是确诊的重要依据。正常膀胱中的尿应无菌但在排尿时可有杂菌污染。在采中段尿或导尿做细菌培养时可有细菌生长。必须做菌落计数。菌落计数>10^5/ml 提示感染。$10^4 \sim 10^5$/ml 可疑感染,<10^4/ml 多为污染。

3. **尿液直接涂片查找细菌**　新鲜尿液涂片用亚甲蓝或革兰染色,若每个视野均能找到一个细菌则提示菌落计数 10^5/ml 以上,支持泌尿系感染诊断。

4. **如久治不愈或反复发作**　应作进一步检查,包括腹片、静脉肾盂造影、膀胱尿路造影、超声、肾扫描等以了解有无畸形或功能异常。

5. **对临床怀疑真菌感染的高危儿**　除做血常规、血培养外,还要多次做尿常规、尿培养、肾脏彩色多普勒超声检查,进一步明确有无泌尿系真菌感染,防止漏诊。发生泌尿系真菌感染时如诊断过晚可出现肾脓肿、肾衰竭等严重情况,甚至危及生命。

（四）治疗

1. 一般治疗　悉心护理，保证足够的热量及营养。注意外阴部的清洁，女婴换尿不湿应从前向后擦拭粪便，以免污染尿道口。保持内环境稳定。

2. 抗生素治疗　新生儿泌尿系感染以大肠埃希菌或其他革兰阴性杆菌为主，也有少量革兰阳性球菌。应根据尿液细菌培养及药敏试验结果选用有效抗生素。无病原学诊断结果时多选用对革兰阴性杆菌有效的药物，如第三代头孢菌素。

耐药菌感染的选药比较困难，产生超广谱 β-内酰胺酶的细菌对青霉素类和头孢菌素类耐药率高，应选用碳青霉烯类抗感染药物。用药疗程一般为 2～4 周或根据尿液检查及培养结果决定疗程。

3. 抗真菌治疗　泌尿系真菌感染疗程至少 6～8 周，尿培养至少连续三次转阴后，才能停药，停药过早或疗程不足可以导致症状的再次复发。氟康唑在体内 80% 以原形经肾排出，在肾小管有重吸收。平均排出半衰期为 27～37 小时，极少出现不良反应，因此使用氟康唑治疗泌尿系真菌感染是较好的选择。本病一般预后良好。

第三节　急性肾衰竭

【本节要点】

> 新生儿急性肾衰竭病人中 1/3 为早产儿，其诊断标准要有所放宽，Scr 增高持续一天以上，才能诊断，而对于极低出生体重的早产儿应依据孕周和日龄变化进行诊断。

新生儿急性肾衰竭（acute renal failure，ARF），在新生儿发病率高于儿童。导致肾衰竭的原因多数是肾前性的，也可由肾实质性损伤或肾后性梗阻引起。新生儿急性肾衰竭中实质性肾损害病死率最高。新生儿中早产儿是特殊群体，生后 24 小时内检查值不代表 GFR 实际情况，更多反映母亲方面情况。在早产儿急性肾衰竭诊断标准要有所放宽。而对于胎龄小体重低的早产儿应依据孕周和日龄变化进行诊断。

新生儿急性肾衰竭是由于肾小球滤过率下降，引起血液中 BUN、肌酐和其他细胞代谢产物快速升高，一般也有肾小管功能异常。因此可通过血肌酐水平变化诊断急性肾衰竭。如果血肌酐每天升高 44.2～88.4μmol/L 应考虑有肾损害。

尿量是判断肾衰的关键指标，出现少尿要考虑是否有急性肾功能损伤，但急性肾衰竭患儿尿量可正常，甚至增加。新生儿严重窒息引起急性肾衰竭中 60% 不伴少尿。少尿和无尿的病例分别占 25% 和 15%。

（一）病因

导致新生儿急性肾衰竭的主要病因有肾前性、肾性、肾后性三大类。

较常见的肾衰原因为窒息，尤其是原发性重度窒息以及脓毒血症和喂养问题。而新生儿急性肾衰竭病人有 1/3 为早产儿。

1. 肾前性　各种原因引起的心排出量减少和血容量不足而引起肾灌注量减少和肾小球滤过率下降。如：脱水、喂养不足、胃肠道丢失增加、第三间隙丢失、出血、胎-胎输血综合征、胎盘早剥、脐带脱垂、断裂、窒息缺氧、脓毒血症、心功能衰竭、动脉导管未闭、低血压、高黏滞血症。

2. **肾性(实质性)**　急性肾小管坏死(窒息缺氧、中毒),持续肾前性因素,药物(氨基糖苷类、造影剂、血管紧张素转换酶抑制剂),肾静脉血栓,肾动脉血栓,感染(急性肾盂肾炎、先天梅毒等),先天性肾实质疾病(肾发育不全、多囊肾),新生儿一过性 ARF,母亲吸毒。

3. **肾后性(梗阻)**　先天性梗阻(输尿管梗阻、尿道梗阻、膀胱梗阻、肾盂肿物),结石等。

（二）发病机制

1. **血容量减少、肾小球滤过率下降**　因发育不成熟、喂养不足,均可导致脱水和血容量减少。出血可引起血容量显著减少,如胎母输血、帽状腱膜下出血(大量出血)。脓毒血症也可引起外周血管舒张,即使心功能或血容量正常,仍会引起低血压和肾灌注不足。肾损害可以改变血管反应性并导致肾血流减少。肾脏通过自主调节可保持血流和灌注正常。新生儿出现血压降低和肾血流减少时亦可进行自主调节,但是血容量减少,自主调节功能降低,出现肾实质性损害和肾脏血流持续减低。大多数引起新生儿 ARF 的原因很少导致肾小球形态的明显异常。

2. **缺氧缺血引起肾组织细胞损害**　缺氧缺血损伤可导致 ARF,常发生在出生前,适当干预改善心功能和血流灌注。肾前性损害不及时纠正可以转变为实质性肾损害。

3. **肾实质损害**　肾实质损害时尿液分析可有管型和蛋白尿,尿渗透压降低,尿钠浓度和钠排出分数升高。尿渗透压、钠及钠排出分数有助于区别急性肾小管坏死和肾前性疾病。早产儿肾小管功能不完善,肾脏大小正常,但放射性核素扫描发现肾实质显像延迟及排泄减少。

4. **肾血管疾病**　不论是肾脏血管或者大动脉,可自发形成血栓,早产儿应用脐动脉导管放置相关。一般血栓可以导致高血压和血尿,因此应立刻移除导管和适当应用抗凝药物。糖尿病母亲婴儿发生肾静脉血栓(RVT)的风险增加,围产期缺氧、红细胞增多症或严重脱水也会增加 RVT 的风险,男性更多见。症状有肉眼血尿、腹部肿块或血小板减少症。超声可见肾脏增大伴皮髓质界限不清。肾脏大小及长度与损伤程度负相关,肾脏严重损伤会出现瘢痕和萎缩。

5. **一过性肾功能不全**　在生后最初几天出现少尿、血肌酐和 BUN 增高及超声典型的肾脏回声异常增高,几天后可自行消失。

6. **肾前性及肾性衰竭的鉴别**　见表 10-3-1。

表 10-3-1　新生儿肾前性与肾性肾衰竭的鉴别要点

诊断指标	肾前性	肾性	诊断指标	肾前性	肾性
尿常规	正常	异常	尿比重	>1.012	<1.014
尿渗透压(mOsm/L)	≥350	≤300	激发试验反应	尿量>2ml/(kg·h)	无排尿增加
尿钠(mmol/L)	≤20	≥50	尿/血渗透压	≥1.2	0.8~1.3
BUN/Cr	>30	<20	FENa(%)	≤2.5	>3

（三）临床表现

新生儿急性肾衰竭常缺乏典型临床表现,根据病理生理改变和病情经过,分为三期:少尿或无尿期、多尿期和恢复期。

1. **少尿或无尿期**

（1）少尿或无尿

1）出生后 48 小时无尿或出生后少尿,每天尿量<25ml/d,每小时尿量<1ml/(kg·h),为少尿。每天尿量<15ml/d 或每小时尿量<0.5ml/(kg·h),为无尿。

2）氮质血症:血肌酐(Scr)≥88~142μmol/L,尿素氮(BUN)≥7.5~11mmol/L 或 Scr 每天增加 44~142μmol/L,BUN≥3.75mmol/L。

3）常伴有酸中毒,水、电解质紊乱,心力衰竭、惊厥、拒奶、吐奶等临床表现。无尿三天以上病情危重,但某些急性非少尿型肾衰竭患儿尿量可大致正常。

发现少尿或无尿的患儿中仅有 1/3 为真性急性肾衰竭。少尿时要注意膀胱充盈情况,部分病人存在抗利尿激素分泌异常或宫内少尿。

（2）电解质紊乱

1）高钾血症:血钾>7mmol/l,心电图 T 波高尖,QRS 增宽,心律失常。

2）低钠血症:血钠<130mmol/L。

3）高磷、低钙、高镁血症。

（3）代谢性酸中毒:肾小球滤过率减低,氢离子交换和酸性代谢产物排泄障碍。

（4）氮质血症:蛋白质类代谢产物排泄障碍,使得血中非蛋白氮增加,出现氮质血症。

（5）水潴留:排泄减少,导致腹水、胸腔积液,严重者可以出现肺水肿、心功能衰竭。

少尿期一般 1~2 周。也有患儿 2~3 天或达 2 个月。

2. **多尿期**　尿量增多,补液不及时易出现脱水及电解质紊乱。持续时间 5~7 天。

3. **恢复期**　1 个月左右进入恢复期。肾功能不恢复,发展为慢性肾衰竭。

（四）临床诊断指标

1. **BUN、Scr**　BUN、Scr 均为小分子氮代谢产物,BUN 的产生受诸多因素影响,如:高蛋白饮食、消化道出血,创伤感染、发热、营养不良或接受皮质类固醇激素治疗等。正常情况下经肾小球滤过排泄。肾功能减退导致代谢产物堆积时,其血浓度随肾小球滤过率降低而升高,两者呈线性关系。BUN 测定,可估计肾功能损害程度。Scr 能直接评估肾小球滤过功能。但是只有在肾单位破坏 75% 以上,GFR 降低至 20% 以下,BUN、Scr 才会有所反应,对早期诊断肾衰竭不敏感。在早产儿急性肾衰竭诊断标准要有所放宽,Scr 增高持续一天以上,才能诊断,而对于极低出生体重的早产儿应依据孕周和日龄变化进行诊断。

2. **代谢性酸中毒。**

3. **电解质紊乱**　高钾血症、低钠血症、高磷、低钙、高镁血症。

4. **辅助检查**　肾脏 B 超、CT 及核磁检查注意肾脏结构及肾后性梗阻。

5. **GFR 计算**　GF[ml/(min·1.73m²)]=0.55×L/Per(L 为身长,Per 为血浆肌酐/dl)。

（五）治疗

1. **一般保守治疗**　包括监测体重、入量、尿量,以保证液体和电解质平衡。

去除病因,改善肾灌注,保持水及电解质平衡,供应充足热量减少肾脏负担及防治感染。

监测血浆电解质、BUN、肌酐;给予适当的营养,根据 BUN 调整蛋白质入量防止氮超载;补充糖和脂肪增加能量;补充醋酸盐、柠檬酸盐或者碳酸盐纠正酸中毒;用呋塞米促进和维持尿量,但呋塞米同时还可抑制 Na^+-K^+-ATP 酶,降低受损肾小管代谢率,长时间和大剂量利尿剂可直接导致肾脏毒性。因为渗透性负担过高可以带来不良影响,故新生儿不适合用甘露醇,尤其是早产儿。

用儿茶酚胺类药物如多巴胺提高血压,对保证肾脏血流十分重要。虽然小剂量多巴胺作用于肾血管使其扩张,但成人研究发现其对改善肾功能和减少透析无效。如常规治疗不能控制肾衰时需要透析治疗,新生儿大多用腹膜透析。新生儿的血液透析需要专门的技术,早产儿尤其困难,但目前已发展出新的设备使这项治疗能够推广。ARF 的预后与并存疾病及其他器官功能衰竭有关,还与 ARF 病因有关。伴有多器官功能衰竭婴儿病死率高达 61%。一些可逆性的损害,如药物毒性及非少尿性肾衰竭预后较好,生存率及治愈率较高。少尿性或尿毒症性肾衰,特别是需要腹膜透析者病死率较高。严重肾实质损害,如缺血后或肾后性梗阻引起的严重损伤导致的皮质坏死,可能导致慢性肾衰竭,比例可达 2/3。所有 ARF 患儿需要适当的监测及评估其以后生长发育,监测血肌酐、血压和蛋白尿。

2. 少尿期治疗

(1) 控制液量:每天液量=不显性失水+前日尿量+胃肠道失水量+引流量。早产儿或低出生体重儿每天 50～70ml/kg。体重应每天减少 0.5%～1%。

(2) 纠正电解质紊乱

1) 高钾血症:应用 10% 葡萄糖酸钙 0.5～1ml/kg 加葡萄糖静脉缓滴。同时应用 5% 碳酸氢钠每次 2ml/kg 及葡萄糖胰岛素,每 3～4g 葡萄糖加 1U 胰岛素。

2) 低钠血症如为缺钠性低钠血症,血钠<120mmol/L,有低钠血症症状时,补充 3% NaCl 12ml/kg,可提高血钠 10mmol/L。稀释性低钠需要限制液量同时利尿。

3) 低钙血症:血清钙<8mmol/L,可给予 10% 葡萄糖酸钙 1ml/kg 缓慢静滴。

(3) 纠正代谢性酸中毒:当血[HCO_3^-]<15mmol/L 或 pH<7.2 可予 5% 碳酸氢钠 1～3ml/kg 稀释成等张液静滴。

(4) 透析治疗:保守治疗无效且伴有下列情况可给予透析:①严重的液体负荷增加,出现心功能衰竭、肺水肿;②严重代谢性酸中毒,pH<7.15;③严重高钾血症;④持续加重的氮质血症,血尿素氮>35.7mmol/L。禁忌证:腹腔炎症,出血或低灌注者。

3. 多尿期治疗　补液量为前一天尿量的 2/3。注意纠正脱水及低钠、低钾等电解质紊乱。

4. 恢复期　增加能量及蛋白质、维生素。

(六) 预后

早产儿是新生儿的特殊群体,肾脏发育不成熟,急性肾衰竭预后较重,少尿性比非少尿性预后差。持续 4 周以上的少尿提示肾皮质坏死。

（齐宇洁）

参 考 文 献

［1］邵孝梅,叶鸿瑁,丘小汕. 实用新生儿学. 北京:人民卫生出版社,2011:655.

［2］Asl AS, Maleknejad S. Clinical outcome and follow-up of prenatal hydronephrosis. Saudi J Kidney Dis Transpl,2012,23:526e31.

［3］ van der Doef R, Cohen-Overbeek TE, et al. Compensatory enlargement of a solitary functioning kidney during fetal development. Ultrasound Obstet Gynecol, 2012,40:665.

［4］ Makhoul IR, Soudack M, Smolkin T, et al. Neonatal transient renal failure with renal medullary hyperechogenicity: clinical and laboratory features. Pediatr Nephrol, 2005, 20:904.

［5］ Massanyi EZ, Preece J, Gupta A, et al. Utility of screening ultrasound after first febrile UTI among patients with clinically significant vesicoureteral reflux. Urology, 2013,82:905.

［6］ Tugay S, Bircan Z, Caglayan C, et al. Acute effects of gentamicin on glomerular and tubular functions in preterm neonates. Pediatr Nephrol,2006,21:1389.

第十一章
早产儿免疫系统特点及感染性疾病

第一节　早产儿的免疫功能

【本节要点】

　　机体免疫功能暂时缺陷是其易受病原微生物侵害的主要原因,新生儿特别是早产儿免疫功能比成人低得多。本节阐述了胎儿和新生儿的基本免疫状态,重点对早产儿的免疫水平与特点以及影响早产儿免疫功能的因素进行了分析,旨在为预防和治疗早产儿感染性疾病提供帮助。

　　新生婴儿的防御机制由细胞和体液两类不同成分来介导。需要先与具有抗原性的病原物质接触后才起防御效能的称为"免疫"或特异性免疫;不需要预先接触就能发挥作用的称为"一般性防御"或非特异性免疫。

一、机体的免疫系统

　　人体的免疫系统由免疫组织和免疫活性细胞组成。免疫组织由中枢免疫器官即胸腺和骨髓,以及周围免疫器官即脾和淋巴结等组成。

　　1. **骨髓**　骨髓是主要的造血器官,能产生多种血细胞,其中的干细胞为免疫细胞的前体,一部分干细胞可输送至胸腺,并在此处分化成具有免疫活性的 T 细胞,此外,人类的 B 细胞和单核细胞也起源于骨髓干细胞。

　　2. **胸腺**　由淋巴样细胞和上皮细胞组成,有以下几个方面的功能:①自骨髓移入的干细胞,在胸腺中分化和发育成 T 淋巴细胞。其中一部分细胞离开胸腺,迁移到周围免疫器官和组织中去。②胸腺上皮细胞能制造和分泌胸腺素,促使即将成熟的胸腺淋巴细胞进一步分化成熟,成为具有免疫活性的 T 细胞。③促使黏膜肥大细胞分化发育。此外,胸腺组织尚能支配脾脏和淋巴结的生长发育,并对机体的总体免疫系统起到调节作用。

　　3. **脾脏、淋巴结、淋巴小结及弥散的淋巴组织**　这些组织具有血管系统和精细的网状结构,支撑着大量稠密的 T 和 B 淋巴细胞。在脾脏内有大量的巨噬细胞,这些巨噬细胞不但可以直接吞噬外来异物,还可以"加工"传递信息至淋巴细胞,使之产生抗体。一旦抗体生成,其他免疫组织就很容易把有抗体包被的抗原杀灭。

二、胎儿免疫系统发育

人类免疫系统的发育始于胚胎早期,到出生时尚有一些免疫细胞和分子处于从无到有、从少到多、使免疫应答水平逐渐完善的继续发育成熟阶段。

1. **T 细胞系统发育**　在胎龄 8 周时,造血干细胞进入胸腺,并在胸腺上皮细胞和体液因子作用下发育成 T 细胞,然后从胸腺释放,分布于全身周围淋巴组织。成熟的 T 细胞有两个主要亚群,即 T 辅助细胞(Th)和 T 抑制细胞(Ts)。在它们的表面分别存在特殊糖蛋白抗原 CD4 和 CD8。于胎龄 15~20 周时在循环中可出现多量 T 淋巴细胞。

2. **B 细胞系统发育**　胎儿和胚胎动物在早期可出现许多含有细胞内 Ig 的 B 淋巴细胞,但在血液中测不出 Ig,说明这时期 B 细胞分化主要还停留在前阶段,即抗原与胸腺非依赖阶段。胎龄 3 个月左右开始先后具有产生 IgM、IgG 和 IgA 的能力。但于胎儿期始终维持在低微水平,若有宫内感染,则可产生较多量的 IgM 类抗体(表 11-1-1)。

表 11-1-1　胎儿免疫系统的发育

胎龄(周)	免疫系统发育
4	卵黄囊作为 1 个造血器官
8	胸腺出现淋巴细胞,开始合成补体
9	肝脏出现含 IgM 的 B 细胞前体
10	肝脏细胞悬液内有 IgM 和 IgG 合成
11	胸腺出现 T 细胞
12	肝脾出现具有表面膜 IgG、IgA、IgM 和 IgD 的 B 细胞,混合淋巴细胞培养有增殖反应,对同种异体移植产生排斥现象
13	出现 IgM 浆细胞
14	胸腺 T 细胞开始对 PHA 起反应
15	胸腺淋巴细胞可以溶解靶细胞
18	血清中已具有全部补体成分
20	出现 IgG 浆细胞和极少量 IgA 浆细胞
26	来自母体的 IgG 水平迅速升高,出生时可超过母体水平

三、胎儿和新生儿的免疫状态

胎儿的出生使其从无菌环境到必须对外界抗原作出反应,免疫系统承担着主要作用。

出生时,大多数免疫机制的功能与胎龄相关,但是即使是足月儿其免疫功能也比成人低得多。有一个短暂的免疫功能低下期,它涉及所有的免疫系统分支,此时新生儿受到感染的危险性极大。早产儿是一特殊的群体,机体免疫功能暂时缺陷是其易受病原微生物侵害的主要原因。

1. **吞噬细胞系统**　胸腺产生 T 淋巴细胞:造血干细胞经血流迁入胸腺后,先在皮质增殖分化成淋巴细胞。其中大部分淋巴细胞死亡,小部分继续发育进入髓质,成为近于成熟的 T 淋巴细胞。这些细胞穿过毛细血管后微静脉的管壁,循血流,再迁移到周围淋巴结的弥散淋巴组织中,此处称为胸腺依赖区。整个淋巴器官的发育和机体免疫力都必须有 T 淋巴细胞,胸腺为周围淋巴器官正常发育和机体免疫所必需。

胎儿期,吞噬细胞最早可见于卵黄囊发育期,是产生抵抗细菌和真菌感染的炎症反应所必需的。粒细胞和单核细胞分别在妊娠第 2 和第 4 个月即能分辨,它们的功能随胎龄而增强,但直到足月时仍然很低。

循环中的单核细胞是固定的组织巨噬细胞的前体,巨噬细胞在宫内就有吞噬能力。至足月时,其吞噬微生物的能力还是低于正常。在出生或接近出生时,肺泡吞噬细胞移行到位,帮助清除肺泡中的羊水碎屑及微生物,这些吞噬细胞和其他组织的吞噬细胞,包括脾脏中的吞噬细胞,吞噬能力都较低。

出生时,中性粒细胞的超微结构正常,但膜的变形和黏附能力低下,可能影响细胞的功能,如趋化和吞噬功能。健康婴儿在生后 12 小时以后,其中性粒细胞和单核细胞的吞噬功能及其对微生物的杀伤能力可达正常,但在早产低出生体重儿中较低。

在大多数新生儿中,中性粒细胞和单核细胞的趋化性低,这是因为细胞本身的移动能力和黏附于表面的能力异常,黏附能力的异常则是由于黏附糖蛋白表面因子表达上调缺陷和纤维结合蛋白减低,新生儿血清产生趋化因子(吸引吞噬细胞到微生物侵入部位的物质)的能力也很低,新生儿单核细胞趋化性低可造成皮肤变应性反应降低,出生几年后,细胞的趋化性仍达不到成人水平。

血清调理因子包括 IgG、IgM 抗体(耐热)和补体(不耐热)。与 IgG 不同,IgM 和补体成分不能通过胎盘。IgM 对革兰阴性细菌的调理作用比 IgG 更有效,但要达到最佳的血清调理活性,还需补体参与。补体成分的合成早在妊娠第 5 周即开始,当足月时,大多数经典和旁路途径的补体成分浓度仅达到成人的 50% ~ 75%。新生儿白细胞对两组调理素有正常的 Fc 和 C3 受体,但 C3 受体受刺激后在细胞表面的表达增加缓慢,血清调理素活性随胎龄而不同,早产低出生体重儿对所有的微生物调理作用都低,出生时单核-吞噬细胞系统功能低下部分是由于血清调理活性低所致。

2. 细胞(T 细胞)免疫　约在妊娠第 6 周,在第 3 和第 4 咽囊上皮开始衍生出胸腺,在妊娠 8 周时,胸腺发育迅速;至妊娠第 12 周,已经形成髓质和皮质层。14 周时胸腺中出现主要的胸腺细胞亚群(三阴性胸腺细胞:CD-3,CD-4,CD-8;双阳性胸腺细胞:$CD4^+$,$CD8^+$;和单阳性胸腺细胞:$CD4^+$或 $CD8^+$)。14 周时,$CD4^+$ 和 $CD8^+$ 的 T 细胞也出现于胎儿肝脏和脾脏中,提示在这一年龄阶段,外周淋巴器官中成熟的 T 细胞已经形成。

在胎儿期和生后早期胸腺发育最活跃,在宫内胸腺生长迅速,所以在正常新生儿的胸部 X 线片上很容易发现胸腺,10 岁时胸腺的大小达到顶峰,然后在数年中逐渐退化。在胎儿期和围产期间,胸腺被认为是耐受"自身"抗原的介质,并且对于外周淋巴组织的发育和成熟也是必不可少的。胸腺的上皮成分所产生的体液物质,例如细胞因子对 T 细胞的分化和成熟是很重要的。

在妊娠中期三个月中,胎儿循环中的 T 细胞数逐渐增加并且在妊娠 30 ~ 32 周时接近正常水平。出生时,新生儿相对于成人有淋巴细胞增多,伴有 $CD4^+$/$CD8^+$ 比例增高,这反映出 $CD8^+$ 细胞所占百分比相对较低,出生后外周 T 淋巴细胞组成的改变使淋巴细胞亚群发生改变。然而,与成年人相比,新生儿的 T 淋巴细胞主要由幼稚的 $CD4^+$ T 细胞组成,表达 CD45RA 和少量的 CD29。相反,成年人外周血中的淋巴细胞主要为 $CD4^+$记忆 T 细胞,表达 CD45RO 和相对高水平的 CD29。这种 T 细胞细胞膜表面标记的显著差异与 T 细胞亚群对抗体反应以及细胞因子产生能力的不同可能相关。例如,新生儿的 T 细胞对 B 细胞免疫球蛋白的合成不能提供有效的帮助。虽然新生儿 T 淋巴细胞产生的细胞因子 2(IL-2)似乎正常,但在受到各种刺激时,其他一些细胞因子,例如 γ-干扰素、IL-4、IL-5、和 IL-3 与成年人相比明显低下。

出生时,细胞毒活性包括自然杀伤细胞,抗体依赖和细胞毒性 T 细胞的杀伤作用明显低于成人淋巴细胞。同时新生儿的抑制 T 细胞活性也明显增高,这依赖于所受的刺激,可能与 CD4$^+$ T 细胞的新核型有关。其最终结果是使部分 T 细胞免疫功能缺陷,导致对感染的易感性增加,在极少数情况下引起输血的和母体的淋巴细胞移入。多种因素如病毒感染、高胆红素血症、妊娠后期母亲用药可能抑制新生儿的 T 细胞功能。

迟发型皮肤超敏试验反应直到 1 岁后才消失。足月新生儿很少有母亲淋巴细胞存在和移行-宿主疾病,提示足月新生儿的 T 细胞功能是足够的。

3. **抗体(B细胞)免疫** 妊娠第 12 周,胎儿的骨髓、血液、肝脏和脾脏中已发现有 B 细胞存在,妊娠第 20 周时,合成微量的 IgM 和 IgG;妊娠第 30 周时,合成微量 IgA。然而,在正常条件下胎儿处于无抗原的环境中,在宫内仅有少量免疫球蛋白(主要是 IgM)产生,因此脐血 IgM 值升高(>200mg/L)提示宫内存在抗原,通常来自于先天性感染。几乎所有的 IgG 都是通过胎盘从母体处获得的。妊娠 22 周后,胎盘转运 IgG 增加,足月婴儿 IgG 水平相当于或高于母体水平。其中 IgG$_2$ 通过胎盘转运较其他 IgG 亚类差(IgG$_1$>IgG$_3$>IgG$_4$>IgG$_2$)。早产儿出生时其 IgG 水平随胎龄而相应减低。

出生后,从胎盘转输来的 IgG 以半衰期约 25 天的速度分解,结果到生后 2~6 月龄时出现"生理性低丙种球蛋白血症"。这种情况在 6 个月后随着婴儿 IgG 合成率逐渐超过来自母体抗体的分解率而缓解。但早产儿在生后 6 个月,可能有较明显的低丙种球蛋白血症。1 岁时 IgG 水平达到成人平均水平的 70% 左右。IgA、IgM、IgD 和 IgE 都不能通过胎盘,至 1 岁时,其水平缓慢地从最低值上升到成人的 30%。达到成人免疫球蛋白水平的年龄大约是: IgM 为 1 岁,IgG 为 8 岁,IgA 为 11 岁。足月新生儿唾液和胃肠道中分泌型 IgA 很低或缺失,出生一个月后才开始有分泌型 IgA。

四、胎儿母体免疫学关系

1. **母体抗体的转移** 各类 Ig 中只有 IgG 能通过胎盘,胎龄 38 天时即可测得来自母儿的 IgG,并随胎龄增长而增加,尤其到最后 3 个月,这种转运迅速增加,故早产儿脐血中 IgG 水平低于足月儿。IgG 经胎盘转运是一种主动过程,即 IgG 的 Fc 端与胎盘组织上的 Fc 受体结合而黏附于胎盘;母体 IgG 的转移起到类似于被动免疫的作用,是新生儿抗感染免疫的重要组成部分。不同抗原特异性 IgG 的胎盘转移量与母体血中相应 IgG 的浓度和 IgG 的分子量有关。脐血中 IgM 或 IgA 增高提示胎儿已经在宫内接触过外来抗原,开始自己合成抗体。

2. **母体自身免疫性疾病的影响** 母亲传送的抗体对胎儿并不都是有益的,某些自身免疫性疾病的母亲体内的一些自身抗体(IgG 类)对胎儿及出生婴儿有明显不良的影响,患特发性血小板紫癜、重症肌无力和甲状腺功能亢进的母亲,其所生婴儿与生后 3~4 个月内可有相似的临床症状,这可能是母亲的自身抗体(IgG 类)通过胎盘作用于胎儿。

3. **母体的同种免疫作用** 胎儿的红细胞和血小板等血液成分可以进入母体循环(尤其见于分娩时),以致母体发生同种免疫反应,产生抗胎儿红细胞或血小板抗原的 IgG 抗体;并经胎盘进入胎儿循环,破坏胎儿红细胞或血小板而发生新生儿溶血病或同种免疫性血小板减少症。

五、早产儿的免疫水平与特点

早产约占全球活产儿的 11%,占新生儿死亡的 35%。早产儿的免疫系统不成熟,固有免疫和获得性免疫均降低,因此更容易受各种病原微生物的侵袭,国外一项研究显示 3.3%的新生儿死亡是由于感染引起,这些婴儿中超过 70% 是早产儿。早产儿败血症是引起其死亡和不良预后的主要原因之一。

（一）固有免疫

新生儿在出生时,免疫系统并没有发育成熟,获得性免疫到儿童期才会逐步成熟。因此,对新生儿来说,发挥作用的主要是其固有免疫系统。而早产儿由于早产,固有免疫系统发育也不成熟。

1. 免疫球蛋白　由胎儿产生的可溶性因子例如免疫球蛋白是有限的,所以必须依靠母体提供。来自母体血液循环中的抗原特异性 IgG,在妊娠 32 周以后可以大量通过胎盘,随着胎龄的增长,转运的量逐渐增多;所以早产儿特别是孕周小于 32 周的早产儿体内来自母体循环的 IgG 水平低,低水平的 IgG 使免疫调理功能缺乏,从而导致吞噬功能缺陷。体液免疫检测结果显示,早产儿 IgG、IgA 和 IgM 都明显低于足月儿水平,其中 IgG 差异更明显。但在 3 个月随访时,其 IgA 的差异已不明显,但 IgG 和 IgM 的水平仍较足月儿低。

（1）IgG:脐血 IgG 等于或稍高于母体水平(可超过 5% ~10%)。早产儿的 IgG 水平低于母体。IgG 包括 IgG_1、IgG_2、IgG_3 和 IgG_4 4 个亚类,在正常成人血清中的比率分别为 70%、20%、6% 和 4%,它们都能通过胎盘。

（2）IgM:不能通过胎盘。一般来说,出生时血清 IgM>300mg/L 提示婴儿在子宫内已受非己抗原的刺激。

（3）IgA:生理状态下,胎儿很少合成 IgA,脐血 IgA 低于 50mg/L,若含量增高同样提示宫内感染的可能性。IgA 的生物学作用主要表现为分泌型 IgA 在黏膜局部的防御作用,生后数天内可在肠道黏膜固有层出现浆细胞,只有 10% 左右的分泌型 IgA 来自血清 IgA,大部分在局部产生。

（4）IgE:难以通过胎盘,在脐血中难以被测出。

2. 补体系统　补体系统激活后具有溶菌、溶细胞作用,并可促进吞噬细胞的吞噬作用,还可使肥大细胞脱颗粒、释放组胺等,导致血管通透性增高、产生炎症反应,有利于将杀菌因素和吞噬细胞集中到炎症部位,将免疫复合物清除。早产儿补体激活的传统途径、旁路途径及 MBL 途径都会减弱,从而导致其杀死病原菌的能力减弱。主要由于与足月儿相比,早产儿缺少 C1、C4(传统途径)和 B 因子(旁路途径)的产生,同时也缺少模式识别受体甘露糖结合凝集素(MBL),MBL 由肝细胞产生通过凝集素辅助激活补体系统,其产量随孕周的增加而增加。与 MBL 相关,L-丝氨酸的产量和功能在早产儿中也减少。

3. 单核细胞　单核细胞是有吞噬性的血源细胞,其在组织中分化成巨噬细胞或树突细胞。单核细胞具有吞噬、杀菌和抗原呈递作用。通过分泌细胞因子、趋化因子和抗原呈递,单核细胞/巨噬细胞能够激活其他免疫细胞(T 细胞和 B 细胞)。相对于足月儿,早产儿单核细胞的细胞因子产生减少,早产儿的巨噬细胞具有减弱的细胞因子生成能力。但是吞噬和细胞内杀死病原体与足月儿相似地缺乏;然而,由于早产儿白细胞主要组织相容性复合体(MHC)Ⅱ类表达的降低,可能限制其激活固定免疫应答的能力。

4. 粒细胞集落刺激因子(G-CSF)和粒细胞-巨噬细胞集落刺激因子(GM-CSF)　早产儿 G-CSF 和 GM-CSF 含量低,使中性粒细胞和单核细胞及其前体的产生减少。与足月儿相比,早产儿相对的单核细胞减少和中性粒细胞减少可以极大地影响婴儿与感染做斗争的能力,研究发现尽管给予外源性 GM-CSF 的治疗可以提高中性粒细胞数量,但并不能降低早产儿败血症的发生率。中性粒细胞是感染的第一反应者,并且在细菌清除中具有重要作用。作为对入侵病原体的反应,中性粒细胞迁移到感染的位置以消化和杀死这些微生物。由于早产儿黏附分子如 L 和 E 选择素表达的减少,中性粒细胞可能很难迁移到感染部位。中性粒细胞通过吞噬作用摄取,并通过从其细胞质粒中释放酶来杀死病原体。中性粒细胞功能的损伤(吞噬作用,氧自由基的产生和细胞内杀灭病原体)是脓毒症发展的危险因素。

(二) 获得性免疫(适应性免疫)

1. **T 淋巴细胞**　与成人相比,所有的新生儿在 T 细胞激活和细胞因子生成、B 细胞免疫球蛋白生成、B 细胞 T 细胞相互作用方面存在不足。细胞介导的免疫主要涉及两类 T 细胞:毒性 T 细胞(CTL;CD8$^+$)和协助性 T 细胞(Th;CD4$^+$)。T 细胞识别单核细胞/巨噬细胞呈递的抗原。CD8$^+$主要参与细胞内病原微生物(如病毒)的彻底清除。CD4$^+$可以分成两类:Th1 和 Th2。Th1 与发炎有关,产生干扰素 γ(IFN-γ)、白细胞介素(IL)-2、肿瘤坏死因子(TNF)等。Th2 与抗炎有关,主要产生 IL-4、IL-5、IL-10、IL-13 等。胎儿在妊娠期的最后 3 个月可能是细胞免疫功能成熟的关键时期,胸腺发育增快,T 细胞总数和各亚群细胞数量增长迅速,功能逐渐完善。而早产儿,尤其是胎龄较小的早产儿,胸腺发育不成熟,胸腺内分泌功能不完善,导致 T 细胞总数和各亚群细胞数量减少及功能低下,引起细胞免疫功能低下。在早产儿 CD3$^+$、CD4$^+$及 CD4$^+$/CD8$^+$比值与胎龄及出生体重呈正相关,相对于胎龄≥32 周早产儿,胎龄 32 周早产儿 CD$_3^+$及 CD$_4^+$细胞减少,CD4$^+$/CD8$^+$比值下降;相对于出生体重≥1.5kg 早产儿,出生体重小于 1.5kg 早产儿 CD3$^+$及 CD4$^+$细胞减少,CD4$^+$/CD8$^+$比值下降,提示胎龄越小,出生体重越低,免疫功能越低。早产儿 T 细胞百分数低于足月儿,与成熟的单阳性胸腺细胞(CD8$^+$)较少有关。早产儿在 1 月龄时 T 细胞数量可赶上正常新生儿。

2. **B 淋巴细胞**　早产儿体内特异性抗体水平较低,且 B 淋巴细胞合成抗体能力不足,故母亲的特异性抗体对其抗感染免疫极其重要。此外,T 细胞对 B 细胞产生和分泌 Ig 有重要的调节作用,早产儿 T 细胞数量不足且功能低下,调节 B 细胞产生和增加 Ig 分泌的能力均低下。

3. **补体**　新生儿血清中 C1q、C3、C4、C5、B 因子和 C3 激活前体(C3PA)的含量都低。缺乏参与传统激活途径的补体成分 C3 或 C5 可导致对传染因子的易感性。

4. **细胞因子**　在新生儿期,一些细胞因子合成或细胞因子受体表达不足,是造成新生儿对病毒和细菌高度易感的因素之一;出生时 IFN-γ 水平为成人的 1/10,TNF 低于成人50%。与足月儿相比,早产儿单核细胞在刺激培养后 TNF-α 和 IL-12 的产生减少。与足月儿相比,当细胞未受刺激但在受细菌攻击后,早产儿单核细胞产生较低的 IL-6 和 TNF-α,早产儿单核细胞中 IL-8 产生较低。对刺激反应的单核细胞 IFN-γ 和 TNF-α 的产生以年龄依赖性方式增加,并且在早产儿中最低。

六、影响早产儿免疫状态的因素

1. **宫内感染**　宫内炎症是早产的主要原因。宫内感染可以由细菌感染引起。子宫内炎症与胎龄呈负相关;出生体重小于 1000g 的婴儿的发生率为 83%,出生体重大于 2500g 婴儿的发生率为 10%。宫内炎症影响 30% 的≤34 周新生儿。如果母亲怀孕期间患有感染性疾病,尤其是前 3 个月,如孕妇患病毒感染,可通过胎盘引起胎儿先天性病毒感染,常见者有风疹、疱疹、巨细胞病毒等。同时宫内炎症增加了早产儿早发败血症的风险,早产儿中早发性脓毒症相关的死亡率也增加,其发生率与胎龄负相关。研究发现暴露于绒毛膜羊膜炎后出生的婴儿中,4.8% 发生败血症,16% 的败血症婴儿死亡。

2. **营养状态**　营养不良时,淋巴细胞萎缩,T 淋巴细胞减少,细胞免疫功能下降,抗体产生减少,补体降低。

3. **喂养种类**　母乳喂养不仅给早产儿提供充足的营养,更为重要的是在生命早期能调节早产儿的免疫发育,增强早产儿的免疫功能,特别是抵抗感染的能力。母乳中含有的体液免疫因子有 Ig、补体、溶菌体和乳铁蛋白。其中分泌型 IgA 在初乳中含量较高,尤其生后 3～4 天内可达到成人血清中的 5～13 倍量。母乳中含有大量的细胞因子,这些细胞因子对早产儿免疫系统的发育成熟有一定的影响,例如 TGF-β、IL-6 和 IL-10 可促进 IgA 细胞的生长分化,能够促进幼稚的肠道免疫系统的发育成熟。IL-4、IL-5 和 IL-13 可以促进树突状细胞向 Ⅱ型辅助 T 淋巴细胞(Th2)分化;TGF-β 和 IL-10 促进树突状细胞向调节性 T 淋巴细胞(Treg)分化。母乳喂养可促进早产儿淋巴系统的数量和各类细胞的比例稳定增长,母乳含有的核苷酸可以促进 T 细胞成熟,改善早产儿的免疫反应。早产儿免疫系统的发育与营养和肠道微生态有密切关系,母乳喂养早产儿的肠道微生物群的种类比配方奶喂养早产儿少,但含更多的双歧杆菌,母乳喂养早产儿可通过存在更多双歧杆菌的环境作用促进肠道发育和免疫系统发育。母乳喂养的婴儿胸腺的大小是配方奶喂养婴儿的 2 倍,这可能是母乳喂养促进 T 细胞发育的一个重要佐证。

4. **产前糖皮质激素**　产前糖皮质激素被临床用于预防早产儿的呼吸道疾病已有 30 多年历史。Meta 分析显示产前糖皮质激素可以降低新生儿败血症的风险。然而也有研究,发现早产儿败血症和母亲倍他米松治疗之间的关联性。最近的一项研究表明,新生儿脐带血白细胞产生细胞因子的能力不会随着产前糖皮质激素的治疗而改变。目前研究发现对早产儿免疫功能似乎有调节作用,但这些影响是短暂的还是会持续到童年和更长时间还需要进行大量的研究才能定论。

5. **剖宫产**　近年来,我国剖宫产率虽有下降趋势,但仍维持较高水平。新生儿的全身免疫功能也可能受到剖宫产的影响。没有经过阴道分娩的新生儿单核细胞表达的 TLR-2 和-4(固有免疫的关键调解员)是减少的,潜在地降低新生儿对细菌和病毒的反应性。剖宫产对婴儿长期免疫功能有影响还有待进一步研究。

6. **其他**　与女婴相比,男婴感染的易感性更高。有研究发现抚触有助于提高早产儿的免疫功能。一旦早产儿身体状况允许即尽早开展抚触,可改善早产儿的健康状况,提高生存质量。

(马建荣　张雪峰)

第二节　早产儿败血症

【本节要点】

败血症是新生儿期的严重疾病和造成新生儿死亡的重要原因,早产儿因败血症可导致更高的死亡率和致残率。本节结合国内外最新相关指南及研究进展,分别对早产儿早发型和晚发型败血症的高危致病因素、易感细菌、临床表现及治疗进行了较全面的阐述,为临床医师早期诊断、及时合理治疗败血症提供参考。

新生儿败血症指致病微生物包括细菌、真菌等进入新生儿血液循环并在其中生长繁殖产生毒素而造成的全身性感染。由于早产儿免疫系统不成熟、早产儿出生本身可能与宫内感染有关以及早产儿住院时间长等特点，发生败血症的概率明显高于足月儿。文献报道新生儿败血症的发生率为活产婴儿的6‰~9‰，但早产/低出生体重儿败血症的发生率可达162‰，我国流行病学调查显示住院新生儿败血症发生率约5%，长期住院者发病率可高达30%，病死率为10%~50%。败血症是新生儿期的严重疾病和造成新生儿死亡的重要原因，早产儿因败血症可导致更高的死亡率和致残率，因此早期诊断、及时合理治疗至关重要。根据败血症发生时间，将新生儿败血症分为早发型败血症（early-onset sepsis，EOS）和晚发型败血症（late-onset sepsis，LOS）。EOS指发病时间在生后72小时内，常与产前、产程中感染有关。LOS发病时间在出生72小时后，常为医院感染或社区获得性感染。

一、致病的危险因素

（一）早发型败血症

病原菌可通过胎盘感染胎儿，也可因胎膜早破后，胎儿在宫内或分娩过程中吸入被细菌污染的羊水或阴道分泌物发生吸入性肺炎，再发展成败血症。而定植在皮肤、黏膜的细菌在新生儿机体抵抗力下降时，可在生后数小时至数天引起败血症。早期发病的新生儿败血症多数具有一个或多个危险因素。研究显示，母亲有流产史、母亲白细胞计数>15×10^9/L、绒毛膜羊膜炎、胎膜早破>18小时、C反应蛋白（CRP）>115mg/L、体温>38℃、产前用过抗生素、子宫内膜炎、社会和经济地位差以及新生儿低Apgar评分、男婴、早产/低出生体重、直肠阴道GBS培养阳性等是EOS的主要危险因素。

亚临床型的绒毛膜羊膜炎及羊膜早破是早产的主要原因，而早产是早发型败血症单一的最危险的因素。临床型绒毛膜羊膜炎［临床诊断羊膜炎的常规标准为发热（>37.8℃）加下面2个及2个以上情况：母亲心率>100次/分；胎心>160次/分；子宫触痛；羊水恶臭或混浊；母亲白细胞计数>15×10^9/L。同时，无其他部位感染］，是新生儿早发型败血症的一个主要危险因素。绒毛膜羊膜炎的发生率与胎龄成反比，14%~28%的早产儿母亲在孕22~28周时有绒毛膜羊膜炎的表现。绒毛膜羊膜炎或脐带炎的主要危险因素是胎膜早破，早产且胎膜完整的产妇羊膜腔微生物侵袭率为32%，如果胎膜早破，侵袭率可达75%。如果羊水中发现病原菌，新生儿败血症发生率高达20%。如胎膜早破和羊膜炎同时存在，其危险度是单独存在时的8倍。国外文献报道早产儿组织学绒毛膜羊膜炎检出率40%~70%，与胎龄成反比，胎龄小于28周的早产儿甚至达到80%。有B组溶血链球菌（GBS）定植的胎膜早破早产儿，产前如果没有预防治疗，败血症发生率可达33%~50%。早产儿与早期发病败血症高度相关，其原因可能是羊膜炎导致了早产，同时与宿主免疫缺陷关系更密切。虽然所有新生儿在免疫能力方面都不够完善，但极低出生体重儿更易被感染，在出生体重低于1000g的早产儿中GBS败血症早期发病率是足月儿的26倍。

（二）晚发型败血症-生后获得性感染

晚发型败血症是导致新生儿患病率及晚期死亡率的主要原因。在众多的危险因素，早产儿也是最主要的因素之一。早产儿各器官发育不成熟、免疫功能低下、住院时间长、有创操作增多等因素，易受病原菌侵袭而发生生后获得性感染。早产儿最常见的医院感染类型是败血症，有研究发现长期住院发生率可达30%，且出生体重每减轻100g，发生血行感染的危险性增加9.0%。随着极低出生体重儿生存率的增加，孕周小早产儿在NICU的比例显著增加,使院内感染的风险增加。国内有研究发现低出生体重、肠外营养和应用抗生素时间长及发生喂养不耐受的早产儿发生医院感染败血症的风险较高。另外,中心静脉置管、脐带置管以及呼吸机治疗等是晚发型败血症的高危因素。表 11-2-1 列出了获得性感染的常见危险因素。

表 11-2-1　NICU 获得性医院感染的危险因素

早产	药物
低出生体重	• H$_2$受体阻断剂
侵入性操作	• 类固醇
• 血管内操作(经皮静脉导管,脐导管,经外周血管中心静脉置管,中心静脉导管,经皮动脉导管)	• 其他
	持续高营养状态
	静脉输注脂肪乳
• 机械通气	推迟肠内喂养
• 导尿管	人工喂养代替母乳喂养
• 脑室腹膜分流术	婴儿室护理人员不足或过于拥挤
	洗手的依从性差

二、致病的病原菌

(一)早发型败血症

宫内感染的病原菌常常不是单一的,主要为类杆菌属、GBS、其他需氧链球菌及生殖道寄生的衣原体等。国外新生儿早发败血症既往最常见的致病菌是 GBS,但 2002 年美国和加拿大均制定了对 GBS 定植孕妇分娩时预防性抗生素治疗的策略后,GBS 所致新生儿早发型败血症下降了 70%。其他革兰阳性菌有金黄色葡萄球菌、肠球菌属、肺炎链球菌等。导致新生儿败血症的革兰阴性菌包括大肠埃希菌、肺炎克雷伯杆菌、肠肝菌、沙门菌等,近年来大肠埃希菌感染呈上升趋势,特别有发热症状的患儿中更为多见。近年我国多家医院对败血症病原菌的监测显示以葡萄球菌为主,其次为大肠埃希菌,GBS 感染有上升趋势。随着抗生素的普遍应用,近年条件致病菌所致新生儿败血症逐渐增加,耐药菌株明显增多,有多重耐药趋势。凝固酶阴性葡萄球菌(CNS)主要见于早产儿,尤其是长期动/静脉置管者,金黄色葡萄球菌主要见于皮肤化脓性感染,而产前或产时感染以大肠埃希菌为主的革兰阴性杆菌较常见。

(二)晚发型败血症

常见的病原菌为凝固酶阴性的葡萄球菌、金黄色葡萄球菌、GBS、大肠埃希菌、肠杆菌属、假丝酵母菌属、克雷伯杆菌属等。在 NICU 常见的血行感染部位包括呼吸道、眼、耳、鼻、喉及消化道,而中枢感染的可能也常存在,只是由于检测脑脊液患儿的比例少而被忽视。

三、临床表现

早产儿在生后第一天即出现败血症多伴有一项或多项产科并发症。通常早期出现的败血症并无特异性症状与体征,也很难找到具体的感染灶,一项多中心研究发现由有经验的儿科医师判断后的下述临床表现:呼吸频率>60 次/分,严重的胸部三凹征、体温>37.5℃ 或<35.5℃(除外环境温度影响)、反应差、抽搐、喂养困难对预测新生儿早期严重细菌感染的敏感性为 85%,特异性为 75%。另外嗜睡、呕吐、腹胀、重度黄疸、青紫等也是新生儿败血症常

见的临床表现。大部分呼吸、循环系统的异常表现出现在出生后的 12 小时以内,部分出现在 12 小时以后。

早产儿的获得性感染并无特异性,与早发的感染相似。在 NICU 中院内感染的苗头是可以及时发现的,如心率的增加、体温的波动、腹部张力的改变、胃潴留的增加、皮肤颜色的改变、血氧饱和度的下降等均可为继发感染的征兆。快速 CRP 小幅度的升高可能是院内感染的前兆,晚发型败血症并发细菌性脑膜炎可能性显著高于早发型,因此脑脊液检查应及时进行。常见新生儿败血症的临床体征和早晚期败血症临床表现比较,见表 11-2-2 和表 11-2-3。

表 11-2-2　新生儿败血症的临床表现

临床表现	发生率%	临床表现	发生率%
发热	51	肝脏肿大	33
低体温	15	食欲减退	28
呼吸窘迫	33	呕吐	25
呼吸暂停	22	腹胀	17
青紫	24	腹泻	11
黄疸	35		

表 11-2-3　早发型组和晚发型组败血症新生儿临床表现比较

组别	例数	体温异常	硬肿	少吃、少哭、少动	脐炎、脓疱或皮肤破溃	呕吐、腹胀	呼吸暂停	黄疸	抽搐
早发型	144	30 (20.83)	14 (9.72)	38 (26.39)	11 (7.64)	35 (24.31)	23 (15.97)	63 (43.75)	33 (22.92)
晚发型	208	72 (34.62)	17 (8.17)	79 (37.98)	33 (15.87)	109 (52.40)	31 (14.90)	110 (52.88)	38 (18.27)
χ^2 值		7.853	0.254	5.153	5.265	8.763	0.075	2.841	1.141
P 值		0.005	0.614	0.023	0.022	0.003	0.784	0.092	0.285

注:体温异常包括体温升高>38℃,低体温<35℃或体温不升

引自:楚燕芳,余加林,杜立中. 区分早发型和晚发型新生儿败血症的临床意义. 中华实用儿科临床杂志,2015,30(10):743-745

四、实验室检查

(一) 血培养

新生儿败血症的临床症状常是非特异性的,血培养是确诊败血症的金标准,但须注意以下影响因素:①培养显示的菌落形成单位数量;②培养技术;③血标本量;④是否产时使用抗生素。约有 25% 的新生儿败血症患儿其血液样本中菌落形成单位小于 5 个/ml;此时血样量就非常重要。研究显示当 0.5ml 血样中菌落形成单位≤4 个/ml,血培养阴性率增加 13%;而血样中菌落形成单位为 1 个/ml 时,血培养阴性率增加 60%。当血标本增至 1ml 时,菌落形成单位≤4 个/ml 的标本阳性率增至 98%,菌落形成单位 1 个/ml 的标本阳性率增至 63%。虽然 1ml 是理想的血标本量,但对于危重的小早产儿采血是非常困难的。增加取血量以及从动脉导管获取标本均可以提高其阳性率。血培养出现阳性的时间一般为 36~48

小时,约99%阴性的培养结果在48小时可以获得。另外,对于培养为条件致病菌阳性结果,还要注意是否为取样时标本的皮肤污染,不同部位双份取血样有助于排除此种可能。

(二) 脑脊液检查

脑脊液(CSF)检查是可疑败血症新生儿特别是早产儿所必须进行的检查,因为败血症新生儿尤其是无症状的GBS感染症状者常存在脑膜炎。缺乏脑脊液检查结果脑膜炎是无法诊断的,特别是体重低的早产儿将因此延误诊断、治疗。同时,具有母亲危险因素及呼吸窘迫的无症状新生儿,其感染可以通过腰穿及早得到证实。腰穿可以明确有无脑脊液细胞数增多或糖浓度下降,CSF培养阳性可以协助诊断败血症,但如患儿生命体征不稳定可推迟腰穿时间,另外如患儿除呼吸窘迫症状外无其他感染表现,在密切监护下也可推迟腰穿。英国国家卫生与临床优化研究所(NICE)发布的新生儿败血症防治指南中推荐:若临床考虑新生儿败血症且患儿能耐受腰刺,在下列情况下应该进行腰穿检查:18~24小时复查CRP仍然大于10mg/L或继续升高;血培养结果阳性;抗生素治疗效果不佳(表11-2-4为新生儿脑脊液参考值)。

表 11-2-4　新生儿脑脊液参考值

	白细胞	多核白细胞	蛋白(mg/dl)	葡萄糖(mg/dl)
早产儿				
均值	2~27		75~150	79~83
范围	0~112		31~292	64~106
足月儿				
均值	3~5	2~3	47~67	51~55
范围	0~90	0~70	17~240	32~78

引自:Gerald B Merenstein,SandraL L Gardner. Handbook of Neonatal Intensive Care. United States of America:Mosby,Inc,2002:462-484

(三) 其他分泌物或体液培养

新生儿皮肤、耳部、胃液等培养结果不能作为活动性细菌感染的证据,但可以提示母亲的细菌定植情况;且皮肤、胃液培养常常出现假阳性结果。尿培养的阳性率较低,当尿培养阳性时血培养一般为阳性。

(四) 血常规

血常规检查包括白细胞总数、幼稚白细胞比例、血小板计数、幼稚中性粒细胞/中性粒细胞总数(I/T)等。支持感染的中性粒细胞改变包括:①粒细胞减少症,即中性粒细胞<1.75×10^9/L;②I/T比值>0.2;③杆状核白细胞绝对值>2×10^9/L;④白细胞总数<5×10^9/L。诊断败血症时约25%新生儿存在血小板减少症,并随着病情的加重而增加,其原因与DIC的发生有关。临床上无DIC病例血小板下降较少。新生儿表现正常但感染风险增加时可查血常规确定感染风险,然而血常规阳性预测值在新生儿期较低,当新生儿临床表现正常但血常规异常时往往难以处理。目前尚缺少有关新生儿临床表现正常者检测血常规价值的多中心研究。因此在这一特定情况下血常规的价值更多是出于推测。一项针对临床表现正常足月新生儿的研究显示:1665例临床表现正常但有感染高危因素足月新生儿中发生临床败血症者,异常血常规(WBC<5×10^9/L或≥30×10^9/L;中性粒细胞<1.5×10^9/L或I/T比值大于0.2)

阳性预测值为 1.5% 。如果新生儿 WBC<5×10⁹/L，则败血症风险大大增加常需立即启动全面诊断评估并开始抗生素治疗，贫血和血小板计数总数减少（<50×10⁹/L）也提示败血症的可能性。Torkaman 等研究发现，血培养阳性的新生儿败血症中，血小板 50×10⁹/L 和中性粒细胞≤0.5×10⁹/L 更具有诊断价值。

（五）C 反应蛋白（CRP）

CRP 是一种能与肺炎链球菌 c 多糖体反应形成复合物的急性时相反应蛋白，半衰期 19 小时；由肝脏合成，受细胞因子的触发，白细胞介素（interleukin, IL）-lb、IL-6 以及肿瘤坏死因子（tumor necrosis factor, TNF）是其合成最重要的调节因子。在炎症或急性组织损伤后 4 ~ 6 小时增加，24 ~ 48 小时达高峰，炎症后 6 ~ 12 小时可测到。CRP 随炎症因子的增多而增加，与感染危重程度呈正相关，感染控制后可很快下降，其变化趋势可指导抗生素治疗及监测疗效。但是，一些非感染因素，如新生儿窒息、组织坏死、某些病毒感染、近期有免疫接种史和外科手术后，CRP 水平也可以升高。而且，在早产儿败血症早期，其水平升高不明显，但在炎症减轻阶段，临床表现开始改善后，它仍维持于较高水平。前后多次检测的结果提示 CRP 虽然阳性预测值并不是很高，但其阴性预测值达到 99.7%，可以作为避免使用抗生素的指导指标。英国国家卫生与临床优化研究所（NICE）发布的新生儿败血症防治指南中推荐对有败血症高危因素及（或）临床怀疑有感染的新生儿开始治疗前应该进行血培养及 CRP 检测，18 ~ 24 小时复查 CRP，CRP 复查结果只能作为 36 或 48 小时是否停用抗生素的参考指标。

（六）降钙素元（PCT）

PCT 是一种降钙素前体，为含 116 个氨基酸残基的糖蛋白，在肝脏中产生，正常人血浆中检测不到，新生儿出生后第 1 天 PCT 可生理性增加，峰值在生后 18 ~ 30 小时，42 ~ 48 小时恢复正常，3 天后与成人相近。感染后测定值在 1 ~ 1000μg/L 之间。其产生与急性期蛋白产生过程相似，升高与细菌感染相关，全身细菌感染/败血症患儿血浆 PCT 升高，而病毒感染或细菌定植患儿 PCT 正常或轻度增高。其特异度、敏感度和预测值优于 CRP、白介素（IL）-6 和 WBC 计数等。PCT 在感染后 2 小时即可检测到，6 ~ 12 小时明显超过正常，24 小时达峰值，感染控制后 72 小时开始下降，PCT 水平在感染的进展和好转期间有显著性差异。而在局部炎性疾病和病毒感染时则保持低水平，是 PCT 区别于其他指标的特征之一；败血症休克患儿 PCT 常显著增高，与器官衰竭的严重程度和病死率相关，治疗 24 小时后 PCT 水平下降提示预后较好。Spada 等建议应用 PCT 诊断早产儿全身感染或早发性败血症至少在生后 4 天，以外周血>0.5ng/ml 作为参考值，特异性和敏感性较好。但也有研究认为脐血 PCT 能可靠地预测新生儿发生早发性感染疾病。目前国内外许多研究结果均支持在全身细菌感染/败血症时血浆 PCT 升高早于体温、WBC 计数及 CRP 等指标的变化，可被用作全身严重感染或败血症时的一个重要的早期诊断和判断疗效指标。但要考虑新生儿早期 PCT 的生理变化，结合临床综合判断。

（七）细胞因子

细胞因子是与炎症反应相关的蛋白、糖蛋白以及脂类。与败血症相关的细胞因子很多，包括 IL-1、IL-6、TNF-α、可溶性 IL-2 受体、可溶性细胞内吸附因子（ICAM-1）、可溶性 TNF-α 受体、内皮细胞选择素、LI-1 受体对抗物、粒细胞-巨噬细胞集落刺激因子（GM-CSF）以及粒细胞集落刺激因子（G-CSF）。对于 IL-6 的研究很多，IL-6 是诱导 B 细胞分泌免疫球蛋白和 T 细胞激活增殖的主要因子，同时也是刺激肝细胞合成、释放急相蛋白的主要细胞因子，感染后 60 分钟内释放,败血症症状出现前 2 天即明显升高,可作为败血症的早期诊断指标。TNF 由巨噬细胞和活化的细胞产生,具有抗感染、引起炎症的作用。国外有研究比较 PCT、CRP、IL-6、IL-8、TNF-A 在诊断新生儿败血症和判断预后的意义,结果发现败血症组在治疗前上述标志物都明显高于正常新生儿,治疗后 3、7 天治愈的 17 例患儿 PCT、IL-6、TNF-A 进行性降低,而死亡的 9 例则进行性增高,作者认为 PCT 和 TNF-A 在诊断新生儿败血症时敏感度、特异度、阳性预测值、阴性预测值、诊断价值均高于 CRP、IL-6 和 IL-8。上述指标虽与败血症有关,但大多处于研究阶段,目前我国诊断新生儿败血症的指标仍以全血细胞计数和分类、CRP、PCT、血培养为主。

五、其他辅助检查

胸部 X 线及其他部位特异性的影像学检查亦可协助诊断。其他非特异性的实验室改变如高血糖、低血糖以及无法解释的代谢性酸中毒均可作为新生儿败血症的参考信息。

六、评估及治疗

(一)评估

1. 任何出现败血症临床表现的新生儿,均应立即进行全面诊断评估(全血细胞计数和分类、CRP、PCT、血培养及腰椎穿刺),并开始经验性抗生素治疗;如 WBC≤5000×10⁹/L 应考虑全面诊断评估和经验性抗生素治疗。

2. 母亲患有绒毛膜羊膜炎时,需要有限诊断评估败血症及经验性抗生素治疗。

3. 母亲 GBS 阳性接受青霉素或氨苄西林或头孢唑啉静脉注射≥4 小时,需要观察≥48 小时;未经以上治疗的>37 周同时胎膜早破<18 小时者需严密观察≥48 小时;<37 周或胎膜早破>18 小时者需严密观察≥48 小时并应予有限诊断评估(图 11-2-1)。

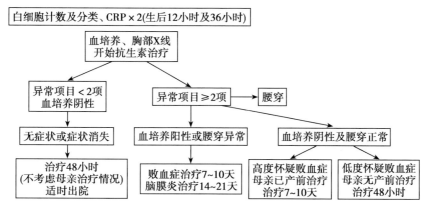

图 11-2-1　可疑感染有症状新生儿诊治流程

(二)治疗

1. **抗生素治疗**　抗生素是治疗可疑或确诊新生儿败血症的首选。WHO 推荐临床怀疑败血症或脑膜炎的经验性治疗方案是氨苄西林(或青霉素)联合庆大霉素 7 天疗程,但不适合我国使用全身抗生素可以导致严重的副作用、加重病情及菌群失调。正确合理获得培养标本的方法是在初始应用抗生素之前取样。在培养及药敏结果未获得之前,早期败血症常用的广谱抗生素为氨苄西林及一种对球菌敏感的药物。一旦致病菌及敏感药物确定,敏感性最高及毒副作用最小的药物为最佳选择,亦可联合用药。值得注意的是目前我国耐甲氧西林的 CNS(MRCNS)及耐甲氧西林的金黄色葡萄球菌(MRSA)感染对多种抗生素耐药,对万古霉素敏感,对阿米卡星、庆大霉素、利福平、四环素、氧氟沙星部分敏感,但由于新生儿用药的局限性,仅万古霉素可作为 MRCNS 和 MRSA 感染的首选药物。对不产超广谱 β-内酰胺酶(ESBLs)的革兰阴性杆菌感染可使用头孢噻肟、头孢他啶、头孢曲松等三代头孢菌素。对产 ESBLs 者可用添加增效剂的复方剂型,如头孢哌酮/舒巴坦等,或选用其他对 ES-BLs 稳定的抗生素,如亚胺培南、美罗培南等。无症状的可疑败血症新生儿如果 48 小时培养阴性,且临床无感染表现,多数情况下可以停用抗生素。而早产儿因感染危险因素而使用抗生素时,则需仔细进行物理检查,特别是超低出生体重儿处理起来非常困难,常需参考其他实验室检查。

2. **辅助的免疫支持**

(1) **静脉免疫球蛋白**:内源性免疫球蛋白在婴儿生后 24 周才开始合成,因此小婴儿依靠在子宫内从母体获得的免疫球蛋白来对抗全身性感染。然而,保护性抗体经胎盘向胎儿转移在孕后期才出现;新生儿体内的 IgG 抗体水平在出生后会因为产生减少和消耗呈递减趋势。因此有学者提出了静脉用免疫球蛋白(IVIG)来预防和治疗新生儿败血症。一个系统性综述,评价了住院间早产儿和足月儿应用 IVIG 的治疗效果和病死率之间的关系。结果在经培养证实的感染病例中 IVIG 可降低其病死率。静脉免疫球蛋白(IVIG)曾广泛用于临床预防和治疗早产儿败血症,然而目前已发表的各项对 IVIG 的实验研究,由于其类型、剂量、研究对象均不同,研究结果不甚相同。因此有必要做更大样本的随机对照研究来进一步证实其效果。

(2) **粒细胞集落刺激因子(G-CSF)和巨噬细胞集落刺激因子(GM-CSF)**:骨髓集落刺激因子包括 GM-CSF 和 G-CSF,是能刺激骨髓产生中性粒细胞的细胞因子。早产儿中性粒细胞数量和功能有限,因此学者们评估了这些因子在预防和辅助治疗新生儿败血症中的作用。严重感染的新生儿迅速消耗掉骨髓储存池内有限的骨髓集落刺激因子(BM-CSF),出现粒细胞减少。BM-CSF 可升高中性粒细胞的绝对值,增强新生儿中性粒细胞的趋化作用、吞噬作用和呼吸暴发反应。当胎龄<32 周的新生儿出现中性粒细胞减少($<117\times10^9$/L)或有出生后中性粒细胞减少的风险时,预防性给予粒细胞-巨噬细胞集落刺激因子(GM-CSF)可预防感染。但目前集落刺激因子能否降低败血症病死率的临床数据甚少,且只对有中性粒细胞明显减少的患儿可能有效。因此将其用于预防和治疗新生儿败血症尚缺乏足够依据。在新生儿普遍应用这种新的治疗方式前,需要做多中心随机对照研究进一步证明 CSF 的临床效果。

3. **并发症的综合治疗**　与选择适当的抗生素同样重要,包括抗休克、纠正低氧血症、纠正凝血功能异常,稳定体温、电解质及酸碱平衡、适当的营养、纠正贫血及保证消化道通畅等。

七、早产儿假丝酵母菌感染

假丝酵母菌感染已成为超低出生体重(<1000g)和极低出生体重儿(<1500g)院内感染的重要病原体,并发症和死亡率较高。

1. **临床表现**　早产儿发生假丝酵母菌感染时,临床表现不典型,与细菌感染症状相同,如:体温波动、呼吸暂停、呼吸困难、心率增快、喂养不耐受、腹胀等。实验室检查经常可见中性粒细胞的升高或降低、CRP 增高、PCT 增高、血小板减少、APTT 延长等,但这些指标用于诊断时灵敏度和特异性都不理想。目前只有血培养是诊断的金标准。白色假丝酵母菌曾是主要致病菌,近年近平滑假丝酵母感染有增加趋势。目前实验室研究多集中在用基质辅助激光解吸飞行时间质谱、肽核酸荧光原位杂交和聚合酶链反应(PCR),以期尽早鉴定菌种。

2. **治疗** 假丝酵母菌血症治疗包括:全身应用抗真菌药物、移除感染源(如:静脉导管或膀胱导管等)和对症支持治疗。

目前治疗新生儿假丝酵母菌血症的药物有 4 类:多烯类、三唑类、核苷类似物和棘白菌素类。

(1) 两性霉素 B 是治疗新生儿假丝酵母菌菌血症最常用的多烯类药物,通过结合真菌细胞膜中的麦角固醇造成细胞渗漏和死亡。该药只有静脉剂型。药物代谢动力学数据显示,用 0.5 ~ 1mg/(kg·d)的剂量可达血浆治疗水平,但患者间存在差异。已有此剂量成功治疗假丝酵母菌全身感染的报道。肾功能不全无需调整剂量,因为血清浓度并不会显著增加。如果存在与药物相关的肾毒性反应时,使用隔日给药方案优于减少剂量的给药方案。使用两性霉素 B 1 ~ 1.5mg/(kg·d)单药治疗 CNS 感染或疑似 CNS 感染患儿时,若数天内脑脊液培养仍阳性或患者病情加重,可考虑加用 5-氟胞嘧啶,剂量为 50 ~ 150mg/(kg·d),分 4 次给药。

两性霉素 B 治疗假丝酵母菌血症的最佳疗程尚不清楚。大多数专家认为阳性体液培养转阴后,还应继续治疗至少 14 天。也有专家建议极低或超低出生体重儿的治疗总量为 25 ~ 30mg/kg。对于因全身性播散所致局部感染且很可能难以根除的患儿,治疗持续时间可能要延长至 4 ~ 12 周,并要手术切除病灶。疗程需要根据血培养转阴及影像学检查显示所有感染征象消除情况而定。导管相关血流感染的患儿如果没有多器官受累和播散性病情,更短疗程的两性霉素 B(累积剂量为 10 ~ 15mg/kg)联合导管移除可获得良好结局。

新生儿使用两性霉素 B 的副作用似乎比儿童和成人更少见且程度更轻。尽管有肾毒性和肾性丢失所致低钾血症的可能,但大多数患儿表现为无肾毒性或一过性肾毒性。其他已报道的不良反应包括过度肾性丢失所致的低镁血症,骨髓抑制伴贫血和血小板减少,以及肝酶水平升高。这些不良反应较少见、具有剂量依赖性且停药后可缓解。因此患儿接受两性霉素 B 治疗期间,应动态监测:全血细胞计数、血清钾、血清镁、血清肌酐和肝酶。

两性霉素 B 脂质配方能投送更高剂量的药物、毒性更低,但远比普通两性霉素 B 昂贵,通常仅用于普通两性霉素 B 治疗时发生无法耐受的输注相关反应或肾功能障碍的患者。目前脂质配方用于新生儿的资料仅限于病例报告和病例队列研究。大部分报告显示两性霉素 B 脂质配方能有效治疗新生儿假丝酵母菌菌血症,并且无重大不良反应。但大样本、多中心回顾性研究的多变量分析显示,接受两性霉素 B 脂质配方的患儿死亡率高于接受普通两性霉素 B 或氟康唑者。因此,一般推荐首选普通两性霉素 B 而非其脂质配方,因为相比于价格更低的普通两性霉素 B,脂质配方似乎并没有优势且可能获益更低。若假丝酵母菌感染累及泌尿系,应避免使用脂质剂型。

大部分假丝酵母菌对两性霉素 B 敏感,治疗新生儿假丝酵母菌感染有效,且耐受良好,是被推荐且最常用的药物。但也有两性霉素 B 难治性假丝酵母菌(如,光滑假丝酵母菌和克柔假丝酵母菌)或耐药假丝酵母菌属(如,葡萄牙假丝酵母菌)所致全身性感染的报道。因此,临床医师必须根据药敏结果选用抗真菌药物。

(2) 氟康唑是治疗新生儿假丝酵母菌感染最常用的三唑类药物。它通过抑制真菌细胞膜主要成分麦角固醇所必需的 14-α-甾醇脱甲基酶(真菌酶),造成真菌细胞死亡。氟康唑可替代两性霉素 B 治疗假丝酵母菌全身感染,优点为:口服生物利用度极高,可减少静脉给药的需求;用药后整个机体(包括脑脊液)都可达到较高药物治疗浓度水平;因为大部分以原形药物由尿液排出,能很好治疗假丝酵母菌泌尿路感染。研究显示氟康唑可有效治疗新生儿假丝酵母菌全身感染。小样本随机对照研究(n=23)提示使用氟康唑和两性霉素 B 的患儿结局无差异,氟康唑组有 3/12 例死亡,两性霉素 B 组的患者有 5/11 例死亡。氟康唑组血清胆红素和碱性磷酸酶水平更低。55 例胎龄 23 ~ 40 周婴儿血浆样本研究显示,生后 90 天内婴儿给予氟康唑 12mg/(kg·d),才能获得治疗假丝酵母菌病最佳血清浓度。伴有肾功能受损的极早产儿,给药间隔可延长至 48 小时。另有小样本研究表明,使用初始负荷量的氟康唑(25mg/kg)是安全的,并且比无初始负荷量的方案能更快达到药物治疗浓度。还需进一步研究来证明此方法的安全性和更有效性。

氟康唑的主要缺点是可出现耐药菌属(如克柔酵母菌、光滑假丝酵母菌和近平滑假丝酵母菌)。预防性使用氟康唑以减少假丝酵母菌感染可能是耐药促发因素之一。因此,有专家建议,不应首选氟康唑单药治疗假丝酵母菌血症或疑似感染。只有识别出假丝酵母菌属并确定其对氟康唑敏感后再使用该药,此点对先前已预防性应用氟康唑者尤为重要。

胎龄<30 周的早产儿使用较低剂量氟康唑(3 ~ 6mg/kg,一周 2 次)能足以预防院内假丝酵母菌感染。制订氟康唑预防方案时,需要考虑 NICU 内假丝酵母菌流行情况和定植酵母菌株最低抑菌浓度(MIC)。

伏立康唑等第二代三唑类药物抗菌谱更广,效力更强,能有效治疗成人耐氟康唑菌属的感染,但尚无新生儿大样本数据。

(3) 氟胞嘧啶是新生儿最常用的核苷类似物。它是一种胞嘧啶的氟类似物,可抑制胸苷酸合成酶,干扰 DNA 的合成。此机制并不专门针对假丝酵母菌,因此有显著副作用。氟胞嘧啶用于单药治疗时,能很快引起耐药。因此它主要与两性霉素 B 联合用于新生儿 CNS 假丝酵母菌感染,能极好地渗入脑脊液并与两性霉素具有协同作用。

氟胞嘧啶只有口服制剂,限制了其在危重病新生儿中的应用。口服剂量为 50 ~ 150mg/(kg·d),分 4 次给药,即每 6 小时 1 次。需要监测血药浓度,避免骨髓毒性。血浆峰浓度应保持在 40 ~ 60μg/ml,谷浓度应低于 25μg/ml。当血药浓度持续大于 100μg/ml 时,骨髓抑制作用会增加。

(4) 棘白菌素类抗真菌药物通过抑制 1,3-β-D-葡聚糖合成酶复合物而防止葡聚糖多聚体(真菌细胞壁的主要成分)形成。因哺乳动物中并未发现这种酶复合物,所以成人对此类药物似乎具有良好的耐受性,不良反应极少,且耐药菌株并不常见。卡泊芬净、阿尼芬净和米卡芬净等药物在成人患者中都已显示出有效性和安全性,新生儿使用此类药物的相关资料有限。米卡芬净治疗新生儿假丝酵母菌感染的病例报告、小样本队列研究和开放性研究显示新生儿对其耐受良好。尽管棘白菌素类药物似乎具有治疗新生儿假丝酵母菌血症的前景,推荐其普遍应用前,尚需更多新生儿有效性、安全性和给药方案的资料。

皮肤黏膜假丝酵母菌病一般全身播散风险较低,如足月儿鹅口疮、尿布皮炎和单纯性先天性假丝酵母菌病等,可局部使用制霉菌素和唑类抗真菌治疗。难治性鹅口疮病可服氟康唑 3mg/kg，一天 1 次，连用 7 天。有脓毒症或呼吸窘迫的尿布皮炎患儿或早产儿需要应用两性霉素进行全身性抗真菌治疗。当假丝酵母菌感染对局部治疗抵抗时，可使用全身性抗真菌剂。在大部分病例中首选药物是氟康唑，因新生儿对其耐受性良好且有效。侵袭性真菌皮炎或早产儿先天性假丝酵母菌病，容易扩散至全身，等待血培养及(在某些病例中)皮肤活检结果期间，应采用两性霉素 B 进行初始治疗。

移除有假丝酵母菌灶的医疗器械可降低死亡率，并提高全身感染时病菌清除率。纳入 104 例新生儿假丝酵母菌血症的回顾性研究显示，未尽快移除中心静脉导管者死亡率增加(0 vs 39%)。尽早移除中心静脉导管者血培养阳性持续的中位数时间较延迟移除导管者短(3 天 vs 6 天)。若全身性抗真菌治疗效果欠佳或感染组织出现功能障碍，如：真菌团块造成尿路梗阻或右心房血流动力学紊乱，则可能需要手术切除感染组织。

虽然新生儿对抗真菌药物治疗表现出有效性和安全性，侵袭性假丝酵母菌感染患儿预后仍然较差，死亡率可高达 40% ~ 50%。幸存者出现神经发育障碍风险较高，尤其是 CNS 侵袭性感染者。NICU 管理团队需结合本病房假丝酵母菌流行情况，制定相应预防政策，不懈强化手卫生制度，努力降低本病发生。针对假丝酵母菌感染患儿的临床表现、培养及药敏结果，使用足剂量、足疗程、敏感的抗真菌药物，结合支持治疗，力争达到最佳结局。

八、获得性医院感染的预防与控制

国内研究发现晚发型败血症 51.92% 为院内感染。美国疾病预防控制中心(CDC)则将进入 NICU 后发生的非胎盘垂直传播的感染定义为院内感染；但也有人认为出生 5 ~ 7 天后发生的感染应考虑为院内感染。由于定义不够清晰，各 NICU 的院内感染率很难比较。据报道 NICU 的院内感染发生率为 10.6% ~ 31.7%，而且随着出生体重的减低而增加。出生体重 <750g 早产儿发生院内感染率为 43%；750 ~ 999g 为 27%；1000 ~ 1499g 为 10%。

1. 现住院感染病例必须予以隔离，如无单独房间则务必床边隔离，并示有鲜明标志。

2. 严格执行院内感染控制制度，把好工作人员、仪器、家属、与其他科室交叉感染的各个环节。

3. 有创操作的无菌管理包括导管护理和正确使用肝素(可减少细菌感染的概率)。一旦发生导管相关血行感染，多数需拔除导管；如果血培养阳性持续 4 天以上，试图持续保留导管的努力均告失败。

4. 依据培养及药敏结果进行抗生素治疗，注意临床病情恶化患儿的假单胞菌属及耐药革兰阴性菌感染。多数晚发感染的早产儿常出现多脏器功能异常，需据临床情况给予支持治疗，包括胶体液输入、维持血糖、电解质平衡、呼吸支持等；虽然静脉丙种球蛋白不能降低早产儿的死亡率，但可以降低 3% 的院内感染。

5. 极低出生体重儿皮肤的机械屏障及免疫保护不完善，其角质层的机械防御及温度调节功能在胎龄 32 周时方近于成熟。过早出生的小早产儿大约需要 2 ~ 4 周方可发育成熟。目前尚无方法促进小早产儿角质层的成熟，但在护理中可以尽量避免表皮的损伤。

6. 严格洗手制度、最小限度使用有创设备、加强使用全静脉营养感染的监控；同时，强调员工培训与教育(表 11-2-5、11-2-6)。

表 11-2-5　预防 NICU 院内感染的原则

遵守接触传染预防原则
白大衣
    ● 手套
    ● 口罩
    ● 隔离
适当的护理设施/人员
    ● 护士/病人比例合适
    ● 避免过度拥挤及过大工作量
    ● 方便使用洗手池、杀菌剂、肥皂及纸巾
强化洗手行为
    ● 加强洗手的自觉性
    ● 接触每位病人前后都应洗手
    ● 合理使用肥皂、酒精制剂或杀菌剂
	每位病人床旁应备有酒精为主要成分的手消液
	    ● 为护理人员提供护手霜
	    ● 教育护理人员并收集反馈信息
	最大程度减少污染中心静脉导管的危险性
	    ● 中心静脉置管时无菌操作
	    ● 局部用碘附或葡萄糖酸氯己定消毒
	    ● 减少因为实验室检查进入导管的次数
	    ● 进入导管时无菌操作
	    ● 尽量减少放置中心静脉导管的时间
	    ● 经由中心静脉导管输液时所有液体都应无菌
	提供精细的皮肤护理
	鼓励早期合理的肠内喂养
	教育护理人员并收集反馈信息
	持续监测 NICU 的院内感染率

表 11-2-6　NICU 内人员的手部卫生

需要洗手的情况	● 当手沾有尘土或被蛋白类物质污染,用水和抗菌或非抗菌洗手液洗手 ● 如果手部没有尘土,则在临床其他情况中手部去污应用酒精为主要成分的无水杀菌剂 ● 酒精为主要成分的无水手消液应放置于每个病床旁及其他方便的地方,每个保健人员应有便携装手消液 ● 抗菌洗手液可在没有时间限制的情况下使用,并放置在洗手设施的附近 ● 接触病人的完整无破损皮肤后应洗手 ● 接触病人体液、分泌物、黏膜、破损皮肤或伤口后应洗手 ● 戴无菌手套或插入中心血管导管前应洗手 ● 插入留置导尿管或其他非手术的侵入性操作前应洗手 ● 脱去手套后应洗手 ● 护理患严重中性粒细胞减少症或免疫抑制病人前应洗手 ● 接触病人附近物品后应洗手
洗手的方法	● 用无水手消液进行手消毒时,使用足够的手消液涂布双手及每个手指,在其干燥前搓洗双手。每种产品的说明都应包括具体用量,但一般应使用足够的量,需要15~25 秒使其干燥 ● 当使用抗菌或非抗菌洗手液时,先湿润双手,用 3~5ml 洗手液,搓洗双手至少15 秒。确保清洁到手和手指的所有表面。用水冲洗,彻底干燥。用踏板关闭水龙头

（张雪峰　李耿　张巍）

第三节 早产儿非细菌感染性疾病

【本节要点】

近年来部分早产儿非细菌感染性疾病如巨细胞感染等发病率有增加趋势,部分疾病虽然发病率低,但临床医师认识不足,容易造成误诊。本节重点就新生儿常见病毒感染性疾病及衣原体、支原体感染的临床特征和治疗进行了阐述,对临床医师诊疗此类疾病提供理论帮助。

一、早产儿病毒感染性疾病

早产儿由于免疫功能低下等原因易发生感染性疾病感染,除细菌感染外,还可由病毒、真菌、螺旋体、原虫、衣原体等引起。病毒感染常表现为肺炎、腹泻、眼部感染以及皮肤感染等。以下介绍几种早产儿常见病毒感染性疾病。

(一) 风疹病毒感染

风疹是由风疹病毒(rubella virus,RV)引起的急性呼吸道传染病,临床表现以发热、皮疹为主,多数症状轻微。1941年,澳大利亚眼科医师Greege观察到先天性白内障新生儿的母亲多数在妊娠3个月内感染过风疹,首次把先天缺陷与风疹相联系。以后的研究发现妇女在妊娠期感染风疹病毒后,不仅可导致死胎、流产,还能引起新生儿先天性白内障、虹膜睫状体炎、青光眼、小眼症、先天性失明、耳聋、先天性心脏病、肾动脉狭窄、小头症、精神运动阻滞、脑膜脑炎、精神发育迟缓等,这些先天性损害统称为先天性风疹综合征(congenital rubella syndrome,CRS)。随着风疹疫苗的普及,风疹病毒感染的发生率已明显降低。

1. 传播途径 母亲妊娠早期有风疹感染史,或致隐性感染可引起胎儿宫内感染。

2. 临床表现 CRS可引起孕妇流产、早产或死产,患儿出生1年有10%~20%死亡,病症可单独出现,也可联合出现。

(1) 先天性心脏病:以动脉导管未闭最常见,约占先天畸形的30%。其他畸形如房、室缺及法洛四联症等。

(2) 眼的表现:如按系统损害比例分析,眼损伤约占35%,白内障为特征性眼部改变,约70%为双侧。视网膜黑色素斑在先天性风疹中也为常见眼损害。

(3) 听力损害:为感觉神经性耳聋,多为双侧,少数为单侧。

(4) 中枢神经系统病变:约20%出生后数周出现脑膜脑炎。脑CT早期可见钙化影像。

(5) 其他表现:出生时体重低、肝脾大、血小板减少性紫癜等。

(6) 慢性疾病或晚发疾病:由于CRS婴儿在出生后多年风疹病毒仍存活于某些组织器官内,因此有些婴儿出生后不一定即刻出现症状,而在数周数月数年后才逐渐表现出来,甚至10余年后还可有严重的进行性神经系统退行性变,血清及脑脊液中可持续存在高浓度的风疹抗体,脑脊液蛋白质及丙种球蛋白亦可增高。

3. 辅助检查

(1) 病毒分离:可取孕母血清、羊水或绒毛膜或患儿鼻咽分泌物、尿、脑脊液等进行病毒分离,明确母婴感染风疹。

（2）血清学检查：新生儿脐血或血清 IgM 抗体阳性可诊断为风疹感染，多数婴儿风疹 IgM 抗体滴度持续 6 周后逐渐下降，1 岁左右消失。故如果婴儿风疹病毒 IgG 抗体滴度明显高于母亲 4 倍以上，或 5~6 个月抗体仍阳性，且滴度高，又有先天性风疹的临床表现可诊断先天风疹病毒感染。

4. **诊断**　治疗越早预后越好，故早期诊断甚为重要。如在新生儿期具有上述临床表现，同时皮肤黏膜出现疱疹，则应考虑此病。但确诊 HSV 感染需进行抗原或抗体检查。CRS 需要与其他可能造成新生儿多系统受累的宫内感染相鉴别，如巨细胞病毒感染、单纯疱疹病毒、弓形体感染等。它们的共同特点为：胎儿常有小头畸形、小眼畸形和视网膜病变，出生时多为低体重儿。由于病变广泛，新生儿期常有肝脾大和黄疸，晚期后遗症以耳聋、智力低下、中枢神经系统的器质性改变等多见，鉴别主要依赖实验室检查。

5. **治疗**　先天性风疹感染目前尚无特殊治疗方法，主要是对症处理，故疾病的预防至关重要。

6. **预防**　先天性风疹感染的预防关键在于防止孕母在妊娠期内，尤其是在妊娠早期发生风疹病毒感染。为了预防先天性风疹，国外对育龄妇女进行预防接种，目前使用多价疫苗、麻疹风疹二价疫苗和麻疹风疹流行性腮腺炎三价疫苗，我国风疹疫苗基于 BRD-Ⅱ 或 RA27/3 病毒株制造，有效性 89%~94%。RV 引起的成人临床症状虽轻微，但孕妇在生命准备的早期或前期进行 RV 疫苗接种是必要的。对孕期有可疑风疹感染的孕妇所分娩的婴儿，不论是否发生先天性风疹，均应常规测定脐血 IgM，如有可能还要进行病毒分离。对未经预防接种的孕妇在妊娠最初 3 个月有风疹接触史者，须检查双份血清中血凝抑制抗体的滴度。如有升高，则表示有近期感染，建议进行人工流产。不愿行人工流产者，可注射含有风疹病毒抗体的高价人血丙种球蛋白。提高产前超声诊断技术，也有助于早期准确诊断宫内胎儿的先天畸形，必要时终止妊娠。

（二）单纯疱疹病毒（HSV）感染

单纯疱疹病毒分为 1 型（HSV-1）和 2 型（HSV-2）两种血清型，HSV1 型主要引起皮肤、黏膜感染，2 型主要引起生殖器感染。1 型多见于原发感染，2 型可引起继发性感染。孕妇感染 HSV 后可引起宫内感染，导致流（早）产、胎儿先天异常和新生儿疾病等，甚至可引起孕妇和围产儿死亡。新生儿通过三种途径感染 HSV：①宫内感染。②产时感染。产时胎儿接触母亲生殖道感染的排泌物，75%~80% 的新生儿通过这种途径感染。③产后感染。暴露于 HSV 唇口炎者及外界环境来源（院内感染）的感染源均可导致新生儿感染。新生儿期感染并不多见。美国新生儿 HSV 感染率每年为 1/7500~1/5000，但病死率高，幸存者多留后遗症。

1. **病史**　双亲具有典型的疱疹性皮疹疾病史。

2. **临床表现**　出生时经产道感染的新生儿，生后 3~7 天发病，表现为发热、痉挛性呼吸困难、出血等先天性 HSV 感染，以脑、眼畸形和皮肤疱疹为主要特征。皮肤疱疹性损害为新生儿 HSV 感染的特异性体征，但 17%~39% 的患儿在急性 HSV 感染病程中一直没有皮损，其中播散性感染患儿中约 39%、脑炎患儿中约 32%、SEM 患儿中约 17% 没有皮肤疱疹性损害。

（1）出生时或出生后获得性新生儿 HSV 感染分为以下三种：

1）疾病局限于皮肤、眼和口腔（SEM 病）的约占 40%，稀疏的水疱疹和角膜、结膜炎是特征性的临床表现。SEM 病情最轻，症状持续至出生后 10~11 天，无论治疗与否，一般出生后 6 个月内会有复发，大部分会遗留神经系统损伤如肢体强直、小头畸形及视力障碍等。

2）脑炎：约占 35%，临床表现包括抽搐（局灶或全身）、昏睡、激惹、震颤、纳呆、体温不稳定、锥体束征(+)。脑脊液检查可有白细胞轻度升高及蛋白质轻度增多。

3）播散性感染：约占25%，这类患儿预后最差，主要累及脑、肝脏和肾上腺，包括呼吸窘迫、黄疸、休克、出血倾向等，少数仅表现为发热，脑炎是常见的合并症，如不予治疗，病死率高达80%。

（2）宫内发生的先天性HSV感染：仅占约5%，但后果严重。其特征性标志为出生后即存在和出生后不久出现的水疱样皮疹。伴随的异常如先天畸形、脉络膜视网膜炎和小眼畸形。头颅影像学可有提示脑损害的证据。

3. **辅助检查**　可进行病毒分离、HSV-DNA检测、病理学检测，血清中HSV抗体检测。恢复期血清中HSV-IG抗体效价高于急性期4倍以上；HSV-IgM抗体阳性可明确诊断，但HSV-IgM抗体阴性不能排除诊断。

4. **治疗**　对于临床高度怀疑或已确诊的新生儿HSV感染，应立即给予抗病毒治疗，及早有效抗病毒治疗是影响预后的最关键因素。常用药物为阿昔洛韦治疗，推荐用大剂量阿昔洛韦60mg/(kg·d)分3次(Q8H)静脉用药，皮肤、黏膜、口腔损害疗程14天，全身播散及中枢神经系统损害疗程21天。对于肝肾功能异常的婴儿应适当减量，治疗后随访2年。

5. **预防**　识别母亲生殖器疱疹、认识到剖宫产的保护作用、保持胎儿皮肤的完整性，这些分娩时的处理措施高度减少HSV的传播。对那些分娩时在宫颈或外阴部有活动性疱疹的母亲，若羊膜完整或破膜时间少于4小时，应予剖宫产，能够减少分娩过程中将HSV传播给婴儿的危险，有生殖器疱疹的母亲予阿昔洛韦抑制病毒，能有效减少临近分娩时的复发感染，但仅应用于明确有生殖器疱疹史的妇女，因为还存在着药物对胎儿的安全性问题。目前对于母亲特异性HSV抗体预防新生儿感染存在争议。

（三）先天性巨细胞病毒感染

人巨细胞病毒(human cytomegalovirus, HCMV)归属于人疱疹病毒科、β疱疹病毒亚科，为双链DNA病毒，是人类疱疹病毒中基因组最大的DNA病毒。

先天性HCMV感染：是指受CMV感染的母亲所生育的婴儿在出生后14天内证实HCMV感染。

1. **传播途径**　主要由宫内感染和宫颈逆行感染所致。

2. **临床表现**　新生儿的先天性HCMV感染患儿中有85%～90%的患儿出生时并无任何症状，有10%～15%的患儿出生时出现明显的临床症状。出生时有症状的先天性CMV感染患儿主要携带巨细胞包涵体。症状性先天性HCMV感染患儿伴发先天畸形的可能性较高，病死率为5%～10%，常因肝功能失代偿、出血、DIC或继发细菌感染等死亡。CMV感染胎儿主要表现为超声改变，如脑室扩大或脑积水、小头畸形、小脑发育不全、严重胎儿生长受限、胎儿水肿、流产、死胎等表现。在原发性感染中，有近50%的感染胎儿有超声异常。cHCMV新生儿主要表现：

（1）发育落后：主要特征为早产儿，低出生体重儿及SGA，出生后发育迟缓。

（2）肝脏损害：主要表现为黄疸、肝脾大、肝功能异常。黄疸以结合胆红素升高为主，占总胆红素的50%以上，多数在新生儿期或3月龄内消退。肝大出现时间与黄疸一致，多在肋下3～5cm。肝功能损害多以ALT和AST轻中度升高。

（3）血液系统损害：多数有轻中度贫血、少数有血小板减少、继发凝血因子生成不足可引起消化道出血，血中单核细胞增多症，异常淋巴细胞数增高。

（4）间质性肺炎：占20%。

（5）中枢神经系统损害：小头畸形、脑室周围钙化、癫痫、脉络膜视网膜炎、感觉神经性耳聋，头颅影像学检查可见脑室周围钙化或脑发育不全等改变。

（6）其他损害：心肌炎、肾炎、关节炎等。

3. 辅助检查

（1）病毒分离：是诊断 HCMV 活动性感染的"金标准"，但由于其费用高、易污染、不能快速确诊，故该法不适用于临床检测。

（2）抗原检测：有较好的敏感性，最常检测的是 CMV-PP65 抗原，有利于早期诊断，但由于标本的收集要求高和检测主观性强，更重要的是缺乏统一的诊断标准，限制了其在临床中的应用。

（3）CMV-DNA 检测：PCR 技术运用于 HCMV 感染的检测，具有较高的灵敏度和特异性，可检测血、尿、唾液等标本且需要的标本量小，检测方法简便快捷，因此，可作为感染的早期诊断指标，是目前临床最常用的检测方法。

（4）血清中抗体检测：双份血清 CMV-IgG 抗体 4 倍增高，血清 CMV-IgM、CMV-IgA 检测阳性可明确近期活动性感染。

4. 诊断　具备活动性 HCMV 感染的实验室确诊证据，可明确诊断。CMV 在出生后 14 天内证实为先天性感染。出生后 3～12 周证实为围产期感染，12 周后证实为出生后感染。

CMV 病：确诊 CMV 病需要有 CMV 感染的证据，并除外其他病因，受损超过 2 个或 2 个以上器官、系统。仅为一个器官、系统受损诊断为该器官 CMV 病，如 CMV 肝炎。

5. 确定诊断　需注意如下几点：

（1）排除其他病因：由于 HCMV 致病力弱，绝大多数免疫正常个体感染后临床无症状。因此，即使找到 HCMV 活动性感染的证据，也必须排除现有疾病的其他常见病因后才能考虑病因为 HCMV。

（2）免疫状态的评估：对于免疫抑制个体如艾滋病、骨髓和器官移植者以及新生儿和婴幼儿出现 HCMV 相关表现，应积极寻找实验室证据，高度警惕本病。

（3）HCMV 感染合并其他疾病：HCMV 感染相当普遍，因而 HCMV 感染常常可能与其他疾病伴存。

6. 治疗　更昔洛韦（ganciclovir，GCV）是治疗 HCMV 感染相关疾病的首选药物。GCV 为开环核苷类似物，在病毒和细胞蛋白激酶作用下转化为 GCV 三磷酸盐才具有抗 HCMV 活性，其能竞争性抑制病毒 DNA 聚合酶，并可替换 dGTP 掺入新合成病毒 DNA 链而终止其延长。在新生儿 HCMV 感染的治疗中更昔洛韦具有安全、耐受性良好等特点，尤其对终末器官疾病的患儿疗效很好，症状性 CMV 感染倾向于采用早期、高剂量、足疗程的个体化治疗方案。目前常用方案为：7.5mg/（kg·次），Q12H，疗程 6～12 周。目前国外已有口服缬更昔洛韦制剂上市，在早产儿巨细胞病毒感染的治疗上取得与静脉注射一样的疗效，而副作用明显低于后者。对于无症状的先天性 HCMV 感染的新生儿治疗目前仍有争议。治疗过程中应注意药物不良反应，严密监测相关检查指标（血常规、肝功能、肾功能），治疗中可能出现的不良反应有骨髓抑制、性腺抑制、肝功能异常及抽搐等，有 2/3 的患儿可能出现中性粒细胞减少。

必要时应停药观察，并给予对症治疗。

7. 随访　在随访中发现 10%～20% 的先天性 HCMV 感染患儿中，包括症状性的及无症状性的患儿有神经系统后遗症。先天性 HCMV 感染患儿应尽可能定期随访及监测，以便早期发现异常进行干预治疗。监测的内容包括：神经系统发育评估、体格及智力发育、听力学检查(听觉脑干诱发电位、耳声发射听力检查)、眼底检查、血清学检查(全血细胞计数、血小板计数、转氨酶水平、胆红素水平)、HCMV-DNA 的病毒载量和尿样病毒学分离等。此外,还有口腔科检查,注意患儿牙釉质发育不全及钙化不全等情况,已出现脑瘫的患儿可进行相应的康复治疗。先天性 HCMV 感染胎儿及新生儿的危害很大,并可进行性加重,因此应从出生后 1、3、6、12 个月,其后每年 1 次直到学龄期进行观察随访,定期进行神经系统评估、听觉脑干诱发电位和眼科检查。

二、衣原体感染

衣原体是一类能通过细菌滤器有特异性发育周期的细胞内寄生的原核细胞型微生物。新生儿衣原体感染主要由沙眼衣原体(chlamydia trachomatis,CT)感染引起,极少数也可由肺炎衣原体(chlamydia pneumonia,CPn)所致,可引起包涵体结膜炎及感染性肺炎。

(一)流行病学

新生儿衣原体感染主要通过母婴传播获得。20 世纪 90 年代以来,沙眼衣原体已超过淋病奈瑟菌成为欧美国家泌尿生殖道感染性疾病最常见的致病菌,在我国其发生率也呈逐年上升趋势,孕妇宫颈沙眼衣原体培养阳性率2%～47%。孕妇感染后对胎儿的影响还不十分清楚,但可导致流产、早产和小于胎龄儿的出生。沙眼衣原体阳性孕妇分娩的新生儿中23%～70%可被感染,其中18%～50%为包涵体结膜炎、3%～20%为沙眼衣原体肺炎。美国统计每年 1 万～1.5 万新生儿和小婴儿患沙眼衣原体肺炎。国内研究显示孕妇宫颈沙眼衣原体培养阳性率 10.8%,其所分娩中婴儿 55% 被感染,27.3% 发生沙眼衣原体结膜炎,18.2% 发生沙眼衣原体肺炎。生后 2 周发病的新生儿肺炎鼻咽拭子培养 CT 阳性率为25%,可见 CT 肺炎已非少见,值得引起新生儿科医师的重视。

(二)病因学

衣原体依其 DNA 同源性、免疫学反应和生物学性质,分为沙眼衣原体、鹦鹉热衣原体、肺炎衣原体和家畜衣原体。感染人类的衣原体主要是沙眼衣原体、肺炎衣原体。沙眼衣原体是 1957 年由我国学者汤飞凡和张晓楼发现的一种病原体,属立克次体纲,衣原体目,CT的核酸兼有 DNA 与 RNA 两者,具有细菌与病毒的中间性质,但更接近细菌。根据外膜蛋白抗原性的不同,沙眼衣原体分为 18 个血清型,D～K 型可引起泌尿生殖系统、新生儿和小婴儿感染。妊娠期间 CT 感染后可垂直传播,引起新生儿感染。

(三)发病机制

新生儿 CT 感染主要是通过被感染的产道获得,宫颈 CT 感染者其阴道产儿60%～70%可受累,其中20%～50%发生包涵体结膜炎,10%～20%发生 CT 肺炎。剖宫产时 CT 感染也有报道,但常有胎膜早破,提示上行感染所致。但也有剖宫产不伴有胎膜早破的新生儿患沙眼衣原体肺炎的报道,有人认为与孕妇慢性子宫内膜炎有关。CPn 感染一般以年长儿发病为多,起病缓慢,全身感染中毒症状较少见,新生儿接触感染患儿,病原经飞沫或呼吸道分泌物传播,亦可患 CPn 肺炎。

(四)临床表现

新生儿衣原体感染以结膜炎、肺炎最常见,其他包括中耳炎及女婴阴道炎。

1. 新生儿沙眼衣原体结膜炎　是新生儿结膜炎中最常见的病原菌,母亲患衣原体感染,35%～50%新生儿通过产道时,沙眼衣原体可附着于其结合膜和(或)鼻咽部;潜伏期一般 5～14 天,很少超过 19 天发病,有胎膜早破者发病日龄可提前,患儿眼部先出现浆液性渗出物,很快变为脓性,眼睑水肿明显,结膜充血显著并有增厚,病变以下眼结膜更重,CT 感染一般很少侵袭角膜,2/3 病例为单侧发病,病程多为自限性,早期经适当的治疗,一般不会发生并发症,不留后遗症。但可见到慢性持续性病例,反复发作可有瘢痕形成,罕见造成失明。

2. **衣原体肺炎**　CT 肺炎可先患 CT 结膜炎(30% ~ 50%),也可由产时定植于鼻咽部的 CT 下行感染引起。多在出生后至 4 周发病,早期表现为上呼吸道感染症状,一般不发热或低热;临床表现为呼吸急促,百日咳样痉挛性咳嗽,影响进食及睡眠,重者引起体重不增;体检可闻及细湿啰音,部分患儿也可闻及哮鸣音,如不治疗病程常迁延数周或数月。少数患儿病情危重可出现呼吸暂停和呼吸衰竭,甚至死亡。

（五）诊断

根据典型结膜炎和肺炎临床表现,结合胸片及实验室检查可明确诊断。新生儿 CT 感染的发生率有逐渐升高趋势,其临床表现缺乏特异性,且容易产生慢性肺部病变等远期效应,早期诊断及时治疗极为重要。临床上遇到出生 2 周后发病的新生儿肺炎,尤其病程 1 周以上者,应考虑到 CT 感染的可能。衣原体肺炎周围血白细胞计数多正常,可见嗜酸性粒细胞增加;胸片多为间质性肺炎表现,偶见大片实变。实验室的病原检查:①眼下穹隆与下眼睑结膜刮片直接进行涂片镜检找到胞质内包涵体;或从刮片标本接种组织细胞培养中分离 CT;直接荧光抗体法等快速检测 CT 抗原;可用于结膜炎的诊断。②特异性 IgM 抗体效价 ≥ 1 : 16 或 IgG 抗体滴度较前增高 4 倍以上;鼻咽拭子或抽吸物做 CT 培养或 PCR 检测阳性,对衣原体肺炎有诊断价值。

（六）鉴别诊断

1. **急性血行播散性肺结核(粟粒肺)**　一般粟粒肺发病时间在新生儿期后,多有密切接触史,常有结核感染中毒症状,临床结核菌素试验为阳性。影像特征为弥漫粟粒样结节影,其大小、密度及分布均匀,纵隔淋巴结肿大常见。新生儿衣原体肺炎通常在出生后 2 ~ 4 周发病,影像学表现为弥漫小结节影酷似粟粒肺样改变,但其大小、密度及分布都不均匀,大多背侧重于前侧,两肺过度充气亦常见,且没有肿大淋巴结,对大环内酯类抗生素治疗效果敏感。当两者鉴别困难时,可观察红霉素类药物治疗反应,若短期内好转,支持衣原体感染诊断。

2. **病毒感染**　肺内可表现为网织颗粒及结节影,尤其是巨细胞包涵体肺炎病变分布和影像特征与衣原体肺炎相似,但细胞病毒感染常合并有其他器官受累的症状和体征。衣原体感染肺部体征轻,影像表现相对重,在血清学检查结果出来之前可试行大环内酯类药物治疗,临床好转则支持衣原体感染。

3. **支原体肺炎**　两者胸部均有间质改变,衣原体肺炎气管扩张、气管血管束增厚、网织影及肺气肿更多见;结节影及气腔实变两者没有显著差别。检测血清支原体抗体等可资鉴别。

（七）治疗

首选大环内酯类抗生素,多推荐红霉素 20 ~ 50mg/(kg·d)分 3 次口服或静脉给药,疗程达 2 周。阿奇霉素是一种新型半合成大环内酯类抗菌药物,具有较好组织穿透性和较长半衰期,且在肺组织中具有较高浓度。阿奇霉素短疗程治疗衣原体肺炎有效是因为停药后,该药在组织中仍能维持治疗浓度数天,并且患儿眼泪中的药物浓度超过最低抑菌浓度,可同时治疗衣原体结膜炎。可口服阿奇霉素 10mg/(kg·d),疗程 3 ~ 5 天。CT 结膜炎可用 0.1% 利福平或 10% 磺胺醋酰钠眼药水滴眼,每天 4 次,或 0.5% 的红霉素软膏涂眼 2 周。重症或口服困难可静脉注射红霉素。

（八）预防

尽早治疗母亲沙眼衣原体感染,切断传播途径。治疗后复查,确认痊愈后才能从阴道分娩。对新生儿眼结膜炎的预防可在出生时用 0.5% 红霉素眼膏涂眼 1 次或 1% 硝酸银溶液滴眼 1 次,对防止来自母亲产道沙眼衣原体的感染有一定效果。早日研制出有效的 CT 疫苗可抵御沙眼衣原体的感染。

三、支原体感染

从人体分离的 16 种支原体(mycoplasma, M)中,5 种对人有致病性,即肺炎支原体(M. pneumoniae)、解脲支原体(M. urealytium)、人型支原体(M. homins)、生殖支原体(M. genitalium)及发酵支原体(M. fermentans)。新生儿期支原体感染以解脲脲原体(ureaplasma urealyticum, UU)感染多见,是引起围产期母婴感染的重要病原体。

（一）流行病学与病原

UU 感染女婴高于男婴,早产儿多于足月儿,其在成年女性生殖道中的寄居率为 40% ~ 80%,妊娠期较高。孕母生殖道 UU 分离率阳性人群中,新生儿的分离率与出生体重和胎龄有关,胎龄越小、出生体重越低,阳性率越高。

解脲脲原体属人支原体科,病原体无细胞壁,易被脂类溶媒、酒精、清洁剂、特异性抗体、补体等溶解。与其他支原体不同的生物学特征是,UU 具有尿素酶,可分解尿素,产生 CO_2 和氨,使酚红的培养基由黄变红。它的细胞有三层细胞膜,内外两层是蛋白质,中层是脂质,抗原性来自脂质部分和尿素酶,为 UU 特异性抗原,可用为免疫原诱生特异性抗体(IgM)。

（二）传播途径

新生儿 UU 感染传播途径包括母婴垂直传播和分娩后水平或医源性传播,主要为垂直传播,包括宫内感染和产道分娩时感染。早产儿和极低出生体重儿发生率高于足月儿。宫内感染途径包括上行感染(从宫颈或阴道上行感染羊膜羊水使胎儿受感染)和血行感染(经母体血液由胎盘传给胎儿,此时可从胎盘、产妇及新生儿血中同时培养到 UU。孕妇下生殖道若有 UU 寄居,则新生儿经阴道分娩时可受感染。有人对 NICU 住院 28 天早产儿进行病原学检测,发现 UU 感染率可达 22% ~ 25%。

（三）临床表现

1. **肺炎**　新生儿肺炎可表现为急性、迁延性及慢性,症状轻重不一,多数为轻型,无临床症状或仅表现轻度呼吸困难,肺内无啰音或少量小水泡音,胸片见肺纹理增粗或有小片状阴影。少数重型可有严重呼吸困难,呼吸衰竭,未得到及时治疗可死亡。早产儿尤其是极低出生体重儿,可致慢性肺部疾患(chronic lung disease, CLD)。临床表现需氧时间延长,有慢性肺功能不全,胸片与支气管肺发育不良相似。

2. **脑膜炎**　临床表现轻重不一,轻者无症状或仅有发热,吃奶稍差,易激惹,病程可呈自限性,完全恢复,无后遗症。脑脊液 UU 培养阳性而常规正常或轻度异常。重者多见于早产儿或极低出生体重儿,临床表现有惊厥或严重抑制,严重者还可合并脑室内出血、脑积水、脑室扩大等,预后较差。脑脊液 UU 培养可持续阳性,常规细胞数增多,中性或淋巴细胞比例增高。

3. **败血症**　临床症状不典型,发生率也不高,仅表现拒奶、反应差、少哭,需靠血培养确诊。

（四）实验室检查

支原体实验室检测方法有:形态学检查、支原体培养、抗原检测、血清学方法和分子生物学等方法。

1. **UU 培养**　采集分泌物、羊水、血或脑脊液等标本,接种于含有酚红和尿素等的培养基中,37℃孵育,观察 2~7 天,如培养基颜色由黄变红为阳性,再接种于固体培养基中,孵育后用低倍镜观察,可见到特征性黑褐色细小菌落,作生化反应,只分解尿素,不分解葡萄糖和精氨酸为 UU 阳性。

2. **酶联免疫吸附试验(ELISA)和间接血凝实验**　可测定 UU IgG 和 IgM,此实验敏感,特异性强。孕妇可测定 IgG 和 IgM,新生儿测定 IgM 意义较大。

（五）诊断

新生儿 UU 感染缺乏典型临床表现,临床诊断困难,需靠实验室检查。新生儿尤其是早产儿和低出生体重儿生后有呼吸系统、中枢神经系统表现或败血症样症状,胸片提示有肺炎病变,脑脊液检查异常,而未发现其他常见病原体,且对常规抗生素(如氨基糖苷类、头孢菌素类等)治疗效果不佳者,应考虑本病感染可能。

诊断要点:①孕妇有 UU 生殖道寄居,有胎膜早破,或曾有死胎、死产、流产等不良生产史;②胎盘、羊水培养 UU 阳性,新生儿咽、眼结膜、外耳道、阴道、脐部、胃液等培养 UU 阳性;③气道分泌物、脑脊液、血培养 UU 阳性;④血清 UU 特异性抗体(IgM)升高。

结合临床表现,①②提示可疑 UU 感染,③④中具备任何一项提示有 UU 感染。

（六）治疗

如果无临床症状,仅在黏膜部位培养 UU 阳性,可暂不用药物治疗,但需密切观察病情。如气道分泌物培养 UU 阳性,应给予药物治疗以预防和减少肺炎和 CLD 的发生,尤其是早产儿或极低出生体重儿。凡有临床症状者,无论轻重,均应服药治疗。

药物治疗:首选红霉素,25~40mg/(kg·d),分 3~4 次静点或口服,疗程 7~14 天。中枢神经系统感染必须静脉用药,疗程 10~14 天,需根据临床和脑脊液检查调整用药时间。红霉素不易透过血-脑屏障,对中枢神经系统感染效果差,但多数报道认为有效。红霉素耐药者可选用罗红霉素、阿奇霉素治疗。红霉素对新生儿副作用很小,但应注意与氨茶碱或咖啡因同时应用时可增加后两者的副作用。喹诺酮类、氨基糖苷类、氯霉素等也有效,但对早产儿副作用较大,故临床不用。

（张凤仙　徐昱　张雪峰）

第四节　早产儿及低出生体重儿疫苗接种策略

【本节要点】

免疫接种是预防、控制和消灭传染病最安全、有效且经济、便捷的手段,但目前国内医务人员由于担心早产儿接种疫苗后的免疫反应,特别是可能发生的不良反应,往往推迟接种疫苗。本节结合国内外最新研究进展就早产儿疫苗反应、早产儿出生后疫苗接种规范和早产儿出院后疫苗接种进行了系统论述,帮助临床医护人员正确科学地对早产儿进行疫苗接种。

19世纪法国微生物学的奠基人路易·巴斯德开创性地提出了"疾病微生物理论",发现将毒性被减弱的微生物接种到人体之后,可以诱使人体产生抵御这种微生物的能力。这一发现直接导致了后来一系列疫苗的诞生,使疫苗成为世界医学史上最伟大的发明之一,免疫接种也成为预防、控制和消灭传染病最安全、有效且经济、便捷的手段,控制了全球范围内传染病的传播,极大地延长了人类的平均寿命。研究发现胎儿晚期已具备对多种疫苗的反应能力,因此在新生儿期即开始部分疫苗接种已在世界多个国家进行,并对相关传染病预防取得显著效果。但近年由于从业者对疫苗安全性和有效性的担忧及卫生行政部门制定的儿童疫苗接种适应证较为笼统,特别是针对早产儿和低出生体质量儿,从业者考虑到这些孩子的脆弱和疫苗接种后的保护能力以及可能患的各种疾病,不能按时接种疫苗已成为常态。目前我国早产和低出生体重儿发生率约为9%有逐年增加趋势,因此亟待根据国内外相关研究及指南进一步规范我国早产儿疫苗接种相关策略。

一、早产儿、低出生体质量儿新生儿期疫苗接种

我国目前开展的新生儿期疫苗接种主要是乙型肝炎(简称乙肝)疫苗和卡介苗(BCG),一是由于中国药典及预防接种管理部门制定的新生儿疫苗接种适应证和禁忌证及相关规定比较笼统,从业者难以科学掌握;二是由于医患关系紧张、预防接种异常反应被社会过度渲染等因素,造成部分从业者非常谨慎本着"宁严勿松"的原则,将早产儿、低出生体质量儿列为接种禁忌证,使早产儿不能按时接种疫苗成为常态。

(一)乙肝疫苗

乙型肝炎病毒(hepatitis B virus,HBV)感染是一个世界性的公共卫生问题,全球有近3亿HBV携带者,其中我国占45%。HBV感染仍然是我国最常见的传染病之一,母婴传播是HBV感染的主要途径,估计30%~50%的慢性乙肝患者是通过母婴传播途径感染的。有研究发现,新生儿和儿童期感染HBV慢性化转归比例分别为80%~90%和30%~50%,明显高于青少年和成年人时期的5%~10%。因此,阻断母婴传播是控制乙肝流行和降低HBV感染后危害的关键手段。我国1992年起对所有健康足月儿按(0、1、6个月)方案接种乙肝疫苗(HepB),HepB接种已被列入法定常规预防接种项目,由于新生儿普遍接种HepB和对乙肝母亲婴儿进行联合免疫阻断,2014年我国人群总的乙肝病毒表面抗原(HBsAg)携带率已经降至7.18%。尽管乙肝母婴工作取得成绩显著,但目前乙肝每年仍位居我国新发传染病发病的前列,新生儿HepB接种还存在接种不及时、不规范等突出问题,国内有研究发现,早产及低出生体质量为新生儿出生后HepB首针未及时接种的主要原因。

1. 接种时间及剂量

(1)HBsAg阴性母亲所生早产儿、低出生体质量儿　我国1992年起对所有健康足月儿按(0、1、6个月)方案接种HepB,规定出生体质量>2500g且孕周>37周的健康新生儿出生24小时内接种HepB。美国儿科学会(AAP)建议临床状态稳定的体质量>2000g的早产儿和低出生体质量儿应该像足月儿一样,在出生后不久完成第1针HepB接种。美国疫苗接种咨询委员会规定出生后30天内出院的早产儿和体质量<2000g的低出生体质量儿,应该在出院的时候完成第1针HepB接种。中华医学会妇产科学分会产科学组2013年制定的《乙型肝炎病毒母婴传播预防临床指南》中也建议:如果生命体征稳定,出生体质量≥2000g时,即可按0、1、6个月3针方案接种;如果早产儿生命体征不稳定,应首先处理相关疾病,待稳定后再按上述方案接种。如果早产儿<2000g,待体质量到达2000g后接种第1针(如出院前体

质量未达到 2000g,在出院前接种第 1 针);1~2 个月后再重新按 0、1、6 个月 3 针方案进行。Lian 等研究表明,在临床状态稳定时接种 HepB,78% 的体质量<1800g 的早产儿可以获得血清学保护。Arora 等通过对 82 名早产儿和 60 名胎儿生长受限的足月儿进行对照研究表明,无论出生体质量多少,出生时在计划免疫外增加 1 剂乙肝疫苗对早产儿均是有益的。国内一项多中心临床研究均表明早产儿和足月儿对乙肝疫苗的免疫反应相似。

根据上述指南及相关研究,建议将 HBsAg 阴性母亲所生早产儿和低出生体质量儿,若出生体质量>2000g,病情稳定后尽快接种 HepB。如果早产儿<2000g,待体质量到达 2000g 后接种第 1 针(如出院前体质量未达到 2000g,在出院前接种第 1 针);1~2 个月后再重新按 0、1、6 个月 3 针方案进行。危重症新生儿,如极低出生体质量儿、严重出生缺陷、重度窒息、呼吸窘迫综合征等,应在生命体征平稳后尽早接种第 1 剂乙肝疫苗。由于疫苗接种政策性强,2016 年 12 月国家卫生计生委员会下发国卫办疾控发〔2016〕52 号《国家免疫规划儿童免疫程序及说明(2016 年版)》未对此类情况作出明确规定,因此对 HBsAg 阴性母亲所生早产儿和低出生体质量儿,是否将既往规定的出生体质量>2500g 改为 2000g,还需由接种部门综合判断执行,但趋势应该尽快与国际接轨。

(2) HBsAg 阳性母亲所生早产儿、低出生体质量儿　HBsAg 阳性母亲所生新生儿是 HBV 感染的高危人群,如不采取免疫预防,HBsAg 阳性、乙肝病毒 e 抗原(HBeAg)阴性母亲所生新生儿,在 12 月龄时发生慢性感染的比例高达 40%~50%,而 HBsAg 和 HBeAg 同为阳性的母亲所生新生儿,在 12 月龄时 90% 将发生慢性 HBV 感染。Mollah 等研究发现早产儿与低出生体质量儿组和足月儿组比较,在第 3 剂疫苗接种后 1 个月时乙肝表面抗体(HBsAb)滴度>10IU/L 的百分比分别为 94% 和 98%,差异无统计学意义($P>0.05$)。

根据目前国内外相关指南及国卫办疾控发〔2016〕52 号《国家免疫规划儿童免疫程序及说明(2016 年版)》最新要求建议:母亲 HBsAg 阳性所生早产儿、低出生体质量儿,无论母亲 HBeAg 阳性还是阴性,不管胎龄和出生体质量,出生后无论婴儿身体状况如何,必须在出生后 12 小时内(理论上越早越好)注射乙肝免疫球蛋白(hepatitis B immunoglobulin,HBIG)(剂量≥100IU),HBIG 有效成分为乙肝表面抗体(抗-HBs),肌内注射后 15~30 分钟即开始发挥作用,保护性抗-HBs 至少可以维持 42~63 天,此时体内已主动产生抗-HBs,故无须第 2 次注射 HBIG。有关 HepB 接种,对于体重<2000g 的早产儿,如生命体征稳定,无须考虑体重,尽快在不同部位接种 1 针 10μg 重组(酵母)HepB 或 20μg 重组[中国仓鼠卵巢细胞(CHO 细胞)]HepB;如果生命体征不稳定,待稳定后,尽早接种第 1 针,1~2 个月后或体重达到 2000g 后,再按 0、1、6 个月程序完成 3 剂次共 4 针 HepB 接种方案。若出生体质量>2000g 早产儿,如生命体征稳定,与足月新生儿一样按 0、1、6 个月程序完成 3 剂次接种方案。如果母亲 HBsAg 结果不明,先给新生儿注射 HBIG,然后立即给母亲进行乙肝标志物快速检测,根据检测结果参照上述标准执行。

2. 接种部位　乙肝疫苗在右上臂三角肌肌内注射,HBIG 在大腿前外侧中部肌内注射。HBIG 与 BCG 在不同部位同时接种不会降低 BCG 的免疫效果。给早产儿肌内注射疫苗时针头长度应适合早产儿的肌肉大小。

3. 接种后无应答的处理　全程接种乙肝疫苗后,绝大多数接种者体内可产生高滴度的保护性抗体。但由于免疫功能低下或其他原因,少数接种者对疫苗接种无应答(抗-HBs<10IU/L)。目前对于接种后无应答的处理尚未达成共识,建议对 HBsAg 阳性母亲所生早产儿接种完最后一剂乙肝疫苗 1~2 个月后进行 HBsAg 和抗-HBs 检测。若发现 HBsAg 阴性、

抗-HBs<10IU/L,可按照 0、1、6 个月免疫程序再接种 3 剂乙肝疫苗。

（二）BCG

结核病是人类历史上最古老的传染病之一,据世界卫生组织（WHO）估算,2015 年我国结核病发病数为 93 万,仅次于印度和印度尼西亚,居全球 22 个结核病高负担国家的第 3 位。1921 年 BCG 开始用于人类结核病的预防,每年全世界 100 多个国家约 10 亿份疫苗给儿童注射,一项关于疫苗接种的 meta 分析显示,BCG 可以预防 50% 的结核病发生,对于 64% 的结核性脑膜炎预防有效,可以预防 80% 以上的儿童结核病扩散。国内有研究发现,BCG 未及时接种原因主要是早产、低出生体质量,患病（免疫缺陷、转儿科、先天畸形）,家长拒绝等。

1. **作用机制** BCG 的防护作用主要通过诱导细胞介导的免疫反应来完成,接种 BCG 后形成初次感染,经过巨噬细胞的加工处理,将抗原信息传递给免疫活性细胞,使 T 淋巴细胞分化增殖,形成致敏淋巴细胞,机体再次感染结核分枝杆菌时,巨噬细胞和致敏淋巴细胞被激活,引起特异性免疫反应。接种后 4~8 周产生免疫力,免疫一般可持续 3 年以上。虽然 BCG 对结核病的预防作用并不与结核菌素反应相一致,但结核菌素试验仍然是目前判断 BCG 接种有否有效的最有力指标。

2. **接种时机及部位** WHO 建议,高危人群尽可能在出生后给单剂量的 BCG,我国疫苗接种计划规定,胎龄>37 周且出生体质量>2500g 的新生儿应在出生后进行接种,接种部位在左上臂三角肌中部略下处皮内注射。对于早产儿和低出生体质量儿,我国执行的 BCG 接种标准是等其满足孕周>37 周且出生体质量>2500g,关于早产儿接种后的免疫效应,国内研究不多。国外研究发现,低出生体质量儿较足月儿一样具有有效的免疫反应,通过体外检测淋巴细胞增殖,IL-2 产生和结核菌素转换率,证实早产儿并不是 BCG 摄取和细胞介导的免疫反应差的原因。还有一项研究选择孕周 31~33 周早产儿,出生后给予 BCG 接种并与该胎龄早产儿矫正孕周 34 周后接种 BCG 进行免疫效果评价,研究发现两组卡疤形成率、6 个月时结核菌素试验（PPD）阳性率和不良反应发生率无显著性差异,认为对孕周 31~33 周早产儿出生时就行 BCG 接种安全有效。但也有研究认为胎龄<33 周的早产儿出生后不应该常规接种 BCG。

建议早产儿、低出生体质量儿严格执行我国疫苗接种计划规定,对胎龄>37 周且出生体质量>2500g 的新生儿出生 24 小时内进行 BCG 接种,接种部位在左上臂三角肌中部略下处皮内注射。未接种 BCG 的早产儿在出生 3 个月内满足孕周和体质量要求后可直接进行接种;3 月龄~3 岁儿童结核菌素纯蛋白衍生物（TB-PPD）或卡介菌蛋白衍生物（BCG-PPD）试验阴性者,应予补种。≥4 岁儿童不予补种,婴儿出生后 3 个月后到指定的卫生防疫机构进行 BCG 接种效果检查。

3. **接种剂量及接种后效果评估** BCG 接种效果与剂量呈正相关,皮内接种法一般剂量为 0.05~0.10ml。BCG 接种剂量是否适当,可从 BCG 瘢痕的大小确定。BCG 接种的阳性反应是接种后 2 周左右在注射部位出现红斑和丘疹,8~12 周伴随着溃疡和愈合形成卡疤。已接种 BCG 的儿童,即使卡痕未形成也不再予以补种。

4. **BCG 接种不良事件** 接种 BCG 后的并发症较罕见,接种后出现致死性播散结核感染的概率为 0.19/100 万~1.56/100 万,几乎无一例外是因疏忽大意而对细胞免疫严重抑制的个体接种 BCG 所致。严重的局部反应（如广泛的局部溃疡和区域性淋巴腺炎）的发生率<1‰,且多数病例（>99%）系免疫缺陷者。与大龄儿童相比,新生儿出现疫苗诱发的化脓性淋巴腺炎的风险较高,因此严格掌握新生儿接种剂量。造成注射部位脓肿主要是因为进针角度过大、进针过深,或为皮下注射,甚至是肌内注射,给婴儿造成不必要的伤害。疫苗要充分摇匀,防止注射后疫苗外溢,可避免引起严重深部脓肿。

5. BCG 的保存及使用中的注意事项　需要在 4~8℃ 冰箱内保存,目前国内使用的冻干菌苗在 13~17℃ 时随储存的时间延长菌苗活性下降,22~23℃ 时活力明显减退,30~37℃ 时菌苗活性在短时期内迅速降低。光线是影响 BCG 效能的又一重要因素,在直射日光下,5 分钟内即有 50% 的 BCG 被杀死,而间接日光下 15 分钟会有同样结果,因此储存与运输菌苗时须冷藏与避光。稀释后的 BCG 需在 30 分钟内用完,未用完者不能再用。每次抽吸药液时要充分摇匀。

有研究证实,新生儿 12 小时内同时注射 HBIG 和 BCG 不会降低 BCG 的免疫效果,且有助于提高 HBsAg 阳性母亲所生新生儿接种 BCG 的效果。

二、早产儿出院后的疫苗接种问题

AAP 建议早产儿(包括低出生体质量儿)应按实龄与足月儿的免疫程序一样进行免疫接种,即早产儿的预防接种按照实际月龄而不是纠正月龄进行。但是考虑到新生儿 T 淋巴细胞和 B 淋巴细胞功能不成熟在早产儿中更为明显,针对具体接种的每种疫苗,特别是新的疫苗和联合疫苗,作出具体接种建议前,需由承担预防接种的保健医师和儿科医师对婴儿共同评价,决定是否进行该类疫苗接种。目前国内有的单位成立了高危儿预防接种评估门诊,对进一步规范早产儿预防接种是个很好的尝试。下文对早产儿出院后疫苗接种相关研究做一简单总结,供从业者在早产儿疫苗接种实践中参考,也希望国内同行能进行多中心相关研究,制定出符合我国国情的早产儿疫苗接种指南。

(一) 白百破(DTP)

超过 50% 的百日咳报告病例发生在婴儿。与正常出生体质量儿相比,早产低出生体质量儿患病风险明显增加。最近一项来自澳大利亚的前瞻性研究指出,早产儿是严重百日咳感染的独立危险因素。白喉和破伤风类毒素的免疫原性很强,而且预防疾病所需抗体水平不太高。多项研究证实白喉、破伤风疫苗即使在很小的胎龄儿接种与适于胎龄的免疫效果也无显著差异。Vázquez 等报道在第 2、4 和 6 个月使用六价 DTaPHBVIPV/Hib(白百破、乙肝、脊髓灰质炎疫苗/流感嗜血杆菌联合疫苗),98% 的早产儿(24~36 孕周,出生体质量<2000g)达到保护性几何平均滴度(GMTs,定义为 ≥0.1IU/ml 的水平)。Faldella 等研究发现给予 34 名平均胎龄 32 周在出生后 3、5、11 个月给予 DTP 和乙肝联合疫苗并与 28 名足月儿比较,联合疫苗血清学转换,所有婴儿第 3 剂量接种后抗体全部阳转,但在首剂接种后,<31 周胎龄的早产针对抗原产生的抗体显著低于>31 周者,后者免疫反应与足月儿相似,但所有早产儿针对抗原的特异性抗体水平均显著高于具有保护作用的水平。尽管抗体水平低,但是在纠正胎龄的基础上进行预防接种,<31 周的早产儿能产生针对百日咳的保护作用。总之,目前的证据支持在早产儿中使用与足月儿相似的破伤风类毒素结合疫苗。

(二) 脊髓灰质炎疫苗

按足月儿实龄推荐的免疫程序给较大胎龄早产儿接种脊髓灰质炎减毒活疫苗(OPV),均可诱发充分的免疫应答。Slack 等报道了对 50 名早产儿(平均胎龄 28.5 周)和 60 名足月儿采用脊髓灰质炎灭活疫苗(IPV)进行 2、3、4 个月的免疫接种计划,免疫应答两者间差异无统计学意义,所有早产儿对血清型 I、II 和 III 的抗体水平均具有保护性。还有一项研究对 2

个月时给予 IPV,随后在 4 个月时给予 OPV 的极早早产儿(平均胎龄 25.9 周)和足月儿的免疫应答进行研究,结果血清型Ⅰ(85% 和 80%)和血清型Ⅱ(100%)的保护与足月儿相似,早产儿血清型Ⅲ保护率低于足月儿(0% 比 31%)。上述研究可以发现 IPV 基本为早产儿提供了针对脊髓灰质炎病毒Ⅰ、Ⅱ的保护。

（三）肺炎结合疫苗

肺炎球菌是细菌感染性疾病的主要病原菌之一,可引起肺炎、脑膜炎、脓毒症、中耳炎等疾病,在 2 岁以下婴幼儿和老年人中发病率最高,已成为世界范围内引起死亡的重要原因之一。侵袭性肺炎球菌疾病占新生儿脓毒症的 11%,与足月儿相比,早产儿和低出生体质量儿患肺炎球菌疾病的风险增加。早在 1880 年美国 Steinberg 和法国 Pasteur 最先分离出肺炎球菌,并于 1882 年的实验后指出通过疫苗预防肺炎球菌感染的可能性。1914 年,全菌体疫苗首次得以使用,20 世纪 40 年代,1、2、5 和 7 型 4 价肺炎多糖疫苗及 1、2 型 2 价肺炎多糖疫苗研制成功。1977 年,14 价肺炎多糖疫苗在美国获得许可使用,1983 年 23 价肺炎多糖疫苗研制成功并投入市场,我国于 2000 年自行开发出 23 价肺炎多糖疫苗,2006 年正式上市。肺炎球菌多糖抗原是非 T 淋巴细胞依赖性抗原,初次免疫能诱导产生保护水平的抗体,但再次免疫不能诱导产生免疫记忆;并且该疫苗对 2 岁以下的儿童不能引起有效的保护性抗体应答,而该年龄段人群是肺炎球菌感染的高危人群。美国公司研制的 7 价肺炎球菌结合疫苗(PCV7)已于 2000 年通过美国食品和药物管理局(FDA)批准上市,2008 年引入中国,这种疫苗可用于 2 岁以下儿童预防肺炎球菌性疾病,本疫苗包括 7 种血清(4、6B、9V、14、18C、19F 和 23F),这 7 种血清型占美国 6 岁以下儿童菌血症的 86%、脑膜炎的 83%、急性中耳炎的 65%。虽然近年来 PCV10、PCV13 型疫苗已经在国外应用,但目前 PCV7 还是作为 WHO 评估和注册新的肺炎疫苗免疫反应的经典对照疫苗。最新一项研究将 60 例早产儿按出生体质量分成 <1000g 组和 ≥1000g 组,分别于出生后 2、4、6、16 个月接种 4 次 PCV7,研究结果显示第 3 剂疫苗接种后 1 个月检测针对疫苗抗体滴度 ≥0.35g/L(WHO 规定的免疫有效抗体浓度)的比率分别为 90.7% 和 91%,接种第 4 剂疫苗后 2 组均达到 100%,证明对不同出生体质量早产儿进行肺炎疫苗接种同样有效。美国的一项多中心研究纳入 4340 名出生在 38 周之前的婴儿,包括 167 名 <32 周的早产儿,证明早产儿对所有疫苗血清型的免疫应答均高于足月儿,抗侵袭性肺炎球菌疾病的效果等同于足月儿的效果。因此建议早产儿从 2 月龄起接种肺炎球菌疫苗,我国已从 2017 年引进了 13 价疫苗,其 13 价疫苗在早产儿中的免疫原性有必要进行进一步研究。

（四）流感疫苗

早产儿和低出生体质量儿增加了流感的发病率,患有慢性心肺疾病、肾脏疾病和代谢性疾病早产儿住院率更高,大约有 10% 的病死率。有研究比较了 3 价流感疫苗接种给患有慢性肺疾病(CLD)的 45 例早产儿,比较其与 18 名足月儿的体液和细胞免疫。尽管细胞介导的免疫反应在 CLD 患儿中低,但几乎所有婴儿在疫苗接种后均能获得稳定的免疫保护性抗体,在疾病期间或恢复期再接种,疫苗接种无明显不良反应。建议早产儿从 6 月龄起,每年秋季的流感疫苗接种对于患有 CLD 的早产儿特别重要,6 月龄以下儿童的家庭成员和其他接触者也应接种流感疫苗。

（五）轮状病毒疫苗

与足月儿相比,早产儿轮状病毒感染后的并发症和住院风险增加。在出生的早产儿中,低出生体质量儿(<2500g)或极低出生体质量儿(<1500g)存在轮状病毒感染住院概率高于

足月儿。Goveia 等在 2070 名 25～36 周的早产儿中研究了 5 价人类重组轮状病毒疫苗（Ro-taTeq）的有效性和安全性。与安慰剂相比,3 剂 5 价疫苗将轮状病毒胃肠炎引起的早产儿的住院率和急诊就诊率降低了 100%（95% CI 82.2%～100.0%）。该疫苗还预防了 73.0%（95% CI 2.2%～95.2%）的严重轮状病毒胃肠炎病例。在一项前瞻性队列研究探讨了 5 价轮状病毒疫苗对 3 岁以下早产儿的住院次数的影响,结果发现接种疫苗后前 2 个流行季由轮状病毒腹泻导致的住院次数减少了 2.6 倍,将第 3 个流行季的住院次数减少了 11 倍。这些数据支持早产儿或低出生体质量儿如果临床体征稳定、除外免疫缺陷、身体状况良好,可以与足月儿按相同的免疫接种程序接种轮状病毒疫苗。

（六）联合疫苗接种问题

联合疫苗的概念始于 20 世纪 30 年代,是指数种疫苗抗原联合制成的疫苗。1948 年白喉和破伤风二联疫苗首先获得批准,随后与灭活全细胞百日咳(wP)疫苗进行联合研制成功吸附全细胞百白破(DTwP)联合疫苗,1981 年日本学者首先研制了 DTaP 联合疫苗。20 世纪 90 年代,IPV、b 型流感嗜血杆菌疫苗(Hib)和 HepB 先后实现了与 DTP 疫苗的联合。在我国联合疫苗也是未来疫苗的发展趋势,相对于单价疫苗,联合疫苗的优点包括:减少多次接种引起的不适和不良反应;减少接种疫苗的成本(减少去医院接种疫苗的次数、减少注射器的使用、减少需要冷链疫苗的储量等),从而增加接种人群的依从性,提高疫苗接种率和全程接种率。优质的联合疫苗与单个疫苗的免疫效果一样,能一次为儿童提供多方位的安全保障。如目前常用的五联疫苗可以同时预防脊髓灰质炎、百日咳、白喉、破伤风和 b 型流感嗜血杆菌引起的感染等 5 种儿童常见感染性疾病。五联疫苗还将传统需要注射的 12 针减少到了 4 针,减少了 8 次接种时不良反应风险,家长减少了 8 次接种的奔波,更加省时、省力。但接种者也应注意每种疫苗的成分,对其中一种成分有禁忌证者应禁用联合疫苗。国外研究认为早产儿和低出生体重儿应该按实际年龄接种多价联合疫苗,但在接种前应该认真评估其身体健康状况。

（张雪峰）

参 考 文 献

［1］邵肖梅,叶鸿瑁,丘小汕. 实用新生儿学. 第 4 版. 北京:人民卫生出版社,2011:307-365,841-846.

［2］陈大鹏. 母乳喂养与早产儿相关疾病的医疗经济学. 中华围产杂志,2014,17(10):649-651.

［3］潘新年,李燕,韦秋芬,等. 不同胎龄早产儿免疫功能水平及影响因素. 中国新生儿科杂志,2015,30(6):428-432.

［4］Pérez A,Bellón JM,Gurbindo MD,et al. Impairment of stimulation ability of very-preterm neonatal monocytes in response to lipopolysaccharide. Hum Immunol,2010,71:151-157.

［5］Marshall-Clarke S,Reen D,Tasker L,et al. Neonatal immunity:how well has it grown up? Immunol Today,2000,21(1):35-41.

［6］Melville JM,Moss T JM. The immune consequences of preterm birth［J］. Frontiers in Neuroscience,2013,7(7):79.

［7］张红珊,苏浩彬,魏菁. 不同胎龄及出生体重早产儿 T 淋巴细胞亚群水平及影响因素. 广东医学,2007,28(3):457-458.

［8］Lee SE,Romero R,Jung H,et al. The intensity of the fetal inflammatory response in intraamniotic inflammation with and without microbial invasion of the amniotic cavity. Am J Obstet Gynecol,2007,197(3):294. e1-6.

［9］Yilmaz NO,Agus N,Helvaci M,et al. Change in Pathogens Causing Late-onset Sepsisin Neonatal Intensive

Care Unit in Izmir,Turkey. Iran J Pediatr,2010,20:451-458.

［10］中华医学会儿科学分会新生儿学组.中国住院新生儿流行病学调查.中国当代儿科杂志［J］,2009,11:15-20.

［11］Baltimore RS,Huie SM,Meck JI,et al. Early onset neonatal sepsis in the era of group B streptococcal prevention. Pediatrics,2011,108:1094-1098.

［12］Martius JA,RoosT,Gora B,et al Risk factors associated with early-onset sepsis in premature infants. Eur J Obstet Gynecol Reprod Bio,1999,85:151-158.

［13］Lin RA,Committee on Fetus and Newborn. Management of neonates with suspected or proven early—onset bacterial sepsis. Pediatrics,2012,129:1006-1015.

［14］荣潇,胡民,李淑敏,等.早产儿早发型败血症母亲危险因素分析.中国新生儿科杂志,2015,30(6):442-445.

［15］姜毅.新生儿败血症诊疗进展.中国新生儿科杂志,2010,25(2):69-72.

［16］修文龙,杨长仪,陈涵强,等.早产儿医院感染败血症的危险因素.中华围产医学杂志,2014,17(10):657-659.

［17］Young Infants Clinical Signs Study Group. Clinical signs that predict severe illness in children under age 2 months:a multicentre study. Lancet,2008,371(9607):135-142.

［18］楚燕芳,余加林,杜立中.区分早发型和晚发型新生儿败血症的临床意义.中华实用儿科临床杂志［J］,2015,30(10):743-745.

［19］Surveillance report 2017-Neonatal infection early onset (2012) NICE guideline CG149 Published:9 January 2017 nice. org. uk.

［20］Ottolini MC,Lundgren K,Mirkinson LJ,et al. Utility of complete blood count and blood culture screening to diagnose neonatal sepsis in the asymptomatic at risk newborn. Pediatr Infect Dis J,2003,22:430-434.

［21］Torkaman M,Afsharpaiman SH,Hoseini MJ,et al. Platelet count and neonatal sepsis:a high prevalence of Enterobacter spp. Singapore Med J,2009,50(5):482-485.

［22］Spada S,Cuccu A,Mussap M,et al. Reliability of procalcitonin in neonatology. Experience in 59 preterm newborns. J Matern Fetal Neonatal Med,2009,22(S3):96.

［23］Santuz P,Soffiati M,Dorizzi RM,et al. Procalcitonin for the diagnosis of early-onset neonatal sepsis:a multi-level probabilistic approach. Clin Biochem,2008,41:1150-1155.

［24］Kocabas E,Sarik ioglu A,Aksaray N,et al. Role of procalcitonin, C-reactive protein, interleukin-6, interleukin-8 and tumor necrosis factor-alpha in the diagnosis of neonatal sepsis. Turk J Pediatr,2007,49(1):7-20.

［25］张谦慎.北美新生儿早发败血症的评估和抗生素治疗.中国新生儿科杂志,2012,27(4):284-287.

［26］Anna C Seale,Christina W Obiero,James A Berkley. Rational development of guidelines for management of neonatal sepsis in developing countries. Curr Opin Infect Dis,2015,28(3):225-230.

［27］陆丹芳,童笑梅.新生儿败血症的免疫及辅助治疗进展.国际儿科学杂志,2011,38(4):325-327.

［28］Amuelessen A,Isaksson B,Hanberger H,et al. Late—onset neonatal sepsis,risk factors and interventions:an analysis of recurrent outbreaks of Serratia marcescens,2006—2011. J Hospital Infect,2014,86(1):57-63.

［29］Gerald B Merenstein,Sandra L Gardner. Handbook of Neonatal Intensive Care. United States of America:Mosby,Inc,2002:462-484.

［30］Fridkin SK,Kaufman D,Edwards JR,et al. Changing incidence of Candida bloodstream infections among NICU patients in the United States:1995-2004. Pediatrics,2006,117:1680.

［31］Pappas PG,Kauffman CA,Andes D,et al. Clinical practice guidelines for the management of candidiasis:2009 update by the Infectious Diseases Society of America. Clin Infect Dis,2009,48:503.

［32］Mermel LA,Allon M,Bouza E,et al. Clinical practice guidelines for the diagnosis and management of intravascular catheter-related infection:2009 Update by the Infectious Diseases Society of America. Clin Infect Dis,2009.

[33] Karlowicz MG,Hashimoto LN,Kelly RE Jr,et al. Should central venous catheters be removed as soon as candidemia is detected in neonates? Pediatrics,2000,106:E63.

[34] Hundalani S,Pammi M. Invasive fungal infections in newborns and current management strategies. Expert Rev Anti Infect Ther,2013,11:709.

[35] American Academy of Pediatrics. Candidiasis//Pickering LK. 29th ed. Red Book:2012 Report of the Committee on Infectious Diseases (Ed). American Academy of Pediatrics,Elk Grove Village,2012:265.

[36] Bendel CM. Candidiasis//Infectious diseases of the fetus and newborn infant. 6th ed. Remington JS,Klein JO, Wilson CB,Baker CJ (Eds). Philadelphia:Elsevier Saunders,2006:1107.

[37] Le J,Adler-Shohet FC,Nguyen C,et al. Nephrotoxicity associated with amphotericin B deoxycholate in neonates. Pediatr Infect Dis J,2009,28:1061.

[38] Juster-Reicher A,Flidel-Rimon O,Amitay M,et al. High-dose liposomal amphotericin B in the therapy of systemic candidiasis in neonates. Eur J Clin Microbiol Infect Dis,2003,22:603.

[39] Ascher SB,Smith PB,Watt K,et al. Antifungal therapy and outcomes in infants with invasive Candida infections. Pediatr Infect Dis J,2012,31:439.

[40] Driessen M,Ellis JB,Cooper PA,et al. Fluconazole vs. amphotericin B for the treatment of neonatal fungal septicemia:a prospective randomized trial. Pediatr Infect Dis J,1996,15:1107.

[41] Wade KC,Benjamin DK Jr,Kaufman DA,et al. Fluconazole dosing for the prevention or treatment of invasive candidiasis in young infants. Pediatr Infect Dis J,2009,28:717.

[42] Piper L,Smith PB,Hornik CP,et al. Fluconazole loading dose pharmacokinetics and safety in infants. Pediatr Infect Dis J,2011,30:375.

[43] Smith PB,Steinbach WJ,Cotten CM,et al. Caspofungin for the treatment of azole resistant candidemia in a premature infant. J Perinatol,2007,27:127.

[44] Smith PB,Walsh TJ,Hope W,et al. Pharmacokinetics of an elevated dosage of micafungin in premature neonates. Pediatr Infect Dis J,2009,28:412.

[45] Hope WW,Smith PB,Arrieta A,et al. Population pharmacokinetics of micafungin in neonates and young infants. Antimicrob Agents Chemother,2010,54:2633.

[46] Sáez-Llorens X,Macias M,Maiya P,et al. Pharmacokinetics and safety of caspofungin in neonates and infants less than 3 months of age. Antimicrob Agents Chemother,2009,53:869.

[47] Kaufman DA. Challenging issues in neonatal candidiasis. Curr Med Res Opin,2010,26:1769.

[48] Adams-Chapman I,Bann CM,Das A,et al. Neurodevelopmental outcome of extremely low birth weight infants with Candida infection. J Pediatr,2013,163:961.

[49] 江载芳,申昆玲,沈颖. 诸福棠实用儿科学. 第8版(上册). 北京:人民卫生出版社,2015:821-921.

[50] 曹永丽,彭芸,孙国强,等. 新生儿衣原体肺炎的临床及影像表现特点分析. 中华放射学杂志,2012,46(6):512-515.

[51] 吕有道. 阿奇霉素治疗新生儿衣原体肺炎30例. 中华妇幼临床医学杂志:电子版,2012,8(1):94.

[52] Tran TT. Management of hepatitis B in pregnancy:weighing the options. Cleve Clin J Med,2009,76(Suppl 3):S25-29.

[53] Saari TN. American Academy of Pediatrics Committee on Infectious Diseases. Immunization of preterm and low birth weight infants. American Academy of Pediatrics Committee on Infectious Diseases. Pediatrics,2003, 112(1 Pt 1):193-198.

[54] 中华医学会妇产科学分会产科学组. 乙型肝炎病毒母婴传播预防临床指南(第1版). 中华妇产科杂志,2013,48(2):151-154.

［55］中国妇幼保健协会新生儿保健专业委员会.新生儿期疫苗接种及相关问题建议.中华新生儿科杂志，2017,32(3):161-164.

［56］中华医学会肝病学分会,中华医学会感染病学分会.慢性乙型肝炎防治指南(2015更新版).中华肝脏病杂志,2015,23(12):888-905.

［57］Principi N,Esposito S. Use of the 13-valent pneumococcal conjugate vaccine in infants and young children. Expert Opin Biol Ther,2012,12(5):641-648.

［58］Gagneur A,Pinquier D,Quach C. Immunization of preterm infants［J］. Hum Vaccin Immunother,2015,11(11):2556-2563.

［59］Hanna Czajka,Ryszard Lauterbach,Dorota Pawlik. Vaccination of preterm infants by polyvalent vaccines immunogenicity and safety-review of literoture DEV. Period Medicine,2014,XⅧ,3:360-366.

第十二章
早产儿其他问题

第一节　早产儿高胆红素血症与胆红素脑病

━━━【本节要点】━━━

　　早产儿是新生儿高胆红素血症人群中需要特殊关注的群体。比较足月新生儿早产儿在高胆红素血症的概念、高胆红素血症和胆红素脑病的形成机制以及诊断和治疗均具有特殊性。本节内容主要介绍了早产儿高胆红素血症的定义,形成高胆红素血症和胆红素脑病的危险因素。对早产儿高胆红素血症诊断、监测以及治疗的特点进行了解释和讨论。

　　早产儿是新生儿中特殊的未成熟的群体。与足月新生儿一样,早产儿新生儿时期的黄疸也是最常见的临床症状之一,虽然对于胎龄较大(>35 周)的早产儿大部分都是良性的临床经过,但对于胎龄较小(<35 周)的极低出生体重儿即使较低水平血清胆红素也有形成胆红素脑病的风险,需要临床医师特别警惕,以防止胆红素脑病造成神经系统损害。所以,必须在早产儿出生早期充分地识别并监测血清胆红素,以确保及时地正确评估和治疗。

一、早产儿高胆红素血症的概念

(一) 早产儿高胆红素血症

　　新生儿出生后最初 7 天,血清胆红素水平是一个不断上升的过程,故高胆红素血症的标准不能采用一个标准界定出生不同时龄和不同日龄的新生儿。早产儿高胆红素血症不仅要考虑到时龄和日龄,而且还要考虑到胎龄和出生体重。目前国际上比较公认的足月高胆红素血症的标准是参考斯坦福大学 Bhutani 小时胆红素列线图的第 95 百分位(图 12-1-1)。即胆红素水平高于 Bhutani 小时胆红素列线图的第 95 百分位者为高胆红素血症。这个标准也适用于胎龄>35 周的早产儿。但对于胎龄<35 周的早产儿,不同胎龄的早产儿出生早期红细胞破坏的程度、肝脏成熟程度,白蛋白与胆红素联结的能力,以及血-脑屏障的通透性均有所不同。尽管已有研究证据表明,胎龄<35 周的早产儿比较成熟的足月儿更容易受到较低胆红素水平对胆红素相关性神经系统损害(bilirubin-induced neurologic dysfunction,BIND)的影响。但由于早产儿高胆红素血症的临床表现和 BIND 的范围存在较大的不确定性,特别是对于出生体重≤1000g 的超低出生体重儿缺乏可靠的胆红素神经毒性作用的预测方法,及目前国际上对于胎龄<35 周的早产儿缺乏以循证医学为基础的一致性标准。但可以认为胆红素高于同胎龄同日龄(或时龄)光疗干预值即为高胆红素血症。

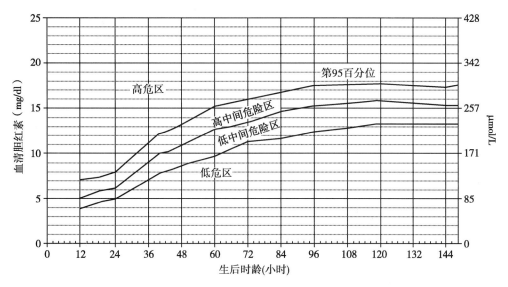

图 12-1-1　Bhutani 新生儿胆红素小时列线图

早产儿出生时胎儿红细胞占红细胞总数的比例比足月儿更高,出生早期大量胎儿红细胞被破坏,产生更多的胆红素,肝脏更加不成熟,其摄取、结合和排泄胆红素的能力更差,从流行病学角度观察早产儿的平均胆红素峰值水平比较足月儿更高,但由于早产儿血-脑屏障发育更加不成熟,甚至低水平的胆红素也有可能透过血-脑屏障形成胆红素脑病。从 20 世纪 60 年代和 70 年代的回顾性研究说明早产儿核黄疸总胆红素水平,为 10 ～ 18mg/dl(171 ～ 308μmol/L),报道早产儿核黄疸的胆红素水平比足月儿胆红素值 TB>20mg/dl(342μmol/L) 低得多。所以从安全的角度考虑早产儿高胆红素血症的标准应该更低。

在极低和超低出生体重的早产儿人群中,出生早期窒息、缺氧、感染、高碳酸血症和低蛋白血症的发生率明显高于足月正常新生儿。由于这些高危因素的存在,早产儿的胆红素水平尚未达到传统意义上的高胆红素血症也有可能更易形成胆红素脑病。

(二) 早产儿高胆红素血症的发生机制

早产儿高胆红素血症与足月儿相同,在出生后要完成一个重大的转变,即从依赖母亲代谢胆红素的寄生状态到逐渐发育成熟并独立完成肝酶生成以及胆红素结合与排泄的过程。早产儿是一个未成熟的个体,出生后胎儿红细胞破坏得更多,肝脏更加未成熟,要完成这个过程比足月儿需要更长的时间。

早产儿高胆红素血症受到多种因素的影响,包括胎龄、日龄、出生体重、分娩方式、喂养方式,早产儿出生早期的健康状态、种族甚至地理位置。即使同一人种中,遗传的变异也可以影响到高胆红素血症的程度和持续的时间。很难用一个界值来界定所有的早产儿。高胆红素血症应取决于胆红素增长的速度、不同日龄血清胆红素水平以及达到的峰值。更重要的是早产儿当时的健康状态即是否存在形成胆红素脑病的高危因素(窒息、缺氧、感染、高碳酸血症、代谢性酸中毒、低蛋白血症、低血糖、高热和低体温等)。

由于早产儿胎龄不同、出生体重不同,肝脏成熟程度不同,血-脑屏障的成熟程度也不同,在相同胆红素水平的情况下胎龄越低,出生体重越低的早产儿形成胆红素脑病的风险越大。所以早产儿不能用一个标准界定不同胎龄不同出生体重早产儿的高胆红素血症。而应该依据不同胎龄、不同出生体重界定不同的标准。最实用高胆红素血症的定义值应为依据胎龄、日龄、出生体重的光疗干预值。

早产儿在生后头几天总胆红素水平是胆红素代谢累积的结果,包括胆红素的生成、肠肝循环和胆红素的排泄。用直接测量和间接的证据都可提示随着日龄的增加胆红素生成和肠肝循环在减少,胆红素的排出在增加。但在生后最初的几天里这些变化非常个体化。在决定某日龄总胆红素生成、肝肠循环和胆红素的排出间的相互作用的复杂性可以用以下代谢模式:

该日龄总胆红素水平(TSBt) = 脐血胆红素水平(TSBo) + $\sum$[胆红素生成量+肝肠循环量 − 排出量]$^{\Delta 日龄}$

早产儿较足月儿黄疸出现较早,程度较高,持续时间更长。血清胆红素持续在高水平时间较长的早产儿更需要给予密切监测和干预。

二、高胆红素血症的鉴别诊断

高胆红素血症的鉴别诊断见表 12-1-1。

表 12-1-1　新生儿高胆红素血症的鉴别诊断

病因	相关表现
未结合(间接)高胆红素血症	
• 溶血性疾病(同族免疫)	
ABO 血型不合	Coombs 试验、抗体(抗 A 或抗 B)释放试验阳性
Rh 血型不合	母亲抗 Rh 效价,Coombs 及释放试验阳性,有核红细胞增多
其他少见的血型不合	Coombs 试验阳性,红细胞形态学改变
• 红细胞结构或代谢异常	
遗传性球形细胞增多症	家族史,脾大,外周血小球形红细胞增多
葡萄糖-6-磷酸脱氢酶缺陷	家族史,发病诱因:感染、食物、药物;G-6-PD 测定
• 胆红素结合的遗传性缺陷	
Crigler-Najjar 综合征葡萄糖醛酸转移酶完全缺乏;	病情重,终生高胆红素血症
Gilberts 综合征	家族史,葡萄糖醛酸转移酶部分缺乏,对苯巴比妥有反应
• 细菌感染	新生儿感染的病史和临床表现,常有直接胆红素同时增高
• 母乳性黄疸	生长发育好,轻-中度持续的高胆红素血症,胆红素消退延迟
• 生理性黄疸	通常轻-中度,无病理因素,可自限
结合(直接)高胆红素血症	
先天性胆道闭锁	肝内胆管扩张,无胆汁排出,大便灰白色,生后 2~3 周逐渐加重
肝外胆管阻塞	肝外包块或囊肿,胆道扩张
• 新生儿肝炎	
细菌表现	与新生儿感染相同
病毒炎性改变	病毒感染在其他系统的表现
非特异性	缺少特异性病原学的炎性改变
胆汁淤积综合征	持续性的高结合胆红素血症
窒息后	相关病史,加上肝酶增加
α-抗胰蛋白酶缺乏	α-抗胰蛋白酶水平低,反复或慢性肺部疾病
新生儿含铁血黄素沉积症	组织活检巨噬细胞充满含铁血黄素

三、胆红素所致神经系统的毒性作用和监测方法

(一)胆红素毒性作用的机制

胆红素毒性作用的机制尚未十分清楚。

1. 胆红素的细胞毒性作用 胆红素能够抑制脑细胞的能量代谢,减弱脑电活动,表现脑电幅度低平,传导时间延长,降低脑内磷酸和 ATP 含量及腺苷能量负荷。胆红素还可抑制神经细胞膜生物功能,减少细胞内核酸和核蛋白的合成,并影响线粒体能量代谢,使神经末梢突触去极化作用减弱,对多巴胺合成与释放及对酪氨酸摄取减少。在胆红素损伤脑细胞的病理情况下,谷氨酸等兴奋性氨基酸释放增多,使 Ca^{2+} 通道开放,Ca^{2+} 内流造成细胞质与线粒体内 Ca^{2+} 超载,加重了脑细胞损害。胆红素还抑制 N-甲基-D-天门冬氨酸-受体的离子通道的功能,提示胆红素能干扰神经兴奋信号和损害神经传导(尤其是听神经)。胆红素还能抑制肾脏的离子交换和水分的运输,这可以解释胆红素脑病时发生神经细胞的肿胀。

2. 胆红素进入脑组织的机制

(1)游离胆红素学说:未结合胆红素(UCB)为一种脂溶性分子具有亲脂性,对富含磷脂的脑细胞有亲和力,易穿过完整的或被损害的血-脑屏障进入脑细胞及中枢神经系统的易感区域。早产儿血-脑屏障发育未成熟,游离的未结合胆红素更容易通过血-脑屏障形成胆红素脑病。

(2)极性化合物学说:认为胆红素为极性化合物,在水溶液和非极性溶剂中溶解度很小。胆红素与神经节苷脂和神经鞘磷脂表面阳离子之间形成静电复合物,这种静电的结合随介质中 H^+ 浓度增大而增多,血清白蛋白分子的增加可以阻止并逆转。当细胞膜的脂质层的胆红素达到饱和时,发生膜诱导的胆红素聚集和沉积,损伤细胞膜和线粒体功能。早产儿由于肝脏未成熟以及在出生早期摄入蛋白质的量有限,容易发生低蛋白血症,增加了胆红素脑病的风险。

(3)血-脑屏障选择性开放学说:当早产、缺氧、酸中毒、低血糖、低血容量、高热、低体温高碳酸血症及感染时,血-脑屏障开放,此时不仅游离胆红素,而且大分子白蛋白联结的胆红素也能通过血-脑屏障进入脑组织,使脑内的胆红素水平急剧上升,达到饱和状态,形成胆红素脑病。早产儿在出生早期发生上述情况的概率更高,未成熟的血-脑屏障更易处于开放状态,胆红素更易透过血-脑屏障。

(4)胆红素酸沉淀学说:新生儿游离胆红素浓度大于胆红素溶解度,血清胆红素酸处于饱和状态,不易溶解,当有酸中毒或低蛋白血症时,胆红素几乎呈不溶解状态,易于沉淀。胆红素脑病是胆红素酸沉淀在脑细胞膜的结果。

四种学说不能用某一种学说单一地解释全部,相互关联,不同病理状态下可能有所侧重。

(二)胆红素神经毒性作用的影响因素

1. 胆红素的水平及高水平胆红素持续存在于中枢神经系统的时间 胆红素对中枢神经系统的毒性作用是由中枢神经系统的胆红素水平和高水平胆红素存在时间所决定。然而,在非溶血的新生儿中,血清胆红素水平和胆红素脑病并非完全一致。原因可以解释为高胆红素血症时,血清胆红素是否透过血-脑屏障进入中枢神经系统,以及胆红素存在于中枢神经系统持续的时间也是一个重要的决定因素,持续时间越长,损害越严重。在足月新生儿有核黄疸临床表现的胆红素水平在 $427 \sim 513\mu mol/L$($25 \sim 30mg/dl$),或更高。大多数病例,

血清胆红素水平常常接近30mg/dl。但有些血清未结合胆红素水平在513～598μmol/L（30～35mg/dl）而没有神经系统的后遗症。因此没有一个精确的血清胆红素界值来保证胆红素水平在何种情况下对早产儿是安全的或可能发生的永久性神经系统损害。不能仅用血清胆红素水平来评估组织中胆红素的浓度及白蛋白与胆红素联结程度。

2. 胆红素与白蛋白的联结　血浆白蛋白与胆红素联结可以降低胆红素对中枢神经系统的毒性作用。如果未结合胆红素未与白蛋白联结呈游离状态，或存在血-脑屏障的损害，胆红素就能够进入中枢神经系统。理论上每克白蛋白联结8.2mg胆红素，因此，白蛋白3g/dl可以联结胆红素428μmol/L（25mg/dl），如果血浆白蛋白水平降低，与胆红素的联结减少，胆红素脑病的危险性就增加了。胆红素/白蛋白（B/A）成为评估高胆红素水平对神经毒性作用的一个危险因素。当B/A<1则胆红素白蛋白联结牢固；当B/A>1则连接疏松；当B/A>3则胆红素游离［B/A=1相当于145μmol/L（8.5mg）胆红素/1g白蛋白］。但因体内存在其他与白蛋白内源性竞争性结合物，因而，实际上B/A<0.5胆红素与白蛋白联结牢固，不易与神经细胞结合，当B/A>1则白蛋白与胆红素联结减少。白蛋白/胆红素的比可以作为胆红素脑病形成的危险信号，即需要换血治疗的标准。胎龄26周的早产儿在相同胆红素水平联结白蛋白的能力仅仅是胎龄40周足月儿的1/2。胎龄越小对白蛋白联结的能力越差，游离胆红素相对越多，游离胆红素透过血-脑屏障的风险越大。

（三）胆红素脑病的受损部位

血清高浓度的胆红素对中枢神经系统的毒害作用，基底神经节是最易受损的部位。胆红素毒性作用对基底神经节易感因素和中枢神经系统潜在的胆红素毒性物质代谢异常的机制尚不清楚。

胆红素毒性作用最常表现基底神经节和脑神经核受损。临床上特异性的表现为角弓反张、伸肌强直、手足徐动、眼球运动麻痹和听力丧失。病情严重者表现为无吸吮反射或吸吮无力，随后易激惹，抽搐甚至死亡。在胆红素毒性作用的急性期病情严重者常伴有消化道和肺出血。

危重患儿脑膜和皮层表面也有少量的胆红素黄染，但被胆红素黄染严重的区域仍主要在基底结、苍白球、海马及有时在小脑部位。死后在这些可能有胆红素沉积的区域或其邻近的区域发现瘢痕形成和神经胶质增生。幸存者神经系统损害与许多尸检时发现的损害部位一致。智力和高级的皮层功能相应的减低，永久性的共济失调、手足徐动、颤动、眼球运动麻痹和中枢性的听力丧失。

（四）早产儿胆红素脑病的高危因素

早产儿特别是胎龄较小的超低出生体重儿出生早期发生脑损伤的影响因素较多，常见的有缺血缺氧性脑病、低血糖性脑损伤、高胆红素血症导致的胆红素脑病等。如果同时存在临床上不易区分，在诸多脑损伤中容易被忽视的是早产儿的胆红素脑病。

早产的极低出生体重儿（<1500g），血-脑屏障发育极度不成熟，或在某些病理情况下，血-脑屏障容易受损如严重感染、窒息、酸中毒、低血糖、低体温、高热、高渗、低蛋白血症的早产儿，在低水平的血清未结合胆红素也容易通过血-脑屏障形成胆红素脑病。有人强调在新生儿加强监护病房（NICU）没有生理性黄疸。甚至生后48小时以内出院也是严重高胆红素血症的高危因素之一。

在20世纪60～70年代报告了大量的早产儿和产后合并感染和窒息的病例，这些早产儿血清胆红素峰值在17.1～256μmol/L（10～15mg/d）时就已有基底核黄染，同时，更令人困感的是一般为皮层和皮层下胆红素沉积。这些早产儿却很少有明显的胆红素脑病的神经系统表现。许多低胆红素的核黄疸临床上并未被怀疑,而在尸检时才被发现。低胆红素水平的早产儿一定不能依据是否有核黄疸的临床表现才对其进行干预,对早产的极低出生体重儿应在出生后尽早对胆红素进行监测、及时干预并追踪预后,尽早发现在早产儿这一高危人群中低胆红素的胆红素脑病和远期发育问题。

（五）急性胆红素脑病与核黄疸的概念

急性胆红素脑病是指生后 1 周内由于血清胆红素水平过高,或者血清高水平胆红素持续时间过长,或因各种高危因素导致血-脑屏障通透性增加,使血清胆红素透过血-脑屏障与脑神经细胞黏附在一起,神经细胞受损后导致的一系列的临床症状。包括早期抑制状态(反应差、肌张力低下、吸吮无力),中期表现昏迷、激惹、肌张力增高、角弓反张、发热、脑性尖叫或兴奋抑制交替,晚期出现拒奶、发热、呼吸暂停、深度昏迷、休克甚至惊厥和死亡。但这些临床表现,对于胎龄<34 周的早产儿往往缺乏典型的临床表现。需要出生早期血清胆红素的监测。如果能够早期及时发现,采取适当的治疗措施(光疗、换血等),与神经细胞黏附的胆红素可以重新回到循环中,急性胆红素脑病的损害是可逆的。

核黄疸则特指胆红素毒性引起的慢性和永久性神经系统损害,主要表现为手足徐动、听力障碍、牙釉质发育不良、双眼凝视、智力障碍、脑瘫。由于早产儿在出生早期更易出现一些与中枢神经系统相关的合并症[如败血症、脑室周围白质软化(PVL)和脑室周围出血(IVII)等],核黄疸表现的肌张力增高或肌张力异常大多要延迟到校正月龄 6 个月后才可能表现出来。

存活的早产儿核黄疸的发生率尚缺乏数据,一项基于生后 48 小时死亡的 81 例早产儿(胎龄<34 周)尸检神经病理特点(即胆红素染色和神经元坏死)回顾性研究报告证实,核黄疸发生率为 4%。

（六）胆红素神经毒性作用的监测方法

早产儿急性胆红素脑病缺乏像足月儿胆红素引起的神经功能障碍(BIND)的急性症状(如肌张力增高、激惹、固定姿态,角弓反张和癫痫发作等)。可能更多的表现为呼吸暂停、周期性呼吸、肌张力低下等。

1. 游离胆红素的测定　目前尚缺乏直接检测胆红素脑病的敏感的方法,一些发达国家开始用测定游离胆红素水平来预测早产儿尤其是极低出生体重儿胆红素脑病的风险。也有用测定胆红素与白蛋白联结的水平,推测游离胆红素水平,从而间接地评估胆红素的神经毒性作用。但对于早产儿来说,大多极低出生体重儿初生早期血清白蛋白水平较低,另一方面,胎龄 26 周的早产儿胆红素和白蛋白联结的能力仅仅是胎龄 40 周足月儿的 1/2。第三,这些极低出生体重儿在初生早期并发症导致的酸中毒也影响白蛋白与血清胆红素的联结。所以,采用游离胆红素测定来评估早产儿胆红素脑病风险的敏感性和特异性均明显高于用血清总胆红素水平的评估。

2. 听性脑干反应(ABR)　由于胆红素透过血-脑屏障最先损害的是听神经,通过 ABR 的测定可以检测急性可逆性胆红素毒性作用引起的听觉功能障碍以及不可逆的神经性听力丧失(SNHL)。在一项对 191 例早产儿,ABR 异常与游离胆红素升高和游离与总胆红素比值增加相关。自动化操作的 ABR 检测已被人们作为辅助诊断早产儿急性 BIND 的一种有用的工具。

脑干听觉通道对胆红素毒性作用特别敏感。未结合胆红素不但可在内耳毛细胞、耳蜗核沉积,还损害脑干组织造成中枢性听觉传导通路异常。有流行病学调查 400 例小儿听力减退中新生儿高胆红素血症占第 2 位,尤其是<1500g 早产儿更为突出,仅次于用氨基糖苷类抗生素。

脑干听觉诱发电位(brainstem auditory evoked potentials,BAEP)可全面准确记录刺激听觉系统所产生的电位反应,从耳蜗神经脑干直至皮层各个中转点的神经电位,反映听神经的生理及病理现象。20 世纪 80 年代中期用于新生儿,检测结果可由 6~7 波组成,Ⅰ~Ⅴ波分别代表不同部位所发生的电位。Ⅰ波为听神经颅脑外段,Ⅱ波为耳蜗神经核,Ⅲ波为上橄榄核,Ⅳ波为外侧系,Ⅴ波为中脑下区。从声刺激至各波出现所需时间为潜伏期,两波之间的时限为波间期。还可看波幅及形态,不同胎龄、不同日龄新生儿各波潜伏期不同。高胆红素血症能显著影响 BAEP 使之中枢传导时间延长,严重程度与胆红素水平相关。及时干预可逆转异常的 BAEP。已有报告顽固性呼吸暂停事件,并发 ABR 异常,作为早产儿 BIND 的风险因素。

对于有高胆红素血症的早产儿,脑干听力诱发电位可以作为胆红素脑病的鉴别方法。但早产儿脑干听力诱发电位也同样受到成熟程度的影响,所以需要做定期的随访。

四、早产儿胆汁淤积性黄疸

早产儿胆汁淤积其中一部分与肝脏排泄系统不成熟有关,故也称为早产儿的"生理性胆汁淤积"。因为围产期感染的易感性、先天畸形最初的影响、胆道系统的特点以及遗传代谢病的表现使早产儿胆汁淤积在新生儿时期的发生率比其他任何时期都高。

早产儿胆汁淤积性黄疸的常见病因包括先天性感染(如 TORCH 感染、先天性遗传代谢病)。早产儿尤其是极低或超低出生体重儿,也可以由于全肠外营养(TPN)或长期部分肠外营养的代谢性合并症发展成为肠外营养相关性胆汁淤积。TPN 相关性胆汁淤积的发生率与出生体重成反比,出生体重<1000g 的早产儿近 50% 发生这种合并症。发生率还与治疗的时间有关,常发生于 TPN 治疗的两周后。胆汁淤积尤其容易发生在有合并症的早产儿,包括呼吸窘迫、低氧血症、酸中毒、坏死性小肠炎、败血症和短肠综合征。

TPN 相关性胆汁淤积的发病机制是多样性的。受累的早产儿通常是低出生体重儿,因为在出生早期存在诸多早产儿合并症,早期未能建立肠道内营养或存在明显的喂养不耐受,尤其是在发生坏死性小肠结肠炎以及免疫力低下很容易发生感染。尽管近些年来胃肠道外营养液的成分已经有了明显的改善,一般如果正确应用很少有毒性作用。但是,静脉用的脂肪乳剂和植物甾醇类的含量有损害肝功能的作用。而在危重早产儿的治疗中,由于同时还在使用具有肝毒素作用的其他药物,与产生氧化性肝损害肠外营养的作用是协同的,包括:细菌性内毒素,脂肪乳剂,特殊的氨基酸及代谢产物和微量元素如铜、铝、锰等。

早产儿 TPN 相关性胆汁淤积潜在性地导致了进行性肝损害和肝硬化。尽早建立胃肠内喂养,以提供胆汁流出,胆囊收缩和肠蠕动的刺激是非常重要的。尽管微量胃肠内喂养未能完成全部的营养作用,但对肝胆保护功能具有积极的作用。对于需要持续肠外营养有胆汁淤积的早产儿,营养液中锰和铜的含量应该减少或去掉。因为这些金属可能蓄积到产生毒性作用的水平并导致肝损害。应该密切监测病人脂溶性维生素的情况并相应调整 TPN 溶液。建立全胃肠道喂养停用 TPN 以后,胆汁淤积的问题在数月内很难完全缓解。有些早产儿可能遗留肝纤维化甚至肝硬化。所以需要长期肠外营养的早产儿必须检测肝功能和胆红素。

五、早产儿高胆红素血症的诊断

(一) 非溶血性高胆红素血症的诊断

测定血清胆红素水平是诊断新生儿高胆红素血症的重要指标。在生后的最初 4~5 天,大多数新生儿都有一个血清胆红素上升的高峰时期,从出生时脐血胆红素 26μmol/L (1.5mg/dl)至生后 4~5 天的 102~205μmol/L(6~12mg/dl)。即使在正常情况下血清胆红素水平也超过成人。成人胆红素>34μmol/L(2mg/dl)可以看到皮肤、巩膜的黄染,新生儿由于毛细血管丰富,胆红素>86~120μmol/L(5~7mg/dl)才出现黄疸。早产儿皮肤较足月更薄,皮下血管暴露更充分,发现皮肤黄染再检测血清胆红素时往往已经达到相对较高的水平。对于胎龄较小的极低出生体重儿出生后即应该监测血清胆红素,达到早产儿按照胎龄-出生体重的干预标准及时给予干预,以避免高胆红素血症导致的脑损伤。

观察和检测早产儿黄疸应每天在自然光线下观察裸体的新生儿,胎龄较大的早产儿大多数可以在早期观察到皮肤和巩膜的黄疸。检查者用拇指按压身体较硬部位的皮肤表面,如前额、胸前或大腿等,主要是使皮肤变白,有助于观察潜在的黄色。胎龄小的极低出生体重儿仅仅用目测有时会延误病情,应该做血清胆红素的测定。

利用皮肤反射可以使用经皮测胆红素仪作为评估临床新生儿黄疸程度的另一种方法。经皮测胆红素与血清胆红素水平有很好的相关性,标准化的技术和设备可用于对高胆红素血症的筛查。经皮测胆红素仪与血清胆红素的相关性在白种人比非白种人更好。足月儿比早产儿更好,尤其是胎龄小的极低出生体重儿出生早期皮肤处于充血状态可能会影响结果的判断。2010 年英国新生儿黄疸指南中对胎龄<35 周的早产儿不建议采用经皮胆红素测定仪测定胆红素水平。

临床观察和经皮测胆红素都证实足月儿皮肤黄疸从面部开始向下进展,在胆红素水平>102~137μmol/L(6~8mg/dl)时可以观察到巩膜和面部的黄疸,137~171μmol/L(8~10mg/dl)时肩部和躯干出现黄疸,下肢有明显的黄疸为 171~205μmol/L(10~12mg/dl)水平。看到全身黄疸估计血清胆红素在 205~256μmol/L(12~15mg/dl)水平。虽然这仅仅是最粗略的评估,用于每天新生儿黄疸的观察,常常能够及时发现和认识进展中的高胆红素血症。有利于早期发现、诊断并给予干预和追踪。但早产儿尤其是早产的极低出生体重儿黄疸出现时往往观察不到从头面部到全身的过程,不宜用足月儿目测的方法评估胆红素水平。

除了需要实验室测定总胆红素和直接胆红素(结合胆红素)外,临床上对高胆红素血症应做出全面的检查,包括腹部触诊、回顾母亲和新生儿的血型不合的病史和实验室依据,抗体的滴度和 Coombs 试验的结果以及新生儿的家族史、兄弟姐妹或亲属在儿童时期的黄疸病史。

(二) 新生儿溶血病的诊断

1. **Rh 血型不合的溶血**　Rh 同族免疫性溶血是重症高胆红素血症的病因之一,也是新生儿核黄疸的常见病因。北美妇女中 16% 是 Rh 阴性,大多数 D 抗原阴性。在我国 Rh 溶血症相对少见。在分娩第一个 Rh 阳性的新生儿因胎盘出血,母亲曾有 Rh 阳性胎儿流产时,Rh 阴性母亲接受了小量的 Rh 阳性胎儿细胞的输血。当这些 Rh 阳性细胞进入 Rh 阴性的母亲循环后,母亲的免疫系统对外来的 Rh 阳性红细胞抗原产生抗体。后者暴露于 Rh 阳性胎儿细胞,在以后的任何一次 Rh 阳性胎儿的妊娠中,或在同一次妊娠有胎儿细胞经过胎盘时,都增加了母亲抗其胎儿抗体 IgG 的滴度,母亲抗 Rh 阳性的 IgG 抗体再经过胎盘到胎儿,破坏 Rh 阳性胎儿的红细胞。由于母亲抗体增加，胎儿红细胞一旦成为抗原被循环中的抗体识别就在血管内外被破坏和溶解。第二次妊娠胎儿会进一步溶血和产生宫内高胆红素血症。严重的病例，宫内贫血严重以至于造成高心排血量的心衰，全身水肿，水肿的胎儿可以从产前的超声观察到。

可以用测量 Rh 的抗体滴度来监测 Rh 阴性母亲的妊娠经过，超声监测可探及肝脾大和周围水肿，并可用经腹壁羊水穿刺检测胆红素在羊水中的存在。羊水中胆红素的增加，特别是结合超声证实肝脾大或水肿，提示预后危重，需要在超声引导下经腹壁输注红细胞，如果胎儿接近足月应尽快结束妊娠。

2. **ABO 血型不合的溶血** ABO 溶血病比 Rh 溶血病更为常见，但经过良好。几乎所有的病例，母亲血型是 O 型，新生儿的血型是 A 型或 B 型。母亲抗 A 或抗 B 的 IgG，在孕晚期或分娩时被动地输送到胎儿。随着脾脏对抗原抗体复合物识别和排斥，胎儿早期快速的溶血。因为胎儿每百个红细胞仅有近 7500～8000A 或 B 抗原附着点（相比成人 15 000～20 000），抗体对胎儿细胞不易黏附，且不被完全破坏。抗原抗体在胎儿细胞上的附着点数量较少，可使直接 Coombs 试验弱阳性或甚至阴性。虽然有 25% 的孕妇有潜在的 ABO 血型不合，只有少数（10%～15%）新生儿有 Coombs 试验阳性。在尚无阳性抗体结果时，不能证实新生儿溶血的诊断。因为不是所有的 ABO 血型不合都会导致新生儿溶血，确定诊断必须有直接或间接 Coombs 试验或抗体释放试验的阳性结果。

总之，所有母亲在产前和住院分娩前应做 ABO 血型和 Rh 血型的检查，如果母亲 Rh 性阴性，还应测定 Rh 抗体的滴度，以决定产时、产后的紧急处理。假如母亲的血型是 O 型或是 Rh 阴性，新生儿应该检查 ABO 血型和 Rh 血型；血型不合者，应进行抗体的筛查，除抗人球蛋白直接试验（Coombs）外，血清中游离抗体测定试验阳性表明新生儿体内已有存在抗体，并不一定致敏，不能作为诊断依据，而抗体释放试验证实新生儿红细胞已经致敏，诊断成立。

可疑新生儿溶血的早产儿，除了血清胆红素测定外，还应检查血色素、血细胞比容、网织红细胞计数、红细胞形态。对于高度怀疑 Rh 溶血的病例，生后立即做脐血标本血色素、血细胞比容和胆红素的测定。对可疑 ABO 溶血的病例，不一定要做脐血的检查，因为 ABO 溶血很少引起出生时明显的黄疸和贫血。

由于早产儿从生理上黄疸出现的时间往往比足月早，程度也比足月儿重，出生早期血-脑屏障的未成熟更容易发生急性胆红素脑病。加之早产的极低出生体重儿在出生早期往往有更多的合并症需要监护和治疗，新生儿溶血问题常常被忽略，使得出生早期胆红素急剧增加而未能监测到。早产的极低出生体重儿在出生早期应该将血清胆红素的监测列入常规监测。

六、高胆红素血症的预测和监测

（一）胆红素检测的方法

1. **血清胆红素测定** 临床评估高胆红素血症常用的实验室检测方法为血清总胆红素的测定。尽管这种检测方法也受到一些因素的影响，但它仍是目前唯一可以用于预测早产儿高胆红素血症和核黄疸风险的金标准。血清胆红素测定的优点是其准确性相对较高。缺点是检查方法为创伤性的，不利于频繁监测。早产儿启动光疗和换血的总胆红素水平阈值是基于胎龄、日龄和出生体重。然而，预测早产儿神经系统损害的最初阈值很难确定。

2. **经皮胆红素测定**　经皮胆红素测定已广泛应用于足月儿和晚期早产儿高胆红素血症的筛查。有文献系统性回顾报道对于胎龄<37 周的早产儿评估总胆红素使用经皮测胆红素设备放置在不同测定位置(如额头、胸骨或腹部)可靠性相似。一项胎龄<32 周的早产儿分析显示相关系数为 0.89(95% CI 0.82 ~ 0.93),总体研究人群每个测定点相关系数约为 0.83。

在一项 225 例胎龄 26 ~ 35 周的早产儿单中心研究中,这些早产儿使用经皮胆红素测定总胆红素来决定是否需要光疗是有用的,在这个队列研究中总胆红素与经皮胆红素的总体相关系数为 0.73,但当早产儿用胎龄进行校正时,相关性下降,相关性的减少如下:在<28 周,0.51;在 28 ~ 29 周,0.64;在 30 ~ 31 周,0.60;在 32 ~ 33 周,0.69,和 34 周,0.68。胎龄越小,相关性越差。

在一项 85 例早产儿(胎龄<30 周)的多中心研究中,经皮胆红素测量与血清总胆红素的相关性取决于不同的测定部位。具体来说,经皮胆红素值≥8mg/dl(137μmol/L)准确测定血清总胆红素水平≥10mg/dl(171mmol/L),其敏感度在胸骨、上背部、腰、前额和下腹部测量分别为 100%、85%、84% 和 64%。此外,准确性的变化也取决于出生后的日龄。

3. **游离胆红素测定**　游离胆红素测定是更合适的早产儿预测胆红素脑病的胆红素测定方法。这个研究由美国国家儿童健康和人类发展研究院(NICHD)新生儿研究网(NRN)1101 例 ELBW 证实,无论临床情况怎样,游离胆红素水平增加(在平均生后五天的时间测定)与在校正月龄 18 ~ 24 个月较高的死亡率和 NDI 相关(例如:脑瘫,失明,耳聋,和 Bayley 心理或精神运动发育指数 MDI 和 PDI 评分低于 70)。与此相反,血清总胆红素只在不稳定的婴儿与死亡或 NDI 的风险增加直接相关。

然而,游离胆红素的实验室测定尚未能普遍用于临床。胆红素白蛋白比值(B/A)作为替代游离胆红素测定,对于胎龄≥35 周早产儿作为判断是否需要换血的一个附加因素。早产儿可能血清白蛋白水平较低,也提示了 B/A 比值将作为以出生体重为标准监测胆红素毒性作用风险的一个很好的指标(表 12-1-2)。然而,其作用是有限的,其他因素(如酸中毒,多种药物的使用,游离脂肪酸升高,光致异构体)可能会干扰 B/A 的对严重高胆红素血症与胆红素脑病之间的评估。

表 12-1-2　胆红素/白蛋白(mg/g)比值作为早产儿基于出生体重的交换输血的标准

出生体重	胆红素/白蛋白 (mg/g)	出生体重	胆红素/白蛋白 (mg/g)
<1250	4 ~ 5.2(0.3 ~ 0.42)	2000 ~ 2499	6.8 ~ 7(0.78 ~ 0.8)
1250 ~ 1499	5.2 ~ 6(0.42 ~ 0.5)	>2500	≥7(0.8)
1500 ~ 1999	6 ~ 6.8(0.5 ~ 0.58)		

4. **呼气末一氧化碳**　呼气末一氧化碳(end-tidal CO corrected for ambient CO,ETCOc)是监测内源性 CO 产生的很好的指标。从衰老的红细胞和血红蛋白产生的血红素,经血红素氧化酶将血红素转化成胆绿素的过程中释放 CO,每代谢一个克分子的亚铁血红素就会产生等克分子数的 CO。在临床上对严重高胆红素血症的新生儿,监测内源性 CO 的生成可以更直观地预测血清胆红素的生成。

(二)胆红素监测的频率

临床上可以用首次出现黄疸的日龄和随后血清胆红素增加的速度,推测可能的临床经过和高胆红素血症的程度及以后胆红素是否消退延迟。例如,对于非溶血性高胆红素血症的正常足月新生儿胆红素上升的最大速度为 85μmol/(L·d)[5mg/(dl·d)],或 3.24μmol/(L·h)[0.2mg/(dl·h)]。生后第一天肉眼可见的黄疸或生后的 48 小时内胆红素水平≥17.1μmol/L(10mg/dl),胆红素增加的速度超过正常范围,就有可能存在某些潜在的病理因素。评估胆红素的增长速度,可以估计在下一个 12~24 小时胆红素可能的水平。

对大多数病例,如果新生儿在第一个 24 小时内观察黄疸明显,测定血清间接胆红素水平≥103μmol/L(6mg/dl),且胆红素的增长速度超过 3.24μmol/(L·h)[0.2mg/(dl·h)],应每 8 小时重复测定,直到胆红素水平稳定或达到干预标准给予治疗。对于胎龄>35 周的晚期早产儿,如果胆红素水平超过 Bhutani 曲线的 95 百分位需要 4~8 小时监测胆红素,75~95 百分位需要 8~12 小时监测胆红素,40~75 百分位需要 48 小时监测胆红素,40 百分位以下 3~5 天门诊复查。在这段时间如果不能肯定为生理性黄疸,临床上可根据最初胆红素水平及增长情况,做进一步的实验室检查并对潜在病因进行分析诊断。美国儿科学会2004 年新生儿高胆红素血症管理指南中强调当胆红素≥25mg/dl(428μmol/L),或胎龄<38W 胆红素≥20mg/dl(342μmol/L),需要检查血型并交叉配血,应该准备换血。

接受光疗的监测频率胆红素≥25mg/dl(428μmol/L 应该准备换血),每 2~3 小时检测 1次。胆红素 20~25mg/dl(342~428μmol/Ll)(每 3~4 小时检测 1 次)。<20mg/dl(342μmol/L 应该准备换血),每 4~6 小时检测 1 次。继续下降 8~12 小时。光疗后胆红素不下降或接近换血标准,用胆红素/白蛋白比平价是否换血。胆红素 13~14mg/dl,间断光疗。依据高胆红素的病因,决定出院后复查胆红素的时间。

早产儿与足月儿不同,特别是胎龄小的低出生体重儿应该有更低的监测起点和更高的监测频率。另外,由于各种原因造成梗阻性肝脏疾病在新生儿期也可以出现高胆红素血症。尤其是早产低出生体重儿需要长期肠外营养或在严重感染情况下出现胆汁淤积,诊断需要测定总胆红素和直接胆红素。直接胆红素高于 17.1~25.6μmol/L(1.0~1.5mg/dl),尤其是在生后的几天或几周里,直接胆红素持续增加,应该进行进一步的鉴别诊断。原则上讲,所有早产儿特别是在出生早期和新生儿期内胆红素测定应该包括总胆红素和直接胆红素,危重早产儿新生儿期内应至少每周监测一次。快速微量血只能测定总胆红素,适用于追踪,若有条件也应测定直接胆红素。

七、早产儿高胆红素血症的管理

(一) 新生儿溶血的管理

新生儿溶血症同样可以发生在早产儿,因其进展快,病情危重,可以作为严重的新生儿高胆红素血症管理模式。

1. **出生前**　产前对母亲进行血型筛查,母亲 Rh 阴性的病例应在产前通知新生儿科医师。

2. **出生时**　应送检脐血血样尽快测定血清胆红素、血红蛋白、血细胞比容和网织红细胞。溶血者的特点是出现大量的有核红细胞。被称为骨髓成红细胞增多症的胎儿。这些有核红细胞的出现,反映了骨髓极度活跃和髓外造血增加试图使胎儿红细胞的增长速度与被抗体破坏红细胞的速度相同。

3. **出生后**　新生儿有水肿、严重贫血和心衰者需要进行紧急处理,用红细胞替代性输血,利尿,抗心衰和通气支持。少数严重病例,出生时正常,但生后伴随进行性贫血和高胆红素血症,未经治疗者,血红蛋白可下降>10g/(L·d)至严重贫血。血清胆红素从脐血的 86 ~ 171μmol/L(5 ~ 10mg/dl)到极高的未结合胆红素水平,增加的速度>17.1μmol/(L·h)[1mg/(dl·h)]。需用浓缩的红细胞尽快纠正血红蛋白,如果初生时血红蛋白≤100g/L,输血量可为 25 ~ 50ml/kg 的浓缩红细胞,估计纠正新生儿血红蛋白 110 ~ 130g/L,注意输血速度。另外,如果脐血胆红素>86μmol/L(5mg/dl),或生后胆红素增长率≥17.1μmol/(L·h)[1mg/(dl·h)],尽快用双倍量全血换血。

4. ABO 血型不合在出生时很少有严重的黄疸或贫血。但在生后最初几天如果胆红素速度增加过快,如增加的速度>17.1μmol/(L·h)[1mg/(dl·h)],或有明显的贫血(血红蛋白<100g/L),以及生后 24 小时内血清胆红素水平达到 256 ~ 342μmol/L(15 ~ 20mg/dl),间接胆红素已经超过 256μmol/L(15mg/dl),在超过 342μmol/L(20mg/dl)以前也应准备换血。

一般情况下,早期血清胆红素快速增长至 256 ~ 342μmol/L(15 ~ 20mg/dl)或稍高,在生后的第二天稳定在 256 ~ 342μmol/L(15 ~ 20mg/dl)。这些病例,可以交叉配血准备换血,但除非有溶血性贫血或血清胆红素超过 342μmol/L(20mg/dl),否则不需要换血。早产儿应依据不同胎龄、不同出生体重、不同时龄的标准决定换血(详见光疗和换血标准)。

作为一般的常规,任何新生儿由于任何原因未结合胆红素水平在 342 ~ 428μmol/L(20 ~ 25mg/dl),如果对光疗失败均应考虑换血。在此范围内持续高胆红素血症对新生儿存在潜在的神经系统损害。由于脑干传导时间明显的改变,使新生儿喂养行为和对外界的反应发生了变化,在此黄疸水平偶尔也有核黄疸的病例。未结合胆红素水平持续在 428μmol/L(25mg/dl),血管外胆红素的量可以是总胆红素储备的 30% ~ 50%。在 428μmol/L(25mg/dl)进行 2 倍换血后,很快将血清胆红素减少到 205 ~ 222μmol/L(12 ~ 13mg/dl),之后很快反弹回 274 ~ 291μmol/L(16 ~ 17mg/dl)。如果高胆红素的原因没有解决,或胆红素不能被排除,血清胆红素水平可以在几小时内再增加到换血前的水平,这样就必须进行第二次换血。

5. **血型的选择**　Rh 血型不合采用 Rh 血型与母亲同型,ABO 血型与新生儿同型血。在 Rh(抗 D)溶血病无 Rh 阴性血时,也可用无抗 D(IgG)的 Rh 阳性血。换血前应积极进行光疗及采用其他辅助治疗。

ABO 血型不合换血时,最好采用 AB 型血浆和 O 型红细胞混合血,也可选用 O 型血或与新生儿同型血。

6. **胆红素监测**　根据换血后胆红素增长率,每隔 4 小时进行胆红素监测,不应少于 8 ~ 12 小时。换血后初期,血清胆红素降低的程度接近换血前的 50%。但血管外的胆红素很快与血浆保持平衡,并引起短时的胆红素反弹,使血浆胆红素水平又增加 30%。例如,最初的胆红素水平是 342μmol/L(20mg/dl),换血后降低到 171μmol/L(10mg/dl),1 小时内胆红素反弹至 222μmol/L(13mg/dl)。这个增长率可对换血后 12 ~ 24 小时内胆红素水平进行评估。如果连续测定胆红素 2 ~ 3 次,持续增长率>8.6μmol/(L·h)[0.5mg/(dl·h)]超过 10 ~ 12 小时,在胆红素达到 342μmol/L(20mg/dl)以前,应重新换血。如果出生后进行性贫血,且血红蛋白降低到<100g/L,也还需要进行第二次换血。生后第一天以后,血清胆红素增长率<8.5μmol/(L·h)[0.5mg/(dl·h)],且血红蛋白稳定,应对新生儿进行严密观察和监测胆红素,如果未结合胆红素水平达到或超过 342μmol/L(20mg/dl),应准备换血。早产儿应该按照胎龄、时龄(日龄)、出生体重确定换血标准(详见光疗和换血)。

7. **静脉注射丙种球蛋白(IVIG)**　利用 IVIG 的免疫抑制作用阻止继续溶血,可用于母亲或胎儿,也可用于发病的新生儿。大剂量 IVIG 可直接抑制 B 淋巴细胞增殖,也可促进 T

抑制细胞(Ts)功能,间接抑制B淋巴细胞,从而抑制抗体生成。大剂量IVIG可竞争胎盘滋养层细胞表面Fc受体,阻止母亲抗体经胎盘进入胎儿。并与胎儿单核-巨噬细胞上的Fc受体结合起到封闭作用,阻止胎儿红细胞被破坏。对严重致敏的孕妇用IVIG400mg/(kg·d),4~5天为一疗程,每2~3周重复一疗程至分娩。胎儿用IVIG,在B超引导下,经羊膜腔行胎儿脐静脉穿刺将IVIG直接注入胎儿体内(200~480mg/kg),用后也可阻止溶血无须宫内换血。

新生儿溶血用IVIG可减少换血的需要,在重症溶血病的早期,或胆红素上升到光疗水平,或距换血水平2~3mg/dl(34~51g/dl),用量为1g/(kg·d),4~6小时静脉滴入。IVIG不能降低已存在的胆红素水平,应与光疗同时进行。早产儿与足月儿用法相同,应注意NEC的防范。

(二) 光疗和换血

光疗是国际上公认的新生儿高胆红素血症干预最常用的方法。其有效性和安全性使其持续了几十年。

1. 光疗的原理 光疗的机制,曾经认为是胆红素的降解和降解产物成为小分子后排出。现在发现光疗可形成未结合胆红素结构异构体。这些胆红素异构体形成后比原有化合物更容易水解,而不易进入中枢神经系统。比未结合胆红素的原形更快地通过肝脏、肾脏并经胆汁和尿液排泄。理想的蓝光光谱是400~500nm(血清胆红素的最高吸收波长460~465nm)。

目前光转化和排泄过程的研究指出,光异构体经过新生儿肝脏的排泄是有限的。另外,体外试验发现,转变后的异构体在黑暗中可以逆转,一旦胆红素的异构体到达胆囊和肠道,因为它不再暴露在光疗下,就可以经肝肠循环重新转变成未结合胆红素的原形。相反,在血浆中的胆红素是稳定的,与其光氧化产物保持着平衡。在复杂转化过程中,胆红素产生、重吸收和排泄的速度达到平衡,表现为光疗对血清胆红素降低的反应缓慢。

光疗的优越性,并没有明显地降低血清胆红素,而是使循环中10%~20%胆红素转化为水解的异构体,使其比原有亲脂性的胆红素Ⅸ-α不易通过血-脑屏障。高危早产儿早期使用光疗后,经循环中胆红素的光转化,可使这些早产儿减少低胆红素水平的核黄疸的发生。胆红素的光转化可以对胆红素脑病起到保护作用,但这种保护机制尚未被证实。

2. 早产儿光疗标准 新生儿黄疸光疗和换血的干预标准应为随胎龄、日龄和出生体重而变化的多条动态曲线,新生儿黄疸的干预方案应建立在病史、病程、体检和权衡利弊的基础上。

(1) 出生胎龄≥35周的光疗标准:2014年发表在《中华儿科杂志》由中华医学会儿科分会新生儿学组推荐的《新生儿高胆红素血症诊断和治疗的专家共识》,对于胎龄>35周的早产儿推荐光疗标准为2004年美国AAP推荐的光疗标准。见图12-1-2。

1) 在使用推荐方案前,首先评估形成胆红素脑病的高危因素,新生儿处于某些病理情况下,如新生儿溶血、窒息、缺氧、酸中毒(尤其高碳酸血症)、败血症、高热、低体温、低蛋白血症、低血糖等,易形成胆红素脑病,如有上述高危因素应放宽干预指征。

2) 24小时以内出现黄疸应积极寻找病因,并给予积极地光疗。

3) 24~72小时出现黄疸者,出院前至少要检查一次血清胆红素,出院后48小时应于社区或医院复查胆红素,以监测胆红素水平。

4) 出生后7天内(尤其是出生后3天内)接近但尚未达到干预标准者,应严密监测胆红

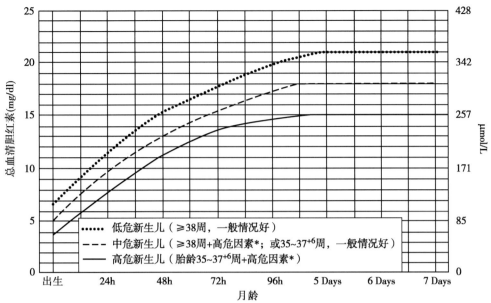

注:高危因素包括:同族免疫性溶血,G-6PD缺乏,窒息、显著的嗜睡、体温不稳定、败血症、代谢性酸中毒、低白蛋白血症

图 12-1-2 胎龄≥35 周的光疗参考曲线

素水平,以便得到及时治疗。无监测条件的地区和单位可适当放宽干预标准。

(2)出生胎龄<35 周的早产儿光疗标准:对于胎龄<35 周的早产儿肝脏及血脑屏障发育更不成熟,出生早期胆红素增长速度快,<35 周的早产儿因胎龄和成熟程度不同,在高胆红素血症的管理中所采用的策略也有所不同。胎龄<35 周的早产儿应该依据胎龄、时龄(日龄)出生体重、健康状态的不同的干预标准进行干预。见表 12-1-3。

表 12-1-3 出生体重<2500g 的早产儿光疗和换血参考标准

体重	总血清胆红素(mg/dl)											
	<24h		<48h		<72h		<96h		<120h		≥120h	
	光疗	换血	光疗	换血	光疗	换血	光疗	换血	光疗	换血	光疗	换血
<1000g	4	8	5	10	6	12	7	12	8	15	8	15
1000 ~ 1249g	5	10	6	12	7	15	9	15	10	18	10	18
1250 ~ 1999g	6	10	7	12	9	15	10	15	12	18	12	18
2000 ~ 2299g	7	12	8	15	10	18	12	20	13	20	14	20
2300 ~ 2499g	9	12	12	18	14	20	16	22	17	23	18	23

早产儿换血时发生合并症的概率比足月儿高,如:心律不齐、血栓形成、血小板减少、坏死性小肠结肠炎和感染等。为了减少这些合并症的发生,在不具备换血条件的医疗机构应降低启动光疗的标准,尽量减少换血。

早产儿黄疸治疗标准按照胎龄、日龄、出生体重而形成多条动态曲线。有形成胆红素脑病的高危因素的早产儿,应予以预防性光疗。胎龄<35 周的早产儿光疗和换血的参考标准见表 12-1-4。

或采用出生胎龄结合出生体重的光疗参考标准。

表 12-1-4　不同胎龄/出生体重的早产儿黄疸推荐干预标准

	~24 小时		~48 小时		~72 小时	
	光疗	换血	光疗	换血	光疗	换血
~28w/<1000g	≥5mg/dl	≥7mg/dl	≥7mg/dl	≥9mg/dl	≥7mg/dl	≥10mg/dl
28~31w/1000~1500g	≥6mg/dl	≥9mg/dl	≥9mg/dl	≥13mg/dl	≥9mg/dl	≥15mg/dl
32~34w/1500~2000g	≥6mg/dl	≥10mg/dl	≥10mg/dl	≥15mg/dl	≥12mg/dl	≥17mg/dl
35~36w/2000~2500g	≥7mg/dl	≥11mg/dl	≥12mg/dl	≥17mg/dl	≥14mg/dl	≥18mg/dl
36w/>2500g	≥8mg/dl	≥14mg/dl	≥12mg/dl	≥18mg/dl	≥15mg/dl	≥20mg/dl

注:1mg/dl=17.1μmol/L

（3）关于极低和超低出生体重儿预防性光疗:一般认为,出生胎龄<35 周的早产儿比胎龄大的新生儿存在更多形成胆红素导致神经系统损害(BIND)的风险。目前尚未清楚对于极度未成熟的极低/超低出生体重儿(VLBW/ELBW)(出生体重<1500g/1000g)在出生早期采取积极预防性光疗是有益的还是存在潜在的有害性。但积极的预防性光疗,使得早产儿核黄疸已非常罕见。但以往的研究也未能证实一个特定的总胆红素(TB)峰值的阈值水平和神经系统的结局之间的关联性。值得关注的是在低出生体重儿光疗增加死亡风险(出生体重≤2500g)。

为了证实在总胆红素升高的超低出生体重儿(ELBW)(出生体重≤1000g)中接受积极预防性光疗的利弊,由美国国家儿童健康和人类发展研究院(NICHD)新生儿研究网(NRN)研究了 1974 例 ELBW 儿被随机分配积极或保守光疗的结果。在生后 12~36 小时(平均时龄约 24 小时),按照出生体重被分为两组(低体重组:501~750g;高体重组:751~1000g),在生后 14 天内随机分为接受积极预防性光疗或保守光疗。积极光疗组两组不同出生体重组胆红素 TB≥5mg/dl(86mmol/L)均开始光疗并持续 24 小时,高体重组在生后第 2 周胆红素阈值增加到 TB≥7mg/dl(120mmol/L)开始光疗。保守治疗组当低出生体重组胆红素≥8mg/dl(137mmol/L)开始光疗,高出生体重组胆红素≥10mg/dl(171mmol/L)开始光疗并持续 24 小时。如果在低出生体重组和高出生体重组胆红素水平分别超过 13mg/dl(222mmol/L)和 15mg/dl(257μ57g/d)就增加光照强度。研究结果提示以下几点:①积极光疗组治疗后平均胆红素峰值比保守组较低［分别为 7mg/dl 和 9.8mg/dl(120mmol/L 和 168mmol/L)］。②按照预先制订的换血标准有 5 例进行了换血。其中 2 例为积极光疗组,3 例为保守光疗组。每一组均有 1 例符合换血标准,但基于新生儿医师的临床判断未接受换血。③在校正月龄 18~22 个月积极光疗和保守光疗两组在死亡或神经系统损害(NDI)率并无差异(52% 对 55%)。④积极和保守光疗组之间的死亡率无显著差异(24% 对 23%)。⑤积极比保守光疗组神经发育损害率较低(26% 对 30%)。积极光疗组在严重 NDI 较少。⑥积极光疗组与保守光疗组比较支气管肺发育不良(BPD)发生率较低(41% 对 48%)。两组之间其他次要结果没有群体之间的差异。即Ⅲ级或Ⅳ脑室出血,合并动脉导管未闭(PDA)、坏死性小肠结肠炎(NEC)、早产儿视网膜病(ROP)及迟发性脓毒症。⑦亚组分析表明基于出生体重,低出生体重组积极与保守治疗(39% 对 34%)比较死亡率的趋势更高,而 NDI 的风险较低(27% 对 32%)。⑧在高出生体重组,积极光疗组与保守光疗组比较 NDI 的风险较低(25% 对

29%)。两组的死亡率或其他次要结果无明显差异。

在低出生体重组,积极光疗与死亡率增加相关的可能性尤其令人担忧。这些问题是来自于早期有关早产儿接受光疗与那些没有接受光疗的对照组相比死亡率增加的研究结果。这些结果表明大多数早产儿光疗存在潜在的负面影响,可能使死亡风险增加。这种可能性为光疗可能因为强光最易透过极不成熟的早产儿很薄且凝胶状的皮肤,导致细胞膜的光氧化损伤。而另一个推测可能与胆红素的抗氧化作用有关。这些极度未成熟的早产儿最易受到氧化损害,如果胆红素具有抗氧化作用,在生后最初 24 小时接受光疗,由于减少了天然抗氧化作用,使这些早产儿最容易受到氧化损害。

(三)换血治疗

极低和超低出生体重儿换血治疗时对维持生命体征的平稳较足月儿更困难,故应在其出生早期密切监测胆红素,达到光疗标准时及时采取有效的光疗。在特殊情况下,换血疗法仍然是必要的急救措施。

1. 胎龄>35 周早产儿的换血标准 建议采用 2004 年美国儿科学会推荐的换血标准。见图 12-1-3。

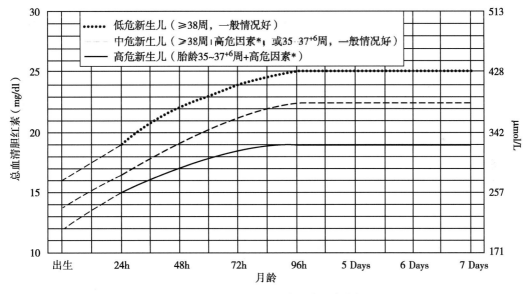

图 12-1-3　胎龄>35 周早产儿换血参考标准

2. 胎龄<35 周的早产儿换血标准 建议参照 2014 年发表在《中华儿科杂志》,由中华医学会儿科分会新生儿学组推荐的出生体重<2500g 以下早产儿换血标准。或按照不同胎龄推荐的换血标准。见表 12-1-3 和表 12-1-4。

由于早产儿在缺氧、低血糖、低血容量、高热、高渗血症、高碳酸血症等病理状态时,白蛋白与胆红素联结能力降低,导致体内游离胆红素增多。游离胆红素易通过血-脑脊液屏障,与神经细胞联结,发生胆红素脑病。监测胆红素/白蛋白(B/A)值评估胆红素脑病的危险因素。并作为早产低出生体重儿换血的标准。见表 12-1-2。

(四)其他治疗方法

1. 白蛋白 可以减少游离的胆红素,一般用于生后 1 周内的重症高胆红素血症,达到或接近换血标准时,用量为 1g/kg 加入葡萄糖液 10～20ml 静脉滴注。也可用血浆 25ml/次静脉滴注,每天1次。换血前1~2小时应输注一次白蛋白。足月新生儿推荐血清白蛋白<25g/L时补充白蛋白,但对于极低和超低出生体重儿胆红素和白蛋白的联结能力有限,使用白蛋白的标准可以适当放宽。

2. **早产儿早期喂养**　可以促进肠蠕动和肠道菌群移植,对促进胆红素的排泄起到了重要作用。肠蠕动增加了胆红素从大便排出的速度,使胎便在出生几天后尽早过渡到黄褐色大便。对于出生早期微量喂养的极低和超低出生体重儿,建议通过灌肠使胎便尽早排出,以减少肠肝循环中胆红素的重吸收。肠道移植正常菌群促进胆红素转化为其他不能被重吸收或重新转化成为结合胆红素。在生后应尽早开始肠道内喂养增加肠道菌群也有促进胎便的排出、减少肠肝循环中胆红素的重吸收的作用。

(五) 母乳喂养性黄疸的管理

母乳喂养新生儿的早期高胆红素血症,大部分与未达到最佳喂养频率和奶量摄取有关,以致过多的体重丢失,排便次数少及胆红素排泄不充分。如果母亲和晚期早产儿分娩后的情况良好,应该马上开奶,不必规定出生和开奶间隔的时间。在生后头几天里,要求哺乳每天达10次以上,有助于刺激母亲泌乳,避免体重过多的丢失,有助于胎便转变为正常的大便。

胎龄35~37周的晚期早产儿在出生时表现健康,但肝脏功能不成熟,对他们的护理还不能完全与足月儿相同。肝脏不成熟和不充足的摄入量增加了这些新生儿高胆红素血症的可能性。这部分早产儿出生体重相对较小,吸吮力量较弱,仅靠亲喂不能满足摄入量的需要,建议在亲喂15~20分钟后将母乳吸出再用奶瓶补充喂养。

早产儿极低出生体重儿在出生早期不能经口喂养,也应尽可能地经胃管喂养母乳,以增加胃肠道的成熟程度,从而增加胆红素的排泄。

母乳性黄疸不需要暂停母乳喂养,但必须监测胆红素水平达到相应的光疗水平时及时光疗。对于母乳喂养不足性黄疸需在出生早期加强喂养,对于由于母乳成分或遗传因素导致的高胆红素血症需要监测。

八、高结合(直接)胆红素血症

由于肝内疾病或先天性肝胆梗阻所致阻塞性高胆红素血症,可以首发于新生儿,早产儿也不例外。病程早期,可以间接或未结合高胆红素血症为主,但大多数病例结合胆红素的增加很快超过2mg/dl(34μmol/L)并继续增高,同时伴有谷氨酰转肽酶和总胆汁酸的增加。结合胆红素的出现,对中枢神经系统没有毒性作用,但高结合胆红素血症的持续增加需要特殊的诊断性评价,决定肝脏或胆管异常种类。潜在的原因包括细菌或病毒的感染,非特异性的新生儿肝炎,严重溶血后胆汁黏稠的持续高结合胆红素血症,全肠外营养(TPN)相关的胆汁淤积或先天性肝内或肝外胆管阻塞。通常,在早产儿表现为混合或阻塞性高胆红素血症,并持续于新生儿期后。

九、新生儿高胆红素血症的预防

(一) 减少肝肠循环中的胆红素

尽早开始肠内营养,增加早期喂养的频率和喂养的摄入量,可以使胆红素经肠道尽快地排泄。摄入奶量过少,如极低和超低出生体重儿可通过灌肠帮助胎便尽早排出,以减少肠肝循环对胆红素的重吸收。目前没有药物或其他制剂能够有效地减少肝肠循环。

（二）早产儿出生早期胆红素监测

出生早期胆红素水平的监测是预防严重高胆红素血症最有效的方法。极低和超低出生体重儿出生早期大多在 NICU 中度过，住院期间在维护生命体征同时应注意监测胆红素水平。晚期早产儿出生早期大多已经回家，出院前应至少检测一次胆红素，依据胆红素水平的测定值做好出院后随访计划。

（丁国芳）

第二节　早产儿视网膜病

【本节要点】

早产儿视网膜病随着胎龄减小而增加，长期用氧是其高危因素，应该对胎龄小于 32 周、出生体重小于 2000g 早产儿进行常规筛查；有严重疾病或长期吸氧史应放宽筛查指征；认真筛查、积极治疗是减少儿童视力残障的重要手段，而提高整体医疗水平，减少危险因素则是避免儿童视力残障的根本措施。

早产儿视网膜病（retinopathy of prematurity，ROP）是儿童的致盲的主要疾病。严重 ROP 可因视力障碍而导致运动、语言、社会心理发育障碍；为此，不仅国家要提供巨大财政支出，家庭同样也要为此付出高额支付，并随着儿童正规教育的开始而增加。近年来，超低出生体重儿的增加，使早产儿视网膜病的发病率呈上升趋势。世界卫生组织"视力 2020 项目"已将 ROP 认定为高中水平收入国家的重要致盲因素之一，在美国则是位居第二的儿童致盲原因。随着发展中国家 NICU 技术的进步，ROP 在这些国家的关注程度已经有了显著提高。

一、ROP 的流行特点

在发达国家，过去的 60 年中 ROP 经历了两个流行病学阶段。20 世纪 40 年代，严重 ROP（最初被称为"晶状体后纤维性变"或 retrolental fibroplasias，RLF）作为一种流行病被第一次报道。1951 年，Campbell 提出 ROP 与新生儿无限制用氧有关，并强调维持妊娠至 33 周左右及避免预防性氧疗的重要性；主张仅在婴儿发绀时用氧，促进了浓度控制氧疗的实施。在美国，由于 RLF 的致盲率从 1950 年的 50% 降至 1965 年的 4%。然而，这一下降伴随着因肺透明膜病而致的新生儿死亡率的上升。在 20 世纪 70 年代末期~80 年代，出现了第二次 ROP 的流行。尽管从 20 世纪 50 年代起严密地监测新生儿血氧情况，ROP 的发病率又达到了原有水平。这次流行考虑与极低出生体重儿特别是 750~999g 早产儿的生存率提高有关，而非其他原因所致。20 世纪 90 年代，胎龄小于 27 周早产儿的生存率继续提高，而关注的重点转向重度 ROP；多项报道显示，发达国家 ROP 的发病率、严重度及阈值病变均呈下降趋势。然而，ROP 在极低出生体重儿中仍普遍存在，出生体重<1000g 早产儿 ROP 发病率为 81.6%，约有 12.5% 的胎龄 23~26 周早产儿因阈值病变需要治疗。

在发展中国家如非洲亚撒哈拉地区，虽然儿童失明率很高，但同时婴儿死亡率高达 60‰ 以上；因早产儿重症监护机构匮乏，早产儿生存率极低，ROP 几乎没有报道。而婴儿死亡率 10‰~60‰ 的国家中 ROP 是其主要儿童致盲原因。在亚洲，越南胡志明市 Tu Du 医院 2001

年 225 例出生体重≤1500g 或胎龄小于 33 周的早产儿中有 ROP103 例（45.8%），阈值病变高达 9.3%；中国台北荣民总医院 1997～1998 年出生体重<2000g 或胎龄小于 36 周早产儿 108 例中 ROP 发病率为 25%（27/108）；印度新德里全国医学科学研究所的 NICU 中，1993～1994 年高危新生儿中 ROP 的发病率从 32% 降至 1999～2000 年的 20%。而保加利亚首都索非亚"Majchin dom"医院 NICU1998～2001 年的筛查显示：ROP(+)组早产儿的平均胎龄为 27.9 周，ROP(-)组则为 30.9 周。因此，ROP 发病率因各国家、各地区早产儿出生后的监护水平不同而存在差异。

二、ROP 的发病机制

虽然此病的发病机制还未完全研究清楚，但低出生体重与早产是本病的根本原因这一观点已经被教科书采纳。自胚胎 4 个月起，视网膜血管自视盘开始逐渐向周边生长，7 个月才达到鼻侧周边视网膜，由于颞侧视网膜距视盘的距离较鼻侧远，一般要在妊娠足月时方达到颞侧周边部。妊娠足月以前周边视网膜无血管，存在的原始梭形细胞是视网膜毛细血管的前身，在子宫低氧环境下，梭形细胞先增殖成条索块，条索块进一步管道化而形成毛细血管。当早产儿突然暴露在高氧环境下，梭形细胞遭受损害，刺激血管增生，先是视网膜内层发生新生血管，进而延伸入玻璃体中。新生血管都伴有纤维组织，纤维血管膜沿玻璃体前面生长，在晶状体后方形成晶状体后纤维膜，膜的收缩将周边部视网膜拉向眼球中心，严重者引起视网膜脱离。

早产儿各种高危因素与 ROP 的相关性在国外尤其是欧美国家已有几十年的文献报道，我国类似资料近年来可见报道。首都医科大学附属北京妇产医院 2002～2003 年对胎龄≤35 周并且出生体重≤2500g 早产儿的资料进行了统计学分析，提示与 ROP 密切相关的主要因素是早产、低出生体重和氧疗，与近年来的国内外文献报道一致。

（一）低出生体重、早产与 ROP 的关系

目前国内外绝大多数报道显示低出生体重为本病的独立致病因素，低出生体重与 ROP 之间的负相关关系已经被大多数学者公认。其中，Kellner 等更把出生体重小于 2000g 的早产儿作为 ROP 的筛查标准之一。Goble 等着重提出在双胎新生儿中，低体重的同胞比体重高的更容易发生 ROP。首都医科大学附属北京妇产医院资料中低出生体重对于 ROP 在统计学上也具有显著性差异（$P<0.001$），与国内外绝大多数文献报道一致。该研究资料中，早产因素与低出生体重一样，对于 ROP 的影响在统计学上具有显著性差异，与 ROP 呈负相关关系。

（二）氧疗与 ROP 的关系

长时间氧疗是发生 ROP 的重要危险因素已经被学术界普遍接受。早产儿视网膜血管尚未到达锯齿缘，该区为一无血管区，正在向前发展的血管前端组织尚未分化为毛细血管，这些组织对氧特别敏感，当吸入高浓度 O_2 时，脉络膜血液中氧分压增高，提供给视网膜高浓度的氧，致使视网膜血管收缩和闭塞。造成视网膜组织缺氧状态，从而产生视网膜新生血管因子，刺激视网膜组织产生新生血管，进而促使增生的新生血管膜收缩，形成牵拉性视网膜脱离；而且氧疗时，氧自由基产生增多，加重了视网膜组织的损害。当停止吸氧时，氧分压降低，脉络膜血管又不能供应足够的氧到视网膜而造成缺血，因而刺激新生血管形成。小胎龄及低出生体重儿的肺部发育往往不成熟，需要更多的辅助呼吸，包括临时吸氧和高浓度给氧。有报道指出，对于接受 40% 以上氧浓度治疗的早产低体重儿，应警惕视网膜病的发生。

还有人提出,ROP 的发生与"相对缺氧"有关,即高浓度给氧后氧气吸入迅速停止,从而造成组织相对缺氧,而与吸氧持续时间无关。Askie LM 也认为,患儿用氧过程中其动脉血氧分压的大幅度波动可加重 ROP 的发生,建议缓慢撤氧。

特别提出的是,早产儿视网膜病的"早产"包括产期提前和婴儿未成熟两重意义。在判断小儿胎龄时,最好根据产母孕期检查及新生儿胎龄评分综合考虑。

三、ROP 的筛查策略

(一) 现行国际 ROP 筛查策略

美国儿科学会、美国儿科眼科及斜视学会、美国眼科学会于 1996 年联合签署的 ROP 筛查方案为:出生体重<1500g 或胎龄<28 周以及伴有不稳定因素的任何胎龄的早产儿均应进行 ROP 筛查。开始筛查的时机为生后 4 周,或生后达到 31～33 周胎龄。方法为眼科医师使用间接检眼镜,检查时顶压巩膜以暴露周边视网膜。此后每间隔 1～2 周检查一次,直至生后胎龄达到 36 周或正常血管已经达到第三时相或Ⅲ期 ROP 的危险已经消失。2000 年加拿大儿科眼科协会 ROP 筛查常规将筛查胎龄升至≤30 周,我国台湾省则将 ROP 筛查的胎龄提高到≤31 周,因为如果按照美国儿科协会的标准,将有不少Ⅱ期 ROP 被漏诊。近年来美国田纳西州立医学研究院的临床观察也显示:仅将筛查胎龄限制在 28 周及以下,会使一些重症甚至Ⅳ期 ROP 被漏诊。如果将筛查标准定为<32 周,将比<35 周减少筛查量 29.1%;同时,不会遗漏Ⅰ期以上的 ROP;建议采用出生体重<1500g、胎龄<32 周为 ROP 筛查标准。而 Lee 等于 2001 年报道:加拿大 14 个 NICU(约占加拿大三级 NICU 60% 床位)16424 例 ROP 筛查显示,出生体重≤1200g 是最佳 ROP 常规筛查方案。ROP 常规筛查方案的实施都是以最小的经济投入及最大限度地避免 ROP 漏筛而致视力障碍为原则的。Ⅲ区以下 ROP 一般不会造成视力障碍,不须冷凝或激光治疗,许多筛查方案中不考虑筛查Ⅲ区以下 ROP 这一范围。由于地区及国家的发达程度、政府经济投入力度、种族遗传特点等的不同,目前为止国际上尚无统一的 ROP 筛查方案。

(二) 我国 ROP 筛查策略及管理模式

虽然我国属于发展中国家,但区域性发展的不平衡,使早产儿出生后的监护水平差异很大。大城市 NICU 技术接近于发达国家水平,超低出生体重儿存活的体重越来越低;而边远地区仍然有着较高的早产儿死亡率。鉴于国内外经验,目前多以胎龄小于 35 周、出生体重小于 2000g 作为 ROP 筛查对象;医疗条件受限区域至少应将筛查标准限定在胎龄小于 31 周、出生体重小于 1500g 的早产儿。筛查开始时限为生后 4 周。据病情 1～2 周随诊一次,直至异常血管消退或发展成 3 期及以上予以手术治疗。2004 年我国首次发布中国早产儿视网膜病变筛查指南,2014 年进行修改但筛查标准未变。即对于出生体重小于 2000g 或孕周小于 32 周;对于患有严重疾病或有明确长时间吸氧史,儿科医师认为比较高危的患者可适当扩大筛查范围。如出生后 4 周因技术因素不能在原医疗单位进行 ROP 筛查,该医疗单位应将该早产儿送往上级医疗单位进行筛查,或请上级单位眼科医师前往筛查。2005 年首都医科大学附属北京妇产医院与北京大学医学部人民医院合作将一例无法脱离呼吸机的小早产儿转运至人民医院进行 ROP 手术,完成了第一例带机转运、治疗的实践,促进了国内该项工作的进一步深入。筛查者应为受过专门训练的眼科医师,使用间接检眼镜(推荐)进行筛查。

ROP 筛查是减少儿童视力残障的重要手段,提高整体医疗水平,减少 ROP 的危险因素则是避免儿童视力残障的根本措施。多项研究显示:小胎龄早产儿生存率的提高使 ROP 发生率一直维持较高的水平,但现代 NICU 技术却使 ROP 的严重程度呈明显下降趋势。因此,进一步提高早产儿监护技术,特别是改善边远地区的 NICU 设备及技术条件尤为重要。同时,提高妊娠期保健,降低早产儿出生率,避免不当的氧疗等仍然是减少、减轻 ROP 的重要策略。

四、ROP 诊断标准

国际 ROP 分类法(ICROP The International Classification of Retinopathy of Prematurity)对 ROP 进行了详细的描述:为能较准确地记录早产儿视网膜病变(retinopathy of prematurity,ROP)的位置、范围、严重程度及是否有活动性,1984 年及 1987 年制订了早产儿视网膜病变的国际分期和分类(ICROP),并于 2005 年进行了修订。

(一)病变的位置

人为将视网膜分为 3 个区,Ⅰ区为以视盘为中心、以 2 倍视盘与黄斑的距离为半径、圆形的范围;Ⅱ区为以视盘为中心、以视盘至鼻侧锯齿缘的距离为半径、圆形 Ⅰ 区以外的环形部分;Ⅲ区为 Ⅱ 区以外剩下的月牙形视网膜部分。临床上如何确定 Ⅰ 区、Ⅱ 区、Ⅲ 区的范围?因 25~28D 非球面镜所看到的一个视野大小正好为 Ⅰ 区半径的大小,Ⅰ 区的颞侧缘容易确定,而在间接检眼镜及 25~28D 非球面镜下,将视盘作为一边同时镜下相对另一边则为 Ⅰ 区半径的另一个边缘,以此来确定 Ⅰ 区的上、下、鼻侧缘,凡位于此区域内的病变均为 Ⅰ 区病变;Ⅱ 区则以鼻侧锯齿缘为界,如果鼻侧视网膜已血管化没有视网膜病变,则颞侧 ROP 的病变为 Ⅲ 区病变。若一只眼内同时存在几个区域的病变,因病变越靠近后极预后越差,记录时以靠后的分区为准。

(二)病变的范围

将视网膜分为 12 个钟点,以顺时针记录。上方正中为 12 点,下方为 6 点;3 点为右眼的鼻侧、左眼的颞侧,9 点为右眼的颞侧、左眼的鼻侧。

(三)病变的严重程度

分为 5 期,有时可同时有数期共存,则诊断以重者为主描述,并可按病变的位置及范围分别记录。如初次检查视网膜病变仅表现为无血管区则记录为未成熟视网膜或 0 期 ROP。

1 期:分界线。周边视网膜有血管区与无血管区之间有一细的白色界线,分界线位于视网膜平面。

2 期:分界线变宽、增高呈白色或粉色的嵴样隆起突出视网膜面。后缘有细小血管进入;嵴后可有簇状、孤立的新生血管团呈“爆米花样”改变。

3 期:凸出于视网膜表面的纤维增殖。有时与嵴后缘相连使嵴呈粗糙外观;或有新生血管由嵴侵入玻璃体内,根据侵入玻璃体的纤维增殖程度分为轻、中、重度;轻度仅少量的纤维增殖可以检查到,中度为大量的纤维增殖由嵴后侵入玻璃体,重度为粗大的纤维增殖由嵴后侵入玻璃体。

4 期:限局视网膜脱离。视网膜脱离的范围取决于纤维牵拉的范围和收缩程度,视网膜脱离常常起始于纤维血管膜附着在视网膜处。未波及黄斑即黄斑未脱离者为 4A 期;波及黄斑即黄斑脱离者为 4B 期。

5 期:视网膜全脱离。呈漏斗状,通常是牵拉性即纤维膜收缩牵拉造成。视网膜脱离有四种类型:①前、后部漏斗均较宽,视网膜脱离通常呈一凹面结构延伸至视盘;②前后部漏斗均窄,视网膜脱离往往位于晶状体后;③少见,呈前部漏斗宽,后部漏斗窄;④极少见,前部漏斗窄,后部漏斗宽,这些漏斗形视网膜脱离有时可用超声波鉴别(图 12-2-1)。

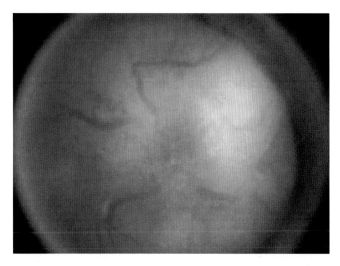

图 12-2-1 早产儿视网膜全脱离

(四) Plus 病变(附加病变)

后部视网膜血管扩张、迂曲超过或等于 2 个象限;严重者虹膜血管扩张,瞳孔强直不易散大,可有玻璃体混浊;记录为"+"形式,如 ROP2 期病变并伴有 Plus 病变为"ROP2 期+",Plus 病变是 ROP 病变具有活动性并可能迅速进展的标志。

(五) 前-Plus 病变

后部视网膜血管扩张迂曲尚未达到 Plus 的程度小于 2 个象限,但随着病变的进展有可能发展至 Plus 病变;如 ROP2 期病变并伴有前 Plus 病变为 ROP2 期和前 Plus 病变。

(六) 进展性后部 ROP(AP-ROP,aggressive posterior ROP)

不常见,进展迅速;如未及时治疗可进展至 5 期。此类型的特征是病变常位于后部视网膜并伴有明显的 Plus 病变,多发生在 Ⅰ 区或 Ⅱ 区的后部;早期后部视网膜 4 个象限的血管扩张、扭曲,视网膜内血管之间吻合,动静脉由于血管高度扩张、扭曲而不易区分,血管区与无血管区的连接处可有出血。另一个特征是病变不按常规由 1 期进展至 2 期再到 3 期可直接由 1 期进展为 3 期,病变环形蔓延并伴有环形血管,可能仅表现为血管区与无血管区连接处扁平的新生血管网,容易漏诊,用 20D 非球面镜有助于诊断。

(七) ROP 回退

大部分 ROP 可自行回退。回退即由血管增生阶段转为纤维化阶段,回退具有周边、后部视网膜及血管的多种变化。首先 ROP 急性阶段静止而停止进展,由视网膜的血管区与无血管区的交界处开始向周边部视网膜进行血管化。病变的范围由 Ⅰ 区退至 Ⅱ 区或 Ⅱ 区退至 Ⅲ 区,嵴由淡红变为白色。周边视网膜的变化为明显的无血管区、拱廊形血管分叉和毛细血管的扩张;视网膜色素变化如大面积的减少或沿血管和视网膜下的色素增加。出现由中心凹变形的细微变化至严重的颞侧血管移位等牵拉现象;严重的可出现牵拉和孔源性视网膜脱离。视网膜病变急性期越重,同样进入瘢痕期的退行病变也越重。

(八) 阈值病变

Ⅰ 区、Ⅱ 区的 3 期 ROP 连续 5 个钟点或累积达 8 个钟点并伴有 Plus 病变。

（九）　阈前病变分为Ⅰ型阈前病变和Ⅱ型阈前病变

Ⅰ型阈前病变：Ⅰ区伴有附加病变的任何期病变、Ⅰ区不伴有附加病变的3期病变，Ⅱ区伴有附加病变的2期和3期病变。Ⅱ型阈前病变：Ⅰ区不伴有附加病变的1期和2期病变，Ⅱ区不伴有附加病变的3期病变。

（十）　后期并发症

近视、散光、斜视、弱视、白内障、角膜水肿、角膜白斑（图12-2-2）、继发青光眼、黄斑异位、视网膜皱褶、视网膜脱离、角膜或巩膜葡萄肿、眼球萎缩。

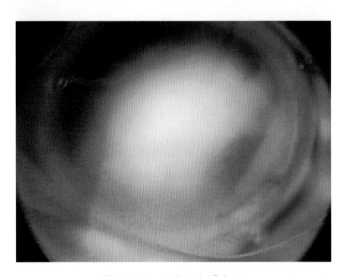

图12-2-2　早产儿角膜白斑

五、ROP 的鉴别诊断

（一）　家族渗出性玻璃体视网膜病变（familial exudative vitreoretinopathy，FVER）

常染色体显性遗传，50％的患者多无症状，足月出生，无早产、吸氧病史，可有家族史，双眼发病可不对称。临床表现与 ROP 相同；有周边视网膜无灌注区、视网膜新生血管、视网膜皱襞、纤维组织生长并牵拉视网膜脱离，可伴有视网膜或视网膜下的渗出；斜视或白瞳。

（二）　永存原始玻璃体增生症（persistent hyperplastic primary vitreous，PHPV）

少见，足月出生，多为单眼发病，男性多。分前部、后部或两者同时存在称混合型。前部型有前房浅、晶状体后纤维膜、睫状突拉长、小晶体；后部型晶状体正常，有一纤维条索从视盘发出伸展至晶状体后，可伴有视网膜皱襞及牵拉视网膜脱离。

（三）　Norrie 病

性连锁隐性遗传，少见，为双眼发病，男性多，可伴有精神、听力障碍、智力低下。眼部有白内障、玻璃体及视网膜的广泛增殖，视网膜脱离。

（四）　色素失禁症

又称 Bloch-Sulzberger 综合征。少见的性连锁显性遗传，女性，双眼发病，可影响眼部、皮肤、骨骼系统、心脏和神经系统，以皮肤特征性的皮肤水疱、丘疹、色素斑及脱色素改变，中枢神经系统异常有癫痫、痉挛性麻痹及智力发育迟缓。眼部可有白内障、斜视、玻璃体积血、周边视网膜毛细血管无灌注、视网膜新生血管、视网膜色素改变及牵拉或孔源性视网膜脱离。

（五）其他

视网膜母细胞瘤、Coats 病、玻璃体积血、眼内炎、性连锁视网膜劈裂、中间葡萄膜炎等。

六、ROP 的检查方法

对于符合筛查标准的早产儿,检查应该由具有丰富 ROP 检查经验及知识的眼科医师用双目间接检眼镜进行检查(推荐)或使用广角眼底照相机筛查。检查前禁食 2 小时并取得患儿家长的同意。全身情况较好的早产儿可在眼科门诊直接进行,而对于不能离开监测的危重婴儿则需在儿科医师监测其全身情况下床边检查。首先用复方托吡卡胺眼药水(5ml 含托吡卡胺 25mg,盐酸去氧肾上腺素 25mg)进行双眼散大瞳孔,每 10 分钟点一次共三次同时压迫泪囊,30 分钟后 0.5% 盐酸奥布卡因滴眼液进行表面麻醉一次,用儿童眼睑拉钩或儿童开睑器开睑,先查前节,瞳孔不易散大可能意味着虹膜充血(易误诊为虹膜新生血管)提示 ROP 有视网膜 Plus 病变的存在;然后用间接检眼镜并借助巩膜压迫器及 +20D 或 28D 非球面镜进行眼底尤其周边视网膜的详细检查。诊断为视网膜尚未发育成熟的早产儿,3 ~ 4 周后复查眼底,直至周边部视网膜血管化;对于有 ROP 改变的婴儿,每 1 ~ 2 周复查眼底,直至 ROP 发生退行性改变或达到治疗的指征 ROP 阈值改变或 I 型阈前病变;出现 ROP 阈值改变的婴儿,尽可能在 72 小时内治疗(2014 年中国早产儿视网膜病变筛查指南)行二极管激光光凝治疗或其他治疗,如果无条件应及时转诊,以防止 ROP 进行性发展。已经出现视网膜脱离的患儿则可考虑安排行巩膜扣带术或玻璃体手术。

七、ROP 的治疗

ROP 的预防除了合理用氧、去除高危因素外,需早期发现和及时治疗,而早期发现的基础就是早期筛查。早期治疗的适应证是 ROP 阈值改变或 I 型阈前病变。据美国 ROP 冷凝治疗研究小组建议,1 期、2 期 ROP 病变仅需密切观察即可,大部分可自行消退,当其发展至严重程度时则需治疗。冷冻及激光治疗早期病变能获得良好的视力预后。近几年有学者指出高危阈前 ROP(①I 区伴 Plus 病变的任何 ROP 或无 Plus 病变的 3 期 ROP;②II 区伴有 Plus 病变的 2 期或 3 期 ROP)的早期治疗能明显减少术后的不良预后。如出现视网膜脱离则需行巩膜扣带术或玻璃体手术。

（一）激光治疗

光凝治疗具有较多优点:激光直接针对视网膜,定位准确,眼内出血的发生率较低,治疗过程简单,严重的脉络膜、视网膜损伤较轻,术后近视及散光的发生率低于冷凝,I 区病变的治疗中光凝较冷凝能达到更好的视力预后。ROP 阈值改变或 I 型阈前病变是其适应证。术前常规用复方托吡卡胺眼药水点眼,每 10 分钟点一次,共 3 次。术前 6 小时禁配方奶,4 小时禁母乳,2 小时禁水,在麻醉医师密切监测心率、呼吸、血压、血氧饱和度下进行全身麻醉,以减轻患儿的手术痛苦、减少术中并发症及保证手术的顺利进行;在 +20D 或 28D 非球面镜辅助下,使用 Iris OculightSlx 激光机对嵴前周边视网膜无血管区进行二极管间接检眼镜光凝,远周边部的视网膜则需在巩膜压迫器顶压下行嵴前无血管区的激光至锯齿缘,激光波长810nm,起始能量为 100MW,时间 300 ~ 400 毫秒,瞄准光应聚焦在视网膜面以减少其他组织的吸收而引起其他并发症的发生,每次增加 30MW 能量至光斑反应为灰白色,激光斑紧密而不融合,可间隔 0.5 ~ 1 个光斑,光斑数多少取决于无血管区的大小,激光斑靠近嵴但不能伤及嵴;术后 7 天检查激光效果,如发现遗漏或嵴周纤维增殖加重时及时补充激光,必要时可进行嵴后无灌注区的激光治疗。术后联合应用抗生素及类固醇激素眼水以减轻炎症反应。Gotz-Wieckowska 报告：治疗效果取决于病变的位置、ROP 的程度及进展的阶段，活动期病变的治疗以Ⅱ区、Ⅲ区有良好的预后；失败与Ⅰ区病变、进展迅速或伴有广泛的纤维增殖有关。Hartnett 还认为激光后进展至 4 期可能与以下因素有关：①超过 6 个钟点以上的嵴；②Plus 病变超过 2 个象限；③缺乏透明的玻璃体等。Ⅰ区病变出现不良后果要高于Ⅱ区病变。激光并发症有虹膜的烧伤、晶状体吸收激光产生白内障、误伤黄斑、视网膜裂孔或脉络膜损伤等，前两者用氩激光治疗时更明显。

（二）冷凝治疗

美国 ROP 冷凝研究小组建议阈值病变是冷凝适应证，可使 ROP 后部视网膜皱褶和视网膜脱离发病率减少 50%，长期疗效安全、可靠。术前准备与激光治疗相同；在间接检眼镜下冷凝器行嵴前视网膜无血管区连续冷凝，冷凝斑灰白色，同样不能冷冻嵴以免引起出血，由于早产儿眼球较软，一般不用剪开球结膜即可行后部的治疗，Ⅰ区病变操作困难，易引起新生儿窒息、心动过缓、玻璃体积血等并发症，晚期冷凝瘢痕后缘可出现视网膜裂孔，有报告视网膜裂孔可发生在术后 1～3 年，且近视发生率明显增高。术后联合应用抗生素、类固醇激素及睫状体麻痹剂眼水以减轻炎症反应。

（三）抗 VEGF 治疗

随着抗 VEGF 药物进入临床，大量国内外文献报告 1～3 期有效性。治疗应在手术室内进行。全身麻醉或表面麻醉后行常规消毒后，开睑器开睑，角膜缘外 1.0～1.5mm 处平行眼轴穿刺入玻璃体，注入药物多为成人的 1/2 剂量。结膜囊内涂泰利必妥眼膏；术后常规继续给予抗生素眼水一周；注药后分别在第三天、1 或 2 周、3 或 4 周、2 个月、4 个月、6 个月等常规复查眼压、眼前节，间接检眼镜眼底检查，广角数字眼底照相系统摄眼底像并记录虹膜血管消退、视网膜 Plus 消退、视网膜嵴退行时间和视网膜血管化时间必要时重复治疗。

（四）巩膜扣带术

ROP 如果早期治疗不及时，病变将进一步发展为伴有或不伴有渗出的牵拉视网膜脱离，牵拉来自增殖的纤维血管膜。4 期 ROP 或 5 期开放漏斗性视网膜脱离用巩膜扣带术的目的是解除视网膜的牵引，使视网膜复位及阻止病变进一步发展；Greven 等报告治疗 4 期 ROP 或 5 期开放漏斗性视网膜脱离解剖复位率可达 59%。术前准备同激光手术。手术要在全麻下进行。手术方法与成人基本相同，主要步骤有：①冷凝视网膜无血管区；②必要时放网膜下液；③放置环扎带或局部外垫压块。由于早产儿眼球小、巩膜薄、眼部的血供易受眼压的影响等特点，环扎带不能扎太紧，并且为不影响以后眼眶及眼球的发育宜在视网膜复位术后3～6 个月拆除，如果有发生视网膜脱离危险者拆除时间可适当延长。有些病人则需联合玻璃体手术来提高手术成功率。

（五）玻璃体手术

视网膜全脱离发生在晚期 ROP，由于大量纤维血管膜的存在，扣带术无法使视网膜复位，需剥除增殖的纤维血管膜解除其对视网膜的牵引；而目前我国玻璃体手术技术水平的提高及手术器械不断改善，使玻璃体手术的成功率大大提高。此类视网膜全脱离的特点为：①患儿眼球小、睑裂小、手术操作空间小；②视网膜脱离为牵拉性，纤维膜广泛而与视网膜粘连紧，手术难度大；③患儿不能配合术后体位，对玻璃体手术技巧要求高，手术成功率低；④一旦出现视网膜裂孔，可能加速眼球萎缩的可能。而此期患儿如果不治疗，除失明外还会引起继发青光眼、角膜白斑及角巩膜葡萄肿等严重后果。有报告 5 期 ROP 的手术解剖成功率28%,部分复位率5%,失败者55%,11%的眼摘。

1. **开放晶状体玻璃体切除术**(open-sky vitrectomy)　适用于5期ROP。手术在全麻下进行,先将角膜取下(同角膜移植)用营养剂保护,冷冻囊内摘除晶状体或用玻璃体切除器械切除晶状体后,尽可能剥除视网膜前纤维膜至锯齿缘,间断或连续缝回角膜后,玻璃体腔内注入黏弹剂。手术优点是手术视野宽阔,前部视网膜及周边视网膜前的纤维膜容易剥除干净;缺点是不易控制眼压,后极部视网膜前的纤维膜处理较困难。因手术操作复杂,术中及术后并发症较多,包括视网膜裂孔、角膜水肿、角膜混浊、前房及玻璃体积血、高眼压、瞳孔异位和视网膜再增殖等。

2. **闭合晶状体玻璃体手术**　用于5期ROP。手术在全麻下进行,角膜缘切口,行晶状体切除,视网膜前纤维膜剥除。手术切口小、眼压易控制、后极部组织易暴露;但周边视网膜前的纤维膜不易暴露,手术操作空间小,剥膜难度较开放晶状体玻璃体切除术更大。并发症与开放晶状体玻璃体切除术相同。

3. **闭合玻璃体切除术**　适用于4B、后部增殖周边视网膜在位的病例。三切口闭合玻璃体切除同成人常规(注意避开晶状体后增殖的纤维膜及患儿睫状体平坦部切口距角膜缘的距离),切除玻璃体,剥除增殖膜,眼内器械的操作注意与视轴平行,避免伤及晶状体。并发症有视网膜裂孔、高眼压、视网膜全脱离、白内障等。此术式患儿视力预后优于上述两种术式。

ROP是早产儿致盲原因,患儿视功能可能受多种因素的影响,如与术前、术后的视网膜情况、眼压、治疗时机及有无并发症的存在等眼部情况的影响,也和患儿的全身情况有关,如脑功能障碍、颅内出血等等。激光治疗能有效地控制视网膜病变的进展使患儿有良好的视功能,但视网膜病变一旦形成视网膜脱离,尽管视网膜脱离的复位率令人欣慰,但患儿的视功能的恢复尚不能达到理想的程度。因此,加强ROP知识的宣传、重视ROP的筛查工作,及时有效的治疗仍是以后努力的方向,尽可能使ROP终止于早期治疗阶段,而减少ROP的致盲率。

八、ROP患儿的预后及随访

56例早产儿2~3岁时应用MTI随访视功能,并经眼科散瞳后复测,两者诊断符合率为90%。ROP患儿屈光不正发生率明显高于无ROP早产儿,分别为81.8%及37.8%;两组斜视发生率差异无统计学意义。

(尹虹　张巍)

附　原卫生部早产儿视网膜病变防治指南(2014)

早产儿治疗用氧和视网膜病变防治指南

一、早产儿治疗用氧(略)

二、早产儿视网膜病变诊断和现阶段筛查标准

(一)临床体征

1. ROP的发生部位分为3个区:Ⅰ区是以视盘为中心,视盘中心到黄斑中心凹距离的2倍为半径画圆;Ⅱ区以视盘为中心,视盘中心到鼻侧锯齿缘为半径画圆;Ⅱ区以外剩余的部位为Ⅲ区。早期病变越靠后,进展的危险性越大。

2. 病变严重程度分为5期:1期约发生在矫正胎龄34周,在眼底视网膜颞侧周边有血管区与无血管区之间出现分界线;2期平均发生在35周(32~40周),眼底分界线隆起呈嵴

样改变;3 期发生在平均 36 周(32~43 周),眼底分界线的嵴上发生视网膜血管扩张增殖,伴随纤维组织增殖;阈值前病变发生在平均 36 周,阈值病变发生在平均 37 周;4 期由于纤维血管增殖发生牵引性视网膜脱离,先起于周边,逐渐向后极部发展(此期据黄斑有无脱离又分为 A 和 B:A 无黄斑脱离;B 黄斑脱离);5 期视网膜发生全脱离(大约在出生后 10 周)。"Plus"病指后极部视网膜血管扩张、迂曲,存在"Plus"病时病变分期的期数旁写"+",如 3 期+。阈值前病变指存在明显的 ROP 病变但尚未达到阈值程度,表示病变将迅速进展,需缩短复查间隔,密切观察病情,包括:1 区的任何病变,2 区的 2 期+,3 期,3期+。阈值病变包括:1 区和 2 区的 3 期+相邻病变连续达 5 个钟点,或累积达 8 个钟点,是必须治疗的病变。

3. 病变晚期前房变浅或消失,可继发青光眼、角膜变性。

(二) 诊断要点

病史:早产儿和低体重儿。

临床表现:病变早期在视网膜的有血管区和无血管区之间出现分界线是 ROP 临床特有体征。分界处增生性病变,视网膜血管走行异常,以及不同程度的牵拉性视网膜脱离和晚期改变,应考虑 ROP 诊断。

(三) 筛查标准

1. 出生孕周和出生体重的筛查标准

(1) 对出生体重<2000g 或出生孕周<32 周的早产儿和低体重儿,进行眼底病变筛查,随诊至周边视网膜血管化。

(2) 于患有严重疾病或有明确较长时间吸氧史,儿科医师认为比较高危的患者可适当扩大筛查范围。

2. 筛查起始时间首次检查应在生后 4~6 周或矫正胎龄 31~32 周开始。

3. 干预时间确诊阈值病变或 1 型阈值前病变后,应尽可能在 72 小时内接受治疗,无治疗条件要迅速转诊。

4. 筛查人员要求检查由有足够经验和相关知识的眼科医师进行。

5. 筛查方法检查时要适当散大瞳孔,推荐使用间接检眼镜进行检查,也可用广角眼底照相机筛查,检查可联合巩膜压迫法进行,至少检查 2 次。

6. 筛查间隔期

(1) Ⅰ区无 ROP、1 期或 2 期 ROP 每周检查 1 次。

(2) Ⅰ区退行 ROP,可以 1~2 周检查一次。

(3) Ⅱ区 2 期或 3 期病变,可以每周检查一次。

(4) Ⅱ区 1 期病变可以 1~2 周检查一次。

(5) Ⅱ区 1 期或无 ROP,或 3 区 1 期、2 期,可以 2~3 周随诊。

7. 终止检查的条件满足以下条件之一即可终止随诊:①视网膜血管化(鼻侧已达锯齿缘,颞侧距锯齿缘 1 个视乳头直径);②矫正胎龄 45 周,无阈值前病变或阈值病变,视网膜血管已发育到Ⅲ区;③视网膜病变退行。

引自:早产儿治疗用氧和视网膜病变防治指南. 中华眼科杂志,2014,50:933-935

(尹虹　张巍)

第三节 早产儿听力评估

【本节要点】

早产儿是听力损伤高危人群,除了本身发育特点及遗传因素外,疾病、用药等也是导致早产儿听力损伤的主要原因。早产儿的听力监测院内院后均要进行。

新生儿听力筛查是我国卫生计生委规定的新生儿筛查项目之一,经过医学及各界的努力,普遍新生儿听力筛查在我国已经开始大范围推广。早在新生儿听力筛查开展以前,NICU 住院早产儿的听力障碍,就是儿科医师及听力学专家关注的热点课题。由于早产儿是一组特殊人群,不仅受疾病的困扰,还存在着与生长发育相伴随的许多问题,其听力损失发生率为 4% ~6% ,显著高于正常新生儿的 1‰ ~3‰。

一、早产儿听力评估的实施现状

早产儿听力评价技术一直备受关注,包括较为常用的脑干听觉诱发电位(brainstem auditory evoked potential,BAEP/ABR)、耳声发射(otoacoustic emissions,OAE)、快速脑干听觉诱发电位(automated auditory brainstem response,a-ABR)等。

在美国大多数 NICU 中婴儿出院前进行脑干听觉诱发电位的检测是一项常规工作。临床研究显示传统的 BAEP 相对 OAE、a-ABR 两项更具有可靠性,因为研究对象是需要评价其听觉神经系统状况的异常婴儿;但作为评价早产儿听觉发育及损害的动态过程,a-ABR 因其便捷、环境要求低等显示了其优势。venStraaten 等的研究显示可以在 NICU 对平均 29.5 周胎龄的早产儿进行 a-ABR 检测,平均 31.2 周胎龄通过率可达 90%。国内对早产儿听力评估的研究较早,郭异珍在 1996 年报道了早产儿 BAEP 的特点,即早产儿的 BAEP 波 I、波 III 和波 V 的平均潜伏期随着胎龄的增加而缩短,差异有显著意义。波 I ~ V、波 III ~ V 以及波 I ~ III 间期,同样,随胎龄的递增而缩短。早产儿于胎龄 34 周时,在 30dB 强度的刺激下,90% 早产儿的脑干听觉诱发电位波 V 的潜伏期可达正常成人水平,认为胎龄 34 周是早产儿听觉成熟的关键年龄,对早产儿的听力筛查应该从胎龄 34 周开始。10 年之后,林颖等建议将对早产儿 BAEP 进行听力检测的时机定在 52 ~55 周龄,因为这一阶段的 BAEP 与同龄足月儿已经不存在差异。但因其资料胎龄偏大(31 ~35 周),是否适于胎龄更小的早产儿仍有待观察。

使用 a-TEOAE 对早产儿进行听力学监测已经应用于临床,Roth 等使用 TEOAE 筛查对 346 例早产儿与 1205 例正常足月儿进行了同期对比研究,发现早产儿的双耳感觉神经性听力损伤只占 0.3% (1/346),而传导性听力损伤占 2.7% (9/346);院内 TEOAE 筛查的通过率早产儿为 87.2% ,足月儿为 92.2% ,显示了极低出生体重儿传导性耳聋的高发生率及 TEOAE 在住院期间第一步筛查的可行性。钱芳等在早产儿 34 周龄开始使用畸变产物耳声发射(distortion product otoacoustic emissions,DPOAE)进行听力检测,未过者在生后 3 月龄前进行检测,也达到了早产儿听力评估的目的。随着听力筛查技术的进步,使用 OAE 与 a-ABR 同期进行听力筛查已经被推荐,在 NICU 中这两项技术的联合使用使听力筛查工作更为便捷。Johnson 等对 7 个使用两项技术联合普遍筛查的医院资料进行了分析与随访:至平均 9.7 月龄时,院内未通过 OAE 而通过 a-ABR 的婴儿中 2.09% (30/1432 耳)存在永久性双侧或单侧听力损失,其中77%为轻度听力损失,43%为双侧听力损失而不是单侧异常,86%为感觉神经听力损失而不是传导性异常。分析其原因可能为 a-ABR 设定的通过标准主要用于检测中重度听力丧失(35~40dB)。因此,除了应进一步探讨新生儿听力筛查的策略外,远期的随访显得尤为重要。但在 NICU 使用这两项技术联合筛查替代常规使用的 BAEP 仍需谨慎。

二、早产儿听力异常影响因素及发生率

美国婴幼儿听力联合委员会制定的新生儿听力障碍高危因素主要包括出生体重低于1500g、母亲孕期使用过耳毒性药物、Apgar 评分1分钟低于4分或5分钟0~7分、机械通气时间超过5天以上高胆红素血症(达到换血标准)等。以往这些因素作为听力异常高危因素用于高危儿的听力筛查,在普遍筛查开始后,则作为高危因素用于远期随访。低钠血症、代谢性碱中毒、长期使用呼吸机并使用高浓度氧、感染、氨基糖苷及呋塞米类药物同样均是听力损失的危险因素。一项研究显示随访中的听力损失儿童40.7%为曾患过高胆红素血症儿,父母为第一代堂兄妹占41.9%,为第二代堂兄妹占14%,脑膜炎患儿为4.6%。

世界卫生组织定义的听力损失标准为:500Hz、1000Hz、2000Hz 频域范围内平均高于25dB。使用这个标准超过5%的小于32周胎龄早产儿在五年后会发生听力损失;英国的一项研究也显示极低出生体重儿中4%出现外周及中枢听力损害,27%存在外周听力损害。由于极低出生体重儿的存活比例增加,在关注其生命质量的同时,亦应随访其听力状况,以便于早期干预与康复。

三、目前推荐的早产儿听力评估策略

目前对于早产儿的听力评估策略尚未统一。在美国的伊利诺伊州,59 所开展普遍新生儿听力筛查机构中80%使用 a-ABR,32%使用 DPOAE,5%使用瞬态 OAE(transient evoked OAEs,TEOAE),这些机构中有1/3的未通过率小于5%。在 NICU 各机构基本上采用的是以下几种方式:①OAE 与 BAEP 在早产儿出院前进行检测;②OAE 与 a-ABR 在出院前检测;③使用 OAE 作为第一步筛查,两次不通过则使用 BAEP 进行检测。各种方式存在着各自的优点与不足,如第一种方式环境要求高、费时,但可以细致评价早产儿的中枢及外周神经的整体状况,并进行定量分析;而仅使用第三种方式可以节省筛查时间,但可能遗漏神经性听力损失。因此,在具有适宜条件的 NICU 采用第一种方式较为理想;而先使用 OAE 进行筛查的方式可在尚未配备 BAEP 或 a-ABR 的机构实施。

早产儿听力评估一般倾向于在出院前进行,不仅可对早产儿进行初步评价,掌握早产儿的综合资料,亦可为日后的随访及向家长的相关建议提供支持与依据。由于早产儿正处于宫外生长追赶时期,早产儿随访中的首次评估一般是在达到40周龄(足月儿出生时胎龄)时进行,此时期是否是进行听力评估的适宜时机还尚待评估。早产儿听力评估的指标及标准原则上应与普遍筛查的指标及标准相一致,即自动 OAE 及 a-ABR 以"pass"为通过,"refer"为未通过。BAEP 则应在隔声室进行,以在70dB 强度刺激下波 V 出现为通过。

对于早产儿,尤其是极低出生体重儿,在出院前医师会嘱咐其父母特别关注听力异常的征象,随时到听力专科医师门诊就诊。早产儿听力的追踪应由哪些机构负责目前亦无明确规定。国外的一项研究中显示筛查异常儿的第一次就诊中57%选择了儿科医师,37.2%选择了耳鼻喉医师,2.3%选择了语言治疗师,3.5%则就诊于其他专家。北京地区由于听力诊断中心的建立,使听力筛查未通过的婴儿得到集中管理,这种专业化管理有利于听力异常的评价与诊断,但许多诊断中尚缺乏足够的精力来很好地承担后续工作。因此,早产儿如何进

行远期随访尚未见详细规定。目前,早产儿跟踪随访工作多由儿科医师进行,如何适宜管理早产儿听力筛查及相关工作仍有待进一步探讨。

早产儿出院后的听力评价依然重要,即使是在院期间通过了筛查,在纠正胎龄3个月、6个月及后期也应予以筛查,及时发现发育中的听力问题。

(张巍　黄丽辉)

第四节　早产儿水肿

> **【本节要点】**
>
> 水肿是新生儿早期常见表现之一,可为生理性,也可由病理因素所致,对水肿明显的低出生体重儿应进行病因学检测,并积极给予对因对症处理。

水肿是新生儿期常见症状之一,其突出表现是体重增加,系由体液在组织间隙内积聚过多,致使全身或局部发生肿胀。出生时已有全身水肿称胎儿水肿,常伴浆膜腔积液。生后各种原因所致的新生儿水肿常见于四肢、腰背、颜面和会阴部。

一、病因、分类及临床特点

(一) 生理性

正常新生儿的体液占体重的80%,高于其他年龄组,增加的部分主要在细胞外液,因此正常新生儿具有一定程度的水肿,早产儿尤为明显,甚至可出现压痕,以手背、足背及眼睑等处明显。近年来认为与新生儿尤其早产儿血液循环中的心利钠素水平较低有关,影响肾脏排钠的作用和水分的排出。随着生理性体重下降,多余的液体排出后水肿自然消失。

(二) 贫血性

各种原因引起的严重贫血也可在新生儿出生后出现水肿,且水肿和贫血程度不一定完全平行。新生儿尤其体重<1500g早产儿维生素E贮存少,生后生长发育快,需要量大,缺乏时在新生儿后期出现水肿,以下腹部、外阴及大腿较明显,至生后6~8周更明显,此时网织红细胞增高,血小板增加或出现固缩红细胞。用维生素E治疗后,尿量增多,水肿很快消失。

(三) 心源性

各种严重心律失常、心肌炎、先天性心脏病和弹力纤维增生症均可在新生儿期发生心功能不全而出现水肿。表现为喂养困难,体重增加(每天增加80~100g),呼吸急促,心率加快。水肿开始位于眼睑和胫骨前,严重时水肿加重,并有少尿或无尿。

(四) 肾源性

新生儿尤其早产儿肾功能发育不成熟,肾小球滤过率低,如钠摄入量或静脉输液量过多,易发生水肿。其他如先天性肾病、泌尿系统各种畸形及肾静脉血栓形成也可引起水肿。先天性肾病多数有宫内窒息,生后可有苍白、异常哭声、呼吸困难。严重时,胸腔、腹腔可产生积液。

(五) 低蛋白血症

当血浆蛋白低于40g/L或白蛋白低于20g/L时可引起水肿,见于肝、肾等疾病。水肿多见于颜面、眼睑、四肢及颈、骶部,为凹陷性水肿,水肿可随体位改变而加重。

（六）新生儿硬肿症

在寒冷季节多见。与冻伤、感染、低氧血症等因素有关,可因毛细血管渗透性增加,间质液增多,呈可凹性水肿。又可因皮下组织饱和脂肪酸凝固,呈非可凹性水肿。

（七）内分泌

先天性甲状腺功能减退、肾上腺皮质功能亢进、垂体后叶抗利尿激素或肾上腺皮质醛固酮代谢障碍的可发生全身性水肿。

（八）低钙血症

可导致新生儿全身性或仅两下肢水肿,发病机制尚未完全阐明,可能与钙离子参与调节肾小管上皮细胞膜的渗透性有关,如钙离子减少、渗透性增高。钙离子与血管的通透性也密切相关,也可致毛细血管通透性增加,液体进入皮下组织间隙。补充钙剂后水肿可迅速消失。

二、实验室检查

1. **血常规**　在新生儿溶血症、低蛋白血症、贫血等红细胞和血红蛋白均可降低;溶血时网织红细胞升高;炎症者白细胞总数增高。

2. **血液检查**

（1）血浆总蛋白、白蛋白、球蛋白定量对诊断先天性肾病综合征、低蛋白血症等均有帮助。

（2）血尿素氮、胆固醇、血清蛋白电泳等对肾病诊断有帮助。检查血清钾、钠、氯、钙、镁等电解质,对临床诊断电解质紊乱有其重要意义。

（3）抗人球蛋白试验、游离抗体检查、血型诊断血型不合引起的新生儿溶血症。

（4）血清蛋白结合碘、血清 T_3、T_4 测定,对诊断甲状腺功能减退有意义。

3. **尿液检查**　尿常规、尿遗传代谢病筛查。

4. **其他**　X 线胸片、超声心动图、心电图。

三、诊断及处理要点

胎儿水肿应在产前即作出诊断,可以从超声测出胎儿皮肤厚度,如≥5mm 或有胎盘增大、浆膜腔积液可得出初步诊断。也可通过超声发现心脏畸形,或通过羊水检查胎儿血型、血型免疫物质、染色体核型或 DNA 以及血红蛋白电泳等,有助于病因诊断。

免疫性溶血患儿可能需提前终止妊娠。胎儿贫血、水肿可进行宫内输血,腹水多者抽取腹水。急性心功能不全者用地高辛、利尿剂等治疗。严重贫血者输血,免疫性溶血交换输血。低蛋白血症者输血浆。迅速查出引起水肿原因,去除病因,同时进行对症治疗。

（马建荣）

第五节　早产儿全身运动评估

【本节要点】

全身运动评估作为一种早期评价手段,通过观察自发运动模式预测胎儿和早产婴儿神经系统状况,可以定性、半定量或纵向分析早产儿近远期神经系统功能发育趋势。

新生儿重症监护医学迅速发展,使超早产儿及低出生体重早产儿死亡率稳步下降,存活者神经系统损伤备受关注。伤残类型包括脑瘫、精神发育障碍、运动功能发育延迟、肌张力异常、注意缺陷障碍等。早期预测这些不良结局并在病情稳定后及时给予早期干预,可降低患儿不良预后的风险。

非外界刺激引起的自发运动对预测神经发育的不良结局有很高的敏感性。生命早期神经系统产生自发运动是内生的,不需要对特殊感受器的持续刺激。因此,自发运动成为预测胎儿和早产婴儿神经系统状况的常用方法。从胎儿期到婴儿早期的发育过程表现的各种自发运动模式中,全身运动(general movements,GM)对于神经系统功能评估安全有效。

一、正常及异常的全身运动

(一)定义

全身运动是最常出现和最复杂的一种自发性运动模式,全身运动指整个身体参与的运动,臂、腿、颈和躯干以变化运动顺序的方式参与这种全身。在运动强度、力量和速度方面具有高低起伏的变化,运动的开始和结束都具有渐进性。沿四肢轴线的旋转和运动方向的轻微改变使整个运动流畅优美并产生一种复杂多变的印象。GM协会基于婴儿年龄或胎龄将全身运动分为正常全身运动和异常全身运动。

(二)正常全身运动的阶段性变化

全身运动最早出现于妊娠9周的胎儿,持续至出生后5~6个月,直至被意向性运动和抗重力动作所替代。足月儿的全身运动仅包括后2个阶段。而早产儿的全身运动分为3个发展阶段。

1. **足月前或早产全身运动**(foetal or preterm,GMs)**阶段**　出现在早产期间(指从早产儿出生至按预产期纠正胎龄满40周),表现为粗大运动,包括全身性的活动,持续时间从几秒到几分钟或更长,手臂、腿部、颈部和躯干的运动顺序可变。足月前全身运动不具有诊断价值。胎儿和足月前阶段的全身运动没有差异,提示出生后重力作用和发育成熟对于全身运动的表现没有影响。足月前阶段的全身运动偶尔呈现幅度大、快速的运动。

2. **扭动运动**(writhing movements,WMs)**阶段**　出现于足月(指早产儿按预产期纠正胎龄满40周)至足月后第8周。此阶段表现为小至中等运动幅度,中低速度,也偶尔发生快速且幅度较大的伸展运动,以手臂多见。典型的运动轨迹呈椭圆形,形成了一种扭动的特征。肌电图提示足月前阶段全身运动比扭动运动阶段动作持续时间长,然而两者的振幅和背景活动是一致的。

3. **不安运动**(fidgety movements,FMs)**阶段**　出现于足月后6~20周,是一系列小幅度、中等速度的循环式运动,时常伴有颈部、躯干和四肢在各个方向上的可变加速运动。当婴儿处于安静觉醒状态且不被外界事物所吸引时,这种运动持续存在,但当婴儿哭闹、惊慌或突然被干扰时,运动便会停止。FMs可以和其他的粗大运动(例如踢蹬、摇摆、抬腿、滚动等运动)同时存在。肌电图提示在扭动运动到不安运动的过渡阶段,运动的速度、幅度及背景活动减少。不安运动一般可分为:

(1)连续性不安运动(continous FMs):指不安运动时常出现,间以短时间暂停。不安运动发生在整个身体,尤其在颈、躯干、肩、腕、髋和踝部。不安运动在不同身体部位的表现可能不同,取决于身体姿势尤其是头部位置。

(2)间歇性不安运动(isolated FMs):指不安运动之间的暂停时间延长,令人感觉到不安运动在整个观察时期内仅出现 1/2。

（3）偶发性不安运动（adventitious FMs）：不安运动之间的暂停时间更长。

（三）异常的全身运动

全身运动的复杂性和变化性是评价全身运动时考虑的主要方面。全身运动失去复杂性和多变的特征并显得单调时，在早产阶段或扭动运动阶段称之为单调性全身运动（poor repertoire GMs）、痉挛-同步性全身运动（cramped-synchronized GMs）或混乱性全身运动（chaotic GMs）。在不安运动阶段则表现为异常性不安运动（abnormal fidgety movements）或不安运动缺乏（absence of fidgety movements）。

1. **单调性全身运动**　如果组成连续动作的顺序是单一的，并且失去了正常全身运动复杂的特征，称之为单调运动。如果我们随访单调全身运动婴儿的神经学结局，几乎一半正常发育，另一半发展为轻微、中等或严重的神经损害。这表明单调性全身运动的预测价值比较低。

2. **痉挛-同步性全身运动**　动作呈现僵硬的状态，失去了正常全身运动流畅的特征。所有肢体和躯干的肌肉同步收缩和舒张。痉挛-同步性全身运动对脑瘫有很高的预测价值。

3. **混乱性全身运动**　通常突然发生，肢体运动呈大幅度，顺序混乱，失去流畅的特征。

4. **异常性不安运动**　表现与正常不安运动相似，但其幅度及速度增大，突发突止的程度更重。

5. **不安运动缺乏**　在正常不安运动应出现的时期不安运动却没有出现，但通常可观察到其他粗大运动。不安运动缺乏对中枢神经系统的不良发育结局，尤其是脑瘫，具有很高预测价值。

（四）全身运动的其他分类方法

最常用的为 Hadders-Algra 等结合肌电图的检查结果提出的三分法，即将全身运动划分为正常全身运动、轻度异常全身运动、明显异常全身运动（表 12-5-1）。轻度异常全身运动表现为复杂程度低，身体各部分顺序变化少，缺乏流畅性。这一亚型类似于单调全身运动。Hadders-Algra 根据 EMG 结果将轻度异常全身运动婴儿分为三类：片段性全身运动（fragmented GMs），强直性全身运动（tense GMs），片段-强直性全身运动（fragmented and tense GMs）。强直性全身运动在接近足月儿中出现，可发展为脑瘫，神经发育结局也可正常。片段全身运动可在早产阶段后期及足月时出现，其神经学结局从正常到脑瘫各有不同。

表 12-5-1　全身运动的三分法

参数	正常全身运动	轻度异常全身运动	明显异常全身运动
全身运动的复杂性			
参与全身运动的身体各部分方向变化频繁。方向的变化由所参与关节的屈伸运动、内收-外展、内旋-外旋运动完成	++	+	-
全身运动的变化性			
参与全身运动的身体各部分在一个全身运动及两个全身运动之间内空间的变换	++	+	-
全身运动的流畅性			
呈现平滑、柔软、优美的动作。流畅性特指动作的速度分布。流畅的全身运动的特征是动作速度的正常分布，非流畅性全身运动呈现过快或过缓	++	+	-

注："-"表示缺乏，"+"表示部分表现，"++"表现完全表现

二、全身运动的机制及评估的方法

（一）全身运动的机制

目前仍不确定。有观点认为全身运动可能是由皮质脊髓束或网状脊髓束调节的，如果这些结构有损伤，全身运动质量将受到影响。脑室周围白质软化，以多个病灶的小范围坏死区为特征，是早产儿脑白质损伤占大多数的亚型，这种脑室周围白质软化灶正位于皮质脊髓束。放射冠或内囊附近的脑室周围出血或缺血性损伤也可使皮质脊髓束中断，此时异常的全身运动会出现。由于全身运动涉及颈髓到腰髓的活动，产生这些动作的神经结构可能位于脊髓上神经中枢。有人认为扭动运动与不安运动由位于脑干的不同的中枢模式发生器产生。由扭动运动转变为不安运动的过渡时期的短暂存在支持了这一观点。6 月龄时扭动运动在睡眠时仍可见，说明不安运动及以后的阶段，扭动运动的中枢模式发生器仍保留有这一程序。

（二）全身运动记录的最佳条件

用眼睛直接观察婴儿的全身运动，但录像更有利于准确地进行全身运动的评估。因为录像可反复重播，快进模式播放时容易发现异常全身运动。可将同一婴儿的不同时期的影像剪辑在一起成一个文件，长期纵向分析可判断全身运动的出现、持续、消失。

放置婴儿的台面应平整柔软，呈仰卧位。如果婴儿变成侧卧位，将其恢复成仰卧位。如果婴儿一直保持侧卧难以纠正，则令其侧卧。应注意，侧卧可减弱对运动复杂性和变化性的评价。婴儿应不穿衣物，全身裸露，或只戴小片尿布。如不适应裸露，可穿能裸露四肢的衣服。婴儿休息的环境为自然温度，避免严重的噪声和强光。如录像时间过短，则导致在不恰当的时相进行分析，使结果不准确，所以建议录像 1 小时。从 1 小时的录像中选择 3 段最合适的全身运动（最好包括全身运动的开始阶段、中间阶段、结束阶段），每段录像 3 ~ 5 分钟。将每个婴儿的全身运动编辑为一个单独的磁带。

（三）分析全身运动的方法

1. **定性评估**　对不同运动模式的分辨很容易，观察者高度应保持一致性。但全身运动的定性评估要求较高，即分辨正常和异常的全身运动，不是评价运动的基础模式，而是评价暂时的运动强度和复杂性变化。正常全身运动的特征和标准在评价脑损伤婴儿时可能有改变，但这些主观判断标准的变动不利于全身运动评估。诺贝尔奖获得者 Konrad Lorenz 在1971 年的论文"Gestalt 知觉是科学知识的一种来源"中指出"与任何其他理性计算机相比，Gestalt 知觉能够考虑到更多的个体细节以及这些细节之间的更多关系"。Gestalt 知觉关注细节，可以用于评估复杂现象。当全身运动性质异常时，Gestalt 知觉对解释全身运动的不同方面有价值。这个步骤不能代替整体判断，并与对运动模式的判断过程分开。这一过程可更好地描述不同的异常 GM。另一方面，其限制了用细节重新合成整体印象。

2. **半定量评估**　Ferrari 等报道了半定量的评分标准，包括动作的幅度、速度、运动特征、顺序、空间范围、流畅性、起止，每项得分 0 ~ 2 分，将这种评估方法用于异常脑功能的婴儿的评估。然而半定量分析不能整体代替全身运动定性评估。

3. **纵向评估**　全身运动的纵向评估在早产阶段记录 2 ~ 3 次（每段应包括 3 个全身运动），在足月时记录 1 次或（和）足月后记录 1 次或足月后 9 ~ 15 周至少记录 1 次，这些信息即可反映出个体的生长发育轨迹。基于此生长发育轨迹即可预测婴儿的神经学结局。

三、全身运动评估对早产儿神经系统异常的预测作用

（一）全身运动对早产儿脑瘫的预测价值

大多数脑瘫儿童不是早产儿。但早产儿尤其是较小孕周出生的婴儿，发生脑瘫的危险性增加。其他导致早产儿脑瘫的围产期危险因素包括胎儿-母亲感染、新生儿脓毒血症和其他在新生儿期的严重疾病。与脑室周围出血特别是室周内囊出血和出血后脑积水相关的脑损伤是神经发育异常（如脑瘫）较准确的征兆。对于早产儿童最常见的脑瘫类型为痉挛性偏瘫或四肢瘫。运动功能结局从异常肌张力或异常肌力，到严重的可导致终生残疾的损伤，例如不能行走或独立进食。孕中晚期之间出生的极早产的婴儿，易遭受足月儿少见的各种脑白质损伤，这种损伤随孕周的减少发生率增加。

在不安运动阶段明显异常为全身运动对脑瘫的发展有很高的预测价值。有可能发展为脑瘫的全身运动有以下两个特征：①持续的痉挛-同步运动，如果这种模式在早产阶段存在几周，以后会发展为痉挛性脑瘫；②缺乏不安运动。婴儿的不安运动从生后 6 周开始应持续存在，但脑瘫的婴儿通常在生后第 9 周出现，持续至 20 周或更长时间。有研究将高危儿和低危儿混杂的研究，得出了全身运动对诊断脑瘫 95% 敏感度和 96% 的特异度。将高危儿和低危儿分层研究，则全身运动诊断脑瘫的敏感度为 100%，特异度为 98%，因此，全身运动对于脑瘫高危儿的预测价值很高。

Ferrari 等对 84 例脑超声检查异常的早产儿进行追踪研究得出，持续性痉挛型全身运动和痉挛型全身运动占主导地位都可特定地预测痉挛型脑瘫，且痉挛型全身运动出现得越早，婴儿神经发育结局越差。用半定量方法对全身运动评分，得分越低，往往提示更广泛、更严重的脑损害和更差的预后。可认为理想的正常新生儿的全身运动评分应该大于 11 分，而对于评分低于 10 分的病例，建议必须作进一步检查和随访观察。但是，必须强调全身运动的评价并不能作为一种确诊脑瘫的手段，而仅能提示应进行进一步检查。由于它的简便性和相对准确性，可认为在常规新生儿检查时，应该加上全身运动评分，尤其是怀疑有脑损害的新生儿，这对早期发现脑瘫，早期给予干预治疗有一定的实用价值，而对于轻微脑瘫的预测价值还有待于大样本的临床研究。

（二）对轻度神经功能异常早产儿的预测价值

有研究表明轻度异常的不安运动对发展为轻度神经功能异常、注意缺陷伴多动障碍、狂躁及不服从行为的危险程度有很高的预测价值。动物的神经生物学实验提示轻度异常的全身运动与单胺系统（多巴胺系统和 5-羟色胺系统）有关，这可解释轻度异常全身运动与注意力障碍、狂躁及不服从行为的关系。注意缺陷伴多动障碍与额叶纹状体的多巴胺系统障碍有关，而 5-羟色胺系统异常在攻击行为形成中起重要作用。在生命早期轻度缺氧可导致单胺系统功能异常，动物实验证实，长期或反复的缺氧可导致纹状体多巴胺系统的长期改变。对轻度神经功能异常及行为问题的预测效果不及对脑瘫的预测效果，可能因为环境因素在轻度神经功能障碍的发展中起重要作用。但轻度异常全身运动代表大脑处于非正常状态，后者使婴儿发展为轻度神经功能异常，注意缺陷伴多动障碍，攻击行为的危险性增加，然而其是否发生决定于不利的环境条件是否出现。因此，告诉家长婴儿存在轻度异常的不安运动，可能日后对不良环境的耐受性差。

从生后 3 个月开始，全身运动评估的灵敏度、特异度及预测值都有提高，这并不意味着 3 个月以前的全身运动评估没有价值，因为此时发现异常提示婴儿出现严重问题有较大可能

性,并应注意随访。但要作出是否干预的决定,应在 3 个月之后。青春期前轻度神经功能异常的发病随年龄的增加而增加,与低危组的较大儿童相比,低危组的较小儿童轻度神经功能异常的全身运动的情况不具有代表性。

（三）对母亲 1 型糖尿病的早产儿的神经学结局预测价值

糖尿病病人血管病变广泛,大中小动脉、毛细血管和静脉均可受累,全身多个器官受损,在妊娠时可诱发高血压并加重肾脏负担,增加妊娠期高血压疾病的发生率,使得早产相应增加。孕妇高血糖本身可降低胎儿血氧供应,导致胎儿宫内缺氧甚至死亡,因胎儿宫内窘迫使早产率增加。

持续的高胰岛素血症和母亲严重的酮症酸中毒是母亲 1 型糖尿病胎儿器官发育迟缓原因。胎儿高胰岛素血症可导致胎儿缺氧,与胎儿神经系统发育受损有关。母亲的代谢控制满意,胎儿也可能发生高胰岛素血症,故胎儿神经系统受损不能被排除。另外,胎儿来源的胰岛素可促进脑发育,有证据表明脑内有胰岛素特异性受体,且后者参与神经传递和神经调节。另外,母亲为 1 型糖尿病的新生儿易发生新生儿低血糖,如果新生儿血糖低至 2.6mmol/L 以下,磁共振图像可见脑部的异常。1 型糖尿病妇女从孕 12 周到婴儿生后 18 周间断全身运动评价的纵向研究表明,母亲 1 型糖尿病的不良影响可使胎儿在早产阶段观察到异常全身运动。婴儿生后 10 个月的神经学结局与怀孕期间及生后 2 个月的全身运动有关。

（四）对早产的宫内生长受限婴儿的神经学结局预测价值

许多宫内生长受限儿早产,其出生体重越低,孕周越小,儿童赶上生长的可能性越小。婴儿神经发育也与胎儿生长受限的程度和早产的程度有关。宫内生长减慢可能对脑和精神发育有不良影响。一项关于宫内生长受限儿的研究观察了出生前和出生后的全身运动质量,发现当胎儿生长受限不严重时,对全身运动质量没有不良影响。足月前全身运动与 1 岁时神经学结局相关。对于全身运动的纵向研究发现全身运动的质量与 2 岁的神经学结局相关,这有助于确定患儿神经发育异常的危险。有研究发现在所有年龄阶段的异常全身运动都与 2 年后的异常神经学结局有关,胎儿生长受限组与对照组的正常扭动运动与不安运动评估与 2 年后正常的神经学结局相关,尤其是不安运动,灵敏度和特异度都极高。

四、全身运动评估对于早产儿的意义

肌张力和引出反射的神经检查方法适于预测 1~3 岁的正常的神经学结局,但对这期间的异常情况不能作出准确的预测。有时神经学检查没能发现将来发展为脑瘫的患儿,这在早产儿中尤其突出。某些大脑损伤的病例中,神经反射不只是发生改变,而且还会增强。轻度缺氧或浅麻醉时,自发运动减少而反射仍能正常引出,这说明自发运动与传统神经系统检查相比,对发现早产儿的不良情况有更高特异性。一项 94 例胎龄小于 34 周早产儿纵向研究显示,其胎龄达到 34 周后的 GMs 评估结果对 14 个月时运动能预测有一定意义($r=0.41$ 和 0.58),而国内研究显示 50 例极低出生体重早产儿全身运动细化评分与婴儿 1 周岁运动发育评分之间具有中等程度的相关性。因此,在早产儿管理中使用 GMs 对早产儿神经发育评估及早期干预具有非常积极的意义。Spittle 等通过 MRI 技术显示<30 周早产儿小脑直径,排除白质软化及颅内出血因素后,在纠正胎龄 3 个月时异常不安运动与其小脑直径有显著相关,也提示 GMs 是早产儿显示脑结构发育异常与否的早期简单方法。

（武玮　张巍）

参 考 文 献

［1］ Bhutani VK,Johnson L,Sivieri EM. Predictive ability of a predischargehour-specific serum bilirubin for subsequent significant hyperbilirubinemia inhealthy-term and near-term newborns. Pediatrics,1999,103:6.

［2］ AmericanAcademy of Pediatrics Subcommittee on Hyperbilirubinemia. Management of hyperbilirubinemia in the newborn infant 35 or more weeks of gestation. Pediatrics,2004,114:297.

［3］ Watchko JF,Claassen D. Kernicterus in premature infants:current prevalence and relationship to NICHD Phototherapy Study exchange criteria. Pediatrics,1994,93:996.

［4］ Maisels MJ, Coffey MP, Kring E. Transcutaneous bilirubin levels in newborns < 35 weeks'gestation. J Perinatol,2015,35:739.

［5］ Oh W,Stevenson DK,Tyson JE,et al. Influence of clinical status on the association between plasma total and unbound bilirubin and death or adverse neurodevelopmental outcomes in extremely low birth weight infants. Acta Paediatr,2010,99:673.

［6］ National Collaborating Centre for Women's and Children's Health. Neonatal jaundice. Royal College of Obstetricians and Gynaecologists,London,2010.

［7］ Maisels MJ,Watchko JF,Bhutani VK,et al An approach to the management of hyperbilirubinemia in the preterm infant less than 35 weeks of gestation Journal of Perinatology,2012,32:660.

［8］ Mah MP,Clark SL,Akhigbe E,et al. Reduction of severe hyperbilirubinemia after institution of predischarge bilirubin screening. Pediatrics,2010,125:e1143.

［9］ Grabenhenrich J,Grabenhenrich L,Bührer C,et al. Transcutaneous bilirubin after phototherapy in term and preterm infants. Pediatrics,2014,134:e1324.

［10］ Tyson JE,Pedroza C,Langer J,et al. Does aggressive phototherapy increase mortality while decreasing profound impairment among the smallest and sickest newborns? J Perinatol,2012,32:677.

［11］ Salman AG,Said AM. Structural,visual and refractive outcomes of intravitreal aflibercept injection in high-risk prethreshold type 1 retinopathy of prematurity. Ophthalmic Res,2015,53:15.

［12］ Hwang CK,Hubbard GB,HutchinsonAK,et al. Outcomes after Intravitreal Bevacizumab versus Laser Photocoagulation for Retinopathy of Prematurity:A 5-Year Retrospective Analysis. Ophthalmology, 2015, 122:1008.

［13］ Mintz-Hittner HA. Treatment of retinopathy of prematurity with vascular endothelial growth factor inhibitors. Early Hum Dev,2012,88:937.

［14］ 于慕刚.有关新生儿水肿病因因素探讨.中外健康文摘,2011,8:198.

［15］ Ferrari DC,Nesic O,Perez-polo JR. Perspectives on neonatal hypoxi-a/ischemia-induced edema formation. Neurochem Res,2010,35:1957.

［16］ Peri A,Pirozzi N,Parenti G,et al. Hyponatremia and the syndrome of inappropriate secretion of ant-diuretic hormone. J Endocrinol Invest,2010,33:671.

［17］ 王仁珍,王晓英,许丽娅,等.抗利尿激素变化与新生儿水肿的相关性研究.南京医科大学学报(自然科学版),2012,09:1281.

［18］ 蔡强,唐慧,闵晓兰.新生儿水肿病因及相关因素分析.西部医学,2011,06:1069.

［19］ Braun T,Brauer M,Fuchs I,et al. Mirror syndrome:asystematieview of fetal associatedconditions,maternal presentation and perinatal outcome. Fetal Diagn Ther,2010,27:191.

［20］ Matsubara S,Ohmaru T,Ohkuchi A,et al. Mirror Syndrome associated with hydropic acardiusin triplet pregnancy. Fetal Diagn Ther,2008,24:429.

［21］ De Haan TR,Oepkes D,Beersma MF,et al. Aetiology,diagnosis and. Treatment of hydrops fetalis. Current Pediatric Reviews,2005,1:63.

［22］ ACOG practice bulletin，PefinatM viral and parasitic infections. Amer-icanCollege of Obstetrics and Gynecologists EJ. Int J Gynaecolobstet，2002，76：95.

［23］ MachinGA. Hydrops revisited：literature review of 1，414 cases published in the 1980S. Am J Med Genet，1989，34：366.

［24］ 王学举，熊光武，魏瑗，等. 胎儿镜激光凝固胎盘吻合血管术治疗 44 例双胎输血综合征临床分析. 中华妇产科杂志，2014，49：886.

［25］ 林胜谋，王晨虹，朱小瑜，等. 胎儿水肿 156 例临床分析. 中华妇产科杂志，2011，46：905.

［26］ Bellini C，Tennekam RC. Non-immune hydrops fetalis：a short review of etiology and pathophysiology. Am J Med Genet A，2012，158A：597.

［27］ Ng ZM，Seet MJ，Erng MN，et al. Nonimmune hydrops fetalis in a children's hospital：a six-year series. Singapore Med J，2013，54：487.

［28］ SaadaiP，Jelin EB，Nijagal A，et al. Long-term outcomes after fetal therapy for congenital high airway obstructive syndrome. J Pediatr Surg，2012，47：1095.

［29］ Fukushima K，Morokuma S，Fujita Y，et al. Short-term and long—term outcomes of 2 1 4 cases of non—immune hydrops fetalis. Early Hum Dev，2011，87：57 575.

［30］ Burin MG，Scholz AP，Gus R，et al Investigation of lysosomal storage diseases in nonimmune hydrops fetalis. Prenat Diagn，2004，24：653.

［31］ Bellini C，Hennekam RC，Fulcheri E，et al Etiology of nonimmune hydrops fetalis：a systematic review. Am J Med Genet A，2009，149A：844.

［32］ Jakus Z，Gleghorn JP，Enis DR，et al. Lymphatic function Is required prenatally for lung inflation at birth. J Exp Med，2014，211：815.

［33］ McMahan MJ，Donovan EF. The delivery room resuscitation of the hydropic neonate. Semin Perinatol，1995，19：474.

［34］ Alicia J Spittle，Lex W Doyle，Peter J Anderson，et al. Reduced cerebellar diameter in very preterm infants with abnormal general movements. Early Human Development，2010，86：1.

［35］ Sonia Aparecida Manacero，Peter B Marschik，Magda Lahorgue Nunes，et al. Is it possible to predict the infant's neurodevelopmental outcome at 14months of age by means of a single preterm assessment of General Movements? Early Hum Dev，2012，88：39.

［36］ 臧菲菲，杨红，曹佳燕，等. 扭动运动全身运动评估在极低出生体重早产儿运动发育随访中的应用研究. 中国儿童保健杂志，2015，23：530.

第十三章
早产儿出院准备与远期管理

第一节　早产儿出院标准与出院准备

【本节要点】

　　早产儿适宜出院标准是早产儿适应院外居家护理的保障,而出院后的观察与管理更要重视。出院时要制订个体化护理监测计划,除了家长教育外,定期随访与咨询十分重要。

一、早产儿出院标准

　　早产儿有不同于足月儿的生理特性,胎龄小、体重低、各器官结构与功能发育不成熟,脱离母体后适应外界自然环境的能力差。而且孕周体重越小,并发症出现的概率越大,经历了各种病理打击及治疗操作的影响,生长发育及各脏器结构功能都不同程度受到过伤害。必须由专业的新生儿科医师为他们制订特殊的个体化治疗和营养方案,同时也需要专业的护理人员提供恰当的护理及合理的喂养方法,以保证这些早产儿完成宫外的追赶性生长。一般来讲,早产儿出院时应该达到如下标准:

　　1. 生后纠正胎龄达到 34 周以上,或体重达到 2000g 以上。

　　2. 在不使用保温箱的情况下仍能维持稳定的体温。

　　3. 呼吸状况平稳,至少 5~7 天未出现过呼吸暂停和青紫现象。

　　4. 能自行吸吮,能经口摄取所需全部营养、液体和能量,吸吮、吞咽与呼吸相协调。

　　5. 体重有适当并稳定的增长,每天增长 20g~30g。

　　6. 各系统无威胁生命的病理情况,即没有需要特别处理的内科或外科问题。

　　7. 必要的基本检查已完成,包括新生儿代谢筛查、听力检查、眼底检查等。预约好出院后的门诊随访复查。

　　总之,早产儿能否出院是根据其生理成熟度而定的,而且每个早产儿在宫内发育状况不同、生后并发症不同、适应能力不同、能否出院还要因人而异。

二、早产儿出院前准备

　　当早产儿接近出院标准时,主管医师、护士和父母均应分别做好相应的准备工作。对早产儿的住院情况进行回顾总结,评估当前情况,制订早产儿下一步的诊治管理及随访计划。

1. **回顾总结**　早产儿出生前后的情况,包括:母亲疾病史、孕期合并症,早产儿出生情况,住院诊疗过程,各系统并发症,喂养情况,体格生长发育情况。将上述内容书写一份完整详细的出院小结,尤其是极不成熟早产儿住院时间长,并发症多,必须各系统详细描述。

2. **评估目前早产儿情况**

(1) 病情评估:是否存在未完全解决的病理情况,并发症是否痊愈,实验室指标是否正常,是否停用药物,各系统功能如何,是否需要用氧。

(2) 一般情况评估:生命体征是否稳定,呼吸与吞咽是否协调、大便情况,每天热卡是否足够,正常室温下体温能否正常等等。

(3) 生长发育评估:按照校正胎龄评价早产儿各项体格发育指标,体重、身长、头围百分数。

(4) 神经系统发育情况评估:活动、反应、睡眠、觉醒、肌张力、生理反射;眼底、听力筛查、脑干听觉诱发电位及视觉诱发电位;选择性头颅超声及头颅核磁检查。

3. **制订出院计划**　早产儿发育不成熟,是导致残障的高危人群,因此应制订出完整的出院计划。

(1) 首先对家长进行宣教和指导,要消除家长的紧张和焦虑心理。

(2) 向家长传授早产儿育儿知识及早产儿出院后的异常情况识别等。

(3) 告知家长出院后定期门诊随访及早期干预的重要性。

(4) 制订出院后营养方案和家庭护理计划,提供切实可行的个体化科学化养育方案。包括强化营养支持方式和时间、必要的治疗药物服用方法,预防接种程序,早期干预和训练的方法、定期随访的具体时间和内容。

三、早产儿家庭护理要点

(一) 注意保暖

早产儿所在的室内温度应该保持在 24 ~ 26℃,室内相对湿度要在 55% ~ 65% 之间。在室内温度过高时,要注意通风降温。夏季可以使用空调或电风扇来调节室温,但要注意让婴儿避开空调的出风口。在冬季如果没有暖气的话,可以采用电暖气、空调或其他取暖设备来保证室内温度适宜。在保证室内温度的同时,室内还需要增加湿度。此外,为了给婴儿一个清新的环境,每天至少给房间通风换气 20 分钟。在通风换气时,可以把婴儿先抱到其他房间,关上窗,等室内温度恢复后,再回到原来的房间。

早产儿的体温应保持在 36 ~ 37℃,最好每 4 ~ 6 小时测一次体温,最高体温和最低体温相差不能超过 1℃,如果温度过高或过低,则要采取相应的措施来保持体温的稳定。

(二) 洗澡注意事项

对于那些体重低于 2500g 的早产儿,还不能将婴儿放入水中洗澡,可每隔 2 ~ 3 天用温湿软布给婴儿擦颈部、腋下、大腿根部等皱褶处。等婴儿体重达到 3000g 以上、每次吃奶达100ml 时才能像健康的新生儿一样洗澡。

洗澡的时间最好选在喂奶前后 1 小时,洗澡前要关上门窗,避免有风直吹婴儿,室温在26 ~ 28℃,水温在 38 ~ 40℃ 比较适宜。在给婴儿洗澡的整个过程中,爸爸妈妈的动作要轻柔、利落,注意不要损伤婴儿的皮肤,也不要让婴儿受凉。洗完澡,立刻用大浴巾包裹婴儿的身体,吸干婴儿身上的水分,然后可以根据婴儿的情况,给婴儿做一会儿按摩,再给婴儿穿上衣服。如果是冬天,最好再给婴儿戴上顶小帽子,30 分钟之后,可以给婴儿测量体温。

（三）限制来访客人

在婴儿回家的最初几个月里,最好尽量减少亲友们的探视,一来是尽量为小婴儿提供一个安静的环境,另外因为婴儿的免疫力还很差,可能会因为探视人的口、鼻腔、手上带来的病菌感染而生病。因此,即使有亲属来探视,也要尽量戴口罩,把说话的声调放低一些。另外,每一个接触婴儿的人都应该先把手洗干净,而且,尽量不要亲吻小婴儿。

（四）关注早产儿的视网膜病变

尽管视网膜病变不是发生在每个吸氧治疗的早产儿身上,但在早产儿中发生率较高。发生视网膜病变后可治疗的时间只有 2 周,这段时间被称为时间窗。一旦错过时间窗就会关闭,婴儿就可能丧失恢复视力的机会。原卫生部《早产儿治疗用氧和视网膜病变防治指南》中规定,对出生体重低于 2000g 的早产儿和低体重儿进行眼底病变筛查,随诊至周边视网膜血管化。首次检查应在出生后 4~6 周,父母一定要遵医嘱带婴儿去做眼科筛查,千万不可错过治疗的时间窗。

（五）定期去医院进行生长发育监测

早产儿出院后定期的生长发育监测对早期发现问题、早期干预和治疗非常重要。一般情况下,早产宝宝在完成追赶性生长之前,建议每 0.5~1 个月到早产儿出院后指导门诊找专业的医师定期监测体重、身高和头围,同时在不同生长阶段对神经发育进行评估,如果当地没有专门的早产儿出院后指导门诊,也可以到当地儿童保健门诊进行生长发育及神经运动发育监测。

（六）新生儿抚触

抚触开始时间一般在足月后两周左右开始,要选择在婴儿身体状况相对良好,吃奶后 1~2 小时清醒时进行。抚触时,要注意和婴儿有眼神的交流,可以播放一些柔和、舒缓的音乐,也可以和婴儿说说话、哼唱儿歌。另外,还要注意抚触的力度要轻重适宜,在婴儿适应后,可以适当地增加一些力度,但要仔细观察宝宝的表情,看他是否很享受。抚触一定不要干扰婴儿的睡眠。

（七）贫血的防治

贫血是早产儿的常见疾病,所有早产儿在出生后的前几周,血红蛋白都会下降,而且出生体重越低,贫血的程度就会越严重,持续的时间也会越长。

1. 造成早产儿贫血的主要原因

（1）早产儿自身的骨髓造血功能不完善。

（2）某些造血物质,如维生素 E、铁在宝宝体内储存不足。

（3）红细胞生成素活性明显不足。而红细胞生成素是促使骨髓生成红细胞的关键要素。

（4）体重增长快,血容量也相应增加,而骨髓造血功能相应不足,不能适应血液增长的需要。

2. 主要的预防和治疗措施

（1）如果可能的话,尽量减少一些不必要的血液检查或采用微量检测法。

（2）早产儿患有严重贫血时,应进行输血治疗。

（3）在医师的指导下补充维生素 E 和铁剂等。

（八）呕吐的处理

呕吐常发生于早产儿,虽然引起早产儿呕吐的因素很多,但主要是由于早产儿胃肠道发育不完善和喂养不当造成的。

一旦早产儿出现呕吐,需要注意以下几点:

1. 加强呼吸管理:观察有无呼吸困难的表现。

2. 出现呕吐后,应让婴儿保持侧卧位,以避免吸入呕吐物堵塞呼吸道,防止引起窒息或呼吸暂停,并避免因此而诱发的肺部感染。如果万一发生了吸入物呛入气管的情况,可以将婴儿的头脚倒置,拍打其背部,以便吸入物顺利排出。如果家长不敢处置,要立即送往医院。

3. 采取正确的喂养方法:尽量让婴儿采取半仰卧(和水平线成15°角)的姿势,用奶瓶喂奶时,奶头应充满奶液,同时奶液不应过凉,喂奶后,要轻拍其背部,使胃内气体尽可能排出,对反复呕吐的婴儿,为了保证其营养供给,可以采取少量多次喂养的方法。

4. 注意观察婴儿有无腹胀、皮肤颜色改变,是否有喷射性呕吐,呕吐物是否含有胆汁样或大便样的物质。如果有,应停止喂奶,并带婴儿及时到医院检查。

5. 观察一下呕吐是否严重、持续。如果长期、严重呕吐,或者出现脱水、体重不升或降低,应及时到医院诊治。

（九）避免发生呼吸暂停

由于早产儿呼吸中枢还不成熟,其呼吸浅表且不规则,有时会出现周期性呼吸暂停,即正常呼吸10~15秒后,出现5~10秒的呼吸暂停,但多无心率和皮肤颜色的改变。当呼吸停止超过20秒时,婴儿就会出现青紫、心跳减速(小于100次/分)等症状。

为避免这种危急现象发生,除了严密观察外,在家里要注意给其保暖,避免呛奶现象发生,并交替采取仰卧、头肩部抬高30°~40°以及左右侧卧位、头肩部抬高15°等适宜体位,2~4小时交替1次,同时注意预防感染。一旦发现婴儿呼吸暂停,立即轻拍背部、弹足底,促使呼吸恢复正常。若处理无效或发作频繁,需要尽快送往医院。

（十）何时开始免疫接种

当早产及低体重儿体重达到2000~2500g时,可以考虑实施预防接种。由于孩子出生体重不同,经历的疾病过程也不同,达到2000g的早晚差异也较大。今后的预防接种程序只能因人而异,由医师为婴儿制订特殊的预防接种时间表。家长应该根据这特殊的时间表到当地保健部门为孩子进行接种。

（徐小静　刘捷）

第二节　新生儿行为观察（NBO）在早产儿的应用

【本节要点】

①介绍了新生儿行为观察（newborn behavior observation,以下简称NBO）系统;②NBO应用于早产及其他高危儿时的注意事项及目的;③介绍了在NBO实施过程中如何就和早产儿常见的睡眠喂养及哭闹等问题预期指导;④通过NBO观察早产儿的5个亚系统的控制/紧张状态,提供更加个性化的早产儿发育支持护理。

NBO 是由 J. Kevin Nugent 等美国学者在 Dr. Brazelton 新生儿行为评估量表(newborn behavior assessment scale,NBAS)的基础上发展的一种简化的新生儿行为观测方法,可用于出生~3 个月的婴儿,通过 NBO 指导家长提供婴儿适宜的养育支持和发育促进,同时促进亲子关系,加强父母和医务人员的联系。

NBO 是一套结构完整的行为观察,旨在帮助临床医师和家长一起观察婴儿的行为能力,并根据婴儿需要找出一种成功支持婴儿生长和发育的养育方案。

一、NBO 系统

NBO 由 18 项神经行为的观察项目组成,描述新生儿从出生到 3 个月的适应能力和行为。NBO 观察过程中既可以观察到婴儿的能力,又给家长提供了关于婴儿行为的个性化信息,以便父母能了解他们的婴儿独特的能力和不足,从而提供必要的发育支持,满足并促进婴儿的发展需要。

NBO 的 18 个项目包括观察婴儿的:

1. 习惯于外部光线和声音刺激的能力(睡眠保护)。

2. 发音音调和活动水平的质量。

3. 自我调节的能力(包括哭声和情绪安抚)。

4. 应激反应(婴儿的刺激阈值的指数)。

5. 视觉、听觉和社会互动的能力(对生物和非生物刺激的警觉性和反应程度)。

NBO 通过观察婴儿的以上项目试图挖掘新生儿的所有行为能力,同时了解婴儿的个性、行为方面的独特和不同,旨在促进家长与婴儿积极互动,也在促进临床医师和家长之间建立积极的伙伴关系。特别强调的是,NBO 是一种观察工具,不是评估工具,它是一种建立关系的工具,如亲子关系以及医师和家庭的伙伴关系。(《新生儿行为观察(NBO)系统记录表》,见附表 1)

二、NBO 用于早产及其他高危儿

足月儿有广泛的视听及相互作用等行为能力,但对于早产儿,他(她)们虽然能看能听,但他(她)们更易疲劳,相互作用时间短暂且不明显,他(她)们很易表现出疲劳,如皮肤颜色改变,呼吸、肌张力改变,变得烦躁或困倦;更重要的是他(她)们不能像健康婴儿那样明确地表达他(她)们的需求,在相互作用时不能成功地维持自我调节,感觉恍惚并且更加被动,更容易疲劳而使得他(她)们不得不脱离社会性相互作用,例如把目光移开。因此给早产及高危儿的刺激应单一(比如不说话的脸)温和,以便于和他们的适宜的刺激阈相适合。

1. NBO 提供了一套系统的行为观察模式,它适合早产/高危儿和他(她)们的家庭,对于那些将要出院或已经出院的早产/高危儿,可以帮助父母认识婴儿的能力和可以接受的刺激阈值。

了解早产/高危儿的个体化的特质是养育者为早产/高危儿提供特殊养育环境的基础,而 NBO 通过医师和父母一起观察新生儿行为,帮助父母识别婴儿反应的种类,以此确定婴儿对环境和照看技术的要求,这种照看技术能最好地促进他(她)的条理化(比如睡眠和觉醒分明)和发展;因此,NBO 提供了医师和父母在生后头几个月观察婴儿功能水平的讨论平台,医师和父母可以一起获得婴儿个性化行为的全面表现;NBO 即时的目的是通过显示婴儿独特的适应和处理能力,帮助父母提供适宜的养育环境,远期的临床目的是,通过发展支持性护理和治疗联盟,积极影响母婴关系;因此 NBO 是医师和父母之间支持性关系发展的第一步,它不仅仅在新生儿期。

2. 在 NBO 开始前,医师要注意观察婴儿行为的所有特征如婴儿状态、他(她)的皮肤颜色、呼吸类型,上下肢的姿势和运动质量,婴儿所处的物理环境和社会环境;在开始 NBO 观察后,可以通过一些项目挑战婴儿的自我控制能力和测定婴儿神经功能,同时观察婴儿行为,留意婴儿周围的特殊环境或社会事件;NBO 完成后,注意继续观察婴儿和父母相互作用恢复的情况。

3. 实施 NBO 的顺序可以随婴儿状态而改变。例如,如果婴儿正在睡眠,可以先观察声音和光的习惯化;如果婴儿正在哭,则可以观察哭和安慰;而婴儿觉醒时则观察他们的运动或定向项目。实施 NBO 的过程中,婴儿可能变得不安或困倦,哭或不参与,这种情况发生时,要求医师对婴儿失调理化行为表现的敏感并且能在抓住失调理化第一个征象的瞬间,采取适宜的支持措施,以促进婴儿回到有条理的状态,这是成功实施 NBO 的关键。

这需要一些临床经验,结合实施 NBO 期间的关键项目,如触摸或社会要求,这些容易触发婴儿自我控制的丧失,进入失调理化状态,失调理化帮助医师识别婴儿的感觉阈值和发育挑战,这是对父母做出个别化养育支持建议的基础。

4. 当 NBO 提供给观察者的是否能预期作决定的挑战时,比如当婴儿的行为有时明显,有时不明显,就要求观察者暂停,尽管这些暂停可能是瞬间的,但在帮助婴儿达到和维持自我控制状态中仍然起着关键作用。

三、NBO 和早产儿常见问题的预期指导

出院后早产儿的 NBO 访视过程中,家长会遇到许多与早产儿和高危儿有关的问题:喂养,睡眠,哭闹,触摸。

(一) 喂养

喂养问题常见于生后第一年的早产儿,特别是曾有过长时间使用呼吸机和鼻饲的早产儿。

喂养问题的原因可分为医学的、口腔的或行为的原因,这些问题通常同时发生:医学问题例如胃食管反流,导致喂养时伴随疼痛,引起口的敏感而产生口的防御行为;口腔问题如早产儿在医院内通过鼻饲管喂养,在出院前几天转变为母乳或奶瓶喂养,口腔吸吮力差或者不协调等;行为问题如在 NICU,早产儿严格按时间表喂养,回到家中许多婴儿很快按需求喂养,在 NICU 内建立的时间表打乱导致喂养问题;有些睡眠问题可能干扰喂养。

以下列举 10 种喂养问题:

1. 低觉醒状态。

2. 疲劳/增加呼吸的活动量。

3. 吞咽和吸吮不协调。

4. 呼吸和吸吮-吞咽不协调。

5. 吸吮力弱和(或)低肌张力。

6. 舌和下颌活动受限和(或)肌张力高。

7. 口的高敏感性。

8. 激惹性。

9. 唇闭合不好。

10. 口内吸吮不足。

NBO 中观察婴儿的觅食和吸吮反射可以创造和父母讨论关于喂养问题的机会:如喂养持续时间,喂养时婴儿的觉醒状态、反射,喂后恢复时间,喂养时间表等。

需要特别提醒的是因为喂养问题非常复杂,需要由有能力的经过严格训练的治疗师来进行喂养评估并且提供喂养干预。

(二) 睡眠问题

睡眠是早产儿尤其 NICU 出院后早产儿面临的又一个常见问题。

影响早产儿睡眠的因素:

1. 有些早产儿回到家中或因慢性肺疾患可能仍在进行氧气治疗甚至用家庭心肺监护设备,这些可能产生干扰影响睡眠。

EEG 评估显示,早产儿的睡眠结构是不成熟的。

2. 早产儿可能习惯了 NICU 里声音和光线的环境,这些干扰甚至帮助他们睡眠,回到家中夜间平静的环境(包括灯光和声音)可能是增加婴儿觉醒水平的原因,所以会有早产儿在半夜觉醒。

在 NBO 实施中,观察婴儿的睡眠习惯化同时观察婴儿的睡眠系统成熟状态,并且和家长讨论以提供改善措施:

1. 改变婴儿房间白天光线的强度,放挡光屏,或调暗光线可使婴儿达到和维持觉醒状态。

2. 包裹婴儿或用毛毯圈成"鸟巢",提供将他们脚支架在巢边缘的机会;提供手抓握机会,能帮助婴儿较长时间维持放松姿势以维持睡眠。

3. 围绕着婴儿正在发展的睡-醒周期和喂养时刻表,限制访视者或照看人,帮助其建立可预期的常规。

4. 告诉父母他们早产儿的睡眠问题比足月儿更复杂,可能要花更长的时间来解决,并且需要通过 NBO 来帮助焦虑的父母。

(三) 哭闹

易激惹和哭是早产儿出生头 3 个月里最常见的问题,许多早产儿的父母会因婴儿持续的无法安慰的哭感到无所适从。

在过去 10 年,对于哭的解释做了许多研究:

1. Brezelton(1962)第一个描写在生后约 6 周哭的时间持续增加,约 4 个月时逐渐减少。

2. Barr 等(1996)比较了健康足月儿和健康早产儿从胎龄 40 周到校正年龄 24 周婴儿哭的类型,发现在胎龄 40 周以后早产儿哭明显多于足月儿,高峰在校正年龄 6 周,发作主要在傍晚。

3. 早产儿不仅哭得更多,而且他们的哭更难以解释。

那么,如何积极对待早产儿的哭,尤其当他们被认为哭得过多,声音刺耳并且难以安慰时:

1. 哭的强度和力量是婴儿健康发育的可靠指标,随着时间推移,他们的哭将更加有力,更像足月儿的哭声。

2. 哭的阈值较低可能反映早产儿缺乏调节行为状态的能力,而不是反映父母的照顾不足,学习将婴儿的哭作为"朋友"。

3. 哭是婴儿负担过度或刺激过分的警告信号,有些婴儿面对特殊情况更容易引起哭闹(如换尿布时通常哭),注意婴儿可耐受的阈值,尽量减少刺激的水平。

4. 哭是婴儿的交流系统之一,需要学习识别婴儿的可预期性哭。

在 NBO 评估时能观察到是什么会使婴儿哭、他(她)自我安慰的能力和被安慰的反应等,过去常常习惯于竖抱并且轻晃可以缓解,"飞机抱"和"白噪音"也是不错的选择,无论怎样,暂时的缓解会让父母感觉在婴儿哭闹时有所为,重要的是需要耐心地等待婴儿的成长。

（四）触摸

触摸对于婴儿尤其早产儿的重要性已被广泛认同,因此鼓励父母皮肤对皮肤接触早产儿,进行袋鼠式护理等等。

荟萃分析已经证明皮肤对皮肤接触可以改善在 NBAS 测查中的习惯化、运动成熟性、状态范围和减少紧张等;在较大婴儿,应用按摩治疗,可以减少住院天数,改善早产/低出生体重儿的体重;在出院以后,按摩治疗也可促进父母和婴儿建立积极关系。

特别提出的是:

1. 深度触觉,如提供包裹或控制性的抱可以让大部分婴儿条理化,即这些婴儿白天时被抱着或者使用有包裹作用的睡袋等可能更安静。

2. 对轻的触摸反应在婴儿中可能很不同,有些婴儿喜欢,另一些婴儿很快失去控制,观察婴儿对触摸的不同反应将帮助照看者调整养育策略,更好满足婴儿的需要。

在 NBO 过程中,当做运动项目或抱婴儿时能观察婴儿对触摸的反应:许多早产儿的反应是伸展上下肢活动,这种反应是简短的,随即屈曲四肢;另一些婴儿,这种反应控制困难,可能导致失条理化(disorganization)。因此 NBO 提供机会观察当触摸时婴儿需要的支持种类:例如,有些婴儿喜欢抱起时上下肢保持屈曲,屈曲支持可以依靠父母的手或包裹性睡袋。

四、NBO 和早产儿发育支持护理

婴儿早产通常是对父母非常大的事件,几乎所有早产儿父母是特别脆弱的。父母关注的首要问题是早产儿的存活,但一旦确保存活,随后父母开始担心婴儿发育的质量。一般来说,早产儿的母亲比足月儿母亲更容易有情绪抑郁和失败的感觉,压力较大,焦虑和抑郁,因为母亲认为早产是个人的失败,是自己没有孕育宝宝至足月,自己预期有一个完美"宝宝"的梦想已经破碎。

有研究已经注意到母亲和低体重婴儿之间相互作用有困难。父母感到早产儿比足月儿少反应,更烦躁,少笑,少可理解的交流信号。因为他(她)们交流的提示更难理解,这可能导致相互作用的紊乱,在父母和孩子之间"养育不协调"。

因此,促进父母和早产儿之间"和谐相处"(goodness of fit)成为重要的临床问题。

研究证明,早产及其他高危儿对社会及环境刺激有较高度敏感性,并且持续到出院后数月内,因此,为预防过多刺激和对敏感婴儿自我调节的支持,Als 于 1982 年提出"共同互动"的理论:婴幼儿是由自主系统、运动系统、意识状态系统、注意力互动系统以及自我调节系统5 个亚系统构成的有机体,5 个亚系统间是以协同方式相互作用的,每一个新阶段的发育都以前一阶段的发育结果为基础,并且不断继续进行分化和发育:自主系统在受孕初期就开始发育,因为这个系统确保个体最基本的功能;接着开始的是运动系统的发育,起初胎儿维持在屈曲的姿势,随着个体的发育会分化出更高级的动作;第三是意识状态系统,胎儿从最早期基本上处于睡眠的状态,慢慢发展成为具有非常清晰的清醒、半睡半醒和睡眠等不同意识状态的阶段。当婴儿能够整合这些系统并维持稳定之后,才可以进一步和外界互动、产生认知及情感的活动。

随后 Als 在 1986 年结合其他学科和发育心理学,系统阐述了一种新的看护方式——以尊重非常微小人类为中心的以家庭为中心的发育支持护理,理论依据为婴儿5 个亚系统相互影响,并受环境的影响;系统之间相互作用,即某一系统的功能状态以积极的方式影响其他系统的功能,例如,帮助一个婴儿安静下来(减少运动)可以导致更好的自主功能,伴随着呼吸和血氧饱和度的改善,这些反过来会促进婴儿与父母和护理者之间社会互动的能力。

为了更好地描述5个亚系统,Als提出了AMOR,AMOR是指婴儿发育获得4个行为特征的顺序:A——婴儿必须组织自己的自主系统(autonomic)或生理行为;M——婴儿必须调节或控制他们的运动行为(motor);O——婴儿必须组织他们的行为状态(organize);R——婴儿必须调节他们的反应性(responsivity)或情感的相互作用或社会行为,通过和他(她)的社会和物理环境相互作用以及对生物和非生物的定向反应,提供一种有条理的方式了解婴儿神经行为功能,并且可以观察4个行为特征之间的相互依赖性。

这些获得的顺序可以使婴儿组织其行为,主动影响和引导照看人选择为婴儿提供最优发展所需的最好照顾。通过谨慎观察,婴儿这些特征行为是能确定的。婴儿能组织、控制和调节他(她)的行为展现自我控制的能力,因此更具备处理每天生活的需求,而那些尚未完成这第一阶段发育任务的婴儿则不能。

成功整合四种行为的特征定义为自我控制,这是婴儿生后第一个发育挑战的最优目标,是在NBO观察时需要同时测定的结构,同时连续观察可以获得婴儿自我控制能力发展的趋势。

自我控制中的控制行为是指一个健康的状态,当婴儿有自我控制能力时,可以观察到婴儿能适应社会和环境的要求,婴儿被描写为有条理的。与之相反的紧张行为提示一种精疲力竭状态,当环境要求超过婴儿能自我控制的范围时可以观察到,婴儿被描写为无条理的(表13-2-1将提供说明)。

表 13-2-1　行为特征(AMOR)和他们的个体控制和紧张行为

AMOR	观察内容	控制行为	紧张行为
自主性	皮肤颜色	皮肤颜色粉红	皮肤苍白、发红、发花或发绀
	呼吸类型	呼吸稳定规则	呼吸不规则、呼吸急促、呼吸暂停
	脏器功能	消化功能稳定	哼哼、肠蠕动增强
运动	肌张力	屈伸肌张力稳定	抖动或惊跳
	姿势	屈曲状	过多伸展活动
	运动	手到脸或口、手抓握、足支持	在面、颈、躯干、手指、上肢、下肢观察到的过多的活动
状态条理	状态范围	有深睡眠、浅睡眠、瞌睡、安静觉醒、活动及哭六种状态	不能看到全部状态,状态难以确定
	有力和清晰	眼睛明亮,睡眠稳定,哭声响亮,容易安慰	注视移开,眼球飘动,闭眼,难以安慰
	过渡类型	状态转变平稳	状态变化快
	能维持觉醒	能获得和维持觉醒期	喜欢使劲,觉醒低
反应性	对生物(人)和非生物(红球或小盒)有反应和相互作用	能维持相互作用,至少有简短相互作用	过度觉醒和不能中断相互作用

自:Als,H,(1986). A synactive model of neonatal behavioral organization,In J. K. Sveeney(Ed.),The high-risk neonate:Developmental therapy perspectives(pp. 3-53). New York:Haworth Press;adapted by permission

为了帮助医师和父母了解某个婴儿自我控制的质量,ALS(1982)将行为从不同角度分为:"接近/控制(approach/regulatory)"或"回避/紧张(avoidance/stress)"(表13-2-1)。

呼吸规则,皮肤颜色好,稳定的消化见于生理学有条理的婴儿,而在这方面的行为特征显示失条理的征象可有不规则呼吸、皮肤颜色不好、作呕和使劲。

在运动系统,平稳运动和屈伸肌张力平衡是条理化行为,而不平衡运动和过分伸展运动被考虑为失条理行为。

具有良好条理状态系统的婴儿有较宽的范围,易确定的状态,从一个状态能平稳过渡到另一个状态。条理化差的婴儿为窄的状态范围,状态可能更弥散,婴儿可有快的状态变化。

有良好条理的婴儿能有机敏的眼神,在简短的时间内调节好的相互作用的能力。条理化差的婴儿可能已经用尽全力,低水平的觉醒,或相反,可能是高度警觉,对于过强的刺激不能从相互作用中避开。

和健康的足月婴儿比较,早产儿自我控制的能力似乎受损,持续时间有限,导致自我控制丧失的刺激阈更容易达到。例如,当母亲和婴儿说话,婴儿第一次听到她的声音时可能暂停呼吸,在简短暂停后移动他(她)的眼向母亲,这些最初的行为反应(暂停呼吸和延迟移动眼向声音),母亲知道婴儿开始努力去反应,进而,母亲意识到在他们能开始相互作用以前,需要使她的声音适合婴儿的反应水平,在这种情况下,如果母亲给婴儿短暂休息,婴儿可能控制他的呼吸和定向反应,最终转向她的声音;相反,如果母亲不能读懂婴儿开始提示的行为,需要支持或需要休息一会儿,继续要求婴儿对她的声音反应,那么婴儿可能闭上眼,头转离声源。

与父母分享这种知识特别重要,帮助父母了解这些知识,使父母不要让婴儿感觉负担过重,因为早产儿在不同情况下自我控制持续时间和质量是有限的。通过判断婴儿行为提示,父母能提供和他们孩子相互作用的更适合机会。

一个没有组织好自我控制的早产儿将需要他(她)的照看者和环境给予更多的帮助以获得和维持行为的整合。根据早产儿自我控制情况,觉察到帮助的需求,是形成干预方法的基础,它根据婴儿的需要,是非常个体化的。当环境和社会要求支持早产及其他高危儿自我控制的限度和考虑婴儿感觉阈,这些个体化干预策略将能最好完成。按这种观察,干预主要针对促进条理化时间延长,减少失调理化行为的表现:例如,条理化好的足月新生儿和婴儿将一手放在头背部或耳后,另一手接近口部可使他(她)们进入睡眠状态,对于条理化差的早产儿这样做常不成功;根据观察,通过将手放进他(她)的口部,提供手指让他(她)抓握或屈曲下肢,让婴儿前足靠着照看人的手,直到他(她)安静下来,是能维持条理化功能的状态。满足婴儿这些个体化的需求和及时支持,使父母发展一种更深的对他们婴儿发育状态、力量和挑战的了解。

NBO观察过程中,医师需要识别哪些是导致婴儿丧失自我控制的刺激和相互作用的类型,哪些是婴儿用以维持自我控制的策略,和最能帮助婴儿恢复条理化的支持类型。早产儿,甚至足月儿早期,对于多种感觉处理能力有限,例如,年幼的早产儿常常很困难同时注视照看人同时说话的脸,建议照看人考虑和他(她)相互作用的形式和数量。儿科医师可建议照看人限制一次给予刺激的形式,如抱时不摇,对婴儿笑时,不要同时和他(她)说话。如果婴儿建立眼对眼接触并看来放松,建议照看人用温柔的声音问候婴儿,同时注意他(她)调节的行为信号以确定在这时发出声音是否适当。为了帮助早产儿在各种环境中出现自我控制能力,在出院后头几周应限制带婴儿外出到杂货店或商场。父母常问,什么样的玩具适合出生头 2~3 个月的幼婴,其实父母本身是婴儿最好的"玩具"。婴儿此年龄最感兴趣的是人脸,特别是他(她)们父母的脸,看父母脸胜过任何玩具。父母应避免电动玩具以及电视手机等电子屏,它提供持续的刺激(光或声),可能损伤婴儿正在发育的脆弱的视觉统合功能。

总之,NBO 是一种有效的建立关系、帮助父母和早产儿发展良好的相互作用的能力的工具,用于早产婴儿出院后和头几个月,它提供一种积极适应的模式,观察中婴儿的力量被展示,脆弱性被识别,也能作为实践工具证明随着时间婴儿的发育进展情况。NBO 能满足两个早期干预的目的:第一作为个性化发育支持护理的理论依据,支持家庭对他们的婴儿提供最好的养育支持;其次提供高度个别化的干预策略能帮助他们最大限度地实现早产儿追赶目标。

(李月萍)

第三节　早产儿神经运动发育随访

【本节要点】

介绍了早产儿神经发育伤残发生率及其危险因素;早产儿出院后神经发育随访的内容和时间以及如何通过反射姿势等早期识别处于神经发育伤残的早产儿。

早产是一种常见但不幸的事件,过去 30 年围产医学领域的长足进步,包括不足 28 周早产儿及超低出生体重儿在内的早产儿的存活率已经有较大幅度的提高,然而存活仅仅是高危新生儿出生后即刻的近期目标,其最终目标是最大限度地降低伤残以及最大限度地提升生存质量,因此降低早产儿在内的高危儿神经发育伤残的发生率已经成为改善预后的关键因素。

早产可发生各种不同类型的脑损伤和后遗症,即使是没有发生脑损伤的健康早产儿,与足月出生的对照组相比也有较差的认知功能和较高的智力发育迟滞发生率。早产儿达到校正胎龄 40 周时的 MRI 随访也证实,虽然随着日龄的增长早产儿也有明显的脑发育,但与足月出生的对照组相比较,早产组有较少的灰-白质分化和较少的髓鞘形成,提示即使是健康的早产儿也处于成熟延迟的危险,因此强调与宫外环境相比较宫内环境对神经发育的重要性。

早产即意味着在妊娠晚期(受孕龄 6~9 个月)出生,其神经细胞的迁移尚在进行之中,出生后的脑发育处于一种非特定的与预期的宫内状态完全不同的宫外环境中,除了增加的视觉、听觉和触觉刺激外,他们还要经历重力的影响、体温的波动和营养的改变,其中任何一个改变对早产儿都有可能构成一种应激性刺激,即使在健康的情况下,也可能引起超过早产儿体内平衡自身调节反应的适应能力。另外,入住 NICU 的早产儿还必须忍受长期的母子分离和有限的母子肌肤接触。这些环境的改变对早产儿的发育有可能是一种有害的刺激。

大家已经意识到新生儿重症监护室的环境事实上是对早产儿提供了过度的刺激,对脑的发育及远期的功能预后可能有不利的影响,因此通过随访早产儿,有助于早期发现体格发育、神经发育以及心理行为偏离正常的儿童,及时实施早期干预,减轻伤残程度,提高生存质量。

一、神经发育伤残发生率及其危险因素

（一）神经发育伤残发生率

严重的神经发育伤残是指中、重度精神发育迟滞（mental retardation，MR）、脑瘫（cerebral palsy，CP）、感音性听力丢失、失明和惊厥性疾病，其总的发生率随出生体重或胎龄的降低而增加（低出生体重儿为6%～8%；极低出生体重儿为14%～17%；超低出生体重儿为20%～25%；足月儿为5%）。

较轻的神经发育伤残是指学习困难（learning-disabilities，LD），包括入学困难、行为问题、注意缺陷障碍和特殊的神经心理障碍性疾病等，这些功能障碍或认知缺陷尽管程度较轻，但在极低出生体重儿中的发生率高达40%～50%。

（二）神经发育伤残的危险因素

1. 胎龄和体重　新生儿随访近来的研究则偏重于他们的远期预后，包括智力和运动发育。开始主要针对大的伤残，如脑瘫和中、重度精神发育迟滞，近来的报道已经随访到学龄期、青春期甚至成人早期，观察的重点不仅是大伤残，还包括功能障碍、生存质量和患儿以及父母的满意度等。结果发现尽管高危产科和新生儿重症监护室护理的进展改善了早产儿的存活率和大伤残的发生率，但是多达40%～50%的极低出生体重儿存活者仍有明显的认知功能障碍和心理行为问题。

早产儿容易发生神经发育伤残，除与其对围产期脑损伤因素的高度易感性有关外，近来的资料提示早产儿的认知和行为问题也可发生在没有脑损伤的极低出生体重儿中，这与早产扰乱了发育关键期脑发育的程序、早产儿基底节及海马易损性以及出生后充满刺激的环境等因素有关。

（1）早期脑发育的标准顺序：人类脑的发育有一定的不变的顺序，其中很多都是由遗传因子决定的固有的程序。大脑皮质神经元于脑室的生发层形成后，沿着放射状的神经胶质纤维丝从内向外迁移到皮质的固定目的地，细胞增生在胎龄的第5个月完成，而迁移还要持续几个月。当神经元达到其靶目标之后，还要经历分化和突触成熟的过程。突触成熟包括树突生长、轴突投射、髓鞘形成、突触发生和神经化学物质的合成等。因此，脑的成熟过程是在正常的宫内环境中进行的，足月出生时，神经元的迁移已经完成，突触发生尚在进行。

（2）基底节和海马的易损性：基底节特别是纹状体，在调节大脑皮质功能的反馈环中起重要的作用，皮质-纹状体旁路障碍在神经行为异常中特别重要，海马是与学习和记忆相关的重要区域。这两个区域在脑发育的关键期中极易损伤，因此与极低出生体重儿的行为障碍高度相关。与成人脑不同，未成熟脑的纹状体中占优势的神经元富含来自于大脑皮质的谷氨酸能突触，而谷氨酸受体则广泛地分布于胎儿脑的尾状核、苍白球、下丘脑核和海马，因此，近年来的文献报道特别强调早产儿和极低出生体重儿脑的纹状体和海马的选择性脆弱性，尤其是对反复的缺氧事件。

（3）充满刺激的新生儿重症监护室环境：极小早产儿或极低出生体重儿出生后早期处于各种并发症的高风险期，常常因为呼吸暂停、肺部问题、反复感染、高胆红素血症、动脉导管开放、营养问题等而需要长期住院，而住院的过程是充满压力的，包括治疗性干预的疼痛刺激和诸如噪声、过强光线的新生儿重症监护室环境对脑的发育均可能有不利的影响。

综上所述，早产对脑的发育及远期的功能预后均可能有不利的影响，既往认为，早期脑损伤的预后比成人脑损伤好，因为年轻的脑可塑性及代偿潜能比成年脑强。然而近来发现

在生命早期的损伤其远期预后事实上比后期的损伤更差,因为它扰乱了预期的神经组织和编程。此理论已在不同种系的动物模型中被证实,并且可以预测:在神经元正处于迁移时即妊娠最后3个月中出生的早产儿,与妊娠晚期出生的足月儿相比较,将有较差的认知预后。神经影像学的资料也提示,即使排除脑室内出血等影响因素,早产儿在8岁时的MRI仍然显示其基底节、杏仁核、海马和胼胝体等区域的脑容量明显低于足月出生的对照组,尤其是胼胝体的后部区域,该区域正是连接颞叶和顶叶皮质的感觉运动区域;早产儿组的IQ评分也明显低于对照组,父母对他们孩子的评价是"孤僻、注意力不集中、有攻击性的和麻烦的"。

2. 围产期脑损伤与发育中脑的选择性脆弱性　选择性脆弱性是指在脑发育不同时期对应的损伤易损的细胞类型和脑区域。

(1) 影响胎儿脑发育的孕早期(第1个3个月)事件或遗传异常常常影响全脑发育和引起中线结构异常,包括前脑无裂畸形、胼胝体发育不全、小头和迁移异常如巨脑回和无脑回。

(2) 对孕中期(第2个3个月)末到孕晚期(第3个3个月)初的事件的主要脆弱区域在皮质和皮质下白质,尤其是发育中的少突胶质细胞。常见的问题包括缺氧缺血、感染和涉及甲状腺功能以及葡萄糖代谢的母体代谢异常。白质的损伤包括脑室周围出血性梗死和脑室周围白质软化(PVL)。

(3) 随着胎儿达到足月,对缺氧缺血的主要脆弱区域从白质移位到大脑皮质、基底节和丘脑的神经元。具体的部位取决于事件的性质和类型,例如急性的完全性窒息事件主要引起以壳核和腹外侧丘脑为主的基底节损伤,而部分的长期窒息事件则以矢状旁区皮质梗死、多囊性脑软化和弥漫性脑萎缩为特征。高胆红素血症也可引起与缺氧缺血性脑损伤相似的新生儿脑病,但是其靶向苍白球,而不是缺氧缺血性脑损伤的壳核和丘脑,因此核黄疸可导致儿童期的共济失调型脑瘫,而伴基底节损害的缺氧缺血性脑损伤则表现为痉挛/不随意运动型脑瘫,这也是发育中脑选择性脆弱性的另一个例子。

3. 多种病因可致脑瘫　脑瘫是指一组继发于发育中脑的遗传性和获得性疾病所致的运动损伤综合征,包括痉挛型、不随意运动型、共济失调型和混合型。痉挛型的定义为随运动速度增加而增加的肌张力增高,痉挛性四肢瘫或双侧瘫下肢的累及重于上肢,而痉挛性偏瘫则可上肢占优势或是下肢占优势。不随意运动型脑瘫的特征为不依赖速度的可通过被动牵张引出的肢体强直和张力障碍,常表现为动作诱导的扭动或固定的姿势,尤以上肢受累比下肢更为明显。尽管各种类型脑瘫的神经学表现可以相似,但其病因学基础却可不同。一般来说,痉挛性脑瘫的患儿常常有脑白质损伤,而不随意运动型脑瘫的患儿常常有基底节的异常。

4. 脑室周围白质软化与儿童视觉功能障碍　除早产儿视网膜病(ROP)可以影响儿童的视觉功能外,只要累及视觉旁路,脑的缺血性损伤和出血性损伤都可能引起视神经萎缩和(或)皮质视觉损伤,其中大多数是围产期缺氧的结果。34周以下的早产儿脑室周围白质对缺氧缺血最为敏感的"分水岭"区域主要在邻近侧脑室三角区和枕角的后部区域,少数在靠近前角前部区域,因此顶枕区的损伤是早产儿局灶性脑室周围白质软化最常见的部位。当发生严重脑室周围白质软化时,小灶性的囊性坏死可以阻断室周束的轴突和损伤到视辐射(optic radiation)。视辐射是连接丘脑的外侧膝状体以及枕叶皮质的重要结构,可以预期严重的囊性脑室周围白质软化可能会引起视力降低和视野损害。

二、神经发育随访的内容和时间

(一)随访的内容

1. **头围** 头围测量在新生儿中枢神经系统评估中是非常简单和实用的,特别是纵向测定可以提供有价值的资料,头的形状可以影响头围,头越圆,同样面积和颅内容积的头围越小。顶枕长相对大的婴儿比双顶径相对大的婴儿头围大,这在评价头形不规则婴儿头围时较为重要。

头围在宫内或新生儿生长迟缓发生在50%的极低出生体重儿中,随着疾病治愈和最佳营养提供,在儿童后期可发生追赶生长。50%的小于胎龄的极低出生体重儿出生时头围低于正常,20%的适于胎龄的极低出生体重儿在新生儿期有头围生长迟缓,头围的追赶生长可发生在校正年龄6~12个月时,然而有10%的适于胎龄极低出生体重儿和25%的小于胎龄极低出生体重儿在2~3岁时仍有低于正常的头围并持续到学龄期。婴儿期的头围是反映脑容量的客观指标,出生时头围异常、新生儿期头围增长缓慢和缺乏后期的追赶生长均可能表示存在脑损伤或预示神经发育预后不良。

但对于早产儿、低出生体重儿当头围过大(>+2SD)或过小(<-2SD),应该用小儿身高(长)进行头围校正,即用相应的身高(长)年龄的头围进行头围大小的评定,这样较为合理。

2. **神经发育测试**

(1) 新生儿行为神经测定(neonatal behavioral neurological assessment,NBNA):这是中国医学科学院北京协和医院鲍秀兰医师吸取美国Brazelton新生儿行为估价评分和法国Amiel-Tison神经运动测定方法的优点,结合自己的经验建立的我国新生儿20项行为神经测查方法,能较全面反映新生儿的大脑功能状态,有助于发现各种有害因素造成的轻微脑损伤。该方法用于早产儿测查时,需校正胎龄满40周后再做。(《新生儿行为神经评分表》,见附表2)

(2) 全身运动(general movements,GMs)质量评估:这是发育神经学家Prechtl根据早产儿、足月儿和出生后数月内的小婴儿的自发运动特点提出的一种提示脑功能障碍的评估方法,通过定期的GMs质量评估可帮助临床超早期(出生后3~4个月)预测痉挛性脑瘫的发生(见本书第十二章第五节)。

(3) Amiel-Tison神经学评估(Amiel-Tison neurologic assessment):该方法是法国神经学家Amiel-Tison根据婴儿第一年中的肌张力的变化建立的一种在校正年龄40周时和以后进行的简单的神经运动功能检查方法,可定期随访主动肌张力、被动肌张力、原始反射和姿势反应的动态变化,有助于早发现运动落后、反射、肌张力和姿势异常。结合围产期病史和全面体格和智力检查,可早期作出脑瘫的诊断。

(4) 0~1岁神经运动20项检查(52项简化法):0~1岁神经运动20项检查是中国医学科学院北京协和医院鲍秀兰医师通过多年的实践,并参考Amiel-Tison和Julie Gosselin(2001)的资料,制订的20项简化检查方法。0~1岁神经运动检查20项包括视听反应、运动发育、主动和被动肌张力、反射以及姿势等。鲍秀兰医师同时做了20项检查法和52项对比研究和4000余人次测查的临床应用,具有统计学意义。(《0~1岁神经运动20项检查(52项简化法)》,见附表3)

(5) Peabody运动发育量表第2版(PDMS-2):是由美国发育评估和干预专家编写的一

套婴幼儿运动发育评估量表,该量表一开始是为残障儿童设计的,采用了从低级到高级的运动分类方式,并考虑到各种运动障碍的特点(例如两侧肢体功能可以分别测验),该量表不仅可以用于运动发育迟缓和脑性瘫痪患儿的运动评估,也适用于儿童运动干预的评价。在美国已得到普遍应用,我国已于2006年引进并翻译出版了Peabody运动发育量表(第2版,上、下册),并在国内多次举办了培训班。

该量表由6个亚测验组成,包括反射、姿势、移动、实物操作、抓握和视觉-运动整合,共249项。测试结果最终以粗大运动、精细运动和总运动三项发育商表示。量表还配套有运动发育干预训练方案,根据测评结果可以确立训练的目标和训练方案,不仅具有很高的专业水平,而且易学易用,体现了以家庭和患儿为中心的康复理念。

(6) Alberta婴儿运动量表(Alberta infant motor scale,AIMS):由加拿大Alberta大学Martha C. Piper博士和Johanna Darrah治疗师于1994年创制。创制的初衷正是为了满足对日趋增长的高危婴儿群体进行监测以早期发现粗大运动发育异常并给予尽早干预的需求。

AIMS是一个通过观察来评估婴儿运动发育的工具,它避免了评估者对婴儿摆弄的操作所造成的误差。它适用于0~18月龄或从出生到独立行走这段时期的婴儿。该量表包括58个项目,分为俯卧位、仰卧位、坐位及站立位4个亚单元,对每个项目依据"观察到"或"未观察到"评分,并计算出AIMS的原始分,然后,通过与常模比较得出婴儿在同龄儿中所处的百分位,由此判断婴儿运动发育水平。

(7) 发育评估:婴幼儿期常称为发育测验或智力测验,目的是了解儿童神经发育达到的水平。智力测验利用各种相关的量表,对于早产儿进行发育评价,两岁之内建议用校正月龄评价,评价小儿发育是否正常,追赶情况、有无落后及可能的残疾等。

1) 发育筛查量表:这些量表用于在人群中筛查,具有快速、简单、经济的优点,适合儿童保健和儿科门诊应用。但不能仅通过测定DQ/IQ,就据此作出诊断意见。智力筛查量表通过,表示智力发育正常;异常者需进一步作智力诊断。常用的智力筛查量表有:

- ASQ系统:是一系列用以筛查和监测1个月~5岁的婴幼儿发育状况的调查问卷表。
- 丹佛发育筛查量表(DDST):适用于2个月~6岁儿童,评分简单,费时短。
- 绘人测验:适用于5~9.5岁儿童,简单、方便,测出的IQ相对较粗糙,作筛查使用。
- Bender视觉运动完形试验:方法简单、评分明确,可评价情绪紊乱,IQ结果粗糙。适用于5~10岁儿童智力筛查使用。
- 图片词汇测试(PPVT):适用于2.5~18岁年龄组,因其不用操作和言语,适用于某些特殊情况,如脑损伤伴运动障碍、言语障碍和胆怯、注意力分散的儿童。此测验侧重于评估儿童词汇的能力,并不能全面反映小儿智力水平。

2) 发育诊断量表:这些量表方法严谨、测验项目多、能够测定DQ/IQ,对智力落后有诊断意义。常用的智力诊断量表有:

- 贝利(Baley)量表:适用于2~30个月小儿的发育评估。
- 盖泽尔(Gesell)发育量表:适用于1个月~6岁小儿的发育评估。
- 儿心量表2016版:适用于0~6岁儿童的发育评估。
- Griffths发育量表(GDS-C):适用于0~8岁儿童的发育评估。
- 婴幼儿发育量表(CDCC):这是我国开发的用于1个月~3岁小儿使用的量表。
- 韦氏幼儿智力量表第4版(WYCSI-Ⅳ):适用于2.5~6岁幼儿的发育评估。
- 韦氏儿童智力量表第4版(WISC-Ⅳ):适用于6~16岁儿童的发育评估。

需要强调的是,发育测验受多种因素影响,不以 1 次测验结果下结论,应该进行复测并结合家长反映以及临床表现。另外,各个量表都有片面性和侧重点,要正确认识和恰当使用。

3. **早产儿的眼科随访**　眼科随访应当在所有的高危儿中进行。

(1) 早产儿视网膜病(ROP):通常发生在出生后 4 周以后,我国 ROP 筛查指南建议的首次筛查时间是出生后 4~6 周,以后根据眼科医师的建议,每周或隔周复查,直到视网膜完全血管化。

(2) 脑室周围白质软化所致的视觉功能障碍:特征为视觉成熟延迟、视敏度低于正常、视野限制和眼球的运动异常,具体表现为条栅视敏度降低(不能分辨线条状的视力表,但是可以分辨同样大小的单个字母的视力表)、视野缺陷(尤其是下视野)、视觉跟踪能力缺陷(如不追红球)、斜视、眼球震颤等。这些视觉问题可同时伴有空间视觉分析能力和其他更高级的视觉功能缺陷,如视觉辨别、同时视和视觉记忆功能缺陷等,从而影响患儿的认知发育。

(3) 视力:所有的包括早产在内的高危儿都应在 12~24 个月复查视力。近视是早产儿童常见的屈光不正,与 ROP 密切相关;而有脑室周围白质软化无 ROP 的患儿常常表现为远视和散光。有 ROP 或伴有不可逆脑干或纹状体损伤的脑室内出血患儿也有增加斜视的危险。弱视是与视觉皮质发育不良有关的视觉丢失,通常是由于某种类型的视觉剥夺而没有器官的损伤,这种视觉丢失在某些患儿中可以通过早期治疗而恢复。

4. **听力随访**　听力筛查应在出院前进行,如果没有通过应该定期复查,所有有听力障碍的婴儿都应在 3 个月前被发现,6 个月前予以干预。即使是听力筛查通过的孩子也应在 12~24 个月时复查,因为宫内病毒感染的听力丢失常常为进行性的。

(二) 随访的时间

6 个月以下的婴儿一般每月 1 次,6~12 个月每 2 个月 1 次,12~24 个月每 3 个月 1 次,然后可以 1 年 1 次。

以下是随访的几个关键时刻:

1. 开始随访的时间应在出院后 7~10 天,评估新生儿疾病恢复情况和是否适应家庭的环境,指导家长学会观察并且理解小儿行为,并且给予发育支持性照护。

2. 校正年龄 4~6 个月,证实有无追赶生长和需要早期干预的神经系统异常,尤其是眼科和听力。

3. 校正年龄 12 个月,证实是否存在脑瘫或其他神经系统异常的可能性,也是第一次进行智力发育评估的时间,这个时期需要小儿眼科医师对小儿眼科进行一次全面检查;同时开始指导家长关注小儿行为。

4. 18~24 个月,大多数暂时性神经学异常都将消失,大多数可能的追赶生长也都发生,可作出儿童最终生长发育的预测和确诊重大伤残(如脑瘫、中重度精神发育迟滞)的存在,有条件的需要开展小儿行为发育评估和干预指导,最大限度地减少行为问题的发生。

5. 3 岁,可更好地进行认知和语言功能评估,进一步确认小儿的认知功能,继续关注小儿行为发育,为顺利回归社会作准备。

三、早期识别处于神经发育伤残的早产儿

早期识别对处于发育伤残危险的早产儿是重要的,有利于为他(她)们提供及时的早期

干预的机会。然而,对于一个早产出生的婴儿来说,他(她)的早期可能是要在新生儿重症监护室中待上几天、几周甚至几个月,尽管他(她)们仍然以校正年龄的方式在追赶生长,但其追赶的过程很可能不同于足月出生婴儿的典型发育过程。而我们对于这些高危儿的"非自然"的发育史还知之甚少,往往会将发育过程中的一些变异或偏离解释为"异常"或"有问题",甚至过早地"诊断"和指导婴儿去"康复"治疗,从而引起本就已经十分担心他们的孩子会有"后遗症"的父母过分的焦虑,因此,要慎重地区别发育延迟(在某些方面的技能获得落后,但最终仍将能够达到通常的发育里程碑)的婴儿和真正偏离正常的伤残儿,这对所有的医师来说都是一个挑战。

(一)　出生后第 1 年中姿势与肌张力的暂时性异常

40% ~80% 的早产及其他高危儿在出生后的第 1 年中可能有暂时性的神经学异常,包括肌张力异常如张力低下或张力增高,如在校正年龄 40 周时头部控制差、4 ~8 个月时背部支撑差或上、下肢肌张力的轻度增高等。出生后头几个月中的暂时性肌张力增高和脑瘫早期的强直状态很难鉴别,然而,脑瘫的患儿往往在早期表现为肌张力低下和到后期才发生四肢的强直性痉挛。

许多早产儿出生后第一年中的姿势不对称和伸肌张力增高可能是在新生儿重症监护室中体位放置不当所造成的结果。在宫内,屈肌张力从胎龄 30 周才开始发育,略晚于伸肌张力,而子宫的收缩又导致胎儿紧紧的屈曲的姿势,因此足月的新生儿比早产的新生儿有更高的屈肌张力。出生后,随着早产儿皮质下系统的发育,屈肌张力逐渐增高,至校正胎龄 38 ~40 周时达到高峰,然而与足月出生的新生儿相比较仍然有较少的屈曲和较多的伸展。因此,如果早产儿持续处于仰卧伴颈部过伸的体位,可促使肩部后缩和颈部、躯干及下肢的伸展,这种姿势可以持续到婴儿期,影响婴儿的手在中线位游戏(3 个月时的运动技能)、翻身(4 ~5 个月)、独坐(6 ~8 个月)等动作的发育。尽管俯卧位有改善头部控制、提供婴儿抬头和与父母游戏的机会、促进身体上部抗重力控制和躯干以及肩部的稳定,并将婴儿的手带到中线和促进精细运动的发育等优点,长期持续的水平俯卧的体位也可引起胸部变平、脊柱过伸、肩胛后缩,进一步引起颈部过伸、肩部外展和髋部外展外旋,从而影响头部控制、翻身和独坐的发育。因此,早产儿出生后第一年出现上述姿势异常并非神经系统后遗症表现,而是新生儿重症监护室体位放置不当所致,但是这些姿势改变可对早产儿运动功能乃至精细运动和认知及行为的发育产生近期和远期的不良影响,应该在发育支持性照护同时予以体位纠正。

(二)　1 岁以内神经运动功能的正常和异常发育

按照法国 Amiel-Tison 的经验,认识 1 岁以内神经运动功能的正常发育和异常表现可以估计预后发展。

1. 1 岁以内神经运动功能的正常发育　对足月儿生后第一年被动肌张力的分析,可以认识到肢体屈肌张力降低的一般类型。在第一年内,约生后 2 个月开始上肢屈肌张力先降低,然后 4 ~8 个月时下肢降低,以后主动肌张力再慢慢增加,达到成人水平,肢体屈肌张力降低为头尾方向,主动肌张力增加亦为头尾方向。2 个月的婴儿从仰卧拉到坐位有头竖立的能力,5 个月会坐,但躯干不能挺直,7 个月会坐,躯干变直,9 个月扶着会站。自头竖立发展到坐,再进展到站立是典型的头尾方向。

直立反应在孕 40 周时最明显,一直保持到生后 2 ~4 个月,从 4 ~6 个月直立反应消失,然而在 5 个月时显示体轴主动肌张力增加,婴儿能维持坐位,约 7 个月,主动伸直反应又出现。认识婴儿这些正常发育和他们的个体差异对于异常诊断是有帮助的。

2. 1 岁以内异常的神经运动发育　早产儿(28～40 周)正常神经运动功能不能保证预后正常(皮层下通路成熟正常,以后可有异常皮层功能)。

足月至头 3 个月:

(1) 被动肌张力放松变慢。

(2) 主动肌张力进展不良(尾头方向,应该是头尾方向)。

(3) 原始反射异常。

(4) 视听定向不佳,颈伸肌张力增高。

这些异常和皮层脊髓束异常成熟有关,因此有可能会持续。

3. 婴儿按三个时期来分析,每 3 个月为一时期。

第 1 个时期(1～3 个月)　此时期最经常的中度异常可分为两组:①高度激动性;②上半身张力低下,头屈肌功能稍差,上肢过度松弛。大多数病例这些征象在 3 个月中消失,常常突然消失。当 3 个月时,头按正常日期得到控制,高度激动性消失。下肢的强直是否将持续只有靠动态观察才可能。如果在 3 个月前发现不对称,这可能是痉挛性偏瘫的最早指征。此时期出现以下临床征象如交往差、吞咽困难、几乎无自然运动、持续角弓反张等常揭示广泛脑损害。

第 2、3 个时期(4～6 个月,7～9 个月)此时期最特征的异常症状是持续的高度激动性伴有非常活跃的原始反射,肢体的被动肌张力不放松,并有体轴肌张力不平衡伴有屈肌张力低下和躯干伸肌张力相对高。这些症状大多数为一时性的,这些现象不伴有内收肌角小,剪刀样下肢和强直的伸展反应,这是与痉挛性脑瘫的区别,在 8 或 9 个月时突然消失,在一岁时运动完全正常化(法国 Amiel-Tison)。

生后第 1 年,一时性异常有以下几种可能:

(1) 脑的成熟如运动通路髓鞘形成在 1 年内继续进行,7 个月时运动异常,以后由于中枢神经系统的成熟而代偿。

(2) 1 岁以内神经运动异常和学龄期微小脑功能障碍有联系。脑轻型白质软化:神经运动异常,以后精细运动轻微缺陷。

这些可能伴随皮层病变,认识远期功能受影响。

(三) 观察自然姿势在婴儿脑损伤诊断中的重要价值

小儿姿势是在静止时身体为克服地心引力所保持的自然位置。不论在任何位置,如仰卧位、俯卧位、坐位、立位等都有一定的姿势,不同年龄的小儿有不同的姿势。姿势发育有一定的规律,它与中枢神经系统发育相平行,也与骨骼、肌肉、韧带等发育有关。例如小儿出生时不能抬头、肢体屈曲、双手紧握拳,而生后 4 个月的小儿能抬头自如,下肢伸展,两手能松开并能抓物。前后相隔 4 个月,姿势就有显著不同。

姿势是身体产生各种活动的基础,如果身体姿势异常,就容易发生运动障碍。例如小儿在俯卧位时不能保持肘支撑或手支撑的姿势,那么这个小儿爬行运动就无法产生。姿势异常是由于神经、骨骼、肌肉的功能异常造成的,尤其与中枢神经系统功能障碍有关。

在高危儿随访中应十分重视婴儿的姿势发育,早期发现异常姿势是发现脑发育障碍的线索和重要途径,而异常姿势也是婴儿脑损伤的早期表现。

1. 卧位的异常姿势　不能站立的小儿要观察他的卧位姿势,注意左右是否对称。如有以下姿势均属异常:

（1）仰卧位呈像青蛙状姿势示肌张力低下。

（2）锥体外系病变的小儿可呈角弓反张、头向后仰、下肢伸直的姿势。

（3）头持续转向一侧。

（4）四肢极度屈曲，双手紧握在嘴的前面。

（5）肢体极度不对称，一侧上肢和（或）下肢内旋或外旋。

（6）3个月后俯卧位不能抬头、头低臀高位或抬头时向一侧歪斜。

2. 坐位和立位的异常姿势

（1）头不能竖直，直立或坐位时头不稳定（前后、左右摇摆不定）。

（2）头背屈，颈部前突或头歪向一侧，仰卧位拉起时，头背屈，整个身体像木棒样拉起（棒状拉起）。

（3）全身呈非对称姿势。

（4）6个月以上的小儿要观察他坐位的姿势，能否独坐，坐时下肢能否屈曲，痉挛性脑性瘫痪双下肢是伸直的。异常的坐位姿势包括后倾坐位，伸腿躯干前屈坐位，臀部坐在小腿上的跪位（又称W字形跪位姿势）。

（5）6个月后扶立时尖足。

（6）直立位两下肢硬性伸直或内收、交叉。

（7）能站立的小儿观察脊柱有无异常弯曲。有小脑及锥体外系病变患者站立时，可表现站不稳、易倾倒。

3. 其他

（1）4个月后手握拳，拇指内收，或末节指关节屈曲呈鹰爪样。

（2）足内翻、外翻。

（3）全身远端的不随意动作，扭转痉挛。

（4）肌张力低下的异常姿势，如全前倾坐位、蛙位姿势、俯卧托起时呈倒U字形姿势。

（5）上肢内收内旋和屈曲或硬性向后伸展；4个月后俯卧位时两上肢后伸，不能用肘支撑体重。

（四）原始反射和姿势反应在脑损伤的早期诊断中的意义

尽管有许多婴幼儿运动发育的评估量表，联合检查原始反射和姿势反应仍然是一种简单的但有预测价值的早期识别处于脑损伤危险婴儿的筛查工具。伴有脑瘫的婴儿可表现为原始反射持续或消退延迟和姿势反应异常或缺如。因此，许多发育测试的量表均包含了不同数量或种类的原始反射和姿势反应。

原始反射是脑干介导的复杂的无意识的运动，出现于胎龄25周时，足月出生的新生儿都应当存在。随着中枢神经系统的成熟和皮质抑制的出现，原始反射逐渐减弱和消失，而被随意的自主运动所取代。因此，原始反射是特定的年龄阶段通过特定的感觉刺激引出的一种高度刻板的运动形式（表13-3-1）。

脑瘫患儿原始反射持续或消失延迟，因此，Caoute（1978）和其他学者先后提出包括不同组合的提示脑瘫和发育延迟的"原始反射概貌（primitive reflex profile）"。结合这些研究结果，Vojta（1988年）提出下列线索为高危新生儿远期预后不良的早期预测指标：3个月后存在耻骨上伸展反射、交叉伸展反射、Rossolimo反射和跟腱反射；5个月后躯体侧弯反射和不对称颈紧张反射阳性；7个月后握持反射阳性；3个月后足跖握持反射阳性。因此根据这些原始反射的联合评估，可以较早发现神经学异常的儿童，而且还可帮助临床区分痉挛型和手足徐动型脑瘫,例如不对称性颈紧张反射、拥抱反射、足跖握持反射和躯体侧弯反射的消失延迟在手足徐动型脑瘫中比痉挛型脑瘫的婴儿中更为明显,而 Babinski 征的存在和 Rossolimo 反射、交叉伸展反射、耻骨上伸展反射和跟腱反射的消失延迟是痉挛性脑瘫的特征。

表 13-3-1　原始反射的引出方法和消失时间

原始反射	婴儿体位	引出方法	婴儿反应	消失年龄
握持反射(palmar grasp)	仰卧位	将示指放于婴儿的手掌	手指屈曲握物	6 个月
足跖握持反射(plantar grasp)	仰卧位	刺激足底前部	足趾跖屈	15 个月
躯体侧弯反射(galant reflex)	俯卧位	刺激小儿一侧脊柱旁或腰部	躯干向刺激侧弯曲	4 个月
不对称性颈紧张反射(asymmetric tonic neck reflex)	仰卧位	将小儿头部转向一侧 15s	面部侧肢体伸直,对侧肢体屈曲	3 个月
耻骨上伸展反射(suprapubic extensor)	仰卧位	用手指压耻骨上皮肤	双下肢反射性伸直,内收内旋成马蹄足	4 周
交叉伸展反射(crossed extensor)	仰卧位	被动完全性屈曲一侧下肢	另侧下肢伸直,内收内旋成马蹄足	6 周
Rossolimo 反射	仰卧位	在足底轻叩第 2～4 足趾	第 1 跖趾关节足趾强直性屈曲	4 周
跟腱反射(heel reflex)	仰卧位	髋、膝关节屈曲,踝关节中性位,叩诊锤轻叩跟腱	该侧下肢迅速反射性伸直	3 周
拥抱反射(Moro reflex)	仰卧位	用手将头抬起 30°,然后迅速下降 10°～15°	上肢外展,然后内收和屈曲	6 个月
Babinski sign	仰卧位	沿足底外侧缘从跟部划向第 5 跖骨头部	同时背屈跚趾和展开其余各趾	存在即为异常

摘自:Zafeiriou DI. Primitive reflexes and postural reactions in the neurodevelopmental examination. Pediatr Neurol,2004,31:3

　　姿势反应是指婴儿身体位置在空间发生变化时所采取的应答反应和自发动作。姿势反应是由大脑、中脑、小脑和锥体外系参与调节和协调的反射运动。不同年龄的小儿有不同的姿势反应。德国学者沃伊特(Vojta)根据婴儿的多种姿势反应,筛选了 7 种用于早期诊断脑损伤疾病的姿势反应,统称为 Vojta 姿势反应,并对每一种姿势反应的诱发方法、正常反应和异常反应作了详细描述以及临床研究。

　　成熟的姿势反应已被认为是正常运动和行为发育的基础(表 13-3-2)。

　　Vojta 博士认为 7 种姿势反应中如果有 1～3 种反应异常,提示有极轻度脑损伤存在;有 4～5 种反应异常,表示轻度脑损伤;有 6～7 种反应异常,表示中度脑损伤;7 种反应全异常并有肌张力异常者表示有重度脑损伤。Vojta 姿势反应引入国内后,经佳木斯地区标准化后,已在国内应用,作为检查婴儿姿势的一种常用方法。

表13-3-2　姿势反应的引出方法

姿 势 反 应	体位	引 出 方 法
拉起反应(traction)	仰卧位	将检查者的示指置于婴儿的手中,拉起婴儿与检查床面呈45°,观察小儿头部与下肢的变化
水平悬垂反应(horizontal suspension)	俯卧位	用双手托住婴儿的胸部将小儿水平状提起,观察头部、躯干及四肢的变化
立位悬垂反应(vertical suspension)	直立位	用双手托住小儿腋下,将小儿垂直提起,观察双下肢的动作反应
Vojta反应/斜位悬垂反应(Vojta response)	直立位	用双手握住小儿胸腹部垂直上提,然后迅速向一侧倾斜,观察上侧上下肢和头部及躯干的变化
Collis水平反应(Collis horizontal suspension)	俯卧位	用一手握住小儿一侧上臂,另一手握住小儿下肢大腿根部,将小儿水平提起,观察另一侧上下肢的姿势变化
Collis垂直反应(Collis vertical suspension)	俯卧位	用一手握住小儿一侧大腿,垂直将小儿向上提起,使小儿呈垂直倒立姿势,观察另一侧下肢的反应
倒位悬垂反应(Peiper-Isbert vertical suspension)	俯卧位	用双手分别握住小儿的双侧大腿,迅速上提呈倒位悬垂状,观察小儿头、颈、躯干的伸展状态以及上肢与躯干的夹角

摘自:Zafeiriou DI. Primitive reflexes and postural reactions in the neurodevelopmental examination. Pediatr Neurol, 2004,31:3

（李月萍　赵冬梅）

第四节　早产儿早期干预实施

【本节要点】

介绍了早期干预的涵义,从行为主义的学习理论、大脑发育的关键期、未成熟脑的可塑性和功能代偿及脑损伤后影响脑的可塑性和功能代偿性的因素——干预的关键期介绍了早期干预的理论依据,重点介绍了早期干预实施的对象、实施类型、实施中应该注意的问题、实施程序及效果评定。

据统计,存活的早产儿中有7.8%智力低于正常,其余的平均智力水平也明显低于正常儿;早产在脑瘫发生的高危因素中位居首位,早产儿和低出生体重儿分别占脑瘫病例的40.4%和47.4%。我国1997年7个省市1~6岁3万名儿童调查,早产儿脑瘫发生率为29.13%,为足月儿的25.16倍;行为问题检出率为13.97%~19.57%。

近年来,早期干预的重要性已经被普遍认可,国内外的研究均一致证实早期干预对无脑损伤的早产儿和有脑损伤高危新生儿的有益影响,包括促进婴儿的智力和运动发育、减少伤残的发生以及促进亲子关系健康发展,有益于儿童及母亲的心理健康等。

一、早期干预的涵义

早期干预中"早期"可解释为"生命的早期"或"症状出现的早期",早期干预越早越好,早产儿最好从出生后开始。通常大家认为因为干预开始的年龄对干预效果具有极其重要的意义,特别是生后第一年,但是这里需要提醒的是适宜干预的重要性。

"干预"的含义有两种:

1. 心理、社会或生物学因素。高危儿从新生儿开始早期发育促进,干预的方法是一方面通过 NBO 早期给予早产儿发育支持性照护,帮助早产儿更快适宜宫外环境;另一方面,对于那些控制行为好的早产儿可以根据发育规律逐步开始进行触觉、视觉、听觉、运动的本体感觉和前庭平衡觉的刺激,促进发育追赶,减少发育风险。

2. 另一种情况是当功能障碍完全明确时开始,其优点是直接针对功能障碍和只应用于选择的人群。这种情况可直接称为"康复"。但有风险,譬如说脑瘫,一旦诊断明确,康复只能改善症状和生活质量。

早期干预既包括预防,也包括康复,可以理解为,对于那些在后来显示出特殊的神经发育异常需要特殊治疗计划(物理的,语言的,认知的,教育的,行为康复)的孩子来说,早期干预是同一过程的两个不同阶段。

二、早期干预的理论依据

(一)行为主义的学习理论

行为主义的学习理论是由美国新行为主义心理学家斯金纳(F Skinner)创立的,其理论基础是操演性的条件反射(operate conditioning),亦称为工具性条件反射。指对动物自发的操作活动(如熊猫用脚踢了一下球)进行正强化(给它吃一点食物进行鼓励),多次后能够形成条件反射。对于某种动物来说,凡是一种操作活动发生后,紧接着给予强化,那么在这个操作活动发生后,紧接出现的次数就会增多,给予负强化,紧接出现的次数就会减少,斯金纳把这种条件反射应用到儿童的教育和训练上,称之为操作性条件反射。

这种理论强调两点:①得到正强化的行为容易再出现;②行为的出现需要合适的条件,当一个儿童学不会某个行为时,应该研究是不是给了他(她)足够产生这个行为的条件,而不是去埋怨他(她)为什么不会。应该着重研究促进儿童学习成功的条件。

(二)大脑发育的关键期

研究表明,脑的发育存在着关键期。在关键期内,脑在结构和功能上都具有很强的适应和重组的能力,易受环境和经验的影响,因此对有发育偏离及脑损伤的早产儿在大脑发育关键期进行"早期干预"也受到越来越多的重视。

1937 年奥地利行为生态学家 Lorenz 发现的"印刻现象"(imprinting)(获诺贝尔奖)就是有关"关键期"的最著名的实验,即将初生的小鹅与鹅妈妈分离,而是由 Lorenz 本人替代鹅妈妈出现在小鹅面前,结果就导致了小鹅追随 Lorenz 游动的亲情关系,说明小鹅有个认亲的关键时期,这个时期就在它刚出生时,一旦错过了这个时期,同样运动着的物体就根本不可能形成这种关系了。又如 1965 年 Hubel 的"瞎猫实验"也是说明关键期的一个经典的例子,即在出生时将猫崽的眼睑缝合,4 个月后打开,不再具有视觉能力,电子显微镜下显示明显的视神经萎缩和突触减少,然而在成年猫类似的视觉剥夺并不影响被剥夺眼的视觉功能,这说明在视觉系统的早期发育过程中存在关键期。同样,人类也有关键期,"狼孩"的故事就是最好的证明。20 世纪 20 年代在印度发现一个由狼抚养长大的女孩,其生活习性与狼的习性一样,人们想方设法恢复她的智力和人性,包括语言,在进行了长达 4 年的训练之后,她总共只学会 6 个单词,直至 17 岁去世时,她的智力仍旧相当于 4 岁儿童的水平,这就是错过了关键期的结果。

在关键期内,脑内的神经元需要适宜的环境刺激以使其和其他神经元发生联系,否则,大脑的发育就会受到永久性的影响。但是,大脑的不同区域在发育成熟的时间上并不是同步的,其成熟顺序是:枕叶-顶叶-颞叶-额叶。额叶的成熟还包括两部分,一部分是运动皮质,主要支配和协调肢体的运动功能,这部分发育较早;另一部分发育最晚的是前额叶皮质,涉及人的计划、组织和自我控制功能,主要的发展阶段在十几岁以后。因此,婴儿大脑功能的发展不是一条平稳的直线,在不同的时期,脑的发育呈现不同的过程,而与其相对应的是孩子获得各种认知功能(例如语言、知觉、注意力和社交等)和运动功能也表现出不同的时间阶段相关联的发展模式。

关键期的存在也有其组织学上的依据,初生的婴儿对外界还没有接触,大脑皮质的突触数目很少,出生后随着生活中不断接触新的经验,不断地形成新的突触,但是过多的突触连接又会降低大脑处理信息的速度,因此当突触密度增加到一定的程度时,大脑就要通过"突触筛选"来优化自己,亦即只有在那些有经验输入的区域,那些使用过的突触才能存活下来,而那些没有联系的突触连接则会退化以致死亡。因此,突触的修剪是选择性的,受到早期环境因素和经验的影响,早期良性的经验刺激可帮助孩子调整大脑内的突触连接,并最终帮助他在大脑中形成一个网络,使其学习效率达到可能的最佳水平。

(三) 未成熟脑的可塑性和功能代偿

脑科学的研究表明生后头几年是大脑发育最迅速的时期,即脑发育的关键期,在这一时期大脑尚处于未成熟时期(也称未成熟脑),脑的结构和功能易受环境的影响,表现出很强的适应和重组能力,亦即未成熟脑的可塑性和代偿性。

1. 脑的可塑性(可变更性)　是指某些细胞预先确定的特殊功能是可以改变的。例如把视觉系统的细胞移植到脑的其他部位,这些被移植的细胞能够与移植处的脑细胞在一起,表现出新的功能。不过这种脑细胞的移植时间要早,过了一定的关键期,移植的脑细胞就不能起新的作用,而且会死亡。

神经可塑性可以分为经验预期性可塑性(experience-expectant neural plasticity)和经验依赖性可塑性(experience-dependent neural plasticity)两种类型。

(1) 经验预期性可塑性:是指在发育期间,某些经验可对"微调"(fine-tuning)脑的解剖结构提供有用的信息。近年来,发育学家提出脑发育的"自组织编程"(self-organizing programs)理论,即某些种系动物包括人类的脑发育有明显的自我组织编程的演变过程,并通过整合"预期"的经验来微调其解剖结构以达到最佳的功能,如果扰乱其视觉、本体感觉和其他经验输入的顺序,则有可能会引起病理性的行为发育。因此,尽管人脑的特征受遗传因素所决定,同时与环境因素也有不可分割的关联。

(2) 经验依赖性可塑性:与经验预期性可塑性相反,它们仅仅对个体动物的生存有用,而在其时间和质量上都不是发育中可预期的。这种依赖性经验的加工处理过程需要对新的环境的适应,以至于在任何时间都可能需要改变其神经回路来反映一个动物的独特的经验。这些信息的储存常常是有适应价值的,但是在时间和质量上是不可预测的,其处理过程不被编程到发育的时间表中和必须保持其内在的可变通性。

因此,经验依赖性可塑性更像我们通常所说的"学习与记忆",而经验预期性可塑性则更像前面所述的"关键期"。经验预期性可塑性的典型例子如 Hubel 的"瞎猫"实验,即初生小猫的视觉经验所提供的信息有助于其建立相应的神经回路,包括早期突触的过度产生和后来的裁剪,从而允许有用的信息被选择性地储存和整合。但是,如果早期的视觉经验被剥夺,那么依赖这种信息才能建立的神经回路将会发展成异常的结构和行为。经验依赖性可塑性的典型例子就如一个婴儿获得的不是其本国母语的外语,动物研究结果已经证实这种经验类型的不可预测的信息是储存在新的神经回路的结构中,而不是过剩的突触连接修剪后的突触中。

2. **脑的代偿性**　是指经过多次刺激后,一些细胞能够代替另一些细胞的功能,脑的某些结构也会出现代偿性改变,例如轴突绕道投射,树突形成新的分叉或"长芽"产生另一些突触,于是神经元在损伤后可以得到功能的代偿。

在脑的形态学上,中枢神经系统细胞受损伤死亡后是不能再生的,但是"不能再生"的概念并不能用于轴突、树突上。研究证明动物脑皮质中的神经细胞只占皮质容积的3%。而轴突、树突和神经胶质却占97%,当脑损伤或脑功能受损伤后,存活脑细胞的轴突可以通过侧支长芽来取代丧失的轴突。神经元在损伤后,部分脑功能通过邻近完好的神经元的功能重组,或通过较低级的神经中枢来代偿。

(四) 脑损伤后影响脑的可塑性和功能代偿性的因素——干预的关键期

事实上,大量的信息在大脑皮质的整合是儿童脑发育的自我组织编程的一个部分,而在关键期中异常的经验(如早产、缺氧缺血、虐待、剥夺)则会影响婴儿脑的解剖结构,特别是在突触连接快速建立和修剪的时期。另外,病理性的经验有时可能会造成恶性循环,比如脑结构的病理性改变可能会改变患儿的认知和社会交往功能,从而引起另外的病理性经验和脑结构的改变。然而,来自动物的研究结果已为阻断这种恶性循环提供了希望,临床上所说的"矫正的经验"(corrective experience)和我们所用的许多早期教育或干预的措施,诸如"抢先一步"(head start)、精神疗法、心理治疗等,都是以正面的方式改变儿童的经验,这种正面的经验可能有助于修复或加固以前曾经受损过的突触连接。

1. 损伤后时间。脑神经损伤后48小时内为超早期,脑损伤后1个月内为急性期,脑损伤后1~3个月内为恢复早期,3~6个月为恢复中期,6个月~2年为恢复后期,脑损伤2年后为后遗症期。在恢复早期和中期(即脑损伤后6个月以内)脑的代偿和功能重组能力较强,如能得到恰当的医学干预,脑功能恢复的可能性较大,称之为早期干预黄金期。

2. 在恢复早期(脑损伤后3个月以内)影响脑功能恢复的内部因素是病灶周围水肿的消退、闭塞血管的再通以及病灶周围侧支循环的形成;外部因素主要是丰富的环境和良性刺激(包括教育训练和物理治疗等)以及神经营养和促进脑功能恢复的药物的应用等。

3. 在脑功能恢复的中期和后期,影响脑功能恢复的内部因素主要是轴突长芽、病灶周围部分的脑组织或对侧大脑半球的功能代偿,继续启用潜伏通路和突触等;外部因素是脑功能恢复的主要动力,正确的、系统的医学干预或康复治疗以及环境、心理、社会因素显得更为重要。

三、早期干预实施

(一) 实施对象

早期干预主要针对"发育偏离正常或者可能发育偏离正常的早产及其他高危儿"。

1. 出生至36个月婴幼儿神经心理和行为正常发育表现

(1) 新生儿期(出生至4周)

1) 俯卧位:四肢呈屈曲姿势;头可以从一侧转向另一侧;腹悬位头和躯干在一个水平线

上或头略低于躯干。

2）仰卧位:四肢屈曲状和有些僵硬。

3）视觉:可以注视人脸和红球。

4）反射:有拥抱反射;抓握反射;踏步和放置反射。

5）社会性:喜欢注视发声的人脸。

（2）1个月

1）俯卧位:腿更加伸展;头抬离床面;转头;俯悬位头能短暂稍高于身体。

2）仰卧位:颈肢反应明显(婴儿仰卧位,头转向一侧,表现射箭样状态,面向侧的上、下肢伸展,背向侧上、下肢屈曲),肢体柔韧放松,拉坐位时头后垂;可吃拳头。

3）视觉:注视人;追随移动的物体。

4）社会性:自发微笑,少数开始社会性微笑。

（3）2个月

1）俯卧位:头稍稍能抬起;腹悬位头能和身体维持平面。

2）仰卧位:颈肢反应明显;腿部运动增加,前后蹬踹明显;拉坐位时头后垂;可吃手指。

3）视觉:追随移动物体180°。

4）社会性:有社会性微笑(逗会笑);听声音并发出 a-gu、ou、m 声。

（4）3个月

1）俯卧位:抬头和抬胸;上臂伸展;腹悬位时头高于身体水平。

2）仰卧位:用手拍打玩具;伸向玩具但是不能够到玩具;腿可抬起。

3）坐位:坐位时头稍后垂,有头控但不稳定,表现头摇动;坐位时背圆形。

4）反射:拥抱反射不持续;颈肢反应可有可无。

5）社会性:持续性的社会交流;听音乐;发 a、ai、e、ou 等音;喜欢聊天和照镜子。

（5）4个月

1）俯卧位:抬头抬胸;抬头达到90°;下肢伸展。

2）仰卧位:颈肢反应不明显;双手到中线;伸手够物和抓物,拿物体到口;下肢猛烈砸床,可抱腿。

3）坐位:拉坐位时头不落后;竖头稳定,身体前倾。

4）适应性:能看到小丸,但是不会移动它。

5）社会性:大声笑;藏猫猫有反应;认亲人,对陌生人表现出不同反应;看到食物激动。

（6）7个月

1）俯卧位:会翻身,会转圈、倒退或腹爬。

2）仰卧位:头会抬起;翻身。

3）坐位:短暂独坐,用骨盆支撑;可坐直。

4）站立:可以支持大部分体重,可主动跳。

5）适应性:手够物和抓大物体;物体从一手换到另一手,大把抓物;用手耙小丸,撕纸。

6）语言:发多音节元音,叫名字有反应。

7）社会化:喜欢妈妈;咿呀学语;开始撒娇;对不同的情绪表情有不同的反应。

（7）10个月

1）坐位:独立坐稳,可以体位转换。

2）站立:拉栏可从坐位到站立位;用手扶着走或扶着家具走。

3）运动:腹爬或手膝爬。

4）适应性:用拇指和示指捏小东西;用食指指物体;能发现遮盖的物体;想要捡回跌落的物体;能放手给别人物体。

5）语言:重复发音(mama,dada),有手势语"欢迎""再见"。

6）社会化:会玩藏猫猫;表示不要。

（8）12个月

1）运动:扶一手走(48周);独站;走几步。

2）适应性:不需要帮助用拇示指捏起小丸;喜欢笔,试画画。

3）语言:会叫爸爸、妈妈外,能听懂话。

4）社会化:玩简单的游戏;有共同注意;穿衣服时能配合。

（9）15个月

1）运动:独走;爬到椅子上。

2）适应性:翻书;盖瓶盖;用笔画一道;放小丸进小瓶内。

3）语言:五官指认;说难懂的话;执行简单的指令;可以说一个熟悉的物体(如球)。

4）社会化:用手指指几种想要的东西;拥抱父母。

（10）18个月

1）运动:扔球;跑时显得僵硬;会坐小椅;扶一只手上楼梯;探索抽屉和废物筐。

2）适应性:搭4块积木塔;模仿涂写;模仿画竖线;从小瓶内倒出小丸。

3）语言:平均能说10个单字;指图说名称。

4）社会化:自己会用勺吃食物;当遇到麻烦时寻求帮助;当尿湿或者弄脏时会述说;会亲吻父母。

（11）24个月

1）运动:双脚跳离地面;跑得好;会走上走下楼梯,每次踏一步;会开门。

2）适应性:会穿珠;会画圆圈;一页页翻书。

3）语言:说儿歌;说"这是什么"。

4）社会性:会很好地用勺吃饭;常会叙述刚做过的事;帮助下脱衣服。

（12）30个月

1）运动:单脚站2秒,交替双足上楼梯。

2）适应性:搭9块积木塔或搭塔;会画水平线和竖线,但不会交叉成十字;模仿画圆圈,形成闭合的形状。

3）语言:用"我"介绍自己;知道全名。

4）社会性:帮助把东西放回去;会玩假装的游戏。

（13）36个月

1）运动:会骑三轮车;双脚交替跳。

2）适应性:搭10块积木塔;模仿画十字。

3）语言:知道年龄和性别;正确地数3个物体;会重复说3个字或一句话。

4）社会性:玩简单游戏;帮助穿衣(解扣和穿鞋);洗手。

2. 0~36个月婴儿神经心理及行为发育异常迹象

（1）2个月不会和妈妈对视,逗引不会笑。

（2）3个月不会发声；仰卧位头眼不能水平追视移动玩具转动180°。

（3）3个月俯卧位抬头不能达到45°。

（4）3个月下肢僵硬，换尿布困难；肌张力低下身体发软；自发运动减少；单侧肢体活动比对侧明显少。

（5）4个月坐位时头后仰，不会转头向声源。

（6）4个月手紧握拳不松开，俯卧位不能抬头，下肢屈曲，臀高于头。

（7）5个月不会主动抓物；不会用手将物品送进口内。

（8）6个月不能扶坐；不会主动拿物体；不会笑出声；发音少；对照顾他的人漠不关心。

（9）6~7个月迈剪刀步（扶腋下悬空抱起婴儿双下肢交叉）。

（10）8个月不会独坐；不会双手传递玩具；不会区分生人和熟人；听到声音无应答。

（11）10~12个月不会扶站和扶走；不会拇示指对捏抓小物品；不会听语言用动作表示，如摆手表示再见或拍手表示欢迎；不能有意或无意发"爸爸"和"妈妈"音。

（12）18个月不会独走；不会有意识叫"爸爸"或"妈妈"；不会按要求指人或物；不能讲5个单词；不会模仿动作或发音。

（13）2岁不会扶栏上楼梯/台阶；不会跑；不能使用2个词的句子；无有意义的语言；不会用匙吃饭。

（14）2.5岁走路经常跌倒，兴趣单一、刻板；不会说2~3个字的短语；不会示意大小便。

（二）实施类型

1. 出院后继续新生儿个性化发育支持护理（Newborn Individualized Developmental Care and Assessment Program，NIDCAP）（见本章第二节）通过医师家访和家长一起实施NBO，包括观察新生儿在护理常规前、护理中和结束后的表现，例如：喂奶、换尿布、变换体位等。记录行为和生理的改变。接着观察者评价婴儿目前组织和调节五个亚系统方面的能力，记录婴儿舒适和自我调节的信号以及敏感和焦虑的体征。

这些观察提供以下信息：环境，护理者和家庭成员与婴儿目前的需要是否适合。

基于NBO及AMOR，制订支持婴儿个体发育的护理建议。这些建议包括如何通过降低声音、光线和活动的水平来调节婴儿的物理环境；如何通过在家中设置鸟巢式护理让婴儿保持理想的胎儿体位，以有利于自我安慰调节行为；如何将护理集中在某些有限期间内，使婴幼儿有更充足的睡眠；如何帮助父母识别孩子的需要并鼓励他们运用到护理中。

指导父母关注和理解孩子的需求提示，如饥饿、大小便、想睡觉，和寂寞了需要家人交流等的不同表现，及时做出反应，使孩子满意和愉快，尤其是那些疲劳表现，因为对于早产儿来说父母的刺激常常会过度。这样可以增强父母-孩子的关系。对孩子的需求敏感，发展安全依恋关系，对认知和社会性的发育有很大益处，是发展婴幼儿健康人格的基础。

新生儿在觉醒状态时，在适当刺激下会做出积极稳定的反应。当受到过度刺激时，则表现为反应迟钝、目光呆滞，甚至出现自主神经应激反应和功能障碍的体征，如打嗝、喷嚏、呕吐和憋气，严重的出现呼吸暂停、心动过缓以及青紫。在这种情况下，婴儿不能从环境中得到信息并做出积极反馈。因此，强调父母理解新生儿行为的重要性，指导亲子间交流技术，如认识早产儿的生理承受能力，减少环境中过度刺激，指导昼夜节律的培养，促进行为条理化。既要避免过度刺激，又要主动积极促进双亲和婴儿交流。

婴幼儿时期为多种感知刺激和(或)环境变更刺激。早期干预的主要内容为育儿刺激(caring stimulation)和玩耍。小儿需要感受真实的外界环境,即各种颜色、多样形状、气味和声音等。从不成熟的反应朝着复杂的主动的反应方向发展。没有母亲、父亲和家庭成员及其他照看人员的育儿刺激,小儿的感知和运动能力则得不到充分的发展。

早期育儿刺激包括食物、玩具和家务活动等。哺乳时眼神、声音和微笑的交流,使小儿变得敏捷,提高对人们面容和声音的辨别能力,看护者和小儿之间不断对话和交流很重要。即使很忙,也可在干家务活动时通过对孩子讲话、唱歌或微笑来促进其对社会的适应和交往能力的发展。可以给小儿一些常用的物品,发展小儿嘴、眼和手的探索活动。通过和小儿玩耍,发展其知觉辨别能力、交流能力、精细动作和大动作控制能力以及好奇心和自信心。育儿刺激应随小儿成熟而变化。在学说话时需要不断和小儿对话,创造良好学习语言的环境以促进他们的语言和交流能力。这些可以在早产儿出院 2~3 个月内实行。

2. 早产儿按摩

(1) 按摩的作用:现代研究证明按摩皮肤会通过触觉刺激对婴儿身体和心理健康有明显促进作用。美国专家研究发现,对早产儿出生后连续进行按摩,每天 3 次,每次 15 分钟,体重增加的幅度是没有接受按摩的婴儿的 1.5 倍;并且接受按摩的婴儿觉醒、睡眠节律更好,反应更灵敏,他们可以提早 6 天出院,在 8~12 个月后这些婴儿体重增长、运动及精神发育方面比对照组婴儿有明显优势。

研究还发现按摩可加强免疫力和应激力,增进食物的消化和吸收,减少婴儿的哭闹,增加睡眠,使宝宝更加健康地成长。

目前,在某些国家的按摩研究中心对按摩效果的研究,已了解了某些生理学机制,如按摩可以提高迷走神经的张力,增加食物的消化和吸收,增强免疫机制,减低应激引起的紧张性等等。

按摩的作用除了生物性意义外,还有社会和情感的意义。婴儿生长发育中除了"口腹"的饥渴,尚有肌肤的"饥渴"必须得到满足。新生儿需要爱和关怀,在婴儿尚无语言交流能力的情况下,通过肌肤接触这一非语言交流形式进行情感交流显得尤为重要。1958 年曾有一个试验震惊了心理学界。试验发现饥饿的小猕猴宁可要可以抚摸的母猴替身物品(一个架子上蒙上毛圈织物);而不要食物(裸露的钢丝架上的奶头和牛奶)。还发现如果幼猴在不能以任何方式与母猴接触时就停止了对外界环境的探索,并可能引起无法适应外界环境的变化,而且这种影响往往会延伸到婴幼儿期以后的生活。

(2) 按摩的注意事项和要点

1) 各国所做的按摩模式不完全相同,因此,不必拘泥某些刻板固定的形式,但有基本的按摩程序。先从头部开始,接着是脸、手臂和手、胸部、腹部、腿和脚,然后是背部。每个部位需按摩 2~3 遍。身体上较小的区域用手尖,大点的部位用手指、掌心或整个手掌。开始动作要轻,然后适当增加压力,不但刺激皮肤感觉神经末梢,压觉可刺激深部感受器。按摩时间开始数分钟,逐渐延长到 15~20 分钟。

2) 按摩最好在两次喂奶中间进行,或在洗澡以后。室温 22~26℃,如果室内较冷,可用取暖器,使婴儿周围局部温度提高到适宜温度即可。按摩前先用热水洗手,可用润肤油倒少许在手心作为润滑剂。小儿脱下衣服,躺在铺有垫子的床上、桌上或母亲双大腿上。母亲可采取合适的姿势进行按摩。

3）按摩是亲子情感交流的最好时光,可自由轻松地进行,可用轻音乐伴奏,边按摩边和宝宝面对面交流谈话。

4）要密切注意婴儿在接受按摩过程中的反应,根据婴儿反应调整按摩的方式和量。

5）在进行按摩任何阶段,出现以下的反应,如哭吵、肌张力增高、活动兴奋性增加、肤色出现变化或出现呕吐等,应停止该部位的按摩,如持续1分钟以上,应完全停止按摩。

6）按摩在有些婴儿身上会有延迟反应,所以停止按摩后仍然要观察一段时间。

7）要考虑婴儿的个体差异,按摩只选择那些从按摩中受益的婴儿身上实行。在孩子患病时暂停。

8）早产儿肌张力异常时,按摩的手法和力度会有所不同,例如颈背部肌张力高时,不可做背部捏脊的手法。具体需要咨询您的医师或训练师。

（3）按摩方法

1）头部(图13-4-1)

①推坎宫、揉太阳10下,重复4~5次。

②开天门,重复20~30次。

③鼻翼,揉四白10下,重复4~5次。

④划笑脸,重复4~5次。

⑤揉耳前及听宫穴10~20下,重复4~5次。

⑥顺逆时针揉耳廓4~5次。

⑦抚摸头部。

2）上肢及手(图13-4-2)

①开手掌:捋5~6次。

②推手背:10次。

③捋手指:4~5次。

④揉合谷穴:20~30次。

⑤揉上臂及前臂:持续3~5分钟。

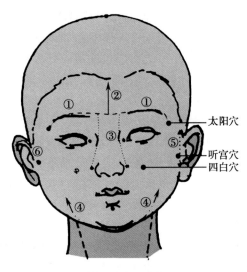

图13-4-1　头部

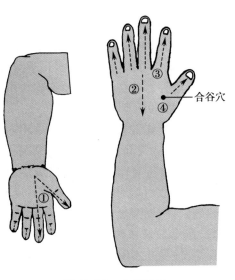

图13-4-2　上肢及手

3）下肢及足(图 13-4-3)

①揉足掌:4~5 次。

②推足背:10 次。

③捋足趾:4~5 次。

④揉足三里穴:20~30 下。

⑤揉下肢:持续 3~5 分钟。

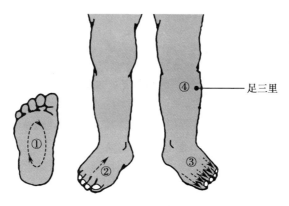

足三里

图 **13-4-3**　下肢及足

4）胸腹(图 13-4-4):以双乳头连线中点为起点,以乳头为中心画圆 4~5 次;以肚脐为中心顺时针揉腹,4~5 次(腹泻时暂停)。排便周期延长时可延长到 3~5 分钟。

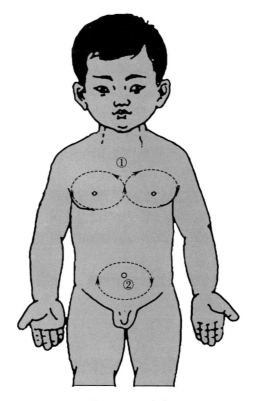

图 **13-4-4**　胸腹

5）背部(图 13-4-5)：捏脊 3 遍,轻叩背部,每天 1~2 次,可在宝宝洗澡后进行。

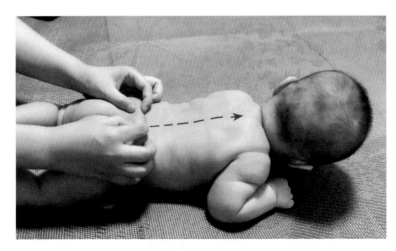

图 13-4-5　背部

3. 0~36 个月神经发育预见性干预　为了预防早产儿发育异常,父母应以儿童心理行为发育特点为基础,根据个体化原则,注重发育的连续性和阶段性特点,给予科学的心理行为发育的预见性干预指导。

（1）新生儿期

1）社会行为及语言鼓励:父母多与新生儿接触,如说话、微笑、怀抱等。

2）个性化发育支持护理:学会辨识新生婴儿哭声,及时安抚情绪并满足其需求,如按需哺乳、竖抱等。

3）趴(tummy time):新生儿喂奶 1 小时后可进行俯卧练习,每天从 3~5 次开始无上限,每次 1~2 分钟开始逐渐延长,视婴儿情绪调整。

4）视听:让新生儿看人脸或鲜艳玩具、听悦耳铃声和音乐等,促进其感知觉的发展。

5）前庭运动刺激:给以摇晃、振荡(如水囊床)。

6）本体感觉刺激:早产儿按摩每天 1~2 次。

以上干预措施可根据婴儿情况逐渐开始并且不同的组合。

（2）1~3 个月

1）社会交往及语言:注重亲子交流,在哺喂、护理过程中多与婴儿带有情感的说话、逗弄,对婴儿的发声要用微笑、声音或点头应答,强调目光交流。

2）大运动及前庭训练:通过俯卧、竖抱练习、被单操以及球操等,锻炼婴儿头颈部的运动和控制能力。

3）视听刺激:增加适度的听觉、视觉和触觉刺激,听悦耳的音乐或玩具的响声,用鲜艳的玩具吸引婴儿注视和跟踪。

4）本体感觉刺激:早产儿按摩每天 1~2 次。

（3）3~6 个月

1）社会交往鼓励:父母亲自养育婴儿,主动识别并及时有效地应答婴儿的生理与心理需求,逐渐建立安全的亲子依恋关系。培养规律的进食、睡眠等生活习惯,多与婴儿玩看镜子、藏猫猫、寻找声音来源等亲子游戏。

2）语言:营造丰富的语言环境,多与婴儿说话、模仿婴儿发声以鼓励婴儿发音,达到"交流应答"的目的。

3）运动鼓励:婴儿自由翻身、适当练习扶坐;让婴儿多抓握啃咬不同质地的玩具和物品,促进手眼协调能力及口腔功能发展,同时满足婴儿旺盛的口欲。

(4) 6~8个月

1）社会交往:父母多陪伴和关注婴儿,在保证婴儿安全的情况下扩大活动范围,鼓励与外界环境和人接触。

2）语言:经常叫婴儿统一名字,说家中物品名称,培养婴儿对语言的理解能力。引导婴儿发"ba ba""ma ma"等语音,提高其对发音的兴趣。

3）运动:进入地垫活动帮助婴儿练习独坐和匍匐爬行,扶腋下蹦跳;桌面操作包括练习伸手够远处玩具、双手传递玩具、撕纸等双手配合和手指抓捏动作,并适时开始手指食物(finger food)提高手眼协调能力。

(5) 8~12个月

1）社会交往:帮助婴儿识别他人的不同表情;当婴儿出现生气、厌烦、不愉快等负性情绪时,转移其注意力;受到挫折时给予鼓励和支持。增加模仿性游戏,如拍手"欢迎"、捏有响声的玩具、拍娃娃、拖动毯子取得玩具等。

2）语言:丰富婴儿语言环境,经常同婴儿讲话、看图画。让婴儿按指令做出动作和表情,如叫名字有应答,懂得挥手"再见"、拍手"欢迎"等。

3）运动:帮助婴儿多练习手-膝爬,爬上爬下,学习扶着物品站立和行走;给婴儿提供杯子、积木、球等安全玩具玩耍,并且提供各种食物如熟大米、面条等发展手眼协调、手口和相对准确的操作能力。

(6) 12~18个月

1）社会交往:给予幼儿探索环境、表达愿望和情绪的机会。经常带幼儿玩亲子互动游戏,如相互滚球、爬行比赛等;引导幼儿玩功能性游戏,如模仿给娃娃喂饭、拍睡觉等;正确对待幼儿发脾气。

2）培养良好行为习惯:当幼儿企图做危险的活动时,应及时制止;出现无理哭闹等不适宜的行为时,可采用消退(不予理睬)或转移等行为矫正方法,让幼儿懂得日常行为的对与错,逐步养成良好的行为习惯。

3）语言:多给幼儿讲故事、说儿歌,教幼儿指认书中图画和身体部位,引导幼儿将语言与实物联系起来,鼓励幼儿有意识地用语言表达。

4）大运动:给幼儿提供安全的活动场所,通过练习独立行走、扔球、踢球、拉着玩具走等活动,提高控制平衡的能力。

5）精细运动:鼓励幼儿翻书,在安全的前提下开始用油画棒、筷子及剪刀等,翻箱倒柜,提高认知及手眼协调能力。

(7) 18~24个月

1）培养良好行为习惯:家长对待幼儿的养育态度和行为要一致。在保证安全的前提下,给幼儿自主做事情的机会,对幼儿每一次的努力都给予鼓励和赞扬,培养其独立性和自信心,正确对待第一反抗期。

2）语言:学习更多词汇,说出身边物品名称、短语,鼓励用语言表达需求和简单对话;学习区分大小、匹配形状和颜色等。

3）运动能力:提高幼儿身体动作协调能力,学习扶着栏杆上下楼梯、踢皮球、踮着脚尖走和跑,握笔模仿画线,积木叠高等。

4）社会适应:培养幼儿生活自理能力,如用匙进食、用杯子喝水,学习脱袜子、脱鞋;固定大小便场所,从大便开始练习示意大小便。

（8）24～30个月

1）社会适应:鼓励幼儿帮助家长做一些简单的家务活动,如收拾玩具、扫地、帮忙拿东西等,促进自信心的发展,激发参与热情。

2）语言:教幼儿说出自己的姓名、性别、身体部位以及一些短句和歌谣。学习执行指令,用较准确的语言表达需求;培养幼儿理解"里外""上下""前后"等空间概念。

3）运动能力:学习独自上下楼梯、单腿站,提高身体协调及大运动能力;通过搭积木、串珠子、系扣子、画画等游戏,提高精细动作能力。

（9）30～36个月

1）社会交往:提供与小朋友玩耍的机会,鼓励幼儿发展同伴关系,学习轮流、等待、合作、互助与分享,培养爱心、同情心和自我控制能力。通过与小朋友玩"开火车""骑竹竿""过家家"等想象性和角色扮演游戏,保护和培养幼儿的兴趣和想象力,为入园作准备。

2）语言:经常给幼儿讲故事,并鼓励幼儿复述简单故事,教幼儿说歌谣、唱儿歌、讲述图画,不断地丰富词汇,提高语言表达能力。

3）运动:练习双脚交替上楼梯、走脚印、跳远等,提高身体协调能力。通过画水平线、画圆形、扣扣子、穿鞋子等,提高精细动作能力。

4）社会适应:逐步培养规律的生活习惯,学习自己洗手、进食、穿衣、大小便等生活技能。帮助幼儿学会适应新环境,做好入园准备。

4. 0～12个月主动运动促进干预

（1）0～2个月

1）俯卧抬头:胎龄满40周开始俯卧练习,要求在吃奶前1小时、空腹、觉醒状态下进行,俯卧的床面要平坦、舒适,但是不要太软,用语言和玩具引导小儿抬头。进行训练时可在小儿胸下经双侧腋下垫一个小毛巾卷,双上肢放于枕前,高度为双肘屈曲时双手能触及床面。同时在小儿的后头侧至两肩胛骨内侧进行深浅感觉的刺激,促进伸肌的收缩直至头上抬。每次时间从1分钟开始逐渐延长,每天训练4～6次,或者累计至少30分钟。

2）母子面对面训练法:小儿俯卧于母亲身上,固定小儿上臂和手关节,保持手支撑位。为了促进小儿更好的抬头,母亲可与小儿对话、唱歌或鼓励小儿伸手抚摸母亲的脸。

3）抗重力直立模式:此训练可在2个月以后开始,方法是仰卧位,握住小儿的前臂拉起,使双肩胛带内收,躯干上抬45°～90°,慢慢前后活动,可促进小儿头颈部前屈和立直,同时可提高躯干的控制能力。也可以躯干屈曲90°的位置将小儿慢慢向仰卧位的方向放回,这样也可促进小儿头部前屈。

4）侧卧对称性姿势:使小儿侧卧于床上,双上肢及双手保持在躯干的正中位,此姿势可控制异常性非对称性姿势及异常性的伸肌紧张。

（2）3~4个月

1）俯卧训练：继续让小儿进行俯卧位抬头训练，尽可能在俯卧位诱发其抬头。

2）翻身：用玩具诱导小儿翻身，帮助小儿翻身时可一手握住小儿的手，另一手在其肩部轻轻地向对侧引导直至变为侧卧位，完成由头、颈、躯干、骨盆的翻身过程。每天可练习7~8次。

3）前庭训练：前庭功能失调会影响小儿睡眠、翻身乃至爬行，因此前庭功能训练应及早开始，通常可以用被单或者大的瑜伽球。可以将小儿仰卧位放置被单上，两位家长分别抓住被单两头进行左右摇荡，这样有助于缓解小儿的肌紧张，促进前庭功能的发育。此训练也可以在球上进行，取80cm×80cm大球，将小儿俯卧于球上，一位家长蹲在球前两手分别扶着小儿双侧肩胛，另一位家长在小儿背后扶小儿后背确保安全，然后分别前后左右晃动大球。此训练对于前庭敏感的宝宝可以及早开始。

4）手口协调性训练：仰卧位，让小儿两手抓双足放至口，也可让小儿双下肢上抬、臀部上抬，家长握住小儿的骨盆进行前后左右摇动，这样有助于骨盆的控制及躯干姿势的调整，有助于平衡能力的建立和手口协调性的获得。

5）抓握训练：此年龄段无论是在仰卧位还是在倚坐位，或者是肘支撑位均可进行抓握训练。训练时将玩具放在中线的位置，小儿头保持在中立位，诱发小儿的上肢向前伸出、手指分开进行抓握。开始时，可将玩具放置在手较容易触到的地方，以后逐渐变换位置。每大进行7~8次即可。

（3）5~6个月

1）坐位训练：坐位训练开始时要注意选择良好的姿势，让小儿双下肢分开、躯干前倾。双上肢前方支撑、手掌负重、手指伸开。小儿坐不直时可从其腰骶部沿脊柱向上滑行给予刺激，使小儿坐直。如果伸肌紧张可选择让小儿坐在小凳上双下肢屈曲位进行。为了强化坐位平衡能力，在小儿后方双手握住小儿骨盆诱导小儿重心前后左右移动。每天练习5~6次，每次5~10分钟。

2）主动抓握训练：让小儿长坐，将玩具放在身体前远近不同的位置，让小儿练习从远近、高低不同的地方以够取玩具，以及到对侧去取物的动作。此动作有助于平衡能力的强化。每天练习5~6次，每次5~10分钟。生活中添加辅食时让小儿参与以及撕纸等活动是最适宜的手的功能、手眼协调以及手到口的训练。

（4）7~8个月

1）翻身坐起：让小儿仰卧位，拉住其一侧的上肢诱导小儿先向一侧翻身，然后躯干上抬，让重心从小儿另一侧的肩部向肘和手掌转移，随着重心的转移继续躯干上抬，完成从侧方坐起的动作，每天练习4~6次。

2）扶坐-立位：使小儿成坐位，然后扶着小儿从坐位站起，每天2~4次，每次5~10个。

3）拾取动作训练：立位扶小儿的双膝防止膝屈曲，在小儿前面放上玩具，让其练习弯腰拾取。弯腰的幅度从高到低，从易到难。此动作每天练习2~4次，每次10~30个。

4）双手捏取的动作：到7个月左右小儿能够使用拇指，此时可以给他一些小的玩具，让其练习使用手指，让小儿从大把抓握到拇指与其他手指一起使用进行捏的精细动作。生活中满8个月的婴儿可以尝试手指食物（finger food）也是最适宜的训练方式。

（5）9~10个月

1）扶站：让小儿扶着东西或靠着东西进行站立，要注意双脚均匀负重。站立时可以诱导小儿在高低、远近不同的位置以够取玩具，这样可以强化小儿的平衡能力。也可在扶站时左右交替地将一足抬起训练单腿负重，如用一足踢球。为独立行走打下基础。

2）蹲起：家长扶住小儿双足及膝部帮其进行蹲下起来的练习，也可用小凳子做坐下起立的练习。每天练习 2～4 次，每次 10～30 个。如小儿内收肌紧张、足背屈紧张时可进行肌肉和关节的按摩，每天 4～6 次，每次 10～20 分钟。

（6）11～12 个月

1）独站：进行独自站立的练习。

2）扶走和独行：在小儿下肢有了一定的支撑能力后，让其进行迈步的练习，开始可扶着东西或依靠妈妈的帮助，慢慢地进行独自行走的练习。

（三）早期干预实施中应该注意的问题

1. 以儿童为中心

（1）尊重儿童为独立个体，拥有独立人格，同理心是专业训练者的基本素养，保护儿童的积极性、创造性。

（2）干预目的：为最大限度地使儿童融入家庭和社会，设计干预项目以引导儿童主动运动和提高儿童生活能力和质量为目的。

2. 家庭为核心　坚持支持父母帮助儿童的原则：

（1）父母是儿童的第一监护人，儿童的未来和父母息息相关，一个早产儿尤其高危早产儿对一个家庭各方面都是考验，所以主诊医师需要和父母就儿童的现在和未来可能情况充分沟通，共同讨论最适合儿童的干预方案，并且最大限度地支持父母在儿童干预中的决策。

（2）父母是儿童最亲密、最值得信赖的人，父母也最了解儿童气质和生活习惯，应该作为干预的主力和核心，除非父母暂时需要调整心态或者其他原因。

3. 遵循发育规律儿童的神经精神发育具有固有的规律　早期干预应按照儿童的发育规律进行干预和训练。

对于早产儿一定要注意校正年龄的使用，以家庭为基础的早期干预，要求父母能识别发育目标。通常，父母会问他们孩子的发育目标"在我的婴儿的这个年龄，他（她）会什么？对于父母关心的主要问题之一是如何估计婴儿的年龄，是用校正年龄还是简单地用婴儿出生年龄？需要提醒父母，他（她）们婴儿的校正年龄是早产儿和足月儿的基本差别。对于大多数出生胎龄>26 周的健康早产儿校正年龄很快适合他（她）们的发育状况。对于出生更早的，他（她）们脆弱，用校正年龄在某些时候都还不适合。

同时还需要提醒父母一般早产儿会在 2 岁之内使用校正年龄，也就意味着大部分早产儿会在 2 岁之内完成追赶。

4. 定期评估

（1）评估是干预的基础，干预开始之前进行发育评估确定儿童的实际发育状况，以此作为干预的起始点，制订个体化的干预计划。

（2）评估应该贯彻整个干预，干预中应该定期评估，调整训练方案，必要时可以进行运动、精细、语言及行为方面的联合评估。

但对于那些在 NICU 中抢救存活的危重新生儿和极不成熟的早产儿，要允许他们可能会有暂时性的神经发育偏离正常。

5. 全人干预　被干预的儿童作为独立个体,发育是整体的。

（1）干预时对已有发育落后的可以有所侧重,但同时需要兼顾其他能区的发展。

（2）需要进行不同能区的干预时最好同时考虑,比如在进行手功能训练时同时考虑大运动中宝宝的姿势以及同时和儿童进行交流促进语言和认知的发育,这个对于年龄越小的儿童越重要。

6. 多学科合作　近年来,早期干预的重要性已经被普遍认可,国内外的研究均一致证实了早期干预对无脑损伤的早产儿和有脑损伤高危新生儿的有益影响,包括促进婴儿的智力和运动发育、减少伤残的发生以及促进父母与婴儿亲子交流和有益于母亲的心理健康等。

但对于早产儿和高危儿来说,常常是生存和发展并存,早期干预的黄金时期可能还需要同时兼顾生长发育管理、预防接种、视听及神经系统的定期检查等等,需要整体考虑,必要时需要多学科联合,确保在正常追赶,各系统疾病控制的前提下提供适宜的早期干预。

7. 目标为导向的干预　干预中需要建立目标,包括近期目标和中远期目标,这样容易集中资源,有计划、分阶段地进行有效干预,最终达到相对满意的效果。

（四）早期干预实施程序

对于需要干预的早产儿需要在医护的监测下进行,物理干预是关键,6个月之内主要以家庭环境中指导父母引导婴儿做主动运动为主的综合干预(主动运动、视听刺激、按摩及前庭功能训练),6个月之后需要单项促进的可以在专业康复师指导下结合机构训练进行早期干预,一旦明确诊断脑瘫、精神发育迟滞等需要进入专业的康复机构进行训练。

（五）早期干预的效果评定

1. 智能评定　各种智力测查方法。

2. 医学评定　体格发育指标、神经运动评价、疾病情况。

3. 行为评定　行为量表,幼儿人格倾向量表。

4. 环境评定　家庭环境量表、母亲状况评估。

早期干预包括从新生儿重症监护室开始的新生儿个别化发育支持性护理(newborn individualized developmental care and assessment program,NIDCAP)和出院后的干预程序。Blauw-Hospers系统地复习了早期干预对处于运动发育伤残的高危婴儿的运动发育的影响,共收入34项研究(17项为新生儿重症监护室环境中的新生儿个别化发育支持性护理,17项为出院后的干预),得出的结论是:对处于伤残危险的婴儿的干预措施应该适合于婴儿的年龄特点,对已经达到足月的婴儿的有效的干预类型应该不同于对早产儿有效的干预类型。新生儿个别化发育支持性护理的研究结果显示新生儿个别化发育支持性护理对婴儿的运动和认知有暂时的有益效果,早产儿看来最受益于针对模拟宫内环境的干预。至于新生儿个别化发育支持性护理是否也影响学龄期的发育预后还需要进一步研究,对于足月后和出院后的干预研究显示,通过以被动的抚触技术为主要内容的干预程序对于运动发育没有明显的效果,而通过特殊的运动技能培训和以刺激儿童主动探索的运动行为为目的的干预方法可能对运动的发育有良好的正面影响。

（李月萍　赵冬梅）

附表 1　新生儿行为观察(NBO)系统记录表
Newborn Behavioral Observations(NBO)

婴儿姓名	性别	出生日期	胎龄
出生体重	喂养方式	测查地点	
在场人员	测查医师		

行为	观察记录			预期指导内容
	3	2	1	
1. 对光习惯化	容易	有些困难	很困难	睡眠型
2. 对声音习惯化(格格声)	容易	有些困难	很困难	睡眠保护
3. 肌张力:下肢和上肢	强壮	中等强壮	很高/很低	肌张力
4. 觅食反射	明显	中等明显	弱	喂养指导
5. 吸吮反射	有力	中等有力	弱	喂养指导
6. 手抓握	有力	中等有力	弱	接触
7. 肩和颈部肌张力(拉坐)	强壮	中等强壮	弱	肌张力
8. 爬反应	强壮	中等强壮	弱	睡眠体位和安全
9. 对说话人脸	反应很好	反应中等	无反应	社会交往
10. 对人脸	反应很好	反应中等	无反应	视
11. 对人声	反应很好	反应中等	无反应	听
12. 对格格声	反应很好	反应中等	无反应	听
13. 对红球	反应很好	反应中等	无反应	交往提示
14. 哭	几乎不哭	偶然	很多	哭和安慰
15. 可安慰性	易安慰	安慰有些困难	安慰很困难	自我安慰
16. 状态调节	条理好	有些条理	无条理	自我调节
17. 对紧张反应:颜色改变、震颤、惊跳	不紧张	中等紧张	很坚强	刺激阈
18. 活动水平	最优	中等	很高/很低	需要支持

总结行为表现和建议

1. 强度

2. 挑战/需要支持的领域

3. 其他评价

引自:J. Kevin Nugent,Constance H,Keefer,et al. Understanding Newborn Behavior Early Relationships. Paul H. Brookes Publishing Co. 2012;52-53

附表2 新生儿行为神经评分表

父或母姓名_____ 住址_____ 电话_____

姓名_____ 性别_____ 孕周_____ 出生体重_____ g 首次检查日期_____

病历号_____ 父母职业_____ 经济收入:平均每人_____

项目		检查时状态	评分			日龄(天)			
			0	1	2	2~3	5~7	12~14	26~28
行为能力	1. 对光习惯形成	睡眠	≥11	7~10	≤6				
	2. 对声音习惯形成	睡眠	≥11	7~10	≤6				
	3. 对格格声反应	安静觉醒	头眼不转动	头或眼转动<60°	头或眼转动≥60°				
	4. 对说话的脸反应	同上	同上	同上	同上				
	5. 对红球反应	同上	同上	同上	同上				
	6. 安慰	哭	不能	困难	容易或自动				
被动肌张力	7. 围巾征	觉醒	环绕颈部	肘略过中线	肘未到中线				
	8. 前臂弹回	同上	无	慢,弱>3秒	活跃,可重复≤3秒				
	9. 腘窝角	同上	>110°	90°~110°	<90°				
	10. 下肢弹回	同上	无	慢,弱>3秒	活跃,可重复≤3秒				
主动肌张力	11. 颈屈,伸肌主动收缩(头竖立)	觉醒	缺或异常	困难,有	好,头竖立,1~2秒以上*				
	12. 手握持	同上	无	弱	好,可重复				
	13. 牵拉反应	同上	无	提起部分身体	提起全部身体				
	14. 支持反应直立位	同上	无	不完全,短暂	有力,支持全部身体				
原始反射	15. 踏步或放置	同上	无	引出困难弱,不完全	好可重复				
	16. 拥抱反射	同上	无	弱,不完全	好,完全				
	17. 吸吮反射	同上	无	弱	好,和吞咽同步				
一般估价	18. 觉醒度	觉醒	昏迷	嗜睡	正常				
	19. 哭	哭	无	微弱,尖,过多	正常				
	20. 活动度	觉醒	缺或过多	略减少或增多	正常				

*需记录确切时间(秒) 总分_____

评价_____ 检查者_____

引自:鲍秀兰,李月萍,等.0~3岁儿童最佳人生开端(高危儿卷).北京:中国妇女出版社,2013:500

附表3　0~1岁神经运动20项检查（52项简化法）

姓名		性别		出生日期	年	月	日	预产期	年	月	日

日期	实际年龄（月）	校正年龄（月）	检查结果			检查者
			正常	异常（项目号）	脑瘫	

1　对红球追踪

	1	2	3	4	5	6	7	8	9	10	11	12
有	0~45°	90°	>90°	180°								
无												

2　对人脸追踪

有	0~45°	90°	>90°	180°								
无												

3　对声音反应

有												
无												

4　非对称性紧张性颈反射（ATNR）

无												
有												

5　持续手握拳

正常形式	可能有	无										
无												
有												
拇指交叉到手掌												

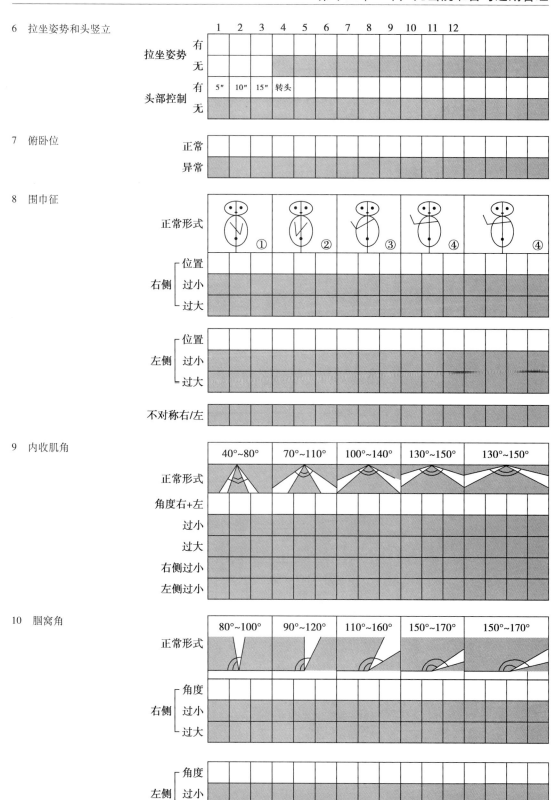

6　拉坐姿势和头竖立

7　俯卧位

8　围巾征

9　内收肌角

10　腘窝角

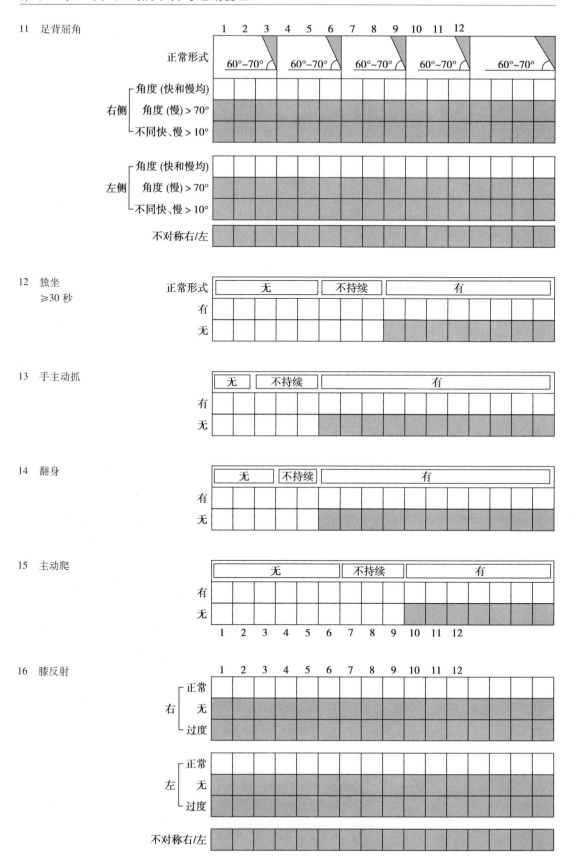

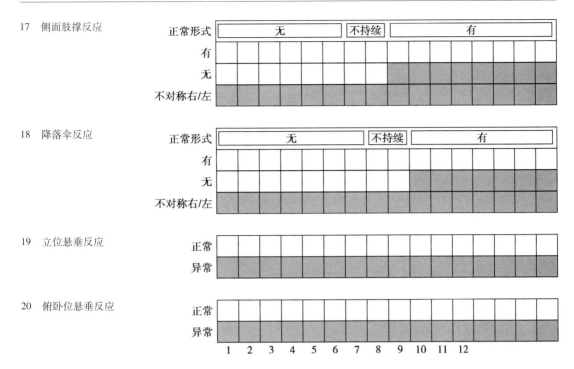

引自·鲍秀兰,李月萍,等 0～3 岁儿童最佳人生开端(高危儿卷).北京:中国妇女出版社,2013:510-514

参 考 文 献

［1］冯琪.早产儿出院后营养管理及随访.中国新生儿科杂志,2015,30:171.

［2］庄思齐.早产、低出生体重儿的出院后管理.中国儿童保健杂志,2016,54:6.

［3］茹喜芳,冯琪,王颖,等.早产儿体重增长的动态评估及其意义.中华儿科杂志,2010,48:661.

［4］早产儿营养调查协作组.新生儿重症监护病房中早产儿营养相关状况多中心调查 974 例报告.中华儿科杂志,2009,47:12.

［5］中华医学会耳鼻咽喉头颈外科学分会听力学组,中华耳鼻咽喉头颈外科杂志编辑委员会.新生儿及婴幼儿早期听力检测及干预指南(草案).中华耳鼻咽喉头颈外科杂志,2009,44:883.

［6］中华医学会眼科学分会眼底病学组.中国早产儿视网膜病变筛查指南(2014 年).中华眼科杂志,2014,50:933.

［7］沈清清,李振香,任香娣,等.早产儿出院后的随访管理及早期干预对其生长发育的影响.护士进修杂志,2016,31:1227.

［8］Steven A,Abrams,the Committee on nutrition,刘卫华.肠内喂养早产儿钙和维生素 D 补充.中国新生儿科杂志,2014,29:358.

［9］王迎,张巍,彭文涛.早产儿出院后的喂养策略.中国新生儿科杂志,2011,25:372.

［10］Andrews B,Pellerite M,Myers P,等.NICU 随访:0 到 3 岁的医疗和发育管理.中国新生儿科杂志,2015,30:77.

［11］齐俊冶,宋燕燕,黄志坚,等.早期干预对早产儿早期神经发育的影响.中国新生儿科杂志,2014,29:87.

［12］吕峻峰,施玉麒,黄云丽,等.早产小于胎龄儿和适于胎龄儿生长发育状况随访分析.临床儿科杂志,2014,32:1034.

［13］吴慧.早产儿不同时期生长发育迟缓及相关影响因素分析.中国儿童保健杂志,2013,21:1156.

［14］王丹华.关注早产儿出院后的营养与评估.中国儿童保健杂志,2011,19:678.

［15］ Howson ECP,Kinney MV,Lawn JE. Born Too Soon：The global action report on preterm birth［M］. World Health Organization,2012,118：866.

［16］ de Waal CG,Weisglas-Kuperus N,van Goudoever JB. Mortality,neonatal morbidity and two year follow-up of extremely preterm infants born in the Netherlands in 2007. PLoS ONE,2012,59：213.

［17］ Robinson S,Fall C. Infant nutrition and later health：a review of current evidence. Nutrients,2012,47：105.

［18］ Carver JD,Wu PYK,Hall RT,et al. Growth of Preterm Infants Fed Nutrient-Enriched or Term Formula After Hospital Discharge,Pediatrics,2001,107：683.

［19］ Groh-Wargo S,Jacobs J,Auestad N,et al. Body Composition in Preterm Infants Who Are Fed Long-Chain Polyunsaturated Fatty Acids：A Prospective,Randomized,Controlled Trial. Pediatric Research,2005,57：712.

［20］ O'Connor DL,Hall R,Adamkin D,et al. Growth and Development in Preterm Infants Fed Long-Chain Poly-unsaturated Fatty Acids：A Prospective,Randomized Controlled Trial. Pediatrics,2001,108：359.

［21］ American Academy of Pediatrics and The American College of Obstetricians and Gynecologists. Guidelines for Perinatal Care. 6th ed. Lockwood CJ,Lemons JA,eds. 2007：280.

［22］ J. Kevin Nugent,Constance H,Keefer,et al. Understanding Newborn Behavior Early Relationships. Paul H. Brookes Publishing Co,2012：50-130,169-195.

［23］ Emma TParoli,Mia WDoron. Preemies. 2nd ed. New York：Galley Books,2010：375-378.

［24］ 邵肖梅,桂永浩. 胎儿和新生儿脑损伤. 上海：上海科学技术出版社,2008.

［25］ 谢鹏,林义雯,等. 高危儿保健. 长沙：湖南科学技术出版社,2010：30,97-230.

［26］ 鲍秀兰,李月萍,等. 0～3岁儿童最佳人生开端（高危儿卷）. 北京：中国妇女出版社,2013：357-360,406-454.

［27］ Als H. The preterm infant：A model for the study of fetal brain expectation//Lecanuel J-P,Krasnegor NA. Fifer W,Smotherman W,eds. Fetal BrainDevelopment. A Psychobiological Perspective. Hillsdale,NJ. Lawrence Erlbaum Associates,1995：439-471.

［28］ Als H. A synactive model of neonatal behavioral organization：Framework for the assessment and support of the neurobehavioral development of the premature infant and his parents in the environment of the neonatal intensive care unit//Sweeney JK(ed.). The High-Risk Neonate：Developmental Therapy Perspectives. Physical & Occupational Therapy in Pediatrics,1986,6(3/4)：3-55.

［29］ Michele A. Enhanced Handling and Positioning in Early Infancy Advances Development Throughout the First Year. Child Development,2012,83：1290.

［30］ Bear LM. Early identification of infants at risk for developmental disabilities. Pediatr Clin N Am,2004,51：685.

［31］ Blauw-Hospers CH,Hadders-Algra M. A systematic review of the effects of early intervention on motor development. Dev Med Child Neurol,2005,47：421.

［32］ Gosselin J,Gahagan S,Amiel-Tison C. The Amiel-Tison neurological assessment at term：conceptual and methodological continuity in the course of follow-up. MRDD Research Re-views,2005,11：34.

［33］ Hoon AH. Neuroimaging in cerebral palsy：patterns of brain dysgenesis and injury. J Child Neurol,2005,12：936.

［34］ Bear LM. Early identification of infants at risk for developmental disabilities. Pediatr Clin N Am,2004,51：685.

［35］ Blauw-Hospers CH,Hadders-Algra M. A systematic review of the effects of early intervention on motor development. Dev Med Child Neurol,2005,47：421.

［36］ Gosselin J,Gahagan S,Amiel-Tison C. The Amiel-Tison neurological assessment at term：conceptual and methodological continuity in the course of follow-up. MRDD Research Reviews,2005,11：34.

［37］ Hoon AH. Neuroimaging in cerebral palsy：patterns of brain dysgenesis and injury. J Child Neurol,2005,12：

936.

［38］ Lapunzina BP,Campo PN,Delicado NA,et al. Ability of neonatal head circumference to predict long-term neurodevelopmental outcome. Rev Neurol,2004,39:54811.

［39］ McCormick MC,Brooks-Gunn SL,Buka Sl,et al. Early Intervention in Low Birth Weight Premature Infants: Results at 18 Years of Age. for the Infant Health and Development Program. Pediatrics,2006,117:771.

［40］ Ohgi S,Fukuda M,Akiyama T,et al. Effect of an early intervention programme on low birthweight infants with cerebral injuries. J Paediatr Child Health,2004,40:689.

［41］ Vaivre-Douret L,Ennouri K,Jrad I,et al. Effect of positioning on the incidence of abnormalities of muscle tone in low-risk,preterminfants. Eur J Paediatr Neurol,2004,8:21.

［42］ Wijnroks L,Veldhoven NV. Individual differences in postural control and cognitive development in preterm infants. Infant Behavior Dev,2003,26:14.

［43］ Zafeiriou DI. Primitive reflexes and postural reactions in the neurodevelopmental examination. Pediatr Neurol, 2004,31:3.

第十四章

早产儿护理技术

第一节　早产儿发育支持护理

【本节要点】

发育支持护理的重点在于关注早产儿的生理需求，注重其所处的环境，因此模拟母亲子宫内环境，避免噪音、强光刺激等措施均有助于促进早产儿的生长发育。同时，个体化的护理计划尤为重要。

随着新生儿重症监护室生命支持技术的应用，早产儿的生存率显著提高，但是其生存质量及远期发育结局并不乐观，以肺损伤及神经系统远期后遗症为突出问题，与早产儿生后发育异常有关，给社会和家庭带来了沉重的心理及经济负担。目前相关研究已经表明，发育支持护理有助于改善早产儿的预后，如促进生长发育、有益于喂养、缩短住院天数及机械通气时间、减少生理应激、促进亲子关系建立等，在国外已被广泛应用于早产儿尤其是极低出生体重儿的照护。

发育支持护理，又称发展性照顾，是指对早产儿实施减轻外部因素刺激的措施，例如控制光线、减少噪音刺激、为患儿提供舒适的体位等，并帮助早产儿以有限的能力适应宫外的环境，从而促进其体重增长、智力发育并提高生存质量。

发育支持护理的重点在于关注早产儿的生理需求，注重其所处的环境，因此模拟母亲子宫内环境，避免噪音、强光刺激等措施均有助于促进早产儿的生长发育。此外，应强调护理过程中早产儿的个性化，根据早产儿的情况及需求及时调整照护计划，如实施个性化的体位放置、喂养计划、声音呼唤、暗室环境及皮肤抚触等。

一、婴儿室的物理环境

（一）与产房和母亲产后病室的位置关系

理想的位置关系：婴儿室、产房及母亲产后病室应离得很近，这样可以使产后母亲根据自己的意愿随时到床旁看望新生儿；母婴同室时为婴儿及其父母提供便利的床旁设施，支持父母与婴儿待在一起。

（二）整体外观

理想的婴儿室病区外观无论从家具、颜色搭配和灯光来说应该全是家庭的感觉，如布置温馨可爱的环境、使用光线明暗可调节的家居灯，可满足婴儿个性化的需求。为父母提供舒适、个性化的床旁物品及家具(如靠椅、沙发床、电话、橱柜等),促进其为婴儿提供舒适的护理。

(三) 婴儿区的环境设计

理想的婴儿区域环境应为:婴儿和家庭拥有足够的空间,不受病区其他活动的影响。治疗室、会议室及其他公共区域与婴儿区应是分开的;在个性化婴儿家庭照护房间里,具有完全的、舒适的以及私密的生活空间。

(四) 床位大小及密度

宽敞的照护区域设有一个或两个床位,床位密度低、病床间隔大,可为婴儿和家庭提供足够的休息与睡眠空间。

(五) 床位设计

房间的设备与家具都应该是家庭式的,半私密或私密的,一些仪器设备可以整合到婴儿的床单位中。邀请并鼓励家庭成员一起设计婴儿的床单位,可以从家里带来物品进行个性化的布置,并为家庭成员个人物品放置准备好抽屉或架子。

(六) 家庭参与情况

婴儿室环境应亲切、家庭化,父母床可以放在婴儿床旁,方便随时做皮肤接触;床旁安装私人电话供家庭使用,也可为家庭内的其他成员提供物品及家具,如婴儿的兄弟姐妹等,从而促进他们参与到婴儿的照顾过程当中。

(七) 提供给专业人士的可用设施及服务支持

婴儿病区应该有单独的支持服务,例如实验室、营养室和药房等,工作人员区域离婴儿室较近,包括会议室、值班室和休息室等。

二、婴儿床单位的物理环境

(一) 灯光

婴儿睡眠时给予幽暗的环境,警觉期和(或)婴儿被抱起时提供适当的、柔和的非直接光线,因此床单位的灯光应该个体化、可调节,或者使用窗帘,根据特殊操作要求调整明暗度,其原则为非直接光线,即确保光线不直接照在婴儿脸上。

(二) 声音

环境中声音要低,最好选择能够减轻声音或吸收噪音材质的墙壁与地板;开关暖箱门时动作要轻,移动或搬运设备时要保持安静,监护仪及电话铃声要很柔和,有条件时还可使用视觉及振动报警;工作人员也要保持安静,如低音说话、走路轻、关门轻等。

有学者指出,早产儿照护区域中可以使用吸音材料,使环境声音强度控制在50dB以下;NICU设备仪器所产生的噪音应低于40dB,附件设备不应有扩音功能;也可成立多学科的专业人员组成的队伍,共同监测和控制NICU噪音。

(三) 活动

保持安静、平静和舒适的环境,操作集中进行,除非是针对婴儿实施专门互动,否则,照护人员应远离婴儿床旁。

避免以下活动情况:婴儿室环境忙乱,持续存在各种活动,探视者或工作人员来来往往,水流声、开关门、仪器设备移来移去。应该保持婴儿室的安静,各种情况包括急救时工作人员都应很冷静、安静地处理。

（四）暖箱里/小床上视觉组合

给予婴儿不同的视觉刺激,包括父母和(或)照护者的脸,同时注意视觉变化从有到无是渐变的,例如父母离开时应该缓慢移开,柔和地退出婴儿的视野。避免给婴儿复杂高密度的视觉刺激排列,或者其视觉里空空荡荡,缺少颜色、形式及材料。

（五）嗅觉体验

创造熟悉的有父母体味的环境持续存在于婴儿周围,对于早产儿可以将母亲贴身的小衣服或小手绢放在宝宝鼻旁,与此同时也要避免不愉快的嗅觉体验,比如酒精、手消液、清洁剂、橡胶管道等,甚至是手套或一次性隔离衣。

（六）味觉体验

应该持续提供来自母亲乳汁和父母体味的熟悉味道,没有乳汁时可以适当提供如蔗糖水带来的甜味体验,而避免如咸、苦、酸等不良的味觉体验。

（七）触觉体验

婴儿总是能感受到来自父母的手和身体提供的熟悉的触觉刺激,床上用品及照护用的所有材料都应柔软舒适,适合婴儿皮肤及个体发展。NICU 的工作人员在照护过程中应给予持续的、温柔的、平稳的与婴儿自身运动合拍的感觉刺激,尽量减小动作幅度,避免突然的、粗鲁的翻身动作或者更换尿布等。

（八）照护温度与大气循环

保持婴儿室及婴儿床周围的大气温度及循环总是稳定的,可小幅度逐步调整婴儿的环境温度以保持婴儿的体温维持在 36.5～37℃,避免环境温度及大气循环较大的波动。

（九）床上用品和衣物

床上用品和衣物应该根据婴儿的喜好及需要进行个性化的提供,比如合适的柔软尿布、合身的棉质衣服、毯子等,避免让婴儿裸露着躺在床上,或者紧紧包裹一块大小不合适、材质不舒适的尿布。

（十）婴儿自我调整的特殊支持

父母和医护人员要为婴儿持续提供特殊支持来促进婴儿的自我调整,相对个体化,符合婴儿的期望和需要。鼓励父母与婴儿进行皮肤接触,操作过程中或者两个操作之间,给婴儿用小手指或者安慰奶嘴提供吸吮的机会,操作期间还可提供新生儿抓握的机会。

三、直接婴儿照护的特殊方面

（一）体位、运动与肌张力

无论婴儿是仰卧位、俯卧位或侧卧位都应支持和促进婴儿的生理体位,确保婴儿的头处于中线位,尤其是在仰卧位时。移动婴儿或改变婴儿的体位时,支持婴儿的手和腿处于一种柔软放松的屈曲位,轻柔地包裹婴儿。在进行不同操作时,或者婴儿在暖箱里、父母怀抱里都应该注意其体位,并进行专业化的调整。

（二）喂养（管饲/母乳/奶瓶）

鼓励并提倡母乳喂养,对于早产儿无法经口母乳喂养时,可以泵奶后管饲喂养。喂养前需观察婴儿的觉醒状态,判断是否有饥饿,识别需要喂养的早期信号,这样可以保证喂养与婴儿的觉醒周期同步,避免采用固定的时间表进行喂养。喂养时,婴儿在照护者或父母的臂膀里得到亲密的拥抱或依靠在胸脯上,整个喂养过程安静、安全。管饲时可将婴儿放在父母的胸前进行皮肤接触,同时为婴儿提供安慰奶嘴吸吮,亲喂或者因特殊原因需瓶喂时,应注意控制合适的奶流量。

　　注意不要让婴儿在喂奶的整个过程中及喂奶后保持同一个体位;不可用奶瓶固定装置或床上物品支撑奶瓶进行喂养;不要将奶头重复塞进婴儿嘴里以刺激其吸吮,或者将奶头在婴儿嘴里不停旋转,或者通过摇晃婴儿,转动头部,前后拉手臂或腿、脚等刺激方法来促进婴儿吸吮。

（三）打嗝

　　缓慢、轻柔地将婴儿竖直起来,贴近照护者的肩膀,或靠在照护者的前胸,移动婴儿或者更换体位时动作均应温柔、连贯而缓慢,避免在喂养过程中反复地拍婴儿后背,从而达到使婴儿放松的目的。打完嗝之后持续以竖立位怀抱婴儿,直至缓慢地将婴儿放置于喂奶或休息体位。

（四）更换尿布和皮肤护理

　　更换尿布要在婴儿舒服地屈曲侧卧位时进行,避免在仰卧位时操作,以免突然改变婴儿脑部血流或引起呼吸困难。清洁臀部时使用柔软材质的纸巾,适时地支撑婴儿的踝部与下肢。尽量避免按照固定的时间表更换尿布和皮肤护理,避免用品准备不全、来来回回地拿东西,避免婴儿在护理过程中承受觉醒、烦躁、精疲力竭、无力、呼吸困难等。

（五）沐浴

　　沐浴前评估婴儿是否有足够的体力应付,环境光线柔和、温度适宜,水温合适,建议使用床旁专业的浴盆,减少从暖箱到浴盆之间的距离导致的不必要体温波动,沐浴后还要给予持续的怀抱支持,直至婴儿是舒适的、平静的。根据婴儿的能量水平、睡眠/清醒状态和喂养周期决定沐浴的频率和时机,以增加休息和有效地消化。

（六）照护者与婴儿互动的时机与顺序

　　在婴儿安静、清醒时可与之互动,在互动过程中注意给予持续的支持。此外,所有的照护计划包括会诊,例如眼科、神经科、超声检查等,都应该考虑婴儿的睡眠周期和喂养需求,以婴儿的需求为第一选择,而不是以时间顺序来进行。

（七）促进转换

　　婴儿在所有的护理措施和互动之前、中、后都能持续得到良好的支持与调整,尤其是在护理措施之后,可以延续温和的护理直至婴儿表现更加稳定,或者根据婴儿的力量与能力水平,更改一些护理内容,在时间、顺序、步骤、强度和持续时间方面调整照护内容。

（八）利用周围物理环境促进警觉

　　避免持续的强光或强声刺激婴儿,个性化的愉快的视觉和听觉刺激,可以支持或增强婴儿愉快的警觉体验,促进自主系统的增强以及警觉体验。

（九）利用周围社会环境促进警觉

　　提供高度个体化的社会互动时间、种类、复杂度及强度,持续地支持与加强婴儿与社会的互动。父母是最重要、最有价值的婴儿警觉状态的培养者,他们的脸和声音是最重要的。

四、减轻早产儿疼痛

　　临床经验总结及研究发现,极低出生体重儿在住院的头 2 周期间平均接受 134 次疼痛性操作,研究显示 NICU 反复的疼痛刺激可对早产儿产生远期不良影响,早期的经验可使脑的结构和功能发生重组,导致以后对疼痛的反应发生改变,因此减轻早产儿疼痛至关重要。

（一）早产儿疼痛的非药物性干预

1. 病房环境设置　调整室内光线强度,顺应早产儿的睡眠觉醒规律,降低噪音,避免患儿接触大剂量的声、光刺激。医务人员要做到"三轻",并且操作集中有序。

2. 加强对早产儿病房医务人员的理论及技能培训　提高医务人员对早产儿疼痛的认知,改变传统的忽视疼痛的观念。实施操作过程中动作轻柔、技术熟练,及时采取适当的干预措施减轻早产儿疼痛。

3. 非营养性吸吮　非营养性吸吮可以刺激口腔触觉受体提高疼痛阈值,从而产生镇痛作用。

4. 口服蔗糖或葡萄糖　已有研究证实口服蔗糖或葡萄糖可产生良好的镇痛效果,减少患儿哭闹、降低疼痛评分、减慢心率,是一种安全有效的镇痛方法。

5. 音乐疗法　音乐疗法具有缓解紧张和疼痛的作用,给予其舒适的听觉刺激有助于降低早产儿的疼痛反应。

（二）早产儿疼痛的药物干预

常用的止痛药物有阿片类(如吗啡、芬太尼)及非甾体类抗炎药(如对乙酰氨基酚、布洛芬等)。由于早产儿的各个系统发育不完善,易出现药物不良反应,因此应用止痛药时要注意监测早产儿的用药后反应。

美国儿科学会于 2001 年制订了新生儿镇痛方案,方案中指出吗啡和芬太尼是 NICU 最常用的镇痛剂。也有研究证实,吗啡可减少早产儿死亡、严重脑室内出血和脑室周围白质软化的发生。因此,可以针对婴儿的疼痛程度遵医嘱用药,并监测药物的效果和不良反应。

（孙　静）

第二节　袋鼠式护理

【本节要点】

袋鼠式护理包括母亲和新生儿之间及早开始并长时间保持直接皮肤接触、频繁纯母乳喂养,可使早产儿的睡眠时间更长,心率慢而稳定,呼吸暂停与心搏迟缓发生减少,紧张反应削弱,促进神经系统成熟,促进母子依恋。

袋鼠式护理(kangaroo mother care,KMC)又称皮肤接触护理、袋鼠妈妈护理,是指在早产儿出生不久将其裸露放在母亲或父亲裸露的前胸进行持续性的皮肤接触,尤其出生体重<2000g 的早产儿,在医院里或出院后实施,直至校正胎龄 40 周。2015 年世界卫生组织指出袋鼠妈妈护理包括母亲和新生儿之间及早开始并长时间保持直接皮肤接触、频繁纯母乳喂养与及早出院,是一种安全有效的替代传统新生儿护理的方案,特别是在资源不足的环境下,这种护理法能够降低低出生体重儿的患病和死亡概率,并改善其生长发育和母乳喂养情况。

一、适用对象

1. 早产儿　研究显示 KMC 可以改善早产儿的体温调节,促进氧和,增加深睡眠,增进与父母联系,减少哭闹。

2. **患病足月儿**　维持更理想的体温、血糖水平以及减少哭闹。

3. 对生后一周内疾病期和疾病恢复期的婴儿来说也是耐受的。

二、KMC 的作用

（一）KMC 对新生儿的影响

1. **对生理方面的影响**　研究表明 KMC 对于婴儿而言是一种抚慰作用，在皮肤接触中，早产儿的睡眠时间更长，心率慢而稳定，呼吸暂停与心搏迟缓发生减少，体温保持稳定，氧合和气体交换增加。

2. **对行为方面的影响**　皮肤接触有助于改善肌力调节和压力反应调节，削弱了早产儿的紧张反应。

3. **对神经成熟的影响**　KMC 可促进神经突触的可塑性，调节早产儿宫外生长的环境压力，促进神经发育成熟。

4. **对婴儿认知发展的影响**　KMC 能提高婴儿的自我调节和父母对婴儿的敏感性，有利于婴儿的认知发展。此外，KMC 还有助于减轻早产儿的疼痛反应。

（二）KMC 对母亲的影响

1. KMC 可以提高早产儿母亲的照护水平，从而缩短住院时间，与 KMC 可以促进母乳喂养有关。

2. KMC 增加了母亲垂体分泌水平，从而促进母亲的哺乳行为，减轻了产后抑郁。皮肤接触时，婴儿趴在母亲胸口，通过哺乳和手的移动刺激垂体激素的释放，并且母婴在婴儿生后立即进行 KMC 更有助于提升垂体分泌水平。垂体激素的功能是降低紧张和 KMC 被期望能减轻母亲的产后抑郁症。

3. 缓解产后疼痛及不能照顾婴儿的焦虑情绪，增加其照护信心。

（三）KMC 对母婴间关系的影响

早产儿视觉注意与感情表达不清晰，可能与母亲的敏感度降低有关，而 KMC 可以促进母婴间的交互作用模式，亲近的接触增加了母亲对婴儿的熟悉感以及对婴儿交往信号的逐步了解与学习，改善她的心情，增加了作为母亲的投入。

（四）KMC 对父婴关系及家庭关系的影响

研究表明父亲 KMC 与母亲有相似的生理学效果，因此也应该提倡父亲 KMC。父母经常彼此探讨婴儿的行为，家庭成员之间的交互作用更强，婴儿生长在这样一个更和谐的家庭环境中，可以展示出更好的社会适应性。

三、KMC 的实施方法

（一）新生儿选择

经儿科医师评定新生儿生命体征平稳，24 小时内无危及生命事件，无特殊侵入性插管（如胸腔引流管、心房导管等）、呼吸机使用等情况。对于不同体重的早产儿而言，也可根据其具体情况决定能否实施 KMC，体重>1800g（32～34 周以上），生命体征稳定，生后可立即开始；体重 1200～1799g（28～32 周），需要几天后，生命体征稳定后方可实施。如需要转诊，在转诊过程中采用；体重<1200g，几天甚至几周后生命体征相对稳定方可采用。

（二）袋鼠式护理前准备

1. **环境**　选择安静、温暖、隐私性好的安全环境，温度在 24～26℃，湿度≥40%。

2. **物品**　柔软舒适的沙发、软靠枕、毛毯及轻柔的音乐等。

3. **时间**　循序渐进,开始时可先做30分钟,婴儿生命体征稳定时可延长,至少1小时,再根据婴儿情况,延长至2小时,每天一次。

4. **父母的准备**　父母身体健康,如果罹患感染性疾病(如感冒、皮肤疾病等)须等身体完全康复后进行,保持轻松愉快的心情,穿前开式的棉质舒适上衣,不佩戴项链、手环等物,实施KMC之前父母有愿望参与,且有知情同意,并已接受印刷品或影像形式的有关宣传、教育。

5. **婴儿准备**　脱去多余的衣物只穿尿裤即可,裸露的头部可戴棉质小帽,背部及肢体可用妈妈的衣服或毛巾遮盖。

（三）**皮肤接触的体位护理**

患儿俯卧于母亲胸前,保持头高15°～30°,KMC实施期间保证父母舒适的体位。整个过程中父母会观察并触摸婴儿,给婴儿播放音乐或低声呼唤。

（四）**KMC期间婴儿状况的监测**

持续监测婴儿的生命体征,指导家长观察患儿,包括临床表现及监护系统的反应,护士也会随时观察婴儿的状态,如果出现患儿不耐受、生命体征不平稳时应立即停止。

（五）**皮肤接触的护理记录**

准确记录袋鼠式护理的持续时间、患儿耐受情况,以及KMC期间发生的问题、采取的行动及效果。

综上可知,KMC有利于新生儿的生长发育,早期开展有利于维持其呼吸循环的稳定、体温的正常,而且不增加氧耗,母亲与其他亲属实施同样有效,实施过程中要持续监测婴儿的反应确保其安全性。未来应进一步探索KMC实施的影响因素,提高父母的参与程度及医务人员的支持力度,促进KMC的有效实施。

（孙　静）

第三节　延续性护理

【本节要点】

延续性护理是指护理从医院到家庭的延伸,包括制订出院计划、转诊、病人回归家庭或社区后的持续随访与指导,主要是帮助病人有效应对出院后面临的健康问题。早产儿住院时间长,常患有严重疾病需要出院后观察与随访,喂养等问题也多,延续性护理需要团队共同完成。

早产儿胎龄较小,其机体生长发育明显弱于足月儿,常常需要院内进行额外的补液和营养支持等治疗与护理措施,而在早产儿出院后,其对生活环境和喂养条件等有着更高的要求。此外,也有研究显示早产儿出院后2年内持续生病及再次住院的风险很大,因此采取有效的院内至家庭的连续性护理措施,对促进早产儿的生长发育和提高其生存质量具有十分重要的意义。

一、延续性护理的概念

20世纪80年代,美国宾夕法尼亚大学科研组织最早总结形成了延续性护理模式(transitional care model，TCM），并在其后的 20 余年里一直致力于该模式的应用和推广。然而迄今为止，延续性护理尚无统一的概念框架，不同的学者分别从不同的角度对其定义。美国老年医学会将延续性护理（transitional care）的概念定义为：为了确保高危人群在变更医疗场所或改变医疗服务的提供者时能够得到连续、协调的卫生服务，及时预防不良结果的发生而设计的一系列按时间和环境划分的护理服务。

被国内广大学者所接受的概念是指从医院到家庭的延伸，包括制订出院计划、转诊、病人回归家庭或社区后的持续随访与指导，主要是帮助病人有效应对出院后面临的健康问题。延伸护理是整体护理的一部分及住院护理的延伸，使出院病人仍能得到持续的卫生保健，促进康复，提高出院患者的生活质量。

二、延续性护理的特点

延续性护理的特征可概括为"4C"：综合性（comprehensiveness）、延续性（continuity）、协调性（coordination）和合作性（collaboration）。综合性是指综合评估患者的状况，促进从医院到社区或家庭的延续性服务的实现；延续性是指确保常规随访的持久性；协调性是指医护人员之间或医护人员与患者的照护者之间沟通协调；合作性即患者与医护人员就彼此设定的特定目标而进行的相互合作。

三、早产儿延续性护理的必要性及其效用

延伸护理服务模式能够为出院后的早产儿提供专业性的指导、帮助和护理服务，避免从医院到家庭过程中护理环节脱节而出现的问题。对家属实施延伸护理服务可以提高家属对早产儿异常状况的识别，能及时发现异常，及早就诊，及时得到有效的治疗及家庭护理，使早产儿护理由医院延伸至家庭，改善早产儿疾病的预后和降低患病率，是提高早产儿生存质量的保障。

四、早产儿延续性护理的干预者

（一）由护理人员单独实施

国内延续护理大多基于医院开展实施，由医院护士作为主要实施者为出院早产儿提供延续护理服务。以科室为单位组成护理团队，设定专职工作岗位，确定专职护理人员，为早产儿提供出院后的电话随访、家庭访视、接受上门咨询和电话咨询等延续护理服务，已取得了较好的成效。

（二）护理人员与多学科团队协作

国外延续护理发展较为成熟，多数以延续性护理团队成员协作共同为早产儿提供延续护理。该护理团队是一个多学科人员的综合性组织，其核心是延续性护理人员（transitional care nurse，TCN）。此外还包括医师、社区护士、家庭护士、社会工作者、药剂师、理疗师以及其他卫生服务人员等。

国内学者也开始探索组建延续性护理团队，包括医师、病房护士、药剂师、营养师、科室护理管理人员等，共同为早产儿解决延续护理问题。大多数延续护理的实施者以病房护士和专科护士为主，虽然出院早产儿延续护理实施中取得一定的效果，但是早产儿的管理是一种综合管理行为，需要多专业人员的团队协作来完成，因此，如何更好地延续出院早产儿的健康照护，组建多学科协作团队，充分发挥各专业在早产儿生长发育中的优势，有待于进一

步的研究与探索。

五、早产儿延续性护理的实施方式

（一）家庭访视

家庭访视是为早产儿实施延续性护理最直接有效的方式，其定义为"发生在早产儿家中，通过访视者与父母互动来改善早产儿的健康状况，协助早产儿父母更好地掌握社区卫生资源，增强其照护能力"。在国外，家庭访视通常由高级实践护士（advanced practice nurses，APN）、社区专科护士等高年资的护士来实施完成。家庭访视的内容应包含早产儿生长发育的各个方面，比如在早产儿出院 1 周后进行家庭访视，应对早产儿进行体检，检查有无黄疸，新生儿口腔、脐部及臀部皮肤情况，测体质量、身长及头围；请照护者演示沐浴、抚触等早期干预方法，根据照护者的正确及熟练程度酌情给予再教育；了解原发病治疗、康复情况及有无其他并发症的发生，必要时预约早产儿专家门诊。

目前国内家庭访视的开展受到很多的限制，比如医护人员数量不足、素质参差不齐以及访视时间有限等，极大地制约了我国延续护理家庭访视的发展，有待于进一步探索并研究适合本国国情的家庭访视。

（二）电话随访

电话随访因具有经济、便捷、高效等特点，是出院早产儿延续护理干预最常用的方法，主要包括了解早产儿出院后健康状况、详细答疑、指导家长育儿技巧等。电话随访解决了家庭访视花费时间多、访视人员不足等问题，但由于电话随访存在一定的失访率，缺乏与患者面对面交流，因此，国内延续护理多采取电话随访和家庭访视相结合的干预方式。

（三）基于网络平台的健康教育

目前，基于网络平台的即时通信已成为出院早产儿延续护理的新方式。国内有研究者通过申请微信公众号和 QQ 群，添加早产儿父母为好友，定期发布早产儿护理相关知识，给予多样化科普宣传教育等延续护理服务，及时解答家属提出的问题，同时给家属提供互相交流的平台，鼓励家属之间交流喂养的心得体会，早产儿父母的育儿技能得到了明显的提升。

网络平台即时通信不仅弥补了电话随访获取信息不全的不足，同时也解决了家庭访视对时间成本和空间距离要求较高的难题。

（孙　静）

第四节　促进 NICU 住院早产儿母乳喂养管理策略

【本节要点】

> 母乳喂养不仅可为早产宝宝提供部分合理营养，还提供了免疫保护。虽然早产儿母乳喂养存在困难，但是医疗机构应该为早产儿提供哺喂母乳的条件及措施，并建立母乳库。

众所周知，母乳是婴儿最好的天然食物，而早产母乳中的成分与足月母乳不同，其营养价值和生物学功能更适合早产儿的需要。如早产母乳蛋白质含量高，利于早产儿的快速生长。脂肪和乳糖量低，易于吸收。早产母乳中富含二十二碳六烯酸（DHA）、花生四烯酸、牛磺酸等长链多不饱和脂肪酸,能促进早产儿神经系统和视网膜的发育。此外,早产母乳还具有调节免疫力、抗感染、促进胃肠功能成熟的作用。因此,母乳喂养对早产儿尤其重要!

一、早产儿母乳喂养的困难

早产儿出生后入住新生儿重症监护病房,与母亲暂时分离,实施母乳喂养有很多困难。具体原因:

1. 胎龄较低的早产儿吸吮无力或吸吮吞咽协调功能差。

2. 母乳提供的营养物质不能满足早产儿的需要,要采用混合喂养的方式。

3. 由于母婴分离等原因母亲不能挤出足够的乳汁。

二、促进母乳喂养的宣教

1. 在病房比较明显的位置张贴各种宣传材料,包括促进母乳喂养成功的措施、早产儿母乳喂养的重要性、母乳的储存方法及其送奶的时间等。

2. 由专业的护理人员通过小讲课、示教等方式教会早产儿家长具体的母乳喂养的措施和方法。

3. 在入院交待病情时由主诊医师向患儿家长交待母乳及其强化母乳作为治疗的作用。

4. 对可能出生早产儿的家庭,在产前就应接受有关早产母乳的相关知识。可以由专业的母乳咨询师系统讲解早产母乳的成分、重要性,如何配合医护人员过渡,直到最后实施的袋鼠式护理等。

三、科室内实施早产母乳喂养的相关规定

1. 科室严格遵守世界卫生组织规定的促进母乳喂养成功的规定、严格遵守医院促进母乳喂养成功的措施。

2. 成立自己科室的母乳喂养支持小组。

3. 科室内工作人员每年有关于母乳喂养相关知识的培训。

4. 制定科室内的接收母乳相关规定。

5. 有母乳接收、消毒、保存及使用流程。

6. 有母乳保存冰箱及母乳消毒设施的定期检测。

7. 如需要借助奶具喂养的,有定期对奶具消毒检测的相关规定和指标。

8. 有配奶间、母乳喂养室的消毒制度。

9. 如要实施亲喂-袋鼠式护理,有实施袋鼠式护理的禁忌、方法、流程、观察要点、记录等相关制度。

四、促进早产儿母乳喂养的措施

1. 产前就对可能出生早产儿的家庭,在分娩前由责任护士对这个家庭的成员(包括新生儿父、母及其他成员)进行早产儿母乳的宣教。包括早产母乳的成分、早产母乳喂养的重要性、在母婴分离期如何建立信心、正确的挤奶方法、如何保持泌乳、母乳的保存方法及袋鼠式护理的好处,如何实施,家庭怎样准备等相关知识。

2. 科室内成立母乳喂养支持小组。该小组负责制订每年的促进母乳喂养活动的计划,制定和修改相关规章制度、宣传策略、实施措施、培训计划。并负责总结全年的工作情况。

3. 对在 NICU 工作的人员(包括临时工)每年进行母乳喂养知识的培训和复训。有计划地安排医务人员参加母乳喂养咨询师的学习。将母乳喂养知识纳入科室理论考核内容。

4. 建立母乳喂养室,由责班护士定期进行母乳喂养、袋鼠式护理知识的讲课、模型的示教、宣传图片的讲解和一对一的指导及各种问题的解答。

5. 利用病房外的宣传展板,张贴母乳喂养的宣传照片、相关知识进行宣教,病房入口处明显位置张贴促进母乳喂养成功的规定和措施。

6. 将本科室接收母乳的具体时间和细节通过微信平台、张贴宣传、医务人员告知等形式让每一名患儿的家长知道并积极配合。

7. 每天由责任护士将家长送来的母乳做好标记、登记清楚,按规定消毒并储存。

8. 每班护士会根据奶方用母乳喂哺患儿并详细记录喂养情况。

9. 对积极参与袋鼠式护理的患儿家长,鼓励并指导妈妈们亲自喂哺,教会妈妈喂养的姿势、促进母乳喂养成功的方法和技巧。帮助解决喂养过程中的问题。

10. 定期随访出院后的患儿家长,询问其回家后母乳喂养坚持的情况、奶量的多少、保持泌乳的方法是否正确,有无喂养方面的困难等等。帮助其解决困难,建立坚持母乳喂养的信心,促进母乳喂养的成功。

11. 将母乳喂养咨询电话和本科室电话告知家长,使家长遇到问题可以有机会询问和解决。

五、效果评价

1. 对科室制订的母乳喂养相关计划要每季度归纳总结,看实施的效果是否达到计划的要求,及时汇总并进行完善和补充。

2. 根据新的母乳喂养的规定和制度,每年修订本科室的常规和制度,及时吸纳新知识。

3. 对科室每年新入职的医务人员的培训要细致,不少于 18 学时,并进行考核,考核合格后才可以上岗。对其他工作人员进行不少于 3 学时的复训。

4. 每年召开 2~3 次的家长座谈会,听家长的反馈,采纳他们的意见,并尽量满足家长的要求。

5. 每年底做全面的总结,对照年初的计划,自我评价计划实施的情况,工作完成的进度是否合理。常规制度执行的情况,环境布局、人员培训、宣传教育、院后随访等工作的完成情况等等,逐一细致地总结。寻找差距,取长补短,为来年的工作打下基础。

六、母乳库的建立

1. 母乳库是为特别医疗需要而选择、收集、监测、运送、储存和分发母乳的一项措施。

2. 国外的母乳发展已经有 100 多年的历史,并相应的成立了北美母乳库协会和欧洲母乳库协会,建立了切实、可行的母乳库管理指南。我国于 2013 年在广州妇女儿童医疗中心和南京成立了两家母乳库。

3. 乳汁中的有益菌群包括乳酸杆菌、肠球菌和双歧杆菌等,是抵御感染的有效组成部分。

4. 大量的研究显示,母乳喂养可以有效促进早产儿肠内营养、尽快达到全消化道喂养、减少静脉营养,并降低早产儿坏死性小肠结肠炎、感染性疾病及神经发育迟缓等的发生,捐赠母乳已广泛应用于早产儿/低出生体重儿的救治。

5. 鉴于本国的医疗现状,为保证每一份捐赠母乳的绝对安全,对于母乳的收集仅限于在母乳库由专业护士亲自操作和监督下进行。

（韩冬韧）

第五节　危重症新生儿转运技术

【本节要点】

转运技术包括娴熟的个人技术、医护配合、完备器械药物,更需要转运前的稳定与评估、转运中的突发事件处理以及家长的解释与沟通,其宗旨就是安全地将危重病人转运到救治中心。

（一）目的

将基层医院的危重新生儿转送到有条件医院 NICU 进行救治,充分发挥优质卫生资源的作用。

（二）评估

1. 评估患儿　通常新生儿转运指征包括重症患儿和高危新生儿。

（1）窒息:需经气管插管才能复苏的新生儿。

（2）任何需机械通气的新生儿。

（3）呼吸窘迫。

（4）伴有以下情况可能发生呼吸衰竭的患儿:①所需氧浓度>40% ;②呼吸衰竭反复发作伴心动过缓;③重症肺炎;④重度胎粪吸引综合征。

（5）早产儿:出生体重<1500g;胎龄<32 ~ 33 周;胎儿生长受限。

（6）休克或严重贫血。

（7）中枢神经系统疾病或出现惊厥的新生儿。

（8）可能或即刻需换血的高胆红素血症患儿。

（9）各种严重先天畸形(膈疝、脊髓脊膜膨出、胃肠闭锁、食管气管瘘等)。

（10）需急诊外科手术的新生儿。

（11）母亲有不良生产史的珍贵儿,即使无上述症状,亦可作为高危儿转诊。

2. 评估转运人员

（1）转运人员要求:一般由三人组成,医师和护士各一名,救护车司机一名,负责转运的医师和护士应接受过专业化的培训,不但要有丰富的专业知识和操作技能,扎实的新生儿疾病理论基础,熟练的心肺复苏技术,对疾病进展的准确判断力,还应具备良好的团队组织、协调和沟通能力。转运时须由家属同行,给予积极的辅助配合。

（2）转运医师和护士必须掌握的技术

1）能识别潜在的呼吸衰竭,掌握气管插管和 T-组合复苏器的使用技术。

2）熟练掌握转运呼吸机的使用和管理。

3）能熟练建立周围静脉通路。

4）能识别早期休克征象,掌握纠酸、扩容等技术。

5）能正确处理气胸、窒息、惊厥、低血糖、发热、呕吐等常见问题。

6）熟练掌握儿科急救用药的剂量和方法。

7）掌握转运所需监护、治疗仪器的应用和数据评估。

3. 评估设备

（1）交通工具：120 救护车。

（2）所需用物，见表 14-5-1。

表 14-5-1　转运所需用物品

药　　物	基本设备	物品
5%、10%葡萄糖注射液	转运暖箱	喉镜及镜片
0.9%氯化钠注射液	T-复苏组合器	气管插管
5%碳酸氢钠	急救箱	导丝
肾上腺素	脉氧仪	吸痰管和胃管
甘露醇	微量血糖仪	吸氧管
阿托品	氧气罐	复苏球囊和面罩
多巴胺	输液泵	留置针
苯巴比妥注射液	安尔碘、酒精	听诊器
利多卡因	棉签	胶带
呋塞米	各型号注射器	无菌手套
葡萄糖酸钙注射液		

（三）转运前准备

1. 专业人员负责转运，并检查转运系统（暖箱、T-组合复苏器、氧气瓶等）功能是否完好，保证所有的急救物品和转运系统处于备用状态。

2. NICU 专线电话接到转运电话后询问和记录转运患儿的简短病史，具体应到达的时间地点，征得本医院主治医师同意后，迅速通知科室转运医师和护士，并联系 120 急救车司机进行转运，病房则根据转诊患儿的病情做好床单位等的必要准备。

3. 转运小组到达转出医院后须参与患儿抢救并进行评估，对符合转运条件的再次与患儿家长交代病情，并签字确认转诊知情同意后再进行转运。

4. 转运前评估患儿目前的整体状况，给予各种措施使患儿达到最佳的稳定状态，处理方法参考 STABLE 程序。

S：维持血糖稳定，确保患儿末梢血糖在 2.6mmol/L 以上。

T：保暖，维持体温恒定：转运前预热暖箱，根据患儿不同的体重设定不同的箱温，<1000g 为 35℃，1000～1500g 为 34℃，1500～2500g 为 33～34℃，>2500g 为 32～33℃，尤其是体重<1500g 的早产儿，更应注意保暖，减少能量消耗。

A：保证呼吸道通畅：即时清理呼吸道内的分泌物，必要时给予气管插管维持有效通气。

B：维持血压稳定：持续监测患儿的心率、血压及血氧饱和度，转运途中要确保静脉输液及各种管道通畅有效，以便急救用药。

L：确保患儿各项实验室检查指标处于正常值范围：可应用血气分析仪监测患儿的情况，

确保水电解质及酸碱平衡。

E:情感支持:稳定患儿家属的情绪,及时有效的沟通,使其主动配合争取抢救时间。

（四）转运程序

转运途中的监护与救治:

1. 体温监护 调节合适暖箱温度及保持适当的环境(车厢内)温度,以确保患儿转运途中的体温稳定。

2. 呼吸监护 维持正中体位,固定患儿头部,保持气道开放,转运途中颈的位置不能过度伸展,否则会导致气道阻塞。持续进行呼吸频率、节律及经皮血氧饱和度的监测;气管插管深度应做标记,监测标记的变化以防脱管;监测呼吸机参数有否变化。气管插管患儿如病情突然恶化应考虑插管移位或堵塞、发生气胸、仪器故障,应根据判断尽快做出相应处理。

3. 循环监护 放置好心电电极的位置,持续监测血压,观察肤色、皮温,了解循环灌注情况,调节适当的输液速度。紧急情况下若无法成功建立静脉通路,可使用骨髓腔穿刺输液,并可采样监测血标本。

4. 其他 与接收医院的 NICU 保持联系,观察并记录患儿转运途中情况、变化及处理。

（五）注意事项

转运过程中应注意各种过低症,如低体温、低血糖、低氧血症和低血压等。

1. 将患儿置于转运暖箱中保暖,转运暖箱应与救护车的纵轴方向相同,锁定暖箱的车轮,减少途中颠簸。

2. 注意体位,防止颈部过伸或屈曲,保持呼吸道通畅,防止呕吐及误吸。

3. 连接监护仪,加强对生命体征及面色、经皮氧饱和度、肤色、神志的监测。

4. 如需机械通气,给予 T-组合复苏器进行辅助呼吸,调整参数,确认 PIP 及 PEEP,注意防止脱管和气胸等并发症。

5. 控制惊厥,纠正酸中毒、低血糖等,维持患儿内环境稳定。

6. 若途中出现病情变化,应积极组织抢救,同时通知病房做好各方面的接诊准备,为患儿提供优质快速的诊治护理。

（六）转运后注意事项

1. 患儿到达后直接入住 NICU,病房责任护士负责接诊,并立即给予必要的治疗和护理,转运人员与病房工作人员进行交接,详细介绍转运全过程。

2. 转运人员详细填写转运记录单并签字。

3. 检查消毒转运设备,补充急救物品、药品,结束后将转运设备放回原处,以备下一次使用。

（钱晶京）

第六节 新生儿脐静脉置管及护理技术

【本节要点】

脐静脉置管不仅在新生儿复苏中广泛使用,更是 NICU 开放静脉的主要手段之一。脐静脉的放置不仅需要了解其解剖位置,还要了解其变异特点,在护理中要注意移位及堵管,避免损伤与感染。

危重新生儿的抢救及治疗均有赖于安全、可靠、有效的静脉通路的建立。血管通路的选择取决于患儿日龄、体重、所输药物的性质及疗程,以往外周留置针通路的建立显然无法满足目前临床输液治疗的需要,因此,近年来,新生儿脐静脉置管(umbilical venous catheter,UVC)广泛应用于临床护理中,并取得了很好的效果。

（一）脐静脉解剖

脐带直径约 1.3cm,呈螺旋状扭转。最外面为羊膜上皮,内部为黏液性结缔组织,其中有脐动脉两条,分别来自左右髂内动脉。脐静脉只有一条,循脐带旋转走行。进入脐轮后在腹壁皮下沿中线偏右上行 3～4cm,然后穿过腹壁进入腹腔。脐静脉通过静脉导管与下腔静脉交通。还分支在肝下面左、右叶之间进入肝脏,与左门静脉交通。新生儿出生后 1 周内,脐静脉仍是开通的,便于插管 。以后逐渐变为肝圆韧带。

（二）目的

1. 静脉营养途径。

2. 给药途径。

3. 换血。

（三）适应证

1. 体重 1500g 以下的早产儿。

2. 病情危重的新生儿,如 RDS、HIE 等。

3. 需进行肠道外营养者,如重症营养不良、先天性消化道畸形的术前维持阶段。

4. ABO 溶血或 RH 溶血的换血治疗。

（四）禁忌证

1. 下肢或臀部有局部血供障碍时。

2. 腹膜炎。

3. 坏死性小肠、结肠炎。

4. 脐炎。

5. 脐膨出。

（五）评估

1. 评估患者

（1）携知情同意书至患儿床旁,核对患者腕带、姓名、床号、病历号。

（2）评估患儿脐带情况及腹部体征。

2. 评估环境　环境整洁、干净明亮。

（六）操作前准备

1. 操作医师　按六步洗手法洗手,戴口罩。

2. 按要求检查所需用物　符合要求方可使用。

（1）检查生理盐水名称、有效期,液体有无沉淀和变色、瓶壁包装袋有无裂痕。

（2）检查无菌物品有效期、包装是否紧密无破损。

3. 治疗车上层　脐静脉导管(适宜型号)1 根,手术衣,无菌手套(适宜型号)2 副,三通 1 个,正压接头 2 个,无菌生理盐水 1 瓶,人工皮 2 贴,静脉切开 1 包,无菌巾 1 个,搭桥胶布,碘伏(未开封)1 瓶,绑手带,止血钳,采血管(根据需要医师准备)。

4. 治疗车下层　生活垃圾桶,医疗垃圾桶,锐器桶,500mg/L 含氯消毒液桶。

（七）操作程序

1. **测量插管深度**　测量脐-肩（锁骨外端上缘）距离确定插管深度后再加上 1.5~2cm（为腹壁及脐残端长度）。亦可根据体重估计插管深度。不同体重患儿脐静脉插管深度，见表 14-6-1。

表 14-6-1　不同体重的脐静脉插管深度

体重（g）	插入深度（cm）	体重（g）	插入深度（cm）
<1000	6	~2500	9
~1500	7	>2500	10~12
~2000	8		

2. **常规消毒脐及周围皮肤**　消毒范围上界平剑突，下界平耻骨联合，左右为腋中线，铺无菌巾。

3. **准备脐静脉插管**　将脐静脉导管尾端与装有肝素生理盐水的注射器连接，将生理盐水液充满导管，确保导管内无空气后备用。

4. **辨别脐静脉**　在脐切面的"11 点钟"至"1 点钟"处见一条腔大、壁薄、扁形的脐静脉，分清楚脐静脉后行插管。

5. **置管**　用血管钳将脐带拉直，导管沿脐静脉旋转缓缓插入，插至脐轮时把脐带拉向下腹壁倾斜成 50℃左右，导管向患儿头方向插入，如遇有阻力，不能强行插入，应稍退出约 2cm，再插入，以免插穿血管壁。

6. 导管达到预定深度时，回抽注射器，有血顺利回流证实导管已入脐静脉。

7. **固定脐静脉插管**

（1）先用缝线将插管固定于脐带组织（不要缝及皮肤）。

（2）再以胶布做搭桥固定，外敷无菌敷料，固定在胸腹壁。

（3）连接输液系统。

8. **床边 X 线定位确定导管位置**　如做交换输血，插管推进到有血顺利回抽即可，如做中心静脉压监测或给药输液导管末端应位于下腔静脉（膈上 1cm）处（图 14-6-1）。未确定在

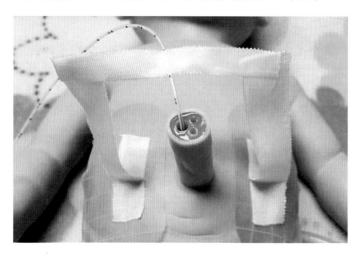

图 14-6-1　脐静脉导管胶布做搭桥固定

下腔静脉前,不能输入高渗液体。

（八）常见并发症

1. 导管穿破脐静脉。

2. 脐出血。

3. 空气栓塞。

4. 急性肺水肿。

5. 静脉血栓。

6. 留置导管脱落。

7. 感染。

8. 其他:肝实质坏死,肝脓肿等。

（九）并发症的预防及处理

1. 监测患儿心率、呼吸、血压的变化,密切观察患儿面色、意识,注意有无周围组织出血。

2. X线定位导管位置,管端位于第8～10胸椎,标注导管插入日期和插入深度,每班严格交接,脐静脉每班交接插管深度及体外导管深度。

3. 脐静脉保证24小时持续输液,输液速度≥3ml/h,并及时更换输液,连接各输液接头紧密,保证无松脱。输液时严密观察,采用微量泵根据患儿病情、药物性质调整输液速度,防止肺水肿的发生。

4. 观察脐部,注意有无红肿、渗液,有无异味等感染征象,以便及时处理。

5. 密切观察患儿腹部体征,如出现腹部膨隆、腹胀,及双下肢循环异常,立即通知医师,考虑拔出插管。

6. 哭闹烦躁情况下,应及时安抚及查找原因,防止将插管挣脱。

7. 观察患儿精神反应,如反应低下,通知医师复查血象,是否有感染情况发生,是否考虑与脐静脉插管有关,及时拔管。

（蒙景雯）

第七节　新生儿经外周静脉置入中心静脉导管及护理技术

【本节要点】

经外周静脉置入中心静脉导管(peripherally inserted central catheter,PICC)是指经上肢贵要静脉、肘正中静脉、头静脉、肱静脉、颈外静脉(新生儿还可通过下肢大隐静脉、头部颞静脉、耳后静脉等)穿刺置管,尖端定位于上腔静脉或下腔静脉的导管。此项技术于20世纪70年代首次应用于美国新生儿科临床,于1996年我国新生儿临床开展,该技术操作方便、安全、可以保留时间长,可以耐受高渗药物、钙剂、血管活性药物等,近年来,广泛应用于临床护理,并取得了很好的效果。

（一）目的

1. 为新生儿提供中期的静脉输液治疗>14天。

2. 经静脉给予刺激性药物。

3. 进行肠外营养支持。

（二）适应证

1. 早产儿。

2. 须长期静脉输液的患儿。

3. 胃肠外营养（PN）。

4. 接受高渗的（渗透压>600mOsm/L）或非生理性 pH 值（<5 或>9）刺激性液体或药物的静脉输注。

5. 缺乏外周静脉输液通路的患儿。

6. PN 支持时间预计超过 10～14 天,建议采用 CVC 或 PICC 置管。

（三）禁忌证

1. 没有控制的细菌或真菌血症。

2. 血小板减少症或者凝血功能障碍疾病:血小板低于 $50×10^9/L$,凝血功能异常。

3. 预插管途径有感染、外伤。

4. 需要手术治疗的心脏畸形。

5. 有静脉血栓形成史。

6. 外周静脉条件差,不能明确确认外周静脉。

（四）评估

1. **评估患儿**

（1）评估患儿身体整体状况及对插管操作的耐受性。

（2）评估预穿刺静脉周围皮肤黏膜的完整性,有无外伤及感染。

（3）评估预穿刺静脉的充盈度及弹性,首选右侧肘静脉。

（4）评估患儿近期的血常规及凝血五项。

（5）评估患儿的治疗方案、所输注的药物名称、性质及疗程。

2. **评估环境**

（1）环境清洁,干净明亮。

（2）密闭的操作室,紫外线消毒时间≥30 分钟或空气净化病房。

（五）操作前准备

1. **知情同意**　和医师共同与家长谈话签署《PICC 知情同意书》。

2. **PICC 导管型号的选择**　新生儿:1.9FR。

3. **治疗车上层**　PICC 导管包(包含穿刺鞘、导管、孔巾、治疗巾、10ml 注射器 2 个、无菌输液贴 1 张、透明贴膜 1 张、纱布、止血带、纸尺、胶布和镊子),一次性无菌手术衣 2 件、无菌手套 4 副、生理盐水 1 瓶、肝素盐水稀释液(10U/ml)1 袋,正压接头 1 个,碘伏 1 瓶。

4. **治疗车下层**　生活垃圾桶、医疗垃圾桶、锐器桶。

（六）操作程序

1. 洗手、戴口罩和一次性帽子。

2. 核对医嘱单、PICC 知情同意单、患儿床头卡及腕带信息,确认身份无误。

3. **选择穿刺静脉**　首选右侧贵要静脉。

（1）患儿平卧,手臂外展与躯干成 90°。

（2）在预期穿刺部位以上扎止血带。

（3）松开止血带。

4. 测量双侧上臂中段臂围,以评估有可能出现的并发症如输液外渗和血栓。

5. 测量导管尖端所在位置

（1）上腔静脉测量法:去枕仰卧位,手臂外展与躯干呈90°,从预穿刺点沿静脉走向量至右胸锁关节再向下至第三肋间隙。

（2）下腔静脉测量法:去枕仰卧位,身体垂直,下肢不得屈曲,从预穿刺点沿静脉走向量至膈肌上1cm。

6. 建立无菌区域,消毒穿刺点。

（1）洗手,建立无菌区,戴无菌手套,打开PICC导管包,嘱助手将患儿手臂举起,将第一块治疗巾垫于患儿手臂下。

（2）消毒穿刺点及周围皮肤。以穿刺点为中心,上至患儿肩胛及腋窝,下置指尖,进行整个手臂的消毒。碘伏三遍后用生理盐水脱碘三遍。每遍消毒之间要做到充分待干(顺序:顺时针—逆时针—顺时针)。

7. 放置PICC导管

（1）洗手,更换手套,穿无菌手术衣。将患儿手臂从孔巾洞中伸出,铺第二、三块治疗巾,扩大无菌区。

（2）检查导管的完整性,按预先测量的长度切割导管。

（3）将导管尾端与装有10U/ml肝素生理盐水的注射器连接,将肝素生理盐水充满导管后备用。

（4）去掉穿刺鞘的保护套,松动针芯,检查穿刺针与导入鞘完全吻合。

（5）请助手加压上臂(止血带或手指),使静脉充盈。穿刺进针角度为5°~10°,直刺血管,一旦有回血,立即放低穿刺角度,再进少许,松开止血带,退出针芯。

（6）用无齿镊子夹住导管尖端,从导入鞘逐渐将导管逐渐送入静脉,当导管进入肩部时,让患儿头转向穿刺侧,下颌靠肩以防导管误入颈内静脉。送管速度不宜过快,边送管边间断抽吸回血,确保导管始终在静脉内,将导管置入预计深度。

（7）指压穿刺静脉所在的上方血管,从导管上移除导入鞘,使其远离穿刺点,撕裂并移出导入鞘。

（8）抽吸回血,确保导管在静脉内。

8. 固定

（1）清理穿刺点周围皮肤,将体外导管放置呈"L"状或"U"状弯曲,在穿刺点上方放置小方纱,吸收渗血,覆盖透明贴膜在导管及穿刺部位上加以固定。

（2）连接正压接头,用肝素生理盐水正压封管,标注置管日期及时间。

9. 脱手套及无菌手术衣。洗手,核对患儿信息,整理用物。

10. 将PICC耗材条形码粘贴在《PICC知情同意书》上。

11. X线确定导管尖端位置是否正确,确定导管间端位置正确后,连接输液。

12. 记录置管过程,包括穿刺静脉、置管深度、胸片结果、穿刺时间及术中有无病情变化。

（七）导管的维护

1. 准备用物　治疗巾(2包)、10ml以上注射器(2个)、无针密闭接头(1个)、医用纱布(1包)、碘伏(1瓶)、棉签(2包)、生理盐水(1袋)、配制好的10U/ml的肝素盐水(1袋)、免洗手消毒液、生活垃圾桶、医疗垃圾桶、锐器盒、软尺、垫巾、无菌输液贴、签字笔等。

2. 洗手,戴口罩,核对护理记录单、PICC维护记录并查对医嘱。

3. 评估导管　导管置入日期和有无移位;穿刺点有无渗血渗液,发红疼痛;手臂有无肿胀;贴膜有无潮湿、松动、脱落。

4. 查对床号、姓名、病历号。

5. 在穿刺肢体下铺垫巾,观察贴膜及贴膜下皮肤、穿刺点、导管外露刻度。

6. 用软尺测量肘正中上方2cm处双侧臂围并记录。

7. 揭开固定输液接头的胶布,清洁皮肤、去除胶迹。

8. 更换输液接头

（1）洗手。

（2）用≥10ml生理盐水注射器预冲输液接头待用。

（3）卸下旧接头。

（4）取酒精棉签消毒导管接头横断面及侧面,反复用力多方位摩擦大于15秒,消毒三遍。

（5）连接新输液接头。

（6）抽回血(回血不可抽至接头或注射器)并脉冲式冲洗导管。

（7）当封管液剩余0.5～1ml时,边推注射器边夹闭卡子,再分离注射器。

9. 更换透明敷料

（1）一手拇指轻压导管圆盘处,另一手沿四周0°角平拉透明敷料,逆体外导管方向180°去除原有明敷料。

（2）评估患儿,再次观察穿刺点、导管外露刻度。

（3）手消毒。

（4）打开无菌治疗包,戴无菌手套。

（5）将无菌治疗巾铺在患儿手臂下面。

（6）将第二块无菌治疗巾铺在患儿手臂上导管圆盘处。

（7）左手按住导管圆盘处,右手持碘伏棉球以穿刺点(避开穿刺点)为中心直径大于5cm消毒三遍。

（8）碘伏完全待干,取生理盐水棉球以穿刺点为中心,顺时针消毒皮肤及导管,第二根逆时针消毒皮肤及导管,左手翻转导管,第三根顺时针消毒皮肤及导管至导管连接器翼型部分(消毒范围要略小于碘伏,大于透明敷料范围)。

（9）调整导管位置,上臂导管以U形或L形摆放,第一条无菌免缝胶带粘贴导管圆盘处。

（10）以穿刺点为中心,无张力粘贴透明敷料,透明敷料下缘覆盖导管圆盘处,手按压导管先塑型,然后按压整片敷料,边压边去除纸质边框。

（11）将第二条无菌免缝胶带打折,蝶形交叉固定导管与透明敷料。

（12）将第三条无菌免缝胶带贴于蝶形交叉固定胶带上方。

（13）胶带上标注导管名称及换药日期,贴于透明敷料上缘。

10. 整理用物、脱无菌手套。

11. 将输液接头用无菌纱布包好。

12. 整理患儿床单位。

13. 洗手。

14. 填写护理记录单PICC维护记录。

（八）置管时并发症的预防及处理

1. **送管困难**　主要的原因是选择的血管细小、静脉瓣多;应尽量选择粗直及静脉瓣少的血管进行穿刺,尽量不要选择头静脉进行穿刺。送管速度不宜过快,可一边送管一边推注肝素生理盐水,并适当调整患儿体位。

2. **穿刺点出血** 穿刺过程中随时注意止血,每个患儿的出血量视选择静脉的粗细及患儿凝血情况不同。拔出导入鞘后注意局部按压止血,止血后在穿刺点上放置小方纱以吸收渗血。

3. **心律失常** 主要原因与导管尖端位置过深,刺激上腔静脉丛有关。应准确测量静脉长度,避免导管插入过长。但需注意外部测量不能十分准确地显示体内静脉的解剖位置,置管过程中严密监测患儿心律及心率变化,置管后 X 线确定导管尖端位置是否正确。

4. **误伤动脉** 主要原因为辨认动脉失误或穿刺过深导致误入动脉。一旦确认误入动脉,应立即拔除并加压包扎止血。

(九)置管后并发症的预防及处理

1. **静脉炎** 分为机械性静脉炎、化学性静脉炎、细菌性静脉炎、血栓及血栓性静脉炎。

(1)常见原因:多次穿刺、置管过程不顺利、置管侧肢体初期活动过频繁、导管尖端未进入上腔静脉、不合理药物稀释、不正确洗手、敷料护理不良、穿刺时污染导管及封管技术不当等。

(2)预防:正确洗手、严格无菌操作技术,选择合适的血管、提高穿刺技巧、合理稀释药物使用带有滤器的输液装置、采取正确的封管技术。

(3)处理:发生静脉炎时可暂停输液,抬高患肢,可轻微活动,避免剧烈活动。可局部涂抹喜辽妥软膏,按摩直至吸收。也可采取短波紫外线照射,每天 1 次,连续 3 天,持续处理直到症状消失。

2. **导管堵塞**

(1)常见原因:与患儿哭闹、输液速度过慢、未及时更换输液、输液泵故障、药物配伍禁忌、脂肪乳剂沉淀致管腔阻塞、未脉冲冲管及正压封管、穿刺侧上肢测量血压、体外导管打折等因素有关。

(2)预防:避免上述不良因素的发生。严禁在 PICC 侧肢体测血压。采用正确的冲管封管技术。1.9FR PICC 导管输液速度≥2.5ml/h,严禁在 1.9FR PICC 导管处抽血、输血及血制品,以防导管堵塞。

(3)处理:一旦出现堵塞现象,首先检查导管是否打折,并确认导管顶端位置,用 10ml 注射器缓慢回抽,血凝块是否抽出,不能强行推注液体,避免栓塞和导管断裂的危险发生。可酌情考虑拔管或导管再通。

3. **导管移位**

(1)常见原因:不正确的导管固定、敷料密闭不牢、操作中疏忽牵拉导管外移。

(2)预防:采取正确的固定技术、导管尖端位置在上腔静脉、每班监测体外导管长度并进行记录。

(3)处理:抽回血,观察导管功能。X 线确定导管尖端位置,不要重复插入外移导管以免引起感染。考虑拔管或重新置管。

4. **拔管困难** 研究报告表明,7%~12% 的 PICC 导管拔出时有困难。

(1)常见原因:导管置入的时间过长和静脉壁黏附、静脉炎、静脉痉挛、化学药物对静脉的刺激、患儿哭闹血管痉挛等。

(2)处理:血管痉挛导致的拔管困难可先稍等再拔,拔管时应用力均匀,切忌暴力拔除。

也可对静脉部位进行 20 ~ 30 分钟热敷待血管扩张后再尝试拔管。

5. 导管相关感染　包括导管病原菌定植、出口部感染、隧道感染、导管相关血流感染（catheter related blood steam infection，CRBSI）等，其中 CRBSI 是增加患病率、死亡率、医疗支出的一个重要原因。

（1）常见原因：穿刺时皮肤天然屏障作用被破坏、皮肤表面细菌通过导管定植，其他感染灶的微生物通过血行播散到导管，微生物污染导管接头和内腔等。革兰阳性菌为主要病原体，常见的致病菌包括凝固酶阴性葡萄球菌、金黄色葡萄球菌、耐万古霉素肠球菌，近年来其他病原体如铜绿假单胞菌、嗜麦芽窄食单胞菌、鲍曼不动杆菌、真菌也较为常见。研究表明导管细菌定植、导管相关血流感染的发生率与性别、体重、胎龄无关，与脂肪乳剂使用、导管堵塞、留置时间长短有关。

（2）预防：严格执行操作规范，严格执行无菌技术。中心静脉置管时，使用最大限度的无菌防护屏障（口罩、帽子、无菌手套、无菌衣、大的无菌巾）加以保护。2% 的葡萄糖酸氯己定作为皮肤消毒剂首选，但目前国内不建议应用于<2 个月的婴儿，临床中 2 个月以下婴儿或皮肤完整性受损的儿科患者在碘伏干燥后必须用生理盐水或消毒水擦洗以去除碘伏，并强调消毒剂充分待干。选用无菌的透明、半透性敷料覆盖穿刺部位，敷料潮湿、粘贴不牢固或有明显污染时应立即更换，透明敷料至少每 7 天更换一次。选择静脉无针接头来避免血流感染，消毒接头时采用酒精多方位摩擦，消毒时间大于 15 秒，输入静脉营养液及血液后应更换接头。对于体重<1000g 或胎龄<27 周的早产儿预防性应用氟康唑，应用方案为 3mg/（kg·次），每周 2 次，从生后第一天开始，持续 6 周。肝素具有抗凝作用，也能增强脂蛋白酶活性，促进脂肪代谢，在 10% 脂肪乳剂中加入 2U/ml 肝素是安全的。

（3）处理：严密观察患儿病情变化，临床感染症状无特异性，通常表现精神萎靡、不哭、少动、黄疸持续不退、体温不升及末梢循环差等。一旦有临床感染症状，应积极查找病原菌，一旦明确为血流感染应尽早拔管，并根据药敏结果合理选用抗生素。

6. 胸腔积液

（1）常见原因：胸导管栓塞，导管异位，上腔静脉回流受阻，血管壁的机械性摩擦损伤血管内膜，增加液体外渗的机会等。

（2）预防：提高操作者穿刺技术首选贵要静脉穿刺，避免反复穿刺损伤血管内皮，增加合并症的发生。导管尖端位置以进入上腔静脉中下段为最佳位置。置管后定期进行胸片监测，防止导管移位。在导管维护过程中操作要轻柔，每次输注药物前要回抽回血，回抽的动作要轻柔，避免导管前端顶住血管壁造成药物对血管壁的刺激以及损伤。应避免患儿明显哭闹。

（3）处理：一旦患儿出现不明原因进行性加重的呼吸困难需要考虑是否合并胸腔积液，尽快行床旁 X 线胸片或超声检查明确诊断；合并胸腔积液应及时拔除 PICC 导管并行胸腔穿刺放液。

7. 导管断裂　可分为体外导管断裂和体内导管断裂。

（1）常见原因：置管过程中利器损伤导管，不正确导管固定法，操作不当（不正确换药、用力冲管及高压注射、暴力拔管）等。

（2）预防：置管过程及维护中，PICC 导管要远离利器。使用大于 10ml 注射器冲封管导管，遇有阻力时切忌暴力冲管。采用正确方式固定导管，导管呈体外 U 形或 L 形摆放，不要在导管处缝合或贴胶带。避免使用过程中用力牵拉导管。拔除导管时检查其完整性，与置管时长度相核对,并进行记录。

(3) 处理:一旦出现,快速反应处理。患儿应制动,保持安静,避免哭闹。体外导管断裂,立即加压固定导管,末端反折固定,在无菌操作下拔除导管。体内导管断裂应立即联系血管介入科进行手术取管。断裂的导管应保留,按不良事件进行上报,并进行原因分析及持续改进。

(蒙景雯　王瑾)

参 考 文 献

[1] Brodsgaard A,Zimmermann R,Petersen M. A preterm lifeline:Early discharge programme based on family-centred care. J Spec Pediatr Nurs,2015,20:232.

[2] Ziebarth D,Campbell KP. A Transitional Care Model Using Faith Community Nurses. Journal of Christian Nursing,2016,33(2):112.

[3] Sood E,Berends WM,Butcher JL,et al. Developmental Care in North American Pediatric Cardiac Intensive Care Units. Advances in Neonatal Care,2016,16(3):211.

[4] 段毅敏,江利群.早期发育支持对早产儿体格及智力发育的影响.中国妇幼保健,2015,30(8):1198.

[5] 黄颖.早期发育支持护理对早产儿生长发育的影响.中国卫生标准管理,2015,8:209.

[6] Kiechl-Kohlendorfer U,Merkle U,Deufert D,et al. Effect of developmental care for very premature infants on neurodevelopmental outcome at 2 years of age. Infant Behavior and Development,2015,39:166.

[7] Chan GJ,Labar AS,Wall S,et al. Kangaroo mother care:a systematic review of barriers and enablers. Bulletin of the World Health Organization,2016,94:130.

[8] Nelson AM,Bedford PJ. Mothering a Preterm Infant Receiving NIDCAP Care in a Level Ⅲ Newborn Intensive Care Unit. Journal of Pediatric Nursing,2016,31:e271.

[9] Montirosso R,Casini E,Del P A,et al. Neonatal developmental care in infant pain management and internalizing behaviours at 18 months in prematurely born children. Eur J Pain,2016,20:1010.

[10] Toly VB,Musil CM,Beida A,et al. Neonates and Infants Discharged Home Dependent on Medical Technology. Advances in Neonatal Care,2016,1.

[11] 张欣,冯淑菊,韩冬韧,等. NICU 护士开展发育支持护理的现况及影响因素分析.中华护理杂志,2012,47(9):828.

[12] Craig JW,Glick C,Phillips R,et al. Recommendations for involving the family in developmental care of the NICU baby. J Perinatol,2015,35,1:S5.

[13] Susan M. Skin-to-Skin Contact:A Comforting Place With Comfort Food. MCN Am J Matern Child Nurs,2015,40:359.

[14] Oras P,Amp T,Ouml,et al. Skin-to-skin contact is associated with earlier breastfeeding attainment in preterm infants. Acta Pædiatrica,2016,105:783.

[15] 胡建新,李萍,刘明秀.袋鼠式护理促进新生儿母乳喂养的 Meta 分析.护理学报,2016,23(5):9.

[16] 王勤,陈晓雯,赵敏慧.高危早产儿袋鼠式母亲照护安全管理的构建.上海护理,2015,15(6):78.

[17] Benoit B,Campbell-Yeo M,Johnston C,et al. Staff Nurse Utilization of Kangaroo Care as an Intervention for Procedural Pain in Preterm Infants Advances in Neonatal Care,2016,16:229.

[18] Dezhdar S,Jahanpour F,Firouz Bakht S,et al. The Effects of Kangaroo Mother Care and Swaddling on Venipuncture Pain in Premature Neonates:A Randomized Clinical Trial. Iran Red Crescent Med J,2016,18:e29649.

[19] Boykova M,Kenner C. Transition From Hospital to Home for Parents of Preterm Infants. The Journal of Perinatal & Neonatal Nursing,2012,26:81.

［20］Grace J Chan,Valsangkar B,Sandhya Kajeepeta,et al. What is kangaroo mother care? Systematic review of the literature. Journal of Global Health,2016,6:1.

［21］刘桂华.极低出生体重早产儿院外延续性护理干预研究.福建医科大学,2014.

［22］韩美玲,赵宏.延续性早期发育支持护理在早产儿护理中的应用及其对智能发育的影响.中国现代医药杂志,2014,16(9):66.

［23］邵肖梅,叶鸿瑁,丘小汕.实用新生儿学.第4版 北京:人民卫生出版社,2011.

［24］吴本清.新生儿危重症监护诊疗与护理.北京:人民卫生出版社,2009.

［25］中国医师协会新生儿专业委员会.中国新生儿转运指南.中华实用儿科临床杂志,2013,28(2):153.

［26］崔焱.儿科护理学.北京:人民卫生出版社,2012.

［27］封志纯,钟梅.实用早产与早产儿学.北京:军事医学科学出版社,2010.

附　　录

附录1　新生儿生长发育曲线

2013 年 Fenton 修订不同胎龄新生儿的体格指标

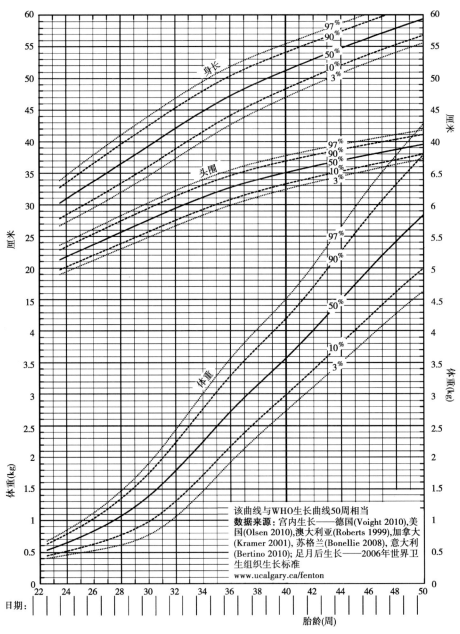

该曲线与WHO生长曲线50周相当
数据来源:宫内生长——德国(Voight 2010),美国(Olsen 2010),澳大利亚(Roberts 1999),加拿大(Kramer 2001),苏格兰(Bonellie 2008),意大利(Bertino 2010);足月后生长——2006年世界卫生组织生长标准
www.ucalgary.ca/fenton

附图 1-1　Fenton 不同胎龄新生男婴的体重、身长、头围曲线
（注:曲线从下到上分别表示第 3、10、50、90 和 97 百分位曲线）

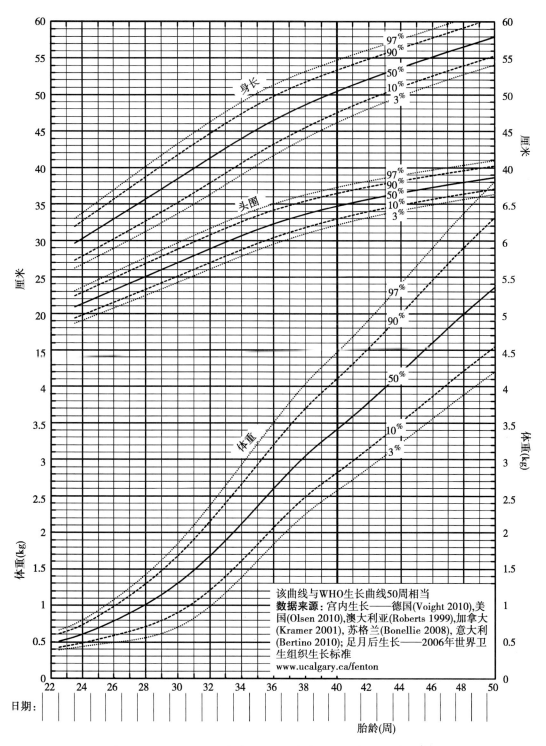

附图1-2　Fenton 不同胎龄新生女婴的体重、身长与头围生长曲线

（注：曲线从下到上分别表示第3、10、50、90 和97 百分位曲线）

引自：Fenton TR，Kim JH. Fenton and Kim BMC Pediatrics，2013，13：59

附表 1-1　中国新生儿不同胎龄出生体重参考值

出生胎龄(周)	例数	P_3	P_{10}	P_{25}	P_{50}	P_{75}	P_{90}	P_{97}
24	12	339	409	488	588	701	814	938
25	26	427	513	611	732	868	1003	1148
26	76	518	620	735	876	1033	1187	1352
27	146	610	728	860	1020	1196	1368	1550
28	502	706	840	987	1165	1359	1546	1743
29	607	806	955	1118	1312	1522	1723	1933
30	822	914	1078	1256	1467	1692	1906	2128
31	953	1037	1217	1410	1637	1877	2103	2336
32	1342	1179	1375	1584	1827	2082	2320	2565
33	1160	1346	1557	1781	2039	2308	2559	2813
34	1718	1540	1765	2001	2272	2554	2814	3079
35	2703	1762	1996	2241	2522	2812	3080	3352
36	4545	2007	2245	2495	2780	3075	3347	3622
37	11 641	2256	2493	2741	3025	3318	3589	3863
38	29 604	2461	2695	2939	3219	3506	3773	4041
39	48 324	2589	2821	3063	3340	3624	3887	4152
40	40 554	2666	2898	3139	3415	3698	3959	4222
41	12 652	2722	2954	3195	3470	3752	4012	4274
42	1947	2772	3004	3244	3518	3799	4058	4319

注:P 代表百分位数

附录 2　新生儿常用检验参考值

一、血液正常参考值

附表 2-1　正常血液参考值

测定项目	早产儿 28 周	早产儿 34 周	足月儿（脐血）	第 1 天	3 天	7 天	14 天
血红蛋白（g/L）	145	150	168	184	178	170	168
血细胞比容（%）	0.45(45)	0.47(47)	0.53(53)	0.58(58)	0.55(55)	0.54(54)	0.52(52)
红细胞（×10^{12}/L）	4.0	4.4	5.3	5.8	5.6	5.2	5.1
MCV fl（μ^3）	120	118	107	108	99	98	96
MCH pg	40	38	34	35	33	32.5	31.5
MCHC（%）	0.31(31)	0.32(32)	0.32(32)	0.33(33)	0.33(33)	0.33(33)	0.33(33)
网织红细胞（%）	0.05～0.1	0.03～0.10	0.03～0.07	0.03～0.07	0.01～0.03	0～0.01	0～0.01
血小板（×10^9/L，范围）	…	…	290(150～400)	192	213	248	252

附表 2-2-1　血红蛋白参考值 $\bar{x} \pm SD$ g/L（g/dl）

体重（胎龄）	3 天	1 周	2 周	3 周	4 周	6 周	8 周	10 周
<1500g (28～32w)	175±15 (17.5±1.5)	155±15 (15.5±1.5)	135±11 (13.5±1.1)	115±10 (11.5±1.0)	100±9 (10.0±0.9)	85±5 (8.5±0.5)	85±5 (8.5±0.5)	90±5 (9.0±0.5)
1500～2000g (32～34w)	190±20 (19.0±2.0)	165±15 (16.5±1.5)	145±11 (14.5±1.1)	130±11 (13.0±1.1)	120±20 (12.0±2.0)	95±8 (9.5±0.8)	95±5 (9.5±0.5)	95±5 (9.5±0.5)
2000～2500g (34～36w)	190±20 (19.0±2.0)	165±15 (16.5±1.5)	150±15 (15.0±1.5)	140±11 (14.0±1.1)	125±10 (12.5±1.0)	105±9 (10.5±0.9)	105±9 (10.5±0.9)	110±10 (11.0±1.0)
>2500g （足月儿）	190±20 (19.0±2.0)	170±15 (17.0±1.5)	155±15 (15.5±1.5)	140±11 (14.0±1.1)	125±10 (12.5±1.0)	110±10 (11.0±1.0)	115±10 (11.5±1.0)	120±10 (12.0±1.0)

注：换算系数 10

附表 2-2-2 胎儿血红蛋白含量(HbF)

日龄	%HbF	量	日龄	%HbF	量
1天	63~92	0.63~0.92	3~4个月	<2~59	<0.02~0.59
5天	65~88	0.65~0.88	6个月	<2~9	<0.02~0.09
3周	55~85	0.55~0.85	成人	<2	<0.02
6~9周	31~75	0.37~0.75			

选自 Nelson textbook of Pediartrics. 17th ed. 2004:2407

附表 2-3 血细胞比容参考值 $\bar{X}\pm SD$(%)

体重(胎龄)	3天	1周	2周	3周	4周	6周	8周	10周
<1500g	0.54±0.05	0.48±0.05	0.42±0.04	0.35±0.04	0.30±0.03	0.25±0.02	0.25±0.02	0.28±0.03
(28~32w)	(54±5)	(48±5)	(42±4)	(35±4)	(30±3)	(25±2)	(25±2)	(28±3)
1500~2000g	0.59±0.06	0.51±0.05	0.44±0.05	0.39±0.04	0.36±0.04	0.28±0.03	0.28±0.03	0.29±0.03
(32~34w)	(59±6)	(51±5)	(44±5)	(39±4)	(36±4)	(28±3)	(28±3)	(29±3)
2000~2500g	0.59±0.06	0.51±0.05	0.45±0.05	0.43±0.04	0.37±0.04	0.31±0.03	0.31±0.03	0.33±0.03
(34~36w)	(59±6)	(51±5)	(45±5)	(43±4)	(37±4)	(31±3)	(31±3)	(33±3)
>2500g	0.59±0.06	0.51±0.05	0.46±0.05	0.43±0.04	0.37±0.04	0.33±0.03	0.34±0.03	0.36±0.03
(足月儿)	(59±6)	(51±5)	(49±5)	(43±4)	(37±4)	(33±3)	(34±3)	(36±3)

注:换算系数0.01

附表 2-4　低出生体重儿出生 6 周内血红蛋白、血细胞比容、红细胞及网织红细胞值

生后日数（天）	例	百分位数								
		3	5	10	25	中位数	75	90	95	97
血红蛋白（g/dl）										
3	559	11.0	11.6	12.5	14.0	15.6	17.1	18.5	19.3	19.8
12~14	203	10.1	10.8	11.1	12.5	14.5	15.7	17.4	18.4	18.9
24~26	192	8.5	8.9	9.7	10.9	12.4	14.2	15.6	16.5	16.8
40~42	150	7.8	7.9	8.4	9.3	10.6	12.4	13.8	14.9	15.4
血细胞比容（%）										
3	561	35	36	39	43	47	52	56	59	60
12~14	205	30	32	34	39	44	48	53	55	56
24~26	196	25	27	29	32	39	44	48	50	52
40~42	152	24	24	26	28	33	38	44	47	48
红细胞（×10^{12}/L）										
3	364	3.2	3.3	3.5	3.8	4.2	4.6	4.9	5.1	5.3
12~14	196	2.9	3.0	3.2	3.5	4.1	4.6	5.2	5.5	5.6
24~26	188	2.6	2.6	2.8	3.2	3.8	4.4	4.8	5.2	5.3
40~42	148	2.5	2.5	2.6	3.0	3.4	4.1	4.6	4.8	4.9
网织红细胞校正值（%）										
3	283	0.6	0.7	1.9	4.2	7.1	12.0	20.0	24.1	27.8
12~14	139	0.3	0.3	0.5	0.3	1.7	2.7	5.7	7.3	9.6
24~26	140	0.2	0.3	0.5	0.8	1.5	2.6	4.7	6.4	8.6
40~42	114	0.3	0.4	0.6	1.0	1.8	3.4	5.6	8.3	9.5

选自 Obladen M, et al. Pediatrics, 2000, 106:707

附表 2-5-1　新生儿白细胞值及分类计数（×10⁹/L）

日龄（小时）	白细胞总数	中性粒细胞	杆状核细胞	淋巴细胞	单核细胞	嗜酸性细胞
0	10.0~26.0	5.0~13.0	0.4~1.8	3.5~8.5	0.7~1.5	0.2~2.0
12	13.5~31.0	9.0~18.0	0.4~2.0	3.0~7.0	1.0~2.0	0.2~2.0
72	5.0~14.5	2.0~7.0	0.2~0.4	2.0~5.0	0.5~1.0	0.2~1.0
144	6.0~14.5	2.0~6.0	0.2~0.5	3.0~6.0	0.7~1.2	0.2~0.8

附表 2-5-2　新生儿出生两周内白细胞值及分类计数（×10⁹/L）

日龄（天）		白细胞	中性粒细胞			嗜酸性粒细胞	嗜碱性粒细胞	单核细胞	淋巴细胞
			总数	分叶	杆状				
出生	平均值	18.1	11.0	9.4	1.6	0.4	0.1	1.05	5.5
	范围	9.0~30.0	6.0~26.0	...	...	0.02~0.85	0~0.64	0.4~3.1	2.0~11.0
	（%）	...	0.61(61)	0.52(52)	0.09(9)	0.022(2.2)	0.006(0.6)	0.058(5.8)	0.31(31)
7	平均值	12.2	5.5	4.7	0.83	0.5	0.05	1.1	5.0
	范围	5.0~21.0	1.5~10.0	...	...	0.07~1.1	0~0.25	0.3~2.7	2.0~17.0
	（%）	...	0.45(45)	0.39(39)	0.06(6)	0.041(4.1)	0.004(0.4)	0.091(9.1)	0.41(41)
14	平均值	11.4	4.5	3.9	0.63	0.35	0.05	1.0	5.5
	范围	5.0~20.0	1.0~9.5	...	...	0.07~1.0	0~0.23	0.2~2.4	2.0~17.0
	（%）	...	0.4(40)	0.34(34)	0.055(5.5)	0.031(3.1)	0.004(0.4)	0.088(8.8)	0.48(48)

附表 2-6　正常低出生体重儿血小板计数（×10⁹/L）

日龄（天）	均值10⁹/L	范围10⁹/L	日龄（天）	均值10⁹/L	范围10⁹/L
0	203	80~356	10	399	172~680
3	207	61~335	14	386	147~670
5	233	100~502	21	388	201~720
7	319	124~678	28	384	212~625

附表 2-7　新生儿凝血因子测定（$\overline{X}\pm SD$）

测定项目	正常成人值	胎龄 28~31 周	胎龄 32~36 周	足月儿	达成人时间
I（mg/dl）	150~400	215±28	226±23	246±18	…
II（%）	100	30±10	35±12	45±15	2~12 月
V（%）	100	76±7	84±9	100±5	…
VII 和 X（%）	100	38±14	40±15	56±16	2~12 月
VIII（%）	100	90±15	140±10	168±12	…
IX（%）	100	27±10	…	28±8	3~9 月
XI（%）	100	5~18	…	29~70	1~2 月
XII（%）	100	…	30±	51（25~70）	9~14 天
XIII（%）	100	100	100	100	…
生物测定（%）	21±5.6	5±3.5	…	11±3.4	3 周
凝血酶原时间（PT）（秒）	12~14	23±	17（2~21）	16（13~20）	1 周
部分凝血活酶时间（PTT）（秒）	44	…	70±	55±10	2~9 月
凝血酶时间（TT）（秒）	10	16~28	14（-1~17）	12（10~16）	数日
舒血管素原	100	27	…	33±6	不明
激肽原	100	28	…	56±12	不明
抗凝血酶 III（AT III）（U/ml）		0.35		0.56	
蛋白 C（PC）（U/ml）		0.29		0.50	
蛋白 S（PS）（U/ml）				0.24	

一、血液化学正常值

附表 2-8-1　新生儿血气分析参考值

测定项目	样本来源	出生	1 小时	3 小时	24 小时	2 天	3 天
阴道分娩足月儿							
pH	动脉	7.26（脐血，以下同）	7.30	7.30	7.30	7.39	7.39
	静脉	7.29	…	…		…	…
PO_2 kPa（mmHg）	动脉	1.1～3.2（8～24）	7.3～10.6（55～80）	…	7.2～12.6（54～95）	…	11～14.4（83～108）
PCO_2 kPa（mmHg）	动脉	7.29（54.5）	5.16（38.8）	5.09（38.3）…	4.47（33.6）	4.52（34）	4.66（35）
	静脉	5.69（42.8）	…	…	…	…	…
SO_2（%）	动脉	0.198（19.8）	0.938（93.8）	0.947（94.7）…	0.932（93.2）	0.94（94）	0.96（96）
	静脉	0.476（47.6）	…	…	…	…	…
pH	左心房	…	7.30	7.34	7.41	7.39（颞动脉）	7.38（颞动脉）
HCO_3（mmol/L）	动脉	18.8	18.8	18.8	19.5	20.0	21.4
CO_2 容量（mmol/L）		…	20.6	21.9	21.4	…	…
早产儿	毛细血管						
pH	<1250g	…	…	…	7.36	7.35	7.35
$PaCO_2$ kPa（mmHg）		…	…	…	5.05（38）	5.85（44）	4.92（37）
pH	>1250g	…	…	…	7.39	7.39	7.38
$PaCO_2$ kPa（mmHg）		…	…	…	5.05（38）	5.19（39）	5.05（38）

换算系数：PCO_2 0.133，SO_2 0.01，PO_2 0.133

附表 2-8-2　健康足月新生儿脐动脉血血气参考值

	百分位			范围
	10	50	90	
pH	7.21	7.29	7.37	7.04~7.49
$PaCO_2$(mmHg)	38.9	49.5	62.0	27.2~75.4
P_AO_2(mmHg)	10.1	18.0	32.0	4.6~48.4
HCO_3(mmol/L)	20.3	23.4	25.9	13.9~29.4

选自 Dudenhausen JW, et al. Intl J Gynecol Obstet, 1997,57:251-258

附表 2-8-3　早产儿脐血血气参考值

	均值±标准差	
	动脉	静脉
pH	7.26±0.08	7.33±0.07
$PaCO_2$(mmHg)	53.0±10.0	43.4±8.3
P_AO_2(mmHg)	19.0±7.9	29.2±9.7
HCO_3(mmol/L)	24.0±2.3	22.8±2.1
BE(mmol/L)	-3.2±2.9	-2.6±2.5

选自 Dickinson JE, et al. Gynecol Obstet, 1992,79:575-578

附表 2-9　新生儿正常血气分析值（末梢动脉化）

测定项目		脐静脉	出生~11小时	12小时~4天	5~28天	2个月~3岁
pH	均值	7.33	7.32	7.40	7.39	7.40
	范围	7.30~7.35	7.22~7.41	7.33~7.47	…	7.35~7.46
PCO_2,kPa(mmHg)	均值	5.61(42.2)	5.40(40.6)	4.81(36.2)	4.97(37.4)	4.59(34.5)
	范围	5.15~6.25	4.38~6.42	3.95~5.65	…	3.84~5.32
		(38.7~47.0)	(32.9~48.3)	(29.8~42.5)		(28.9~40.0)
PO_2,kPa(mmHg)	均值	3.88(29.2)	7.71(58.0)	8.09(60.8)	8.35(62.8)	10.89(81.9)
	范围	2.42~5.24	6.09~9.34	6.5~9.64	…	7.89~13.97
		(18.2~39.4)	(45.8~70.2)	(49.0~72.5)		(59.3~105)
BE mmol/L	均值	-3.0	-4.8	-2.2	-2.4	-2.9
	范围	-4~-1.2	-9.8~0.3	-6.6~2.4	…	-5.8~0.1
HCO_3^- mmol/L	均值	21.6	20.4	21.9	…	21.2
	范围	20.3~23.4	15.6~25.2	17.8~26.1	…	18.2~24.3

换算系数：PCO_2 0.133，PO_2 0.133

附表 2-10-1　低出生体重儿血液化学参考值

测定项目	~1周		~3周		~5周		~7周	
	X̄±SD	范围	X̄±SD	范围	X̄±SD	范围	X̄±SD	范围
钠 mmol/L	136.9±3.2	133~146	136.3±2.9	129~142	136.8±2.5	133~148	137.2±1.8	133~142
钾 mmol/L	5.6±0.5	4.6~6.7	5.8±0.6	4.5~7.1	5.5±0.6	4.5~6.6	5.7±0.5	4.6~7.1
氯 mmol/L	108.2±3.7	100~117	108.3±3.9	102~116	107.0±3.5	100~115	107.0±3.3	101~115
CO_2 mmol/L	20.3±2.8	13.8~27.1	18.4±3.5	12.4~26.2	20.4±3.4	12.5~26.1	20.6±3.1	13.7~26.9
钙 mmol/L	2.3±0.28	1.53~2.9	2.4±0.16	2.03~2.75	2.35±0.16	2.15~2.63	2.38±0.18	2.15~2.7
（mg/dl）	(9.2±1.1)	(6.1~11.6)	(9.6±0.5)	(8.1~11.0)	(9.4±0.5)	(8.6~10.5)	(9.5±0.7)	(8.6~10.8)
磷 mmol/L	2.5±2.4	1.8~3.5	2.5±0.2	2.0~2.8	2.3±0.2	1.8~2.6		
（mg/dl）	(7.6±1.1)	(5.4~10.9)	(7.5±0.7)	(6.2~8.7)	(7.0±0.6)	(5.6~7.9)		
血尿素氮 mmol/L	3.32±1.86	1.11~9.10	4.75±2.78	0.75~11.21	4.75±2.53	0.71~9.46	4.78±2.39	0.89~10.89
（mg/dl）	(9.3±5.2)	(3.1~25.5)	(13.3±7.8)	(2.1~31.4)	(13.3±7.1)	(2.0~26.5)	(13.4±6.7)	(2.5~30.5)
总蛋白质 g/L	54.9±4.2	44~62.6	53.8±4.8	42.8~67.0	49.8±5.0	41.4~69.0	49.3±6.1	40.2~58.6
（g/dl）	(5.49±0.42)	(4.40~6.26)	(5.38±0.48)	(4.28~6.70)	(4.98±0.05)	(4.14~6.90)	(4.93±0.61)	(4.02~5.86)
白蛋白 g/L	38.5±3.0	32.8~45	39.2±4.2	31.6~52.6	37.3±3.4	32~43.4	38.9±5.3	34~46
（g/dl）	(3.85±0.3)	(3.28~4.50)	(3.92±0.42)	(3.16~5.26)	(3.73±0.34)	(3.20~4.34)	(3.89±0.53)	(3.4~4.6)
球蛋白 g/L	15.8±3.3	8.8~22	14.4±6.3	6.2~29	11.7±4.9	4.8~14.8	11.2±3.3	5~26
（g/dl）	(1.58±0.33)	(0.88~2.20)	(1.44±0.63)	(0.62~2.90)	(1.17±0.49)	(0.48~1.48)	(1.12±0.33)	(0.5~2.6)
血红蛋白 g/L	178±27	114~248	147±21	90~194	115±20	72~186	100±13	75~139
（g/dl）	(17.8±2.7)	(11.4~24.8)	(14.7±2.1)	(9.0~19.4)	(11.5±2.0)	(7.2~18.6)	(10.0±1.3)	(7.5~13.9)

换算系数:钠,钾,氯 1,钙 0.25,血尿素氮 0.167,总蛋白质 10,糖 0.056

附表 2-10-2　低出生体重儿血液化学参考值（毛细血管血，第一天）

测定项目	体重（g）			
	<1000	1001~1500	1501~2000	2001~2500
钠（mmol/L）	138	133	135	134
钾（mmol/L）	6.4	6.0	5.4	5.6
氯（mmol/L）	100	101	105	104

测定项目	体重（g）			
	<1000	1001~1500	1501~2000	2001~2500
总二氧化碳 mmol/L	19	20	20	20
尿素氮 mmol/L（mg/dl）	7.9（22）	7.5（21）	5.7（16）	5.7（16）
总蛋白 g/L（g/dl）	48（4.8）	48（4.8）	52（5.2）	53（5.30）

附表 2-10-3　早产儿（出生体重 1500~2500g）静脉血电解质和尿素氮

	1周	3周
钠（mmol/L）	139.6±3.2	136.3±2.9
钾（mmol/L）	5.6±0.5	5.8±0.6
氯（mmol/L）	108.2±3.7	108.3±3.9

	1周	3周
钙（mg/dl）	9.2±1.1	9.6±0.5
磷（mg/dl）	7.6±1.1	7.5±0.7
尿素氮（mg/dl）	9.3±5.2	13.3±7.8

选自 Neonatology—A Practical Approach to Neonatal Diseases,2012:1295

附表 2-10-4 新生儿生化检查参考值

项目	年龄	范围	观察对象
谷丙转氨酶(IU/L)	1~5天	6~50	
血氨(μmol/L)	1~90天	42~144	
谷草转氨酶(IU/L)	1~5天	35~140	
胆固醇(mmol/L)		1.4~4.01	足月儿
肌酸激酶(IU/L)	5~8小时	214~1175	足月婴儿
	72~100小时	87~725	
肌酐(μmol/L) 中位数(2.5%~97.5%)	24~28周	78(35~136)	
	29~36周	75(27~175)	

中位数±95% CI

年龄	生后第2天	生后第7天	生后第28天
28	130±90	84±61	55±40
30	111±81	76±56	50±37
32	101±74	69±50	45±33
34	91±67	63±46	41±30
36	83±60	57±41	37±27
38	75±55	51±38	34±25
40	68±50	47±34	31±22

项目	年龄	范围	观察对象
乳酸(禁食)(mmol/L)	24小时	0.8~1.2	足月婴儿
	7天	0.5~1.4	
丙酮酸盐(μmmol/L)		80~150	足月婴儿

选自 Neonatology—A Practical Approach to Neonatal Diseases,2012:1296

附表 2-10-5　早产儿 AST(IU/ml)、ALT(IU/ml)水平

矫正胎龄	AST 平均值(10~90 百分位数)	ALT 平均值(10~90 百分位数)
23	80(28~1367)	7(0~224)
25	59(22~260)	13(5~82)
27	37(21~177)	12(5~70)
33	31(19~83)	11(6~32)
36	40(22~98)	13(8~42)

选自 Neonatology—A Practical Approach to Neonatal Diseases,2012:1296

附表 2-10-6　血糖测定值(血清)mmol/L(mg/dl)

脐血	2.5~5.3(45~96)	>1d	2.8~5.0(50~90)
早产儿	1.1~3.3(20~60)	小儿	3.3~5.5(60~100)
足月儿	1.7~3.3(30~60)	成人	3.9~5.8(70~105)
1d	2.2~3.3(40~60)	全血成人	3.6~5.3(65~95)

选自 Nelson textbook of Pediartrics. 17th ed. 2004:2406-2407
换算系数:糖 0.056

附表 2-11　葡萄糖-6-磷酸脱氢酶(G-6-PD)

成人值:新生儿为成人值的50%

不同单位	参考值	换算系数
mU/mol Hb (U/g Hb)	0.22~0.52(3.4~8.0)	0.0645
nU 10⁶RBC(U/10¹²RBC)	0.10~0.23(98.6~232)	10^{-3}
U/ml RBC (U/L RBC)	1.16~2.72(1.16~2.72)	1

选自 Nelson textbook of Pediartrics. 17th ed. 2004:2406-2407

附表 2-12　早产儿喂养的渗透压(平均值±标准差)(mOsm/L)

生后日龄	乳汁渗透压
7 天	290.8±1.78
28 天	289.7±1.89

附表 2-13　母乳喂养的婴儿出生后早期的降钙素、甲状旁腺激素、钙、镁、磷酸盐水平

生后时间(小时)	降钙素(pg/ml)	甲状旁腺激素(pg/ml)	钙(mg/dl)	镁(mg/dl)	磷酸盐(mg/L)
1	182.2±16.0	460.7±48.3	9.41±0.22	1.89±0.06	5.45±0.17
6	342.8±41.4	472.0±30.6	8.82±0.13	2.10±0.05	5.60±0.18
12	476.4±48.2	495.8±50.3	8.50±0.22	2.21±0.09	5.73±0.10
24	536.2±55.4	633.0±53.0	8.10±0.19	2.42±0.10	6.32±0.10

续表

生后时间 （小时）	降钙素 （pg/ml）	甲状旁腺激素 （pg/ml）	钙（mg/dl）	镁（mg/dl）	磷酸盐（mg/L）
72	303.6±27.0	521.7±25.2	9.06±0.20	3.01±0.12	6.83±0.20
96	237.4±34.5	541.2±50.8	9.05±0.20	2.83±0.08	6.57±0.10
168	175.2±19.4	542.5±24.0	9.30±0.20	2.42±0.09	6.13±0.10

选自 Neonatology—A Practical Approach to Neonatal Diseases. 2012：1296

附表 2-14　血清酶值

肌酸激酶（CPK）	nmol/L	早产儿	616.79 ~ 1782.03（37.0 ~ 106.9）
	（U/L）	3 ~ 12 周	501.76 ~ 1170.23（30.1 ~ 70.2）
乳酸脱氢酶（LDH）	μmol·S^{-1}/L	出生	4.84 ~ 8.37（290 ~ 501）
	（U/L）	1 天 ~ 1 个月	3.09 ~ 6.75（185 ~ 407）
谷草转氨酶（SGOT，AST）	U/L	出生 ~ 10 天	6 ~ 25
谷丙转氨酶（SGPT，ALT）	U/L	出生 ~ 1 个月	0 ~ 67
亮氨酸氨肽酶（LAP）	nmol·S^{-1}/L	出生 ~ 1 个月	0 ~ 901.8（0 ~ 54）
	（U/L）	>1 月	484.3 ~ 985.3（29 ~ 59）
碱性磷酸酶（ALP）	μmol·S^{-1}/L	出生 ~ 1 个月	0.57 ~ 1.90（34 ~ 114）
	（U/L）		4.8 ~ 16.5 金氏单位
酸性磷酸酶（ACP）	μmol·S^{-1}/L	出生 ~ 1 个月	0.12 ~ 0.32（7.4 ~ 19.4）
	（U/L）		
磷酸酯酶（phospho-esterase）	μmol·S^{-1}/L	出生 ~ 2 周	0.08 ~ 0.27（5.0 ~ 16.0）
	（U/L）		（2.7 ~ 8.9 金氏单位）
醛缩酶（aldolase）	nmol·S^{-1}/L		33.34 ~ 315.06（2.0 ~ 18.9）
	（U/L）		（2.7 ~ 25.5 Brun 单位）
α$_1$-抗胰蛋白酶（α$_1$-AT）	g/L（mg/dl）	出生 ~ 5 天	1.43 ~ 4.40（143 ~ 440）
α-谷氨酸转肽酶（GGT，GGTP）	U/L	脐血	5 ~ 53
		出生 ~ 1 个月	13 ~ 147

换算系数：CPK 16.67，LDH 0.0167，LAP 16.7，碱性磷酸酶 0.0167，酸性磷酸酶 16.67，醛缩酶 16.7，α-抗胰蛋白酶 0.01，α-谷氨酸转肽酶 1

附表 2-15-1　肌酸激酶及同工酶

	CK U/L	CKMB %	CKBB %
脐血	70 ~ 380	0.3 ~ 3.1	0.3 ~ 10.5
5 ~ 8 小时	214 ~ 1175	1.7 ~ 7.9	3.6 ~ 13.4
24 ~ 33 小时	130 ~ 1200	1.8 ~ 5.0	2.3 ~ 8.6
72 ~ 100 小时	87 ~ 725	1.4 ~ 5.4	5.1 ~ 13.3
成人	5 ~ 130	0 ~ 2	0

附表 2-15-2　肌钙蛋白

肌钙蛋白	
肌钙蛋白 I	肌钙蛋白 T
TnI	TnT
平均 0.0311μg/L	足月新生儿
95% 可信限	中位数:0μg/L
为 0.088 ~ 1.12μg/L	范围:0 ~ 0.14μg/L

选自 Nelson textbook of Pediartrics. 17th ed. 2004:2413

附表 2-16　血浆儿茶酚胺组分测定

儿茶酚胺组分	正肾上腺素	肾上腺素	多巴胺
血浆 pmol/L	591 ~ 2364	<382	<196
(pg/ml)	(100 ~ 400)	(<70)	(<30)

换算系数:正肾上腺素 5.911,肾上腺素 5.458,多巴胺 6.528

附表 2-17　血降钙素原及 C 反应蛋白的平均水平(下限及上限)

	降钙素原(μg/L)		C 反应蛋白(mg/L)	
	足月儿	早产儿	足月儿	早产儿
出生	0.08 (0.01 ~ 0.55)	0.07 (0.01 ~ 0.56)	0.1 (0.01 ~ 0.65)	0.1 (0.01 ~ 0.64)
21 ~ 22 小时		6.5 (0.9 ~ 48.4)	1.5 (0.2 ~ 10.0)	
24 小时	2.9 (0.4 ~ 18.7)			
27 ~ 36 小时				1.7 (0.3 ~ 11.0)
56 ~ 70 小时			1.9 (0.3 ~ 13.0)	
80 小时	0.3 (0.04 ~ 1.8)			
90 小时				0.7 (0.1 ~ 4.7)
96 小时		0.10(0.01 ~ 0.8)	1.4 (0.2 ~ 9.0)	
5 天				

选自 Neonatology—A Practical Approach to Neonatal Diseases. 2012:1297

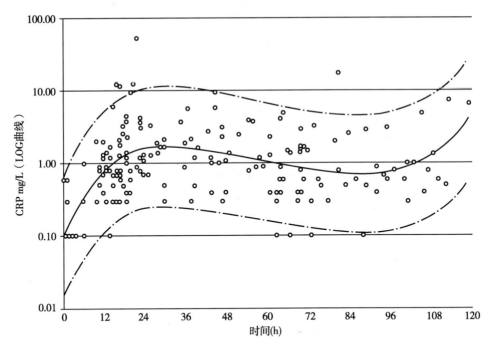

附图 2-1　不同出生时龄健康早产儿从出生至生后 120 小时内 C 反应蛋白（CRP）的 95％参考区间
注：圆圈代表单个数值，虚线代表上限和下限，实线代表预测的几何平均数

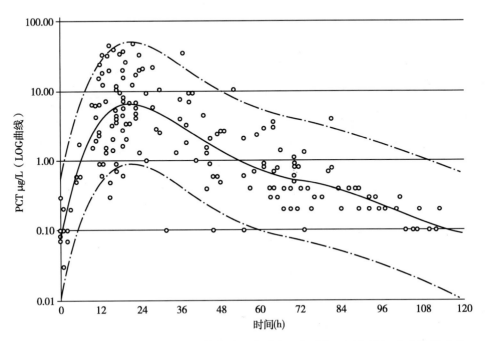

附图 2-2　不同出生时龄健康早产儿从出生至生后 120 小时内降钙素原（PCT）的 95％参考区间
注：圆圈代表单个数值，虚线代表上限和下限，实线代表预测的几何平均数

附表 2-18　其他血液化学值

氨氮(血浆)μmol 氮/L(μg 氮/dl)	新生儿	64~107(90~150)
	0~2 周	56~92(79~129)
	>1 个月	21~50(29~70)
α-胎甲蛋白(血浆、血清)mg/dl	出生	0~10
胡萝卜素 μmol/L(μg/dl)	出生	10.99,0~62.8(70,0~400)
胆固醇(血浆、血清)mmol/L(mg/dl)	早产儿,脐血	1.74,1.2~2.5(67,47~98)
	足月儿,脐血	1.74,1.2~2.5(67,45~98)
	足月新生儿	2.21,1.2~4.3(85,45~167)
	3 天~1 岁	3.38,1.8~4.5(130,69~174)
铜(血浆、血清)μmol/L(μg/dl)	0~6 个月	10.99(70)
肌酐(血浆、血清)μmol/L(mg/dl)	脐血	53~106(0.6~1.2)
	新生儿	70.72~123.76(0.8~1.4)
游离脂肪酸(血浆)μmol/L	新生儿	905±470
镁(血浆、血清)mmol/L(mg/dl)	0~6 天	0.48~1.05(1.2~2.6)
	7 天~2 岁	0.65~1.05(1.6~2.6)
磷(无机的,血浆、血清)mmol/L(mg/dl)	早产儿　出生时	1.81~2.58(5.6~8.0)
	6~10 天	1.97~3.78(6.1~11.7)
	20~25 天	2.13~3.04(6.6~9.4)
	足月儿　出生时	1.62~2.52(5.0~7.8)
	3 天	1.87~2.91(5.8~9.0)
	6~12 天	1.58~2.87(4.9~8.9)
	1 个月	1.62~3.07(5.9~9.5)
渗透压 mOsm/kg		270~290
锌 μmol/L(μg/dl)		11.78~20.96(77~13)
铅 mmol/L(mg/dl)	小儿	0.48(<10)中毒量:≥4.83(≥100)
苯丙氨酸 mmol/L(mg/dl)	新生儿	0.07~0.21(1.2~3.5)
维生素 A(血浆、血清)(mg/dl)	出生	(20)
叶酸盐(血清)nmol/L(ng/ml)	新生儿	15.9~72.4(7.0~32)
半乳糖(血清)mmol/L(mg/dl)	新生儿	0~1.11(0~20)
铁(血清)μmol/L(μg/dl)	新生儿	17.90~44.75(100~250)
铁蛋白(血清)μg/L(ng/ml)	新生儿	25~200(25~200)
	1 个月	200~600(200~600)
血浆铜蓝蛋白 mg/L(mg/dl)	0~5 天	50~260(5~26)
	0~19 岁	240~460(24~46)
视黄醇结合蛋白 RBP(血清)mg/L(mg/dl)	0~5 天	8~45(0.8~4.5)
	1~9 岁	10~78(1.0~7.8)
游离脂肪酸(血清)mmol/L	早产儿10~55 天	0.15~0.7
次黄嘌呤 μmol/L	12~36 小时	2.7~11.2
	3 天	1.3~7.9
	5 天	0.6~5.7
	脑脊液0~1 个月	1.8~5.5
胃泌素 ng/L(pg/ml)	新生儿	200~300(200~300)

换算系数:氨氮 0.714,胡萝卜素 0.157,胆固醇 0.026,铜 0.157,肌酐 88.4,磷 0.323,锌 0.153,叶酸盐 2.265,半乳糖 0.0555,铁 0.179,铁蛋白 1,游离脂肪酸 1,次黄嘌呤 1,铅 0.0483,胃泌素 1,铜蓝蛋白 10,视黄醇结合蛋白 10

附表 2-19　新生儿血清总蛋白及蛋白电泳 g/L(g/dl)

测定项目	年　龄			
	脐　血	出　生	1 周	1~3 个月
总蛋白	47.8~80.4(4.78~8.04)	46~70(4.6~7.0)	44~76(4.4~7.6)	36.4~73.8(3.64~7.38)
白蛋白	21.7~40.4(2.17~4.04)	32~48(3.2~4.8)	29~55(2.9~5.5)	20.5~44.6(2.05~4.46)
α_1	2.5~6.6(0.25~0.66)	1~3(0.1~0.3)	0.9~2.5(0.09~0.25)	0.8~4.3(0.08~0.43)
α_2	4.4~9.4(0.44~0.94)	2~3(0.2~0.3)	3~4.6(0.30~0.46)	4~11.3(0.4~1.13)
β	4.2~15.6(0.42~1.56)	3~6(0.3~0.6)	1.6~6(0.16~0.60)	3.9~11.4(0.39~1.14)
γ	8.1~16.1(0.81~1.61)	6~12(0.6~1.2)	3.5~13(0.35~1.3)	2.5~10.5(0.25~1.05)

换算系数:10

附表 2-20　早产儿、足月儿血浆-血清氨基酸(μmol/L)

氨基酸	早产儿（第 1 天）	足月儿（第 1 天开奶前）	16 天~4 个月	新生儿 X±SD	婴儿 X±SD
氨基乙磺酸 Taurine	105~255	101~181	…	141±40	…
羟脯氨酸 OH-proline	0~80	0	…	…	…
天门冬氨酸 Aspartic acid	0~20	4~12	17~21	8±44	19±2
苏氨酸 Threonine	155~275	196~238	141~213	217±21	177±36
丝氨酸 Serine	195~345	129~197	104~158	163±34	…
天门冬氨酸+谷氨酸 Asp+Glut	655~1155	623~895	…	759±136	…
脯氨酸 Proline	155~305	155~305	141~245	183±32	193±52
谷氨酸 Glutamic acid	30~100	27~77	…	52±25	…
对羟苯丙氨酸 Glycine	185~735	274~412	178~248	343±69	213±35
丙氨酸 Alanine	325~425	274~384	239~345	329±55	292±53
缬氨酸 Valine	80~180	97~175	123~199	136±39	161±38
胱氨酸 Cystine	55~75	49~75	33~51	62±13	42±9
蛋氨酸 Methionine	30~40	21~37	15~21	29±8	18±3
异亮氨酸 Isoleucine	20~60	31~47	31~47	39±8	39±8
亮氨酸 Leucine	45~95	55~89	56~98	72±17	77±21
酪氨酸 Tyrosine	20~220	53~85	33~75	69±16	54±21
苯丙氨酸 Phenylalanine	70~110	64~92	45~65	78±14	55±10
鸟氨酸 Ornithine	70~110	66~116	37~61	91±25	50±11
赖氨酸 Lysine	130~250	154~246	117~163	200±46	135±28
组氨酸 Histidine	30~70	61~93	64~92	77±16	78±14
精氨酸 Arginine	30~70	37~71	53~71	54±17	62±9
色氨酸 Tryptophan	15~45	15~45	…	32±17	…
瓜氨酸 Citrulline	8.5~23.7	10.8~21.1	…	…	…
乙醇胺 Ethanolamine	13.4~105	32.7~72	…	…	…
α 氨基丁酸 α-Amino-n-butyric acid	0~29	8.7~20.4			

三、免疫功能正常值

附表 2-21-1　早产儿(29～32 胎龄)血浆免疫球蛋白浓度(范围)mg/dl

月龄(m)	例	IgG	IgM	IgA
0.25	42	368(186～728)	9.1(2.1～39.4)	0.6(0.04～1)
0.5	35	275(119～637)	13.9(4.7～41)	0.9(0.01～7.5)
1	26	209(97～452)	14.4(6.3～33)	1.9(0.3～12)
1.5	22	156(69～352)	15.4(5.5～43.2)	2.2(0.7～6.5)
2	11	123(64～237)	15.2(4.9～46.7)	3(1.1～8.3)
3	14	104(41～268)	16.3(7.1～37.2)	3.6(0.8～15.4)
4	21	128(39～425)	26.5(7.7～91.2)	9.8(2.5～39.3)
6	21	179(51～634)	29.3(10.5～81.5)	12.3(2.7～57.1)
8～10	16	280(140～561)	34.7(17～70.8)	20.9(8.3～53)

选自 Ballow M,et al. Pediatr Res,1986,20:809

附表 2-21-2　早产儿(25～28 胎龄)血浆免疫球蛋白浓度(范围)

月龄(m)	例	IgG(mg/dl)	IgM(mg/dl)	IgA(mg/dl)
0.25	18	251(114～552)	7.6(1.3～43.3)	1.2(0.07～20.8)
0.5	14	202(91～446)	14.1(3.5～56.1)	3.1(0.09～10.7)
1	10	158(57～437)	12.7(3.0～53.3)	4.5(0.65～30.9)
1.5	14	134(59～307)	16.2(4.4～59.2)	4.3(0.9～20.9)
2	12	89(58～136)	16(5.3～48.9)	4.1(1.5～11.1)
3	13	60(23～156)	13.8(5.3～36.1)	3(0.6～15.6)
4	10	82(32～210)	22.2(11.2～43.9)	6.8(1～47.8)
6	11	159(56～455)	41.3(8.3～205)	9.7(3～31.2)
8～10	6	273(94～794)	41.8(31.3～56.1)	9.5(0.9～98.6)

选自 Ballow M,et al. Pediatr Res,1986,20:899

四、血各种激素正常值

附表 2-22-1　甲状腺功能测定

测定项目		脐血	出生	24 小时	48 小时
PBI	μmol/L	0.47,0.34 ~ 0.75	0.34 ~ 0.75	0.58 ~ 1.02	0.76 ~ 1.33
	(μg/L)	(5.9,4.3 ~ 9.5)	(4.3 ~ 9.5)	(7.3 ~ 12.9)	(9.6 ~ 16.8)
BEI	μmol/L	0.43,0.28 ~ 0.58	0.43,0.36 ~ 5.14	…	…
	(μg/L)	(5.5,3.6 ~ 7.4)	(5.5,4.5 ~ 6.5)		
TSH	mU/L	…	8.38(3 ~ 22)	17.1±3	12.8±1.9
T_4	nmol/L	146.9,94.9 ~ 198.9	145.6,89.7 ~ 217.1	←————143 ~ 299————→	
	(μg/dl)	(11.3,7.3 ~ 15.3)	(11.2,6.9 ~ 16.7)	(11 ~ 23)	
T_3	ng/L	48,12 ~ 90	217	125,89 ~ 256	
T_3RU		0.84,0.64 ~ 1.0		1.15,0.9 ~ 1.4	
	(%)	(84,64 ~ 100)		(115,90 ~ 140)	
TBG	mg/L	14 ~ 94	…	…	…
	(mg/dl)	(1.4 ~ 9.4)			
测定项目		1 周	2 周	4 周	
PBI	μmol/L	0.58 ~ 1.15	0.32 ~ 0.87	0.32 ~ 0.87	
	(μg/L)	(7.3 ~ 14.5)	(4.0 ~ 11.0)	(4.0 ~ 11.0)	
BEI	μmol/L	0.77,0.62 ~ 0.95	0.62,0.55 ~ 0.65	0.38,0.32 ~ 0.43	
	(μg/L)	(9.8,7.8 ~ 12.0)	(7.8,7.0 ~ 8.2)	(4.8,4.0 ~ 5.5)	
TSH	mU/L	…	<1 ~ 10	…	
	(μU/ml)				
T_4	nmol/L	←————————117 ~ 234————————→			
	(μg/dl)	(9 ~ 18)			
T_3	ng/L		250	163,114 ~ 189	
T_3RU		0.94,0.74 ~ 1.14		0.9,0.66 ~ 1.14	
	(%)	(94,74 ~ 114)		(90,66 ~ 114)	
TBG	mg/L	←————————10 ~ 90————————→			
	(mg/dl)	(1.0 ~ 9.0)			

换算系数:PBI 蛋白结合碘 0.079,BEI 乙醇浸出碘 0.079,TSH 促甲状腺素 1,T_3RU 3 碘甲状腺氨酸树脂吸收 0.01,T_3 1,T_4 13,TBG 甲状腺素结合球蛋白 10

附表 2-22-2　足月儿及早产儿的 TSH、T_3 及 T_4 平均值(2.5 ~ 97.5 百分位数)

日龄	TSH(mIU/L)	游离 T4(pmol/L)	游离(pmol/L)
7 天	3.11(0.32 ~ 12.27)	18.0(8.9 ~ 33.6)	6.4(2.3 ~ 10.4)
14 天	3.01(0.34 ~ 11.44)	17.9(8.9 ~ 32.9)	6.4(2.4 ~ 10.4)
21 天	2.89(0.35 ~ 10.43)	17.8(9.0 ~ 32.3)	6.5(2.5 ~ 10.3)
28 天	2.80(0.36 ~ 9.75)	17.7(9.0 ~ 31.8)	6.5(2.6 ~ 10.2)

选自 Neonatology—A Practical Approach to Neonatal Diseases. 2012:1296

附表 2-22-3　早产儿、足月儿甲状腺功能(均值±SD) μg/dl

	血清 T_4 浓度 孕周					血清游离 T_4 指数 孕周				
	30 ~ 31	32 ~ 33	34 ~ 35	36 ~ 37	足月	30 ~ 31	32 ~ 33	34 ~ 35	36 ~ 37	足月
脐血										
均值	6.5	7.5	6.7	7.5	8.2			5.6	5.6	5.9
SD	1.5	2.1	1.2	2.8	1.8			1.3	2.0	1.1
12 ~ 72h										
均值	11.5	12.3	12.4	15.5	19.0	13.1	12.9	15.5	17.1	19.7
SD	2.1	3.2	3.1	2.6	2.1	2.4	2.7	3.0	3.5	3.5
3 ~ 10d										
均值	7.71	8.51	10.0	12.7	15.9	8.3	9.0	12.0	15.1	16.2
SD	1.8	1.9	2.4	2.5	3.0	1.9	1.8	2.3	0.7	3.2
11 ~ 20d										
均值	7.5	8.3	10.5	11.2	12.2	8.0	9.1	11.8	11.3	12.1
SD	1.8	1.6	1.8	2.9	2.0	1.6	1.9	2.7	1.9	2.0
21 ~ 45d										
均值	7.8	8.0	9.3	11.4	12.1	8.4	9.0	10.9		11.1
SD	1.5	1.7	1.3	4.2	1.5	1.4	1.6	2.8		1.4
46 ~ 90d			30 ~ 37wk					30 ~ 35wk		
均值			9.6					9.4		
SD			1.7					1.4		

选自 Cuestas HA. J Pediatr,1978,92:963

附表 2-23-1　胰岛素、胰高血糖素、生长激素、促肾上腺皮质激素及抗利尿激素测定

胰岛素(12 小时禁食)血清 mU/L(μU/ml)	新生儿	3 ~ 20(3 ~ 20)
胰高血糖素 ng/L(pg/ml)	新生儿	210 ~ 1500(210 ~ 1500)
生长激素　血清、血浆	脐血	10 ~ 50(10 ~ 50)
	新生儿 1 天	5 ~ 53(5 ~ 53)
μg/L(ng/ml)	1 周	5 ~ 27(5 ~ 27)
促肾上腺皮质激素 ACTH　血浆	脐血	130 ~ 160(130 ~ 160)
ng/L(pg/ml)	1 ~ 7 天	100 ~ 140(100 ~ 140)
抗利尿激素(ADH)血浆 ng/L(pg/ml)		
血浆渗透压 mOsm/L	抗利尿激素(ADH)血浆	
270 ~ 280	<1. 5(<1. 5)	
280 ~ 285	<2. 5(<2. 5)	
285 ~ 290	1 ~ 5(1 ~ 5)	
290 ~ 295	2 ~ 7(2 ~ 7)	
295 ~ 300	4 ~ 12(4 ~ 12)	

附表 2-23-2　胰岛素样生长因子(IGF-1)μg/L(ng/ml)

年龄	足月儿(40 孕周)		早产儿(<40 孕周)	
	范围	平均	范围	平均
出生	15 ~ 109(15 ~ 109)	59(59)	21 ~ 93(21 ~ 93)	51(51)
2 个月	15 ~ 109(15 ~ 109)	55(55)	23 ~ 163(23 ~ 163)	81(81)
4 个月	7 ~ 124(7 ~ 124)	50(50)	23 ~ 171(23 ~ 171)	74(74)
12 个月	15 ~ 101(15 ~ 101)	56(56)	15 ~ 179(15 ~ 179)	77(77)

选自 Nelson textbook of Pediartrics. 17th ed. 2004:2409. 换算系数:1

附表 2-24　乳酸、乳酸脱氢酶及同工酶

L-乳酸	全血	1 ~ 12 个月	1. 1 ~ 2. 3mmol/L
		1 ~ 7 岁	0. 8 ~ 1. 5
		7 ~ 15 岁	0. 6 ~ 0. 9
D-乳酸	血浆	6 个月 ~ 3 岁	0. 0 ~ 0. 3mmol/L
乳酸脱氢酶	血清	1 ~ 12 个月	170 ~ 580U/L
		1 ~ 9 岁	150 ~ 500
乳酸脱氢酶		10 ~ 19 岁	120 ~ 330
同工酶	血清	总活性的%	
		1 ~ 6 岁	7 ~ 19 岁
LD1		20 ~ 38	20 ~ 35
LD2		27 ~ 38	31 ~ 38
LD3		16 ~ 26	19 ~ 28
LD4		5 ~ 16	7 ~ 13
LD5		3 ~ 13	5 ~ 12

选自 Nelson textbook of Pediartrics. 17th ed. 2004:2409. 换算系数:1(非新生儿值仅供参考)

附表 2-25-1　促性腺激素、类固醇激素及其代谢产物正常值

	年龄	男	女
血浆			
皮质醇 nmol/L(μg/dl)	新生儿	28~662(1~24)	
醛固酮 nmol/L(ng/dl)	早产儿		
	26~30 周	0.41~17.6(5~635)	
	31~35 周	0.53~3.9(19~141)	
	足月儿		
	3 天	0.19~1.5(7~184)	
	1 周	0.14~4.8(5~175)	
	1~12 个月	0.14~2.5(5~90)	
肾素活性 μg/(L·h)[ng/(ml·h)]	3~6 天	8~14(8~14)	
	0~3 岁	3~6(3~6)	
促卵泡激素 IU/L(mU/ml)	新生儿	<1~2.4(<1~2.4)	
	2 周~1 岁	<1~20(<1~20)	<1~30(<1~30)
黄体生成素 IU/L(mU/ml)	新生儿	1.5~3(1.5~3)	
	2 周~1 岁	3.5~25(3.5~25)	2.1~14(2.1~14)
睾酮 nmol/L(ng/dl)	新生儿	2.6~13.87(75~400)	0.69~2.22(20~64)
	1~7 岁	1 周 0.73~1.73(20~50),2~3 个月 2.08~13.87(60~400),7 个月~7 岁 0.1~0.35(3~10)	1 个月~0.1~<0.35(<3~10)
雄烯二酮 nmol/L(ng/dl)	脐血	2.9±0.94(85±27)	3.2±1.0(93±28)
	1~3 个月	1.2±0.4(34±11)	0.66±0.14(19±4)
	<7 岁	0.73±0.42(21±12)	
脱氢异雄酮 nmol/L(ng/dl)	脐血	7.04±4.82(203±139)	
	<7 岁	1.35±0.97(39±28)	
硫酸脱氢异雄酮 nmol/L(ng/dl)	脐血	2.37±0.96(91±37)	
	<7 岁	0.16±0.12(6.0±4.5)	
促肾上腺皮质激素(血浆)μg/L(pg/ml)	脐血	130~160(130~160)	
	1~7 天	100~140(100~140)	
17-羟孕酮 nmol/L(ng/dl)	早产儿 26~30 周	3.76~25.5(124~841)	
	31~35 周	0.79~17.2(26~568)	
	足月儿 3 天	0.2~2.33(7~77)	

换算系数:皮质醇 27.6,醛固酮 0.028,肾素活性、促卵泡激素、黄体生成素均为 1,睾酮 0.034,雄烯二酮 0.035,脱氢异雄酮 0.0347,硫酸脱氢异雄酮 0.026,促肾上腺皮质激素 1,17-羟孕酮 0.03

附表 2-25-2　雌三醇(E₃)雌激素值

雌三醇(E₃),游离 血清 nmol/L(μg/L)		雌三醇(E₃),总, 血清 nmol/L(ng/ml)		雌激素,总,血清 ng/L(pg/ml)	
孕周	值	孕周	值	年龄	值
25	12.0~34.7(3.5~10.0)	24~28	104~590(30~170)	1~10 天	61~394(61~394)
28	13.9~43.4(4.0~12.5)	29~32	140~760(40~220)	11~20 天	122~437(112~437)
30	15.6~48.6(4.5~14.5)	33~36	208~970(60~280)	21~30 天	156~350(156~350)
32	17.4~55.5(5.0~16.5)	37~40	280~1210(80~350)	小儿　男	<30(<30)
34	19.1~64.2(5.5~18.5)			女	40~115(40~115)
36	24.3~86.8(7.0~25.0)			青春前期	≤40(≤40)
37	27.8~97.2(8.0~28.0)				
38	31.2~111.0(9.0~32.0)				
39	34.7~116.0(10.0~34.0)				
40	36.4~86.8(10.5~25.0)				

单位换算系数:雌三醇,游离 3.47,雌三醇,总 3.467,雌激素,总 1

Nelson textbook of Pediartrics. 17th ed. 2004:2406

五、尿正常值

附表 2-26　新生儿尿常规

量	出生~6 天	20~40ml/d
	1 周	200ml/d
比重	1.001~1.020	
蛋白	8~12mg/24 小时	
管型及白细胞	出生 2~4 天可出现少量	
渗透压	出生时	100mmol/L
	24 小时后	115~232mmol/L
pH	5~7	

附表 2-27　新生儿尿液化验其他值

醛固酮	nmol/mmolCr[(1)] (μg/gCr)	1~3 天新生儿	1.39~13.88 (0.5~5)
	nmol/d[(2)] (μg/24h)	>3 天新生儿	6.28~43.94 (20~140)
17-羟皮质酮	μmol/d (mg/d)	出生~14 天	0.138~0.83 (0.05~0.3)
		15 天~1 岁	0.28~1.38 (0.1~0.5)

17-酮类固醇 μmol/d	出生~14 天	<8.86
（mg/d）		（<2.5）
	15 天~1 岁	<3.47
		（<1.0）
孕烷三醇　（mg/d）	出生~7 天	（0.01）
	8 天~1 岁	（0.01）
肌酐 μmol/（kg·24h）[mg/（kg·d）]	新生儿	70.4~114.4（8~13）
同种芳香草酸 mg/gCr（mmol/molcr）		
Homovanillic acid（HVA）	1~12 个月	32.2（<20）
芳香草杏仁酸 μg/（kg·d）		
Vanillylmandelic acid（VMA）	1 周~1 个月	35~180

换算系数:17-羟皮质酮 2.76,17-酮类固醇 3.47,肌酐 8.8,醛固酮[1]0.314,醛固酮[2]2.76

附表 2-28　新生儿尿生化值

电解质		
钠（mmol/L）	18~60	
钾（mmol/L）	10~40	
氯（mmol/L）	1.7~8.5	
钙（mmol/L）	<2.0	
碳酸氢盐（mmol/L）	1.5~2.0	
其他尿值		
氨[μmol/（min·m²）]	婴儿 2~15 个月	4.0~40
	幼儿	5.9~16.5
肌酐 μmol/（kg·24h）	早产儿 2~12 周	73.0~175.1（8.3~19.9）
[mg/（kg·d）]	足月儿 1~7 周	88~136.4（10.0~15.5）
	小儿 2~3 岁	56.32~192.72（6.4~21.9）
葡萄糖 mg/L	50	
渗透压（婴儿）mmol/L（mOsm/L）	50~600	
VMA（μg/mg 肌酐）	5~19	
HVA（μg/mg 肌酐）	3~16	
蛋白	微量	
尿素氮 mg/L	300~3000	
可滴定酸度[μmol/（min/m²）]		
早产儿	0~12	
足月儿	0~11	

附表 2-29　新生儿尿儿茶酚胺组分测定

儿茶酚胺组分	去甲肾上腺素	肾上腺素	多巴胺
nmol/24h	0 ~ 59	0 ~ 13.6	0 ~ 555
(μg/24h)	(0 ~ 10)	(0 ~ 2.5)	(0 ~ 85)
尿总量		10 ~ 15μg/24h	

附表 2-30　新生儿尿钙、脑脊液钙、粪钙值

尿钙	游离钙	0.13 ~ 1.0mmol/24h(5 ~ 40mg/24h)
	平均	1.25 ~ 3.8mmol/24h(50 ~ 150mg/24h)
脑脊液钙	1.05 ~ 1.35mmol/L(4.2 ~ 5.4mg/dl)	
粪钙	16mmol/24h(0.64g/24h)	

换算系数:尿 0.025,脑脊液 0.25,粪 25

附表 2-31-1　正常新生儿尿氨基酸 μmol/d

氨　基　酸	μmol/d	氨　基　酸	μmol/d
半胱氨酸 cysteic acid	0 ~ 3.32	蛋氨酸 methionine	0 ~ 0.89
磷酸乙醇胺 phosphoethanolamine	0 ~ 8.86	异亮氨酸 isoleucine	0 ~ 6.11
氨基乙磺酸 taurine	7.59 ~ 7.72	酪氨酸 tyrosine	0 ~ 1.11
羟脯氨酸 OH-proline	0 ~ 9.81	苯丙氨酸 phenylalanine	0 ~ 1.66
天门冬氨酸 aspartic acid	Tr	β-氨基异丁酸 β-aminoisobutyric acid	0.26 ~ 7.34
苏氨酸 threonine	0.18 ~ 7.99	乙醇胺 ethanolamine	Tr ~ 79.9
丝氨酸 serine	Tr ~ 20.7	鸟氨酸 ornithine	Tr ~ 0.55
谷氨酸 glutamic acid	0 ~ 1.78	赖氨酸 lysine	0.33 ~ 9.79
脯氨酸 proline	0 ~ 5.17	1-甲基组氨酸 1-methylhistidine	Tr ~ 8.64
对羟苯甘氨酸 glycine	0.18 ~ 65.3	3-甲基组氨酸 3-methylhistidine	0.11 ~ 3.32
丙氨酸 alanine	Tr ~ 8.03	肌肽 carnosine	0.04 ~ 4.01
α-氨基丁酸 α-amino-n-butyric acid	0 ~ 0.47	精氨酸 arginine	0.09 ~ 0.91
缬氨酸 valine	0 ~ 7.76	组氨酸 histidine	Tr ~ 7.04
胱氨酸 cystine	0 ~ 7.96	亮氨酸 leucine	Tr ~ 0.92

Tr:表示微量

附表 2-31-2　正常新生儿尿氨基酸 mmol/mol Cr(μmol/g Cr)

测定项目	0 ~ 30 天	>1 个月
磷酸丝氨酸	0 ~ 6.0(0 ~ 53)	0 ~ 4.0(0 ~ 35)
牛磺酸	172 ~ 783(1521 ~ 6922)	0 ~ 164(0 ~ 1450)

测定项目	0～30 天	>1 个月
磷酸乙醇胺	0～2.6(0～23)	2.6～23.0(23～203)
天门冬氨酸	8.8～19.5(78～172)	0～9.3(0～82)
羟脯氨基酸	23.7～273(210～2413)	0～23.7(0～210)
苏氨酸	11.2～57.6(99～509)	3.1～30.0(27～265)
丝氨酸	9.1～124(80～1069)	9.7～64.0(86～566)
天门冬酰胺	0～49.5(0～438)	0～12.1(0～107)
谷氨酸	3.8～41.1(34～363)	0～9(0～80)
谷氨酰胺	29～124(256～1096)	9.7～64(168～849)
肌氨酸	10.5～96.1(93～805)	10.5～96.1(93～850)
脯氨酸	8.4～60.7(74～537)	0～6.4(0～57)
甘氨酸	161～808(1423～7143)	0～334(0～2953)
丙氨酸	45.6～80.9(403～715)	7.7～60.4(68～534)
瓜氨酸	1.0～24(9～212)	0.9～12(8～106)
氨基丁酸	40～120(354～1061)	5·25(44·221)
缬氨酸	2.0～35.5(18～314)	0.8～5.6(7～50)
半胱氨酸	25.8～91.9(226～812)	0.6～20(5～177)
蛋氨酸	1.7～8(15～71)	0.7～12.5(6～111)
同型瓜氨酸	0～30.1(0～266)	0～30.1(0～266)
胱硫醚	3.1～12.5(27～111)	0.3～2.6(3～23)
异亮氨酸	4.9～20.2(43～179)	0～7.3(0～65)
亮氨酸	1.9～8.1(17～72)	1.7～6.5(15～57)
酪氨酸	3～11(27～97)	2.2～16.4(19～145)
苯丙氨酸	4.4～17.7(39～156)	1.9～11.5(17～102)
β丙氨酸	0～136(0～1202)	0～136(0～1202)
3-氨基异丁酸	0～12.5(0～111)	0～12.5(0～111)
4-氨基异丁酸	0～299(0～2643)	0～299(0～2643)
同型半胱氨酸	0～0(0～0)	0～0(0～0)
精氨琥珀酸	0～1.0(0～9)	0～0.8(0～7)
乙醇胺	95～395(840～3492)	6.5～34.8(57～308)
色氨酸	0～12(0～106)	0～12(0～106)
羟赖氨酸	0～12(0～106)	0～12(0～106)
鸟氨酸	3.9～17.7(34～156)	0.1～5.0(1～44)
赖氨酸	8.4～145.0(74～1282)	0～62.0(0～548)
1-甲基组氨酸	8.1～48.1(72～425)	0～78.2(0～691)

换算系数:0.113

六、脑脊液正常值

附表 2-32-1　脑脊液检查

测定项目	足月儿	早产儿
白细胞 $10^6/L$		
均值	8.2	9.0
中位数	5	6
SD	7.1	8.2
范围	0~32	0~29
±2SD	0~22.4	0~25.4
中性粒细胞(%)	0.613(61.3)	0.572(57.2)
蛋白 g/L(mg/dl)		
均值	0.9(90)	1.15(115)
范围	0.02~1.7(20~170)	0.65~1.5(65~150)
葡萄糖 mmol/L(mg/dl)		
均值	2.912(52)	2.8(50)
范围	1.904~6.664(34~119)	1.344~3.53(24~63)
脑脊液/血葡萄糖(%)		
均值	0.81(81)	0.74(74)
范围	0.44~2.48(44~248)	0.55~1.05(55~105)

换算系数:蛋白 0.01,葡萄糖 0.056

附表 2-32-2　超低、极低出生体重儿脑脊液值

	超低出生体重儿		极低出生体重儿	
	均值±SD	范围	均值±SD	范围
体重(g)	763±115	550~980	1278±152	1020~1500
孕周	26±1.3	24~28	29±1.4	27~33
白细胞/mm³	4±3	0~14	6±9	0~44
红细胞/mm³	3270±1027	0~19 050	786±1879	0~9750
多形核白细胞(%)	6±15	0~66	9±17	0~60
单核细胞(%)	86±30	34~100	85±28	13~100

	超低出生体重儿		极低出生体重儿	
	均值±SD	范围	均值±SD	范围
葡萄糖(mg/dl)	61±34	29~217	59±21	31~109
蛋白(mg/dl)	150±56	95~370	132±43	45~227

选自 Rodriguez AF,et al. J Pediatr,1990,116:971

附表 2-32-3　早产儿(体重≤2500g)脑脊液值

作　者	例	日龄	平均细胞数/mm³ (范围)	平均蛋白量 mg/dl (范围)
Samson(1931)		<1 个月	4	55
Otila(1948)	46	<1 个月	10	101
Wolf 等(1961)	22	1~3 天	2(0~13)	105(50~180)
Gyllensward 等(1962)	36	1~40 天	7(1~37)	115(55~292)
Sarff 等(1976)	30	1~6 天	9(0~29)	115(65~150)

选自 Rodriguez AF,et al. J Pediatr,1990,116:971

附表 2-32-4　脑脊液正常值

项目	值
开放压力(mmHg)	
新生儿	80~110
婴儿	<200
葡萄糖(mg/dl)	
早产儿	24~63(脑脊液-血液比率55%~105%)
足月儿	44~128(脑脊液-血液比率44%~128%)
蛋白(mg/dl)	
早产儿	65~150
足月儿	20~170
白细胞计数(/mm³)	
早产儿	0~25(57%多形核粒细胞)
足月儿	0~22(61%多形核粒细胞)

选自 Gomella TL,et al. Neonatology:clinical manual. 5th ed. 2004:670

附表 2-32-5　不同出生体重或日龄新生儿脑脊液正常值

	出生体重≤1000g 日龄(天)		出生体重 1001~1500g 日龄(天)		足月新生儿 周数			
	标准差		标准差					
	0~7	8~28	0~7	8~28	第1周	第2周	第3周	第4周
出生体重(g)	822±116	752±112	1428±107	1245±162				
出生胎龄(周)	26±1.2	26±1.5	31±1.5	29±1.2				
多形核白细胞%	11±20	8±17	4±10	10±19				
糖(mg/dl)	70±17	68±48	74±19	59±23	45.9±7.5	54.3±17	46.8±8.8	54.1±16.2
蛋白质(mg/dl)	162±37	159±77	136±35	137±46	80.8±30.8	69±22.6	59.8±23.4	54.1±16.2
红细胞/mm³	335±709	1465±4062	407±853	1101±2643				
白细胞/mm³	3±3	4±4	4±4	7±11	15.3±30.3	5.4±4.4	7.7±12.1	4.8±3.4
	中位数(95ct)							
白细胞/ul	<28天	2(19)						
(足月儿和早产儿)	28~56天	3(9)						

七、骨髓检查正常值

附表 2-33　生后 1 周骨髓象（%）

测定项目	0~24 小时	7 天	成人
原始粒细胞	0~0.02（0~2）	0~0.03（0~3.0）	0.03~0.50（3.0~50）
早幼粒细胞	0.005~0.06（0.5~6.0）	0.005~0.07（0.5~7.0）	0.018~0.08（1.8~8.0）
中幼粒细胞	0.01~0.09（1.0~9.0）	0.01~0.11（1.0~11.0）	0.055~0.225（5.5~22.5）
晚幼粒细胞	0.045~0.25（4.5~25.0）	0.07~0.35（7.0~35.0）	0.13~0.32（13.0~32.0）
带状粒细胞	0.10~0.40（10.0~40.0）	0.11~0.45（11.0~45.0）	…
成红细胞	0~0.01（0~1.0）	0~0.005（0~0.5）	0.01~0.08（1.0~8.0）
原红细胞	0.005~0.09（0.5~9.0）	0~0.005（0~0.5）	0.02~0.10（2.0~10.0）
幼红细胞	0.18~0.41（18.0~41.0）	0~0.15（0~15）	0.07~0.32（7.0~32.0）
粒：红比例	1.5：1.0	6.5：1.0	3.5：1.0

八、羊水正常值

附表 2-34　羊水正常值

测定项目	正常值	测定项目	正常值
白蛋白 g/L（g/dl）		钠 mmol/L（mEq/L）	
早期妊娠	3.9（0.39）	早期妊娠	约相当于血钠
足月妊娠	1.9（0.19）	足月妊娠	较血钠低 7~10
蛋白总量 g/L（g/dl）		钾 mmol/L（mEq/L）	3.3~5.2（3.3~5.2）
早期妊娠	6.0±2.4（0.60±0.24）	无机磷 mmol/L（mEq/L）	0.42~0.81（1.3~2.5）
足月妊娠	2.6±1.9（0.26±0.19）	钙 mmol/L（mEq/L）	1.6~2.05（6.4~8.2）
胆红素 μmol/L（mg/dl）		镁 mmol/L（mEq/L）	
早期妊娠	1.28（0.075）	18 周	0.68~0.92（1.7~2.3）
足月妊娠	0.43（0.025）	足月妊娠	0.24~0.68（0.6~1.7）
雌三醇 μmol/L（μg/dl）		标准碱 mmol/L（mEq/L）	13.0~19.8（13.0~19.8）
早期妊娠	0.35（10）	还原糖 mmol/L（mEq/L）	0~1.68（0~30）
足月妊娠	2.1（60）		平均 0.73（13）
肌酐 μmol/L（mg/dl）		胆固醇 mmol/L（mg/dl）	0.21~1.54（8~59）
早期妊娠	70.7~97.2（0.8~1.1）	肌酸激酶 U/L	4.5±2.3
足月妊娠	159.1~353.6（1.8~4.0）	氯化物 mmol/L（mEq/L）	
尿素 mmol/L（mg/dl）		早期妊娠	约相当于血氯化物
早期妊娠	2.99±0.98（18.0±5.9）	足月妊娠	一般少于血氯化物 1~3mmol/L
足月妊娠	5.03±1.89（30.3±11.4）	酸度（pH）	
尿酸 mmol/L（mg/dl）		早期妊娠	7.12~7.38
早期妊娠	0.22±0.06（3.27±0.96）	足月妊娠	6.91~7.43
足月妊娠	0.58±0.13（9.90±2.23）	卵磷脂 mg/dl	
渗透压 mmol/L（mOsm/L）		早期妊娠	<26 周：1~2,26~30 周：9,
早期妊娠	约相当于血浆渗透压	足月妊娠	30~36 周：18,足月：15~21
足月妊娠	230~270（230~270）	鞘磷脂 mg/dl	<26 周：1~2,26~30 周：6,
乳酸 mmol/L（mg/dl）			30~36 周：4,足月：2
早期妊娠	2.55~5.88（23~53）	卵磷脂/鞘磷脂	
足月妊娠	5.77~11.99（52~108）	早期妊娠	<1：1
		足月妊娠	>2：1

附表 2-35　羊水量、性状、细胞学染色

量 L(ml)		细胞学染色	
早期妊娠	0.45~1.2(450~1200)	油溶红(%)	
足月妊娠	0.50~1.4(500~1400)	早期妊娠	<0.10(<10%)
性状		足月妊娠	>0.50(>50%)
早期妊娠	透明	硫酸尼罗蓝(%)	
足月妊娠	透明或微乳色	早期妊娠	0
		足月妊娠	>0.20(>20%)

附录 3　新生儿心率、呼吸、血压正常参考值

附表 3-1　脉搏、呼吸、血压正常值

年龄	脉搏 次/分	呼吸 次/分	血压 kPa(mmHg)			血容量 ml/kg	心搏出量 ml/(min·m²)
			收缩压	舒张压	平均压		
胎儿(足月)	130~140	…	…	…	…	…	
出生	180	…	9.33,6.67~12.0 (70,50~90)	6.00 (45)	7.07 (53)	76,61~92	
1 天	125	20~60	8.80(66)	…	6.67(50)	83	35~51
1 周	125	30~70	9.73(73)	…		83,67~100	
2 周	135	35~55	10.0(75)	…		87	
2 个月	130		11.2(84)	8.0(60)		86	

附表 3-2　早产儿血压测定

体重(g)	平均压(mmHg)	收缩压(mmHg)	舒张压(mmHg)
501~750	38~49	50~62	26~36
751~1000	35.5~47.5	48~59	23~36
1001~1250	37.5~48	49~61	26~35
1251~1500	34.5~44.5	46~56	23~33
1501~1750	34.5~45.5	46~58	23~33
1751~2000	36~48	48~61	24~35

选自 Hegyl T,et al. J Pediatr,1994,124:627

附录 4　新生儿常用药物剂量

附表 4-1　新生儿抗生素用法

抗生素	Antibiotic	给药途径	给药剂量(mg/kg)及给药间隔				
			体重<1200g	体重1200~2000g		体重>2000g	
			年龄	年龄		年龄	
			0~4周	0~7天	>7天	0~7天	>7天
阿米卡星(ODD)	Amikacin(ODD)	i. v. , i. m.	18 q48h	16 q36h	15 q24h	15 q24h	15 q24h
阿米卡星(SDD)	Amikacin(SDD)	i. v. , i. m.	7.5 q12h	7.5 q12h	7.5 q8h	10 q12h	10 q8h
氨苄西林(用于脑膜炎)	Ampicillin(meningitis)	i. v. , i. m.	50 q12h	50 nq12h	50 q8h	50 q8h	50 q6h
氨苄西林(用于其他感染)	Ampicillin(other infections)	i. v. , i. m.	25 q12h	25 q12h	25 q8h	25 q8h	25 q6h
氨曲南	Aztreonam	i. v. , i. m.	30 q12h	30 q12h	30 q8h	30 q8h	30 q6h
苯唑西林	Oxacillin	i. v. , i. m.	25 q12h	25 q12h	25 q8h	25 q8h	37.5 q6h
苄星青霉素	Penicillin benzathine	i. m.	—	50 000U 1 dose	50 000U 1 dose	50 000U 1dose	50 000U 1 dose
红霉素	Erythromycin	p. o.	10 q12h	10 q12h	10 q8h	10 q12h	10 q8h
环丙沙星	Ciprofloxacin	i. v.	—	—	10~20 q24h	—	20~30 q12h
甲硝唑	Metronidazole	i. v. , p. o.	7.5 q48h	7.5 q24h	7.5 q12h	7.5 q12h	15 q12h
甲氧西林(用于脑膜炎)	Methicillin(meningitis)	i. v. , i. m.	50 q12h	50 q12h	50 q8h	50 q8h	50 q6h
甲氧西林(用于其他感染)	Methicillin(other infections)	i. v. , i. m.	25 q12h	25 q12h	25 q8h	25 q8h	25 q6h
克林霉素	Clindamycin	i. v. , i. m. , p. o.	5 q12h	5 q12h	5 q8h	5 q8h	5 q6h
利福平	Rifampicin	p. o. , i. v.	—	10 q24h	10 q24h	10 q24h	10 q24h
利奈唑胺	Linezolid	i. v.	10 q12h	10 q12h	10 q8h	10 q12h	10 q8h
氯霉素	Chloramphenicol	i. v. , p. o.	25 q24h	25 q24h	25 q24h	25 q24h	25 q12h
美罗培南	Meropenem	i. v. , i. m.	20 q12h	20 q12h	20 q12h	20 q12h	20 q8h
美洛西林	Mezlocillin	i. v. , i. m.	75 q12h	75 q12h	75 q8h	75 q12h	75 q8h
奈替米星(ODD)	Netilmicin(ODD)	i. v. , i. m.	5 q48h	4 q36h	4 q24h	4 q24h	4 q24h

续表

抗生素	Antibiotic	给药途径	给药剂量（mg/kg）及给药间隔				
			体重<1200g	体重 1200~2000g		体重>2000g	
			年龄	年龄		年龄	
			0~4周	0~7天	>7天	0~7天	>7天
奈替米星（SDD）	Netilmicin(SDD)	i.v.,i.m.	2.5 q18h	2.5 q12h	2.5 q8h	2.5 q12h	2.5 q8h
哌拉西林	Piperacillin	i.v.,i.m.	—	50~75 q12h	50~75 q8h	50~75 q8h	50~75 q6h
哌拉西林/他唑巴坦	Piperacillin/tazobactam	i.v.,i.m.	—	50~75 q12h	50~75 q8h	50~75 q8h	50~75 q6h
普鲁卡因青霉素	Penicillin procaine	i.m.	—	50 000U q24h	50 000U q24h	50 000U q24h	50 000U q24h
青霉素 G（用于脑膜炎）	Penicillin G(meningitis)	i.v.	50 000U q12h	50 000U q12h	50 000U q8h	50 000U q8h	50 000U q6h
青霉素 G（用于其他感染）	Penicillin G(other infections)	i.v.	25 000U q12h	25 000U q12h	25 000U q8h	25 000U q8h	25 000U q6h
庆大霉素（ODD）	Gentamicin(ODD)	i.v.,i.m.	5 q48h	4 q36h	4 q24h	4 q24h	4 q24h
庆大霉素（SDD）	Gentamicin(SDD)	i.v.,i.m.	2.5 q18h	2.5 q12h	2.5 q8h	2.5 q12h	2.5 q8h
替卡西林钠克拉维酸	Ticarcillin-clavulanate	i.v.,i.m.	75 q12h	75 q12h	75 q8h	75 q8h	75 q6h
替卡西林	Ticarcillin	i.v.,i.m.	75 q12h	75 q12h	75 q8h	75 q8h	75 q6h
头孢吡肟	Cefepime	i.v.,i.m.	50 q12h	50 q12h	50 q8h	50 q12h	50 q8h
头孢菌素	Cephalothin	i.v.	20 q12h	20 q12h	20 q8h	20 q8h	20 q6h
头孢曲松钠	Ceftriaxone	i.v.,i.m.	50 q12h	50 q24h	50 q24h	50 q24h	75 q24h
头孢噻肟	Cefotaxime	i.v.,i.m.	50 q12h	50 q12h	50 q8h	50 q12h	50 q8h
头孢他啶	Ceftazidime	i.v.,i.m.	50 q12h	50 q12h	50 q8h	50 q8h	50 q8h
头孢唑啉	Cefazolin	i.v.,i.m.	20 q12h	20 q12h	20 q12h	20 q12h	20 q8h
妥布霉素（ODD）	Tobramycin(ODD)	i.v.,i.m.	5 q48h	4 q36h	4 q24h	4 q24h	4 q24h
妥布霉素（SDD）	Tobramycin(SDD)	i.v.,i.m.	2.5 q18h	2 q12h	2 q8h	2 q12h	2 q8h
万古霉素	Vancomycin	i.v.	15 q24h	10 q12h	10 q12h	10 q8h	10 q8h
亚胺培南	Imipenem	i.v.,i.m.	—	20 q12h	20 q12h	20 q12h	20 q8h
乙氧萘青霉素（萘夫西林）	Nafcillin	i.v.	25 q12h	25 q12h	25 q8h	25 q8h	37.5 q6h

此表摘录自 clinical pharmacology of antibacterial agents, Infectious diseases of fetus and newborn infant. 6th edition. pp 1223-1267

附表 4-2　新生儿药物用法及用量

药名	途径	剂量	用法			备注
			孕周	出生日龄(d)	间隔	
抗生素类 **青霉素类**						
青霉素 G Penicillin G	IV IM IVgtt	一般感染： 2.5~5 万 U/(kg·次) 化脑： 7.5~10 万 U/(kg·次)	≤29 >28 30~36 >14 37~44 >7	0~28 天 q8 0~14 q8 0~7 q8	q12 q12 q12	用于 G⁺细菌感染，如溶血性链球菌、肺炎链球菌，敏感的葡萄球菌、淋病奈瑟菌、螺旋体等。对 G⁻杆菌不敏感。每 100 万 U 约含 1.7mmol Na⁺和 K⁺，肾功能不全和大剂量应用时应监测 Na⁺和 K⁺。副作用：骨髓抑制，粒细胞减少，溶血性贫血，间质性肾炎，肠道菌群失调和中枢性。偶可发生过敏反应。新生儿尽量避免肌注。
	鞘内 侧脑室	0.2~0.25 万 U/次 (浓度 0.1 万 U/ml)				
	胸腔内	5 万 U/次，qd (0.2 万 U/ml)				
氨苄青霉素 氨苄西林 Ampicillin 氨苄西林+舒巴坦	IV IM IVgtt	一般感染： 0~7d 50mg/(kg·d) >75mg/(kg·d) 化脑： 0~7d 100~200mg/(kg·d) >7d 200~300mg/(kg·d)	≤29 >28 30~36 >14 37~44 >7	0~28 天 q8 0~14 q8 0~7 q8	q12 q8 q12	广谱抗生素，对 G⁺和某些 G⁻杆菌（流感嗜血杆菌、伤寒杆菌）敏感，但对克雷伯杆菌、铜绿假单胞菌、不动杆菌耐药。需快速静脉滴入 副作用：皮疹、发热

续表

药名	途径	剂量	用法	备注
苯唑西林 新青霉素Ⅱ Oxacillin	IV IM IVgtt	0~7d	出生体重:<2000g 25mg/(kg·次),q12h 出生体重:>2000g 25mg/(kg·次),q8h	耐青霉素酶,主要用于耐青霉素酶葡萄球菌引起的感染 不良反应:腹泻,呕吐,间质性肾炎,白细胞减少,肝酶升高
		>7d	出生体重:<2000g 25mg/(kg·次),q8h 出生体重:>2000g 25mg/(kg·次),q6h	
羟氨苄西林 阿莫西林 Amoxycillin	PO	30~50mg/(kg·d)	每8~12小时一次	口服吸收好,抗菌谱同氨苄西林 副作用同氨苄西林
哌拉西林 氧哌嗪青霉素 Piperacillin	IV IM IVgtt	0~7d	出生体重:<2000g 150mg/(kg·d),q12h 出生体重:>2000g 225mg/(kg·d),q8h	广谱,对G⁻菌敏感,对B族也敏感。增强对铜绿假单胞菌、克雷伯杆菌、沙雷菌、枸橼酸杆菌和变形杆菌的抗菌力;脑膜炎时可进入脑脊液 副作用:皮疹、高胆红素血症、发热等
		>7d	出生体重:<2000g 225mg/(kg·d),q8h 出生体重:>2000g 300mg/(kg·d),q6h	
替卡西林 Ticarcillin 替卡西林+克拉维酸	IV IVgtt	75mg/(kg·次)	孕周 / 出生日龄(d) 0~28天 / 间隔：≤29 q12；>28 q8；30~36：0~14 q12，>14 q8；37~44：0~7 q8，>7 q6	作用与阿莫西林同,但稍强,不良反应有:腹泻、呕吐、中性粒细胞减少、肝功能损害、出血倾向、高钠、低钙等

药名	途径	剂量	用法 孕周	出生日龄(d)	间隔	备注
甲氧西林 新青霉素 I Methicillin	IV IVgtt	25~50mg/(kg·次)	≤29 >28 30~36 >14 37~44 >7	0~28天 0~14 0~7	q12 q8 q12 q8 q12 q8	对产生青霉素酶的葡萄球菌有效。葡萄球菌耐药已有报道 副作用:可能产生间质性肾炎而出现血尿,蛋白尿,骨髓抑制,皮疹
羧苄西林 羧苄青霉素 Carbenicillin	IV IVgtt	100~300mg/(kg·d) 200~400mg/(kg·d)	0~7d,q8h >7d,q6h			对变形杆菌,铜绿假单胞菌,大肠埃希菌有一定疗效 副作用:同青霉素 G

头孢类

药名	途径	剂量	用法 孕周	出生日龄(d)	间隔	备注
头孢氨苄 Cefalexin	PO	30~50mg/(kg·次)	分 2~3 次			属第一代头孢。口服吸收好,以空腹口服较妥,对链球菌和葡萄球菌有效。 不良反应:呕吐,腹泻
头孢噻吩 Cephalothin	IV IVgtt	20mg/(kg·次)	≤29 >28 30~36 >14 37~44 >7	0~28天 0~14 0~7	q12 q8 q12 q8 q12 q8	第一代头孢,对 G⁺ 球菌效果较好 不良反应:中性粒细胞和白细胞减少,肝酶增加。长期应用可有血清病样反应

续表

药名	途径	剂量	用法			备注
头孢唑林 先锋Ｖ号 Cefazoline	IV IM IVgtt	25mg/(kg·次)	孕周 ≤29 >28 30~36 >14 37~44 >7	出生日龄(d) 0~28天 q8 0~14 q8 0~7 q8	间隔 q12 q12 q12	一代头孢中较好的品种。是多种 G⁺ 和少数 G⁻ 细菌的杀菌剂，可被产 β-内酰胺酶微生物灭活，不易进入脑脊液 副作用：恶心、呕吐，白细胞和血小板减少 Coombs 试验阳性，肝功能异常，激惹等
头孢拉定 先锋Ⅵ号 Cefradine	PO IV IVgtt	30~50mg/(kg·d) 50mg/(kg·d) 50~100mg/(kg·d) 150~200mg/(kg·d)	分3~4次 ≤7天,分2~3次 >7天,分2~3次 重症感染,分2~3次			第一代头孢。对 G⁺ 和 G⁻ 球菌作用好，对 G⁻ 杆菌作用弱 副作用：偶见阴道白色念珠菌病
头孢孟多 头孢羟唑 Cefadole	IV IVgtt	50~100mg/(kg·d)	分2~4次			第二代头孢。对 G⁻ 杆菌优于第一代，对 G⁺ 球菌则稍弱，用于泌尿道、腹腔、胆道和呼吸道感染。大剂量可致出血 副作用：过敏，肾和肝损害。
头孢克洛 Cefaclor	PO	20~40mg/(kg·d)	分3次　空腹			第二代头孢，对 G⁻ 杆菌优于第一代，对 G⁺ 球菌则稍弱，用于呼吸道、中耳炎和泌尿道感染 不良反应：胃部不适，嗜酸性粒细胞增加
头孢呋辛 头孢呋肟 西力欣 Cefuroxime	IV IM IVgtt	30~50mg/(kg·d) 50~100mg/(kg·d) 100~200mg/(kg·d)	≤7天,分2~3次 >7天,分2~3次 化脑,分2~3次			第二代头孢。对 G⁺ 球菌比头孢唑林稍强，但对 G⁻ 及 β-内酰胺酶稳定性强，因此对阴性杆菌更有效。 副作用：较低。

续表

药名	途径	剂量	用法			备注
			孕周	出生日龄(d)	间隔	
头孢噻肟 凯福隆 头孢氨噻肟 Cefotaxime	IV IM IVgtt	50mg/(kg·次)	≤29 >28 30~36 >14 37~44 >7	0~28天 q8 0~14 q8 0~7 q8	q12 q12 q12 	第三代头孢,对G⁻杆菌作用强。体内分布广泛,易进入脑脊液 副作用:皮疹,腹泻,白细胞减少,嗜伊红细胞增多,肝酶升高
头孢哌酮 先锋必 Cefoperazone	IV IM IVgtt	50mg/(kg·d) 50~100mg/(kg·d) 150~200mg/(kg·d)	≤7天,分2~3次 >7天,分2~3次 严重感染,分2~3次			第三代头孢,广谱,对G⁻杆菌更有效,尤对铜绿假单胞菌。 副作用:发热,皮疹和腹泻。
头孢他啶 复达欣 Ceftazidime	IV IM IVgtt	50mg/(kg·次)	≤29 >28 30~36 >14 37~44 >7	0~28天 q8 0~14 q8 0~7 q8	q12 q12 q12 	三代头孢,广谱,易进入脑脊液。用于G⁻杆菌,对铜绿假单胞菌尤其好。 副作用:皮疹,发热,腹泻,转氨酶升高
头孢曲松 头孢三嗪 菌必治 Ceftriaxone	IV IM IVgtt	50mg/(kg·d) 50~75mg/(kg·d) 25~50mg/kg 125mg/kg	≤7天,qd, >7天,qd, 早产儿淋病眼炎,肌注一次 足月儿淋病眼炎,肌注一次			第三代头孢。G⁻菌和G⁺导致的败血症和化脑。对铜绿假单胞菌无效。治疗淋病奈瑟菌感染。 副作用:皮疹,腹泻,出血时间延长,血小板增加等
头孢氨苄 先锋IV号 Cefalexin		30~50mg/(kg·d)	PO,分4次			第一代,口服吸收好,对链球菌和葡萄球菌有效。 副作用:呕吐,腹泻

续表

其他抗生素

药名	途径	剂量	用法			备注
			孕周	出生日龄(d)	间隔	
亚胺培南/西司他丁 Imipenem+Cilastatin 泰能 Tienam	IM IVgtt	20mg/(kg·次)	≤29 >28	0~28天 q12	q24	抑制细胞壁的合成而杀菌,对G⁺或G⁻和厌氧菌都有效,对β-内酰胺酶高度稳定。用于治疗对其他抗生素耐药的细菌(主要是肠杆菌科菌和厌氧菌)引起的非中枢感染 不良反应:恶心·呕吐,过敏反应,肝功能损害,中枢神经系统症状
			30~36 >14	0~14 q8	q12	
			37~44 >7	0~7 q8	q12	
帕尼培南/倍他米普隆 Panipenem-Betamipron 克倍宁 Carbenin	IM IVgtt	20mg/(kg·次)	≤29 >28	0~28天 q12	q24	中枢神经系统不良反应同泰能。没有
			30~36 >14	0~14 q8	q12	
			37~44 >7	0~7 q8	q12	
美罗培南 meropenem 美平 Mepem	IM IVgtt	20mg/(kg·次)	≤29 >28	0~28天 q12	q24	同克倍宁
			30~36 >14	0~14 q8	q12	
			37~44 >7	0~7 q8	q12	

续表

药名	途径	剂量	用法			备注
			孕周	出生日龄(d)	间隔	
氨曲南 Aztreonam	IV gtt	30mg/(kg·次)	≤29	0~28天	q12	G⁻菌引起的败血症。一般与氨苄西林或氨基糖苷类抗生素合用 副作用:低血糖,腹泻,皮疹,全血细胞减少
				>28	q8	
			30~36	0~14	q12	
				>14	q8	
			37~44	0~7	q12	
				>7	q8	
红霉素 Erythromycin	PO	10mg/(kg·次)	q6~8h			为抑菌剂,抗菌谱与青霉素相似,对衣原体、支原体、百日咳杆菌引起的感染有效。很少进入脑脊液 副作用:胃肠不适,肝毒性
	IV gtt	5~10mg/(kg·次)	≤7天,q12h >7天,q8h			
螺旋霉素 Spiramycin	PO	0.1g/(kg·d)	分两次			用于治疗先天性弓形体感染 不良反应:恶心呕吐,食欲减退,肝肾功能不全者慎用
克林霉素 Clindamycin	IV gtt	5mg/(kg·次)	≤29	0~28天	q12	为抑菌剂,对G⁺菌作用强,对衣原体和厌氧杆菌状芽胞弱菌、脆弱杆菌作用强 副作用:耐金菌的假膜性肠炎,此时可口服万古霉素,每次5~10mg/kg,q6h
				>28	q8	
			30~36	0~14	q12	
				>14	q8	
			37~44	0~7	q8	
				>7	q6	
阿奇霉素 Azithromycin	PO IV gtt	10mg/(kg·d)	qd,连用3天			比红霉素吸收好,半衰期长,停止给药后疗效仍可维持数天,对衣原体、支原体感染疗效好。不良反应少,可出现呕吐腹泻

续表

药名	途径	剂量	用法		备注
万古霉素 Vancomycin	IVgtt	15mg/(kg·次) 15mg/(kg·次) 15mg/(kg·次) 15mg/(kg·次)	孕周 ≤29 30~33 34~37 38~44	间隔 q24h q18h q12h q8h	仅用于对甲氧西林耐药的葡萄球菌和对青霉素耐药的肺炎球菌引起的严重感染。不宜和氨基糖苷类药合用 副作用:肾、低血压、皮疹、耳毒性,中性粒细胞减少等 给予第三剂后需监测药物血浓度,谷浓度5~10μg/ml,峰浓度:20~40μg/ml
甲硝唑 灭滴灵 Metronidazole	IVgtt	首剂:15mg/kg 维持:7.5mg/kg 在首剂后一个间隔时间开始	出生日龄(c) 孕周　0~28天 ≤29　　q24 >28　　q48 30~36　0~14　q12 　　　　>14　q24 37~44　0~7　q12 　　　　>7　q24	间隔	用于治疗脆弱类杆菌和其他抗青霉素的厌氧菌引起的感染。治疗阴道滴虫、结肠炎,用于NEC治疗 副作用:食欲减退,腹泻,荨麻疹。大剂量:共济失调和多发性神经炎

抗结核类

药名	途径	剂量	用法	备注
利福平 Rifampin	PO	10mg/(kg·d) 15mg/(kg·d) 奈瑟菌脑膜炎预防	≤7天,晨顿服 >7天,晨顿服 年龄<1个月,10mg/(kg·d),连用2d 年龄>1个月,20mg/(kg·d),连用2d	用于结核分枝杆菌感染 副作用:皮疹,肝肾功能损害
异烟肼 Isoniazid	PO IV	预防量:10mg/(kg·d) 治疗量: 15~30mg/(kg·d)	PO,晨顿服 晨顿服或 2~3次/天	用于结核分枝杆菌感染 副作用:兴奋,皮疹和发热
链霉素 Streptomycin	IM	10~20mg/(kg·d)	分两次或一次	对G⁻菌有效 副作用:耳肾毒性。不宜和氨基糖苷类合用

药名	途径	剂量	用法	备注
抗病毒药				
利巴韦林 病毒唑 Ribavirin	PO, IV, IM	10~20mg/(kg·d) 0.5%滴鼻 0.2%滴眼	分2~3次 每侧1~2滴,q4~6h 每侧1~2滴,q6h	广谱抗病毒药,对合胞病毒、疱疹病毒等均有效。早期用效果好 副作用:皮疹、白细胞减少。可逆性贫血、稀便
阿昔洛韦 无环鸟苷 Acyclovir	IVgtt	足月儿30~40mg/(kg·d) 早产儿20mg/(kg·d) 中枢感染40mg/(kg·d) 局部用药	q8h,疗程21天 q12,疗程10~21天 q8 疗程10天 q4~6,疗程7天	广谱抗病毒药,对巨细胞病毒和疱疹病毒均有效。主要用于HSV感染。本品用蒸馏水配成2%的溶液,然后用10%GS或NS配成60mg/ml的溶液静滴不少于1小时 副作用:肾毒性
更昔洛韦 Ganciclovir	IVgtt	10mg/(kg·d)	q12,疗程1~2周(本为小儿剂量)	对巨细胞病毒有特效,对单纯疱疹病毒也有效。累积剂量超过200mg/kg可致中性粒细胞减少
干扰素 Interferon	IM	病毒性肝炎100万U/d 中性粒细胞功能低下:10万U/(kg/次)	qd,10天一疗程,可间隔7~10天开始第二疗程(本为小儿剂量) 每周两次	可抑制病毒复制,用于病毒性肝炎 可用于中性粒细胞功能低下的辅助治疗 不良反应:皮疹、发热
阿糖腺苷 Vidarabine	IVgtt	HSV脑炎 HSV感染疗程10~21d 带状疱疹	15~30mg/d,qd×10d <1个月,15~30mg/(kg·d),q24h >1个月,15mg/(kg·d),q12h 10mg/(kg·d),q12~24h×5~10d	对单纯疱疹病毒感染,早期使用效果好

续表

药名	途径	剂量	用法			备注

抗真菌类

药名	途径	剂量	用法	备注
氟康唑 大扶康 Fluconazole	IV. gtt PO	首剂:12mg/kg 维持:6mg/kg	孕周　出生日龄(d)　间隔 ≤29　0~14天　q72 　　　>14　q48 30~36　0~14　q48 　　　>14　q24 37~44　0~7　q24 　　　>7　q24	广谱抗真菌药,分布于全身体液,脑脊液浓度高。可治疗隐球菌脑膜炎 副作用:恶心、腹胀、皮疹、腹痛等。长期应用需监测肝肾功能
制霉菌素 Nystatin	PO	10万 U/ml	早产儿 0.5ml,q6h 足月儿 1ml,q6h	肠道吸收少,用于肠道真菌感染,局部应用治疗黏膜皮肤念珠菌感染
	局部	10万 U,甘油 10ml,加蒸馏水至 100m	q6	
两性霉素 B Amphotericin B	IVgtt	试验剂量	0.1mg/kg,蒸馏水稀释 0.25mg/ml,静滴 3~4h	用于深部真菌感染,如隐球菌、白色念珠菌。静滴时外包黑纸避光
		起始剂量	0.25~0.5mg/kg,10GS 稀释 0.1mg/10ml,静滴 2~6h,q24h	不良反应:寒战、高热、静脉炎、肾毒性。低血钾、粒细胞减少等
		维持剂量	每天增加 0.125~0.25mg/(kg·d),至最大剂量 0.5~1mg/(kg·d),q24~28h,静滴 2~6h	

抗疟疾药物

药名	途径	剂量	用法	备注
磷酸氯喹 Chloroquine phosphate	PO	治疗剂量	第 1~2 天,10mg/kg,qd 第 3~5 天,5mg/kg,qd	在红细胞内浓度比血浆高 10~20 倍,受感染的红细胞内浓度比正常红细胞内高 20 倍
		预防剂量	12.5mg/kg/次,每周两次	不良反应:恶心、呕吐、腹泻、烦躁
	IVgtt	先天性疟疾	首剂5mg/kg,第 2~3 天重复用药一次	

药名	途径	剂量	用法	备注
硫酸奎宁 Quinine sulfate	IV gtt	治疗剂量	10mg/(kg·d),每24小时重复一次	疗效与氯喹相似,耐氯喹时用 不良反应:恶心,呕吐,视力减退
	PO	至能口服时	20~30mg/(kg·d),分3次,疗程7~10天	
乙胺嘧啶 Pyrimethamine	PO	1mg/kg,q12h,2~4天后减半	疗程4~6周,每疗程间隔1个月	治疗弓形虫 长期服用可因叶酸缺乏致吞咽困难、恶心、呕吐、腹泻、巨细胞性贫血,白细胞减少,超剂量导致惊厥
心血管药物				
肾上腺素 Epinephrine	IV	1:10 000	0.1~0.3ml/(kg·次),每3~5分钟重复一次	用于心搏骤停,急性心血管休克,低血压等 副作用:心律不齐。肾缺血,高血压
		上述无效1:1000	0.1~0.2ml/(kg·次),每3~5分钟一次	
	气管内	1:10 000	0.3~1ml/(kg·次),每3~5分钟一次,至静脉通路建立	
	IV gtt		0.1μg/(kg·min),至有效量,最大1.0μg/(kg·min)	
异丙肾上腺素 Isoproterenol	IV gtt	0.05~0.5μg/(kg·min)	以0.052μg/(kg·min)开始,每5~10min增加0.05,至有效,最大2μg/(kg·min)	增加心输出量,扩张气道,治疗心动过缓、休克等 副作用:心律不齐。低血压,低血糖等
	雾化	0.1~0.25ml(1:200)	加NS 2ml,q4~6h	
	气雾剂	1~2喷	5次/日	

续表

药名	途径	剂量	用法			备注
			≤29周	30~36周	37~48周	
地高辛 Digoxin	IV	负荷量(μg/kg)	15	20	30	适用于心肌收缩力降导致的心衰,非洋地黄类药物导致的室上速,房扑,房颤 副作用:PR间期延长,窦性心动过缓,窦房阻滞,房室传导阻滞,期前收缩等。其他如拒食,呕吐等
	PO		20	25	40	
		维持量	化量的1/4,q12h			
西地兰 毛花苷丙 Cedilanid-D	IV	0.01~0.015mg/kg	2~3小时后可重复,1~2次后改为地高辛洋地黄化			同地高辛,但作用快排泄也快,用于急性患者 不良反应:心动过缓,期前收缩,恶心
卡托普利 Captopril	PO	首剂:0.5mg/kg 维持:0.1~1mg/kg	q8h			扩张血管降低血压,肾功能差者慎用 不良反应:嗜伊红细胞增多,白细胞减少和低血压
多巴酚丁胺 Dobutamine	IV	2~10μg/(kg·min)	连续静脉滴注,从小剂量开始,最大40μg/(kg·min)			增强心肌收缩力,升高血压。较少增快心率。血容量不足时血压不宜上升 副作用:血容量不足时低血压,大剂量时心律不齐,心动过速,高血压,皮肤血管扩张等
多巴胺 Dopamine	IVgtt	小剂量	<5μg/(kg·min)			扩张肾脑肺血管,增加尿量
		中剂量	5~10μg/(kg·min)			增强心肌收缩力和升高血压
		大剂量	10~20μg/(kg·min)			升高血压,血管收缩。 副作用:心律不齐,肺动脉高压
酚妥拉明 Phentolamine	IV IVgtt	每剂0.3~0.5mg/kg 或 2.5~15μg/(kg·min)				能降低周围血管阻力,直接扩张小动脉及毛细血管,并增加心肌收缩力 不良反应:血压显著下降,心动过速,鼻塞,恶心呕吐,心律失常

续表

药名	途径	剂量	用法 第一	用法 第二	用法 第三	备注
消炎痛 吲哚美辛 Indomethacin	IV	<2d	0.2	0.1	0.1	促进 PDA 关闭 胃肠和肾血流量减少,出血倾向,低钠血症。监测尿量
		2~7d	0.2	0.2	0.2	
		>7d	0.2	0.25	0.25	
前列腺素 E Prostaglandin E1	IVggt	起始剂量 0.05~0.1μg/(kg·min),起作用后渐减量至最低起作用量约 0.01~0.025μg/(kg·min),剂量范围:0.01~0.4μg/(kg·min)				保持动脉导管开放 副作用:呼吸暂停,发热,皮肤潮红,心动过缓等。治疗时需监测呼吸心率和体温
二氮嗪 Diazoxide	IV	高血压危象	1~3mg/(kg/次),可 q15~20 分钟重复			高血糖,酮症酸中毒,钠水潴留
	PO	高胰岛素低血糖	8~15mg/(kg·d),q 8~12h			
依那普利 Enalapril	IV	高血压危象治疗:5~10μg/(kg·次),q8~24h	严重心力衰竭: 起始剂量:0.1mg/(kg·d),根据血压控制情况可增加到 0.12~0.43mg/(kg·d)			不良反应:暂时性低血压,少尿

抗心律失常药

药名	途径	剂量	用法	备注
阿托品 Atropine	PO	0.02~0.09mg/(kg·次)	q4~6h,NS 稀释到 0.08mg/ml	纠正严重的心动过缓特别是副交感神经影响的慢心率,如地高辛、β阻滞剂。亦用于新斯的明的明过量。还有松弛支气管平滑肌和减少唾液分泌作用 副作用:心律不齐、兴奋、发热、惊厥、腹胀
	IV	0.01~0.03mg/(kg·次)	q10~15min 重复,2~3 次,最大剂量 0.04mg/kg	
	ETT	静脉剂量的 2~3 倍	加 NS 到 1~2ml	
		插管前	10~20μg/kg	
	雾化	治疗 BPD	0.05~0.08mg+2.5ml NS,q4~6h,最小剂量 0.25mg,最大 1mg	

续表

药名	途径	剂量	用法	备注
利多卡因 Lidocaine	IV	首剂:0.5~2mg/kg	缓慢推注5分钟以上,可10分钟重复一次。3剂总量小于5mg/kg	需要短暂控制的室性心律失常。大剂量用于顽固性惊厥 副作用:低血压,惊厥,呼吸停止,心脏停搏
		维持:	10~50μg/kg/min	
普萘洛尔 心得安 Propranolol	PO	0.25~3.5mg/(kg·次)	q6~8h	治疗窦性或室上性心动过速,心房颤动或扑动,用于高血压
	IV	0.01~0.15mg/(kg·次)	q6~8h(小于1mg/min)	不良反应:心率减慢,血压下降,恶心,皮疹
普罗帕酮 心律平 Propafenone	PO	首剂:5~7mg/kg以后15~20mg/(kg·d),Q6~8h一次		各类期前收缩和心动过速 副作用:少,窦性停搏,传导阻滞
	IV	维持量:3~5mg/(kg·次),每8小时一次	1mg/kg,IV缓推,1~2h可重复应用	
腺苷 Adenosine	IV	50μg/kg	快速静推,每2分钟追加50μg/kg,直到恢复窦性心律。最大量250μg/kg	阵发性室上性心动过速 副作用:颜面潮红,呼吸困难。通常在1分钟内缓解。可致房室传导阻滞,支气管痉挛等
异搏定 维拉帕米 Verapamil	IV	0.1~0.2mg/kg	不少于5分钟,必要时可重复1次,最大不超过0.3mg/kg	治疗室上性心动过速 副作用:低血压,心动过缓,房扑,房颤,呕吐,惊厥
	PO	3~5mg/(kg·d)	分3次	
胺碘酮 Amiodarone	PO	7.5~15mg/(kg·d) 心律失常控制后 3~4mg/(kg·d)	q8h	各种室上性和室性心律失常 副作用:恶心,呕吐,长期应用注意甲状腺功能

抗惊厥和镇静药

药名	途径	剂量	用法	备注
地西泮 安定 Diazepam	IV	抗惊厥: 0.1~0.3mg/(kg·次) 镇静:0.1mg/(kg·次)	需要时30分钟后可重复,不超过三次。静注时间不少于3分钟,不能控制的惊厥可IVgtt,0.3mg/(kg·h)镇静需间隔6~8小时重复,最大量24小时内2mg/kg	小剂量镇静,大剂量抗惊厥 副作用:呼吸抑制,心脏停搏,低血压等。静脉注射可发生静脉炎
	PO IV	撤药综合征	0.1~0.8mg/kg/次,q6~8h	
	PO	高血糖	1.5~3mg/(kg·d),q6~8h,与苯甲酸钠125~200mg/(kg·d)同用	

续表

药名	途径	剂量	用法	备注
苯巴比妥 鲁米那 Phenobarbital	IV IM	首剂:20mg/kg,最大量30mg/kg 维持:3~5mg/(kg·d) 镇静,5mg/(kg·次)	维持量在首剂后12~24小时给予,每天一次	镇静抗惊厥,可能预防高胆红素血症和脑室出血 副作用:皮疹,嗜睡
	PO IV	胆汁淤积	4~5mg/(kg·d),qd×4~5d	
	PO IV	撤药综合征	剂量[mg/(kg·d)] 评分 8~10　6,q8h 11~13　8　q8h 14~16　10　q8h >17　12　q8h	如果评分逐渐降低,每48小时减量10%~20%
水合氯醛 Chloralhydrate	PO PR	25~50mg/(kg·次)	必要时每8h一次	催眠镇静,起效快 副作用:刺激黏膜
吗啡 Morphine	IV IM	0.05~0.2mg/(kg·次)	需要时必须间隔4小时	镇痛,或撤药综合征的患儿 副作用:呼吸抑制,低血压,可用纳洛酮0.1mg/kg对抗
	IVgtt	0.025~0.05mg/(kg·h)	从小剂量开始	
	PO	0.08~0.2mg/kg	q3~4h,稀释成0.4mg/ml,用于撤药综合征治疗	
洋库溴铵 潘可罗宁 潘龙 Pancuronium	IV	起始剂量	0.05~1.0mg/(kg·次),必要时每5~10分钟可重复	机械通气患儿的骨骼肌松弛 副作用:唾液分泌过多,低血压等
		维持量	0.04~0.1mg/(kg·次),必要时 q1~4h	
	IVgtt		0.05~0.2mg/(kg·h)	

续表

药名	途径	剂量	用法	备注
哌替啶 Pethidine	IM	每剂0.25~0.5mg/kg	需要时6h一次	镇痛和对平滑肌的作用与吗啡相似,但较弱
	PO	每剂0.5~1mg/kg	每天3次,需要时6h一次	不良反应:恶心、呕吐、出汗、口干
	IV	同IM(不少于10ml注入)		
芬太尼 Fentanyl	Ivgtt IV	镇静: 1~4μg/(kg·次)IV, 0.5~1μg/(kg·h),IVgtt	镇痛2μg/(kg·次)IV,q2~4h 1~5μg/(kg·d),Ivgtt	中枢和呼吸抑制

中枢神经系统药物

药名	途径	剂量	用法	备注
氨茶碱 Aminophylline	PO IV	首剂:4~6mg/kg 维持:1.5~3mg/kg	首剂后8~12小时维持,q8~12h, 用于治疗早产儿呼吸暂停	适用于早产儿呼吸暂停、支气管扩张
	IVgtt	首剂:6mg/kg 静滴超过30分钟	维持量: 新生儿:0.2mg/(kg·h); 6w~6月: 0.2~0.9mg/kg/h 用于支气管扩张	副作用:胃肠道刺激、高血糖、心动过速、兴奋、肢体颤动,严重中毒时用活性炭1mg/kg制成浆液洗胃q2~4h一次
咖啡因 Caffeine	PO IVgtt	首剂:10~20mg/kg 维持:2.5~4mg/kg	首剂后12小时维持,q24h	早产儿呼吸暂停 副作用:少且轻、呕吐、不安。如心率超过180次/min,不给药
纳洛酮 Naloxone	IM IV	0.1~0.2mg/kg	3~5分钟无效可重复	对抗吗啡导致的呼吸暂停
多沙普仑 Doxapram	IVgtt	1~1.5mg/(kg·h)	好转后减量至0.5~0.8mg/(kg·h) 最大量不超过2.5mg/(kg·h) 5%GS或NS稀释成1mg/ml	呼吸暂停应用氨茶碱无效时可用本品。但有惊厥、心力衰竭、心律失常、心动过速者忌用 不良反应:呼吸快、心动过速、呕吐、惊厥

利尿剂

药名	途径	剂量	用法	备注
速尿 呋塞米 Furosemide	PO IV IM	1~2mg/(kg·次)	早产儿24h一次,足月儿12h一次	适用于体内水分过多,心衰和RDS,肺水肿和脑水肿,PDA等,注射>4mg/min,可致暂时性耳聋。副作用:水电解质紊乱,需监测钾、钠和氯。不与耳毒性抗生素合用
双氢克尿噻 氢氯噻嗪 Hydrochlorothiazide	PO IV	2~5mg/kg	q12h,与牛奶同服效果更好	中效利尿剂,用于轻中度水肿、高血压和尿崩症的辅助治疗。副作用:恶心呕吐、腹胀、低血钾、高血糖、高尿酸
安体舒通 螺内酯 Spironolactone	PO	1~3mg/kg	qd 或 q12 氢化可的松 2mg/(kg·次),PO,q12h×8W 连用螺内酯 1.5mg/(kg·次),PO q12h×8W,治疗BPD	与氢氯噻嗪合用,减少低血钾的发生。利尿作用弱,用于与醛固酮分泌增多有关的顽固性水肿 不良作用:高钾血症,胃肠道反应,久用导致低钠血症
甘露醇 Mannitol	IV	利尿 降颅压	首剂0.5~1g/kg,2~6h滴入,维持0.25~0.5g/kg,q4~6h一次 0.25g/kg,需要时可增加至1g/kg,20~30min滴注	降低颅压,肾衰。副作用:滴速过快可致一过性头痛。大剂量肾小管损害及血尿

内分泌制剂

药名	途径	剂量	用法	备注
氢化可的松 Hydrocortisone	IVgtt	急性肾上腺功能不全	1~2mg/kg IV,然后25~50mg/(kg·d)维持,分q4~6h	用于肾上腺功能不全,肾上腺皮质增生替代治疗。用于抗炎症介质和免疫抑制剂。也可用于治疗难于纠正的低血压和低血糖 不良反应:高血压、水肿、低钾、高血糖、皮炎、应急性溃疡、皮肤增生,Cushing综合征等
		肾上腺皮质增生症	治疗剂量0.5~0.7mg/(kg·d),维持剂量0.3~0.4mg/(kg·d)。分三次给予,早晨和中午各给1/4量,余晚上给予。也可以口服,剂量相同	
		抗炎症介质和免疫抑制	0.8~4mg/(kg·d),q6h	
		G⁻杆菌休克治疗	首剂35~50mg/kg,然后50~150mg/(kg·d)q6h×48~72h	
		低血糖	10mg/(kg·d),q12h	

续表

药名	途径	剂量	用法	备注
地塞米松 Dexamethasone		气管插管拔管	0.25~1mg/(kg·次), q6h, 拔管前24h开始给予, 拔管后给予3~4次	同氢化可的松, 但是对糖代谢作用强, 对电解质弱
		低血糖	0.25mg/(kg·次) q12h	
		脑水肿	首剂0.5~1.5mg/kg, 维持量:0.2~0.5mg/(kg·d) q6h×5d, 渐减量	
		支气管肺发育不良	0.5mg/(kg·d) q12h×3d——0.3mg/(kg·d) q12h×3d——减量0.1mg/(kg·d), 每72h减一次, 直到0.1mg/(kg·d)——0.1mg/(kg·d) qod×1周	
泼尼松 Prednisone	PO	1~2mg/(kg·d)	分3~4次或晨顿服	抗炎作用为可的松的3~5倍, 对钠滞留, 对钾排泄作用较小 不良反应:同氢化可的松, 但较少
泼尼松龙 Prednisolone	PO IM IVgtt	0.5~2mg/(kg·d)	分3~4次	同泼尼松
倍他米松 Betamethasone	IV PO IM	0.06~0.16mg/(kg·次) 或0.2~1.6mg/(kg·d)	q6~8h	同地塞米松
氟氢可的松 Fludrocortisone	PO	0.05~0.2mg/d	qd	用于急慢性肾上腺皮质功能减退症, 用药期间注意调节NaCl摄入量 不良反应:钠滞留, 易出现水肿。大剂量出现糖尿和肌肉麻痹

药名	途径	剂量	用法	备注
胰岛素 Insulin	均为静脉持续滴注,但指征同剂量略有不同	高血糖	首剂 0.1U/(kg·次),维持量:0.02~0.1U/(kg·h),皮下注射 0.1~0.2U/kg,q 6~12h	用于高血糖及高血钾的治疗 副作用:低血糖,监测血糖
		极低体重儿高血糖	0.02~0.4U/(kg·h),滴注速度 0.1ml/h	
		高血钾	葡萄糖 0.3~0.6g/(kg·次)加胰岛素 0.2U/(kg·次)	
胰高血糖素 Glucagon	IV,IM 或皮下	0.025~0.3mg/(kg·次)	必要时可每 20min 一次,最大剂量 1mg	用于顽固性低血糖 副作用:恶心,呕吐,心动过速
左旋甲状腺素 Levothyroxine	PO	10~14μg/(kg·d)	qd. 调整剂量每两周增加 12.5μg,渐增至 37.5~50μg/d,维持 T_4 10~15μg/dl,TSH 低于 15μU/ml	治疗甲状腺功能减退 副作用:颅缝早闭,骨龄生长过快。监测血 T_4 和 TSH,大剂量心悸,多汗
	IV	5~10μg/(kg·d)	q 24h,每两周增加 5~10μg	
甲状腺干粉剂 Thyroid Powder	PO	5~10mg/(kg·d)	q24h,每两周增加 5~10mg。维持量一般在 20~40mg/d	同上
维生素				
维生素 A Vitamin A	PO IM	预防量 1000~1500U 治疗量 2.5 万~5 万 U	qd	油剂注射吸收慢,口服吸收较快,眼角膜软化时宜口服。预防和治疗维生素 A 缺乏症
维生素 B_1 Thiamine	PO(指征不同剂量不同)	生理需要量 维生素 B_1 缺乏	300μg/d 预防量 0.5~1mg/d 治疗量 5~10mg/d 6~8h	参与体内氧化还原代谢和糖、蛋白质、脂肪代谢

续表

药名	途径	剂量	用法	备注
维生素 B$_2$ VitB$_2$	PO	生理需要量	早产儿 400μg/d 足月儿,60μg/d	参与糖、蛋白质和脂肪代谢
	IV,IM	维生素 B$_2$ 缺乏	IV,0.15mg/(kg·d)	
维生素 B$_6$ VitB$_6$	IV,IM PO	生理需要量	足月儿,35μg/d 早产儿,4000μg/d	诊断和治疗维生素 B$_6$ 缺乏,维生素 B$_6$ 依赖性惊厥,铁幼粒细胞性贫血 偶见过敏反应
		B$_6$ 缺乏	2~5mg/d,q6h	
		B$_6$ 依赖性惊厥	首剂 50~100mg IV,有效,维持量 50~100mg/d,qd	
		铁幼粒细胞性贫血	200~600mg/d,应用 1~2 个月	
维生素 B$_{12}$ VitB$_{12}$	IM	早产儿 1.5μg/d 足月儿 0.15μg/d		
叶酸 Folic acid	PO	5mg/周	分两次	
维生素 C Ascorbic acid	PO IM	生理需要量	早产儿 50~100mg/d 足月儿 25~50mg/d	参与体内代谢,降低毛细血管通透性和脆性,加速血液凝固
	PO,IM IVgtt	VitC 缺乏	100mg,q4h,>2 周	
维生素 K Vit K	IM IV	预防量	体重<1500g,0.5~1mg/d,qd 体重>1500g,1~2mg/d,qd	预防和治疗新生儿出血性疾病。静脉注射过快可引起面色潮红、出汗
		治疗量	2.5~5mg/d,qd×3d	
维生素 D$_3$ Vit D$_3$	PO IM		早产儿 500~1000IU/d 足月儿 400~500IU/d	促进钙磷在肠道的吸收 长期大量可导致中毒

续表

药名	途径	剂量	用法	备注
维生素 E Vit E	PO	治疗量	25～50mg/(kg·d),qd,共两周	用于溶血性贫血,硬肿症,早产儿氧中毒等
		预防量	20～25mg/d,qd,共2～3个月	不良反应:降低白细胞和血小板,易发生败血症和 NEC,故剂量宜小
	IM	体重<1500g	20～30mg/kg,qd,共6次	
骨化三醇 (1,25-二羟胆化醇) Calcitriol	PO		0.05μg/kg,qd,至血钙值正常	用于治疗低钙血症。活化 VitD$_3$ 不良反应同 VitD$_3$
其他药物				
固尔苏 Curosurf	气管内滴入	每次 100～200mg/kg	需要时可重复 2～3 次	猪肺表面活性物质,用于治疗呼吸窘迫综合征,MAS,ARDS 等
一氧化氮吸入	呼吸机控制用量吸入	5～80ppm 常用剂量为 20ppm		治疗肺动脉高压,与 PS 合用可提高对 NRDS 的疗效
吗丁林 多潘立酮 Domperidone	PO	0.3mg/(kg·次)	PO,q6～12h 餐前 15～30 分钟服用	治疗胃食管反流,促进胃排空 副作用:维体外系症状。腹疼,尿量减少,嗜睡,便秘等
10% 葡萄糖酸钙 Calcium Gluconate	静脉缓推	低钙血症	首剂 1～2ml/(kg·次),维持量 2～8ml/(kg·d) 可分数次	治疗低钙血症,交换输血时补充钙 副作用:快速注射导致心动过缓或骤停。漏出导致皮下坏死
		交换输血	1ml/100ml	
		CPR	1ml/(kg·次) q10min	
		高血钾	0.5ml/(kg·次)	
西咪替丁 甲氰咪胍 Cimetidine	PO,IV	10～20mg/(kg·d)	q6～12h(配制成 6mg/ml)	预防和治疗应激性溃疡 副作用:肝肾功能不全,惊厥,黄疸,粒细胞减少等

续表

药名	途径	剂量	用法	备注
雷尼替丁 Ranitidine	PO	2~4mg/(kg·次)	q8~12h	同西咪替丁,但作用强5~8倍
	IV	0.1~0.8mg/(kg·次)	q6h	不良反应:便秘,嗜睡,腹泻,偶有血小板减少
	IVgtt	0.6mg/(kg·h)	逐渐减至0.1mg/(kg·h)(胃液pH>4)	
硫酸镁溶液 Magnesium Sulfate	IV	低镁血症	10%液0.25~0.5ml/次,q6h	不良反应:呼吸抑制,注射葡萄糖酸钙解救,2ml/kg
	IVgtt	PPHN	首剂0.2g/kg;维持20~50mg/kg	
肝素 Heparin	IV	插管或冲洗试管	0.5~1U/ml	抗血栓,DIC,硬肿
	IVgtt	全身应用	起始剂量:50U/kg IV 维持:5~35U/(kg·h) 间断用药50~100U/(kg·次),q4h	副作用:自发性出血,血小板减少 应用时应维持PTT不大于正常的1.5~2.5倍
		DIC	<1.5kg,20~25U/(kg·h) >1.5kg,25~30mg/(kg·h)	
	小剂量	DIC导致的缺血或坏死	10~15U/(kg·h)	
硫酸鱼精蛋白 Protamine Sulfate	IV IM		在24h前静脉滴入肝素如过量每100U肝素用本剂1mg对抗	治疗肝素过量 本品过量也可发生出血,因本品与血小板和血浆纤维蛋白结合
美兰 亚甲蓝 Methylene blue	IV	0.1~0.2mg/(kg·次)	不少于5分钟,必要时1h内重复一次	治疗变性血红蛋白病。不良反应:呕吐,高血压,蓝色尿
破伤风抗毒素	IM	预防量:1500U/次	治疗量1万~2万U/d	
乙肝疫苗	IM	5μg/次	出生时,生后1个月,6个月各一次	

药名	途径	剂量	用法	备注
乙肝免疫球蛋白	IM	100IU/次	出生时，半个月各一次	用于孕母 HBsAg 阳性的患儿
抗 RhD 免疫球蛋白	IM	200~300μg	孕母剂量	对 Rh 阴性孕妇分娩出 Rh 阳性婴儿后 0~72h 内对孕妇肌注
人血静脉丙种球蛋白 human γ-globulin	IVgtt	败血症	500~750mg/(kg·次) 每天一次，3 次	偶有过敏反应
		免疫性溶血或血小板减少	400mg/(kg·d),2~5d	
		低丙种球蛋白血症	0.15~0.4g/kg，每 2~4 周一次	
人血丙种球蛋白 human γ-globulin	IM	暴露于甲肝	0.15ml/kg 用一剂	本品不可静脉滴注或静推
重组人红细胞生成素 (HuEPO)	皮下给药	200U/kg 总剂量 500~1400U/kg	每天或隔天一次,疗程 2~6 周	刺激红细胞生成 副作用:粒细胞减少
人血白蛋白 Human serum albumin	IVgtt	低蛋白血症	0.5~1g/(kg·次)，滴注 2~6h,每 1~2 天重复一次。最大剂量 6g/(kg·d)	不良反应:寒战、高热、快速注射可致心功能不全、肺水肿等
	IV	低血容量	0.5~1g/(kg·次)，最大剂量 6g/(kg·d) 必要时重复	
小儿氨基酸 amino acids	IVgtt	起始剂量 1g/(kg·d)	生后第一天给予，以后每天增加 1g/kg,最大剂量 3.5g/(kg·d)	肠道外营养 不良反应:过快可产生呕吐，氨基酸代谢障碍患者禁用，氮质血症患儿禁用，肝肾功能不全者慎用

药名	途径	剂量	用法	备注
脂肪乳剂 Intralipid	IV gtt	起始剂量 1g/(kg·d)	生后第二天给予，每天增加 1g/kg，最大量 3.5g/(kg·d)	肠道外营养 不良反应：过快可产生呕吐，脂肪代谢障碍患者禁用，肝肾功能不全者慎用
派达益儿 Ped-el	IV gtt	1ml/(kg·d)	与肠道外营养液一起静滴	主要补充脂溶性维生素
安达美 Addamel	IV gtt	1ml/(kg·d)	与肠道外营养液一起静滴	主要补充微量元素
甘油磷酸钠 Sodium glycerophosphate	IV gtt	1ml/(kg·d)	与肠道外营养一起应用	预防或纠正低磷血症
水乐维他 Soluvit	IV gtt	0.5ml/(kg·d)	与肠道外营养一起应用	补充水溶性维生素
5%碳酸氢钠 Sodium bicarbonate	IV	心肺复苏	首剂 1~2ml/kg，1:1稀释，可重复 0.5ml/kg，q10min 或根据 pH 值	纠正酸中毒、心肺复苏等，过量导致代谢性碱中毒 不良反应：高钠，低钙，低钾，颅内出血，漏出血管外可致组织坏死
	IV	代谢性酸中毒	BE×0.6×体重，给半量	
	IV PO	肾小管酸中毒	远端肾小管酸中毒 2~3ml/(kg·d) 近端肾小管酸中毒 5~10ml/(kg·d)	
泰诺 Tylenol	PO		10~15mg/(kg·次)，q6~8h 也可用于预防接种前后预防用药 接种前 4 小时至接种后 24 小时	解热镇痛剂。新生儿主要用于镇痛，G-6-PD 缺陷禁用 不良反应：全血细胞减少，应激性溃疡，尿量减少，腹胀等

续表

药名	途径	剂量	用法	备注
乙酰唑胺 Diamox	PO IV	利尿	5mg/(kg·次),qd	不良反应： 低血钾,高氯性酸中毒,骨髓抑制
		减少脑脊液分泌	10mg/(kg·次),q6~8h	
		抗惊厥	2~7.5mg/(kg·次),q6~8h	
		RTA（碱化尿液）	5mg/(kg·次),q8~12h	
尿激酶 Urokinase	IV Ivgtt	负荷量:4000IU/kg, 静推20分钟以上	维持量:4000~6000IU/(kg·h)	治疗血栓。维持APTT延长1.5~2倍以下。有出血禁用 不良反应:过敏,皮疹,发热,支气管痉挛等
链激酶 Streptokinase	IV IVgtt	负荷量:1500~2000IU/ (kg·h),30~60min	维持量:1000IU/(kg·h)×24~72h	治疗血栓。维持APTT延长1.5~2倍以下。有出血禁用 不良反应:出血
美林 布洛芬 Ibuprofen	PO	10mg/(kg·次)	PDA:每天一次,连用三天 镇痛:q6~8 预防接种前预防用药:同泰诺	用于早产儿PDA关闭。镇疼和预防接种预防用药 不良反应:全血细胞减少,应激性溃疡,尿量减少,腹胀等

此表摘自：
邵肖梅,叶鸿瑁,丘小汕.实用新生儿学.第4版.北京:人民卫生出版社,2011:960

附录5 早产儿保健工作规范

根据《中华人民共和国母婴保健法》及其实施办法,为提高早产儿医疗保健水平,改善早产儿生存质量,提高出生人口素质,制定本规范。

一、定义范围

1. 早产儿是指胎龄<37周出生的新生儿,是新生儿死亡发生的重点人群,也是易发生远期健康问题的高危人群。本规范将早产儿分为:

(1) 低危早产儿:胎龄≥34周且出生体重≥2000g,无早期严重合并症及并发症、生后早期体重增长良好的早产儿。

(2) 高危早产儿:胎龄<34周或出生体重<2000g、存在早期严重合并症或并发症、生后早期喂养困难、体重增长缓慢等任何一种异常情况的早产儿。

2. 早产儿保健是指各级各类医疗机构为早产儿提供的医疗保健服务。

3. 早产儿专案管理是指按照本规范要求定期对早产儿进行生长发育监测和指导等综合管理。

4. 一般情况下,评价生长发育时建议使用矫正年龄至24月龄。小于28周出生的早产儿,可使用矫正年龄至36月龄。

二、工作职责

(一) 卫生计生行政部门

1. 加强妇幼健康服务机构能力建设,提高早产儿救治和保健服务能力。制订辖区内早产儿保健工作规范实施方案,并负责组织实施。

2. 建立健全辖区内早产儿会诊、转诊网络体系,明确各级机构职责。

3. 组织成立由相关学科专家组成的儿童保健技术指导组。

4. 建立健全辖区内妇幼保健信息系统,监督管理早产儿保健信息的收集、上报工作。

5. 组织开展新生儿死亡评审工作。

(二) 妇幼保健机构

1. 组织儿童保健技术指导组对辖区内各级医疗机构的早产儿保健工作进行技术指导与评价。

2. 组织开展辖区内早产儿医疗保健业务培训,推广适宜技术。

3. 负责指导和开展本辖区早产儿健康教育工作,制订健康教育工作计划,开发适宜的健康教育材料。

4. 负责早产儿保健相关信息的管理工作。

5. 结合新生儿死亡评审工作,针对早产儿死亡开展评审。

6. 按当地儿童保健分级服务规定,提供与本级职责和能力相适应的早产儿保健服务。

(三) 基层医疗卫生机构

基层医疗卫生机构负责辖区内早产儿的登记、转诊及信息上报工作。有条件的基层医疗卫生机构负责辖区内低危早产儿专案管理。

（四）其他医疗机构

1. 遵照本规范、相关疾病诊疗规范、技术指南及建议等,为早产儿提供与本级职责和能力相适应的医疗保健服务。

2. 县级及以上医疗机构的新生儿科或儿科要承担与能力相适应的早产儿救治工作和(或)提供早产儿保健服务。

3. 县级及以上医疗机构由相关科室负责早产儿专案管理,并按要求报送相关信息报表。

三、早产儿保健管理

（一）住院前管理

1. 对有早产高危因素的孕妇按照相关规范及指南进行管理。

2. 早产儿出生时应有具备早产儿复苏能力的人员参与现场复苏和评估。

3. 对早产儿进行评估后,决定是否转入儿科或留在产科。

4. 缺乏危重早产儿救治能力的医疗机构,应尽可能宫内转诊。

（二）住院期间管理

1. 对早产儿进行保暖、生命体征监测、预防医院内感染及发育支持性护理。

2. 安全用氧,根据病情提供呼吸支持。

3. 根据早产儿状况提供相应的肠道内及肠道外营养。提倡早期喂养和鼓励母乳喂养,根据早产儿具体情况及时补充相应的营养素。

4. 监测和评估体重、身长、头围及发育状况。

5. 按照相关规范或指南,进行新生儿疾病筛查和早产儿视网膜病(ROP)筛查等。

6. 加强早产儿常见病及危重症识别。

7. 出院前对早产儿进行全面评估,指导家长做好家庭准备、早产儿护理、喂养与疾病预防,并告知家长随访的重要性及相关内容。

（三）出院后管理

提供早产儿保健服务的机构,在早产儿首次就诊时建立管理档案,对早产儿进行专案管理。

1. **管理对象** 出院后至 36 月龄的早产儿。

2. **随访次数**

（1）低危早产儿:建议出院后至矫正 6 月龄内每 1 ~ 2 个月随访 1 次,矫正 7 ~ 12 月龄内每 2 ~ 3 个月随访 1 次,矫正 12 月龄后至少每 6 个月随访 1 次。根据随访结果酌情增减随访次数。

（2）高危早产儿:建议出院后至矫正 1 月龄内每 2 周随访 1 次,矫正 1 ~ 6 月龄内每 1 个月随访 1 次,矫正 7 ~ 12 月龄内每 2 个月随访 1 次;矫正 13 ~ 24 月龄内,每 3 个月随访 1 次;矫正 24 月龄后每 6 个月随访 1 次。根据随访结果酌情增减随访次数。矫正 12 月龄后,连续 2 次生长发育评估结果正常,可转为低危早产儿管理。

3. **随访主要内容**

（1）询问既往信息。

（2）全身检查,体格生长监测与评价。

（3）神经心理行为发育监测与评估。

（4）特殊检查:早产儿视网膜病(ROP)筛查及儿童眼病筛查和视力检查、听力筛查,以及其他必要的辅助检查。

（5）喂养、护理、疾病预防及早期发展促进指导。

（6）异常情况的早期识别和处理。

4. **转诊**　对随访中发现的诊断不明、治疗无效、神经心理行为发育可疑或异常儿，及时转至相关专科或上级医疗机构就诊。

5. **结案**　体格生长及神经心理行为发育评价正常的早产儿，实际年龄满 24 月龄时可以结案；暂时不能结案者管理至 36 月龄时结案。结案后的早产儿转入儿童保健系统管理。

四、质量控制

1. 国家卫生计生委负责全国早产儿保健工作管理和质量控制，定期组织专家进行检查、督导和评价，并通报质量控制结果。

2. 省级卫生计生行政部门应当按照本规范、相关诊疗指南及建议，结合当地工作实际情况，制订早产儿保健工作质量控制方案和本地区质量评价标准。

3. 各级卫生计生行政部门定期对辖区内医疗机构的早产儿保健工作进行质量检查与评价，每年至少进行 1 次早产儿保健工作质量抽查。

4. 各类医疗机构应当严格执行本规范、相关诊疗指南及建议。建立早产儿保健工作自查制度，定期进行自查，并接受卫生计生行政部门的质量检查。

五、信息管理

（一）卫生计生行政部门

各级卫生计生行政部门负责早产儿保健工作的信息管理，掌握早产儿的健康情况，确定早产儿保健工作重点，定期对各级医疗机构的信息工作进行质量控制。

（二）妇幼保健机构

负责辖区内早产儿相关信息的收集、整理、汇总、分析、质控，报送上级妇幼保健机构及辖区卫生计生行政部门。信息主要包括：早产儿登记率、早产儿随访率、早产儿专案管理率和医疗机构早产儿发生率等。定期组织召开信息管理例会，并对信息管理相关人员进行培训。

（三）基层医疗卫生机构

基层医疗机构做好早产儿相关信息的登记、汇总，并按要求报送至辖区妇幼保健机构。

（四）其他医疗机构

对本机构早产儿相关信息进行登记、汇总，报送至辖区妇幼保健机构。

六、信息统计指标

（一）早产儿登记率

统计年度辖区内出生的早产儿数为分母，其中登记人数为分子。

早产儿登记率 =（年度辖区内早产儿登记人数/同期辖区内出生的早产儿数）×100%。

（二）早产儿专案管理率

专案管理指完成标准次数的 80% 及以上。

统计本年度辖区内 1 岁以下早产儿数为分母，其中早产儿专案管理人数为分子。

早产儿专案管理率=（年度辖区内早产儿专案管理人数/

同期辖区内 1 岁以下早产儿数）×100%。

（三）医疗机构早产儿发生率

统计本年度某机构活产数为分母,其中胎龄<37 周的早产儿数为分子。

医疗机构早产儿发生率=（年度某机构出生的胎龄<37 周的

早产儿数/同期本机构活产数）×100%。

附录6　早产儿保健服务指南

一、住院前管理

（一）产前

1. **产科**　及时处理孕期并发症/合并症,预测早产的发生,完成产前促胎肺成熟;及时与儿科沟通,开展围产讨论,评估母婴风险,确定处理方式和分娩地点。

2. **儿科**　鼓励分娩前新生儿科医师与早产高风险孕妇及家属沟通,介绍可能出现的合并症及处理。

（二）早产儿复苏

所有早产儿出生时应有具备早产儿复苏能力的人员参与现场复苏和评估。按照《中国新生儿复苏指南》进行复苏,特别注意保暖、用氧和呼吸支持。

（三）早产儿住院指征

1. 出生体重<2000g 或胎龄<34 周。

2. 虽然出生体重或胎龄超过以上标准,但存在以下任何一种情况:

（1）新生儿窒息,产伤。

（2）体温:异常。

（3）皮肤:发绀、苍白、多血质貌、黄染、出血、水肿表现。

（4）呼吸:呼吸暂停或呼吸困难(呼吸急促、呻吟、三凹征)。

（5）循环:心率/心律异常、血压异常、末梢循环不良。

（6）消化:喂养困难、呕吐、腹胀、大便异常、肝脾大。

（7）神经:前囟饱满,意识、反应和肌张力异常,惊厥。

（8）需进一步排除或治疗的先天畸形。

（9）监测发现的其他异常,如血糖、胆红素、血常规等异常。

（10）母亲为高危孕产妇:胎膜早破>18 小时、产前或产时感染、药物滥用等。

（四）危重早产儿转诊

1. **官内转诊**　不具备救治早产儿条件的医疗机构应及时将早产高危孕妇转至具有母婴救治条件的医疗机构分娩。

2. **出生后转运**　包括院内转运和院间转运。

（1）转运前:评估,积极救治并维持生命体征稳定,完成病历资料的交接。

（2）转运中:密切监护,持续保暖及生命支持治疗,做好监护及抢救记录。

（3）转运后:与新生儿重症监护病房(NICU)接诊医师交接患儿情况、转运经过和主要治疗情况。

二、住院期间管理

（一）护理及发育促进

1. **保暖**　出生体重<2000g 的早产儿应置于婴儿培养箱保暖,根据早产儿胎龄、日龄、体重和病情调节暖箱的温度及湿度,维持恒定的中性温度。

2. **生命体征监测**　密切监测体温、心率、呼吸、血压、脉搏、血氧饱和度。

3. **发育支持性护理**　注意新生儿病房的环境、早产儿体位,减少疼痛等不良刺激,集中操作护理,减少不必要的接触。采取适当的发育护理措施,如:新生儿抚触、视觉与听觉刺激等。生命体征稳定的早产儿推荐使用"袋鼠式护理"方法,即早产儿与妈妈进行皮肤接触,利于保暖,促进母乳喂养。

（二）预防医院内感染

严格执行手卫生要求,严格遵守消毒隔离制度,做好病房环境细菌学监测,减少侵袭性操作,合理使用抗生素。

（三）呼吸支持

1. **安全氧疗**　呼吸支持期间保持早产儿动脉血氧分压 50～80mmHg;脉搏血氧饱和度 90%～95%,不宜超过 95%。鼻导管吸氧时建议使用空氧混合仪控制吸氧浓度。

2. **生后早期呼吸支持**　对有新生儿呼吸窘迫综合征(RDS)风险的早产儿,有自主呼吸时尽早采用无创正压通气支持,罹患 RDS 的早产儿有指征地使用肺表面活性物质及恰当的呼吸支持,视病情调节呼吸支持方式。

3. **机械通气**　采用小潮气量和允许性高碳酸血症的肺保护性通气策略,尽可能缩短机械通气时间。

（四）营养支持

1. **母乳喂养**　首选母乳喂养,生后尽早开奶,充分利用初乳。

2. **肠内营养**　无先天性消化道畸形及其他严重疾患、血流动力学相对稳定的早产儿应尽早开始喂养,酌情使用微量肠道内营养策略。对出生体重<2000g、胎龄<34 周或有营养不良高危因素的早产儿,酌情使用营养强化,包括母乳强化剂或早产儿配方奶。根据早产儿的吸吮、吞咽、呼吸和三者间协调的发育成熟情况,选择经口喂养或管饲喂养。

3. **肠外营养**　按照《中国新生儿营养支持临床应用指南》,及时给予肠外营养,持续至经胃肠道摄入达到所需总能量的 85%～90%以上。

4. **营养状况的评价**

（1）生长评价:基本指标包括体重、身长和头围。早产儿在住院期间的生长参照正常胎儿宫内生长速度,采用胎儿宫内生长曲线图进行评价。早产儿住院期间应每天测体重,每周测身长和头围。

（2）实验室指标:常用指标包括血常规、肝功能、碱性磷酸酶、钙和磷代谢等营养相关指标,住院期间每 1～2 周检测 1 次,发现异常征象进一步检查。

（五）疾病筛查

1. **听力筛查**　听力的初筛和复查参照《新生儿听力筛查技术规范》执行。早产儿属于听力障碍高危人群,应在出院前进行自动听性脑干反应(AABR)检测。

2. **遗传代谢病**　参照《新生儿疾病筛查技术规范》进行。

3. **早产儿视网膜病（ROP）**　对出生体重<2000g、胎龄<32周、患有严重疾病或有明确较长时间吸氧史的早产儿,生后4~6周或矫正胎龄31~32周开始进行眼底病变筛查。检查由具有足够经验和相关知识的眼科医师进行。具体筛查方法参照《中国早产儿视网膜病变筛查指南》进行。

（六）常见病症的识别

密切监测,及时发现各系统异常,根据各疾病诊治指南或规范进行处理。

1. **呼吸系统**　注意呼吸困难、呼吸暂停、青紫等症状,及时发现呼吸窘迫综合征、呼吸暂停、肺炎、支气管肺发育不良等。

2. **循环系统**　注意心率、心律、血压、尿量、呼吸困难、青紫、心脏杂音及末梢循环状况,早期识别动脉导管未闭、肺动脉高压、休克及先天性心脏病等。

3. **消化系统**　注意喂养困难、呕吐、胃潴留、胎便排出、大便性状、腹胀、肠鸣音及黄疸等情况,及时识别新生儿坏死性小肠结肠炎、消化道畸形及高胆红素血症等。

4. **神经系统**　注意精神状况、呼吸暂停、惊厥、肌张力、前囟及头围情况,及时识别颅内出血、脑损伤、脑积水及中枢神经系统感染等。

5. **血液系统**　注意观察皮肤颜色、出血表现及其他异常情况,及时发现贫血、血小板减少及弥散性血管内凝血（DIC）等。

6. **感染**　注意精神状况、生命体征、肤色、腹部情况等,及时识别早产儿感染迹象。

7. **代谢**　注意监测血气分析、血糖、电解质、肝肾功能、甲状腺功能及骨代谢指标（钙、磷、碱性磷酸酶、25-羟维生素D、甲状旁腺激素）,及时发现内环境紊乱,如酸碱失衡、血糖异常、电解质紊乱及代谢性骨病等。

（七）出院前评估及指导

1. **出院指征**　体重≥2000g,生命体征稳定,可以经口足量喂养,体重持续增长,室温下能维持正常体温,疾病已愈或可进行家庭序贯治疗。

2. **指导**

（1）喂养:早产儿出院前由新生儿科医师进行喂养和生长评估,结合出生体重、胎龄及并发症对营养风险程度进行分类,并给予出院后喂养的初步建议。指导母乳喂养,介绍出院后短期内喂养方案及注意事项。

（2）护理:指导家庭护理方法与技巧,紧急情况的处理,如呛奶、窒息、呼吸暂停等。

（3）观察:精神状况、体温、喂养、大小便、体重增长、呼吸、黄疸、视听能力、肢体活动等,发现异常及时就诊。

（4）营养素补充:一般生后数天内开始补充维生素D 800~1000IU/d,3个月后改为400IU/d,出生后2~4周开始补充铁元素2mg/(kg·d),上述补充量包括配方奶及母乳强化剂中的含量。酌情补充钙、磷、维生素A等营养素。

（5）随访计划:告知早产儿随访的重要性和相关内容,以及首次随访的时间及地点等。

三、出院后管理

按照《早产儿保健工作规范》的要求,对出院后首次接受访视或健康检查的早产儿进行建档并实施专案管理。无条件的机构将早产儿转至上级医疗机构进行专案管理。

（一）询问既往信息

1. 首次随访时了解家庭基本信息、母亲孕产期情况、家族史、早产儿出生情况、患病情况及治疗经过,住院天数、出院时体重及出院时喂养情况等。

2. 每次随访时询问两次随访期间的喂养与饮食、体格生长和行为发育、睡眠、大小便、健康状况及日常生活安排等情况。如患疾病,应询问并记录诊治情况。

（二）全身检查

每次随访时对早产儿进行详细的体格检查。首次随访时重点观察早产儿哭声、反应、皮肤、呼吸、吸吮、吞咽、腹部、四肢活动及对称性等。

（三）体格生长监测与评价

测量体重、身长(高)、头围,记录测量值并描记在生长曲线图上。矫正胎龄40周及以下的早产儿,使用胎儿宫内生长曲线图进行监测与评价;矫正胎龄40周以上的早产儿,使用儿童生长曲线图进行监测与评价。根据早产儿体重、身长(高)和头围生长速度与趋势,结合早产儿的出生体重、胎龄及喂养情况等进行综合评价。

如发现异常,及时查找原因,有针对性地指导及干预,并酌情增加随访次数。如果连续监测2次无明显改善或原因不清,及时转诊,并追踪早产儿诊治情况与转归。

（四）神经心理行为发育监测、筛查与评估

1. **发育监测**　每次随访时询问儿童发育史,观察和检查早产儿运动、语言认知、社会/情绪/适应性行为等发展情况,使用"0~6岁儿童心理行为发育问题预警征象筛查表"等进行发育监测。

2. **发育筛查**　发育监测提示可疑或异常者,应采用标准化的发育筛查量表进行检查。如标准化的发育筛查未提示异常,以家庭早期综合干预为主,并增加随访频率。

发育监测未发现异常者,矫正胎龄40周时进行新生儿神经行为测定;矫正3、6、9、18月龄及实际年龄30月龄时,采用标准化的发育筛查量表测查。

有条件的机构在早产儿矫正18月龄及实际年龄30月龄时,进行语言和社会/情绪/适应性行为的标准化筛查。

如发现其他心理行为异常,可采用相应的量表进行筛查。

3. **发育评估**　发育筛查可疑或异常者,应采用诊断性的发育量表进行综合的发育评估和医学评估,明确诊断并进行干预。无条件机构或诊断不明、治疗无效或原因不清时,应及时转诊。

发育筛查未发现异常者,建议在矫正12、24月龄及实际年龄36月龄时采用诊断性发育量表评估。

（五）特殊检查

1. **听力评估**　听力筛查未通过的早产儿,应在出生后3个月内,转至儿童听力诊断中心进行听力综合评估。确诊为永久性听力障碍的早产儿,应在出生后6个月内进行相应的临床医学和听力学干预。

具有听力损失高危因素的早产儿,即使通过新生儿听力筛查,仍应在3年内每年至少进行1次听力筛查;在随访过程中怀疑有听力损失时,应及时转至儿童听力诊断中心进行听力综合评估。具体方法参照《新生儿听力筛查技术规范》进行。

2. **早产儿视网膜病变(ROP)筛查及儿童眼病筛查和视力检查**　对符合筛查标准的早产儿,参照《中国早产儿视网膜病变筛查指南》定期进行眼底病变筛查。

早产儿应定期进行阶段性眼病筛查和视力检查,具体方法参照《儿童眼及视力保健技术规范》进行。

3. **贫血检测**　矫正月龄 1~3 个月至少检测 1 次血常规,根据早产儿有无贫血、生长速度以及喂养情况等,酌情复查并进一步检查营养性贫血的其他相关指标。

4. **其他检查**　对于出生后有并发症的早产儿,根据病情及专科医师的建议,定期做相应的辅助检查和复查,如影像学检查及其他实验室检查,并监测病情变化。

（六）喂养咨询与指导

在原喂养方案基础上,根据随访监测的早产儿生长水平和速度、摄入奶量等综合因素调整下一阶段的喂养方案,使早产儿达到理想适宜的生长状态。具体参照《早产/低出生体重儿出院后喂养建议》。

1. **乳类喂养**

（1）强化营养:采用强化母乳、早产儿配方奶或早产儿出院后配方奶喂养的方法。按矫正年龄的体重未达到第 25 百分位的适于胎龄早产儿及未达到第 10 百分位的小于胎龄早产儿,出院后均需继续强化营养。达到上述体格生长标准时,应逐渐减低强化营养的能量密度,期间密切监测生长速度及血生化指标,直至停用。

（2）非强化营养:不需强化营养的早产儿首选纯母乳喂养,注意补充多种维生素、铁、钙、磷等营养素及指导乳母均衡膳食。母乳不足时补充婴儿配方奶。

2. **食物转换**　在保证足量母乳和(或)婴儿配方奶等乳类喂养的前提下,根据发育和生理成熟水平及追赶生长情况,一般在矫正 4~6 月龄开始逐渐引入泥糊状及固体食物。食物转换方法参照《儿童喂养与营养指导技术规范》进行。

3. **营养素补充**

（1）铁剂补充:继续补充铁剂 2mg/（kg·d）,酌情补充至矫正 12 月龄。使用母乳强化剂、强化铁的配方奶及其他富含铁的食物时,酌情减少铁剂的补充剂量。

（2）维生素 A、D 和钙、磷补充:继续补充维生素 D 800~1000IU/d,3 个月后改为 400IU/d,直至 2 岁,酌情补充维生素 A、钙和磷。

（七）护理与疾病预防指导

护理时间尽量集中,动作轻柔,避免频繁、过度刺激。

1. **保暖**　根据早产儿的体重、发育成熟度及环境温湿度,采取不同的措施进行适度保暖,提倡“袋鼠式护理”方法。

2. **避免感染**　接触早产儿前和换尿布后洗手,减少亲友探望,每次喂奶后清洁和消毒奶具,居室每天开窗通风。保持脐部干爽清洁,若发现脓性分泌物或脐轮红肿,及时就诊。

3. **提供适宜睡眠环境**　保持室内空气流通、安静,光线明暗要有明显昼夜区别,帮助早产儿建立昼夜节律。注意早产儿体位,避免吸入或窒息。

4. **预防接种**　按照《国家预防接种工作规范》相关要求进行预防接种。

（八）早期发展促进指导

了解两次随访期间进行早期发展促进的实施情况,根据神经心理行为发育筛查或评估结果并结合养育史,进行下一阶段的早期发展促进指导。

根据早产儿发育水平,给予适度的视、听、触觉等感知觉刺激,提供丰富的语言环境和练习主动运动的机会,进行适合年龄特点的游戏活动,鼓励亲子间的情感交流及同伴关系的建立,避免违背发育规律的过度干预。

附表　早产儿不同年龄段早期发展促进内容

年龄	内　容
矫正 1 月龄内	以发育支持性护理为主,护理时间要集中,动作要轻柔,及时安抚情绪并满足其需求
矫正 1 月龄~	鼓励适度抗重力体位控制,如竖头、俯卧位肘支撑下抬头;以面对面交流的方式,用鲜艳的物品或发声玩具进行视觉和听觉刺激
矫正 3 月龄~	诱导上肢在不同方向够取物品,双手抓握不同形状和质地的物品;练习翻身、支撑坐位;常与其说话、逗笑
矫正 6 月龄~	练习双手传递、敲打和扔安全的物品或玩具;练习坐位平衡、翻滚、爬行;模仿动作,如学习拍手;言语理解练习,如叫其名字等
矫正 9 月龄~	学习用拇、食指捏取小物品;通过环境设计练习独站、扶站、躯体平衡和扶物走;学习指认家人、物品,增加模仿性游戏;给予丰富的语言刺激,用清晰的发音与其多说话,通过模仿和及时鼓励促进语言发育
矫正 1 岁~	学习翻书、涂鸦、搭积木、自主进食,锻炼手眼协调能力;练习独自行走、跑和扶栏上下楼梯。玩亲子互动游戏,如认五官;引导其有意识的语言表达
实际 2~3 岁	模仿画画;练习双脚跳、单脚站立;培养自己洗手、脱穿衣和如厕等生活能力;多与其讲故事、念儿歌、叙述简单的事情;学认颜色、形状、大小;与小朋友做游戏,学会等待、顺序、分享、同情等社会规则

附录 7　早产儿出院后管理服务流程

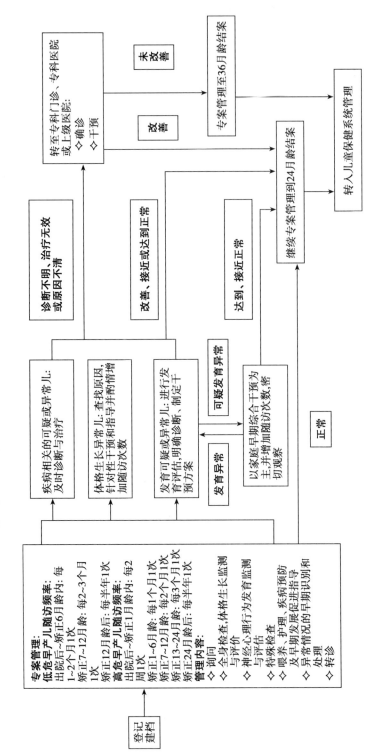